轻松学习系列丛书

轻松学习外科学
第 2 版

主　编　严仲瑜　高　嵩
编　委　（按姓氏笔画排序）
　　　　王东信　严仲瑜　李　良
　　　　李淳德　杨　阳　张学民
　　　　赵　虎　高　嵩　曹永平
　　　　韩文科　鲍圣德　潘柏年

U0197289

北京大学医学出版社

QINGSONG XUEXI WAIKEXUE

图书在版编目(CIP)数据

轻松学习外科学/严仲瑜,高嵩主编.—2版.—北京：
北京大学医学出版社,2014.8
ISBN 978-7-5659-0882-8

Ⅰ.①轻… Ⅱ.①严… ②高… Ⅲ.①外科学—医学
院校—教学参考资料 Ⅳ.①R6

中国版本图书馆 CIP 数据核字(2014)第 139381 号

轻松学习外科学(第 2 版)

主　　编：严仲瑜　高　嵩
出版发行：北京大学医学出版社
地　　址：(100191)北京市海淀区学院路 38 号　北京大学医学部院内
电　　话：发行部:010-82802230；图书邮购:010-82802495
网　　址：http://www.pumpress.com.cn
E - mail：booksale@bjmu.edu.cn
印　　刷：北京东方圣雅印刷有限公司
经　　销：新华书店
责任编辑：王智敏　　责任校对:金彤文　　责任印制:李　啸
开　　本：787mm×1092mm　1/16　印张:28.75　字数:810 千字
版　　次：2014 年 8 月第 2 版　2014 年 8 月第 1 次印刷
书　　号：ISBN 978-7-5659-0882-8
定　　价：59.50 元

出 版 说 明

如何把枯燥的医学知识变得轻松易学？

如何把厚厚的课本变得条理清晰、轻松易记？

如何抓住重点，轻松应试？

"轻松学习系列丛书（第1版）"自2009年出版以来，获得了良好的市场反响。为进一步使其与新版教材相契合，我们启动了第2版的改版工作。"轻松学习系列丛书（第2版）"与卫生部第8版规划教材和教育部"十二五"规划教材配套，并在前一版已有科目基础上进一步扩增了《轻松学习局部解剖学》《轻松学习药理学》《轻松学习医学细胞生物学》《轻松学习医学微生物学》《轻松学习医学遗传学》《轻松学习内科学》和《轻松学习诊断学》分册。形式上仍然沿用轻松课堂、轻松链接、轻松记忆、轻松应试等版块，把枯燥的医学知识以轻松学习的方式表现出来。

"轻松课堂"以教师的教案和多媒体课件为依据，把教材重点归纳总结为笔记形式，并配以生动的图片，节省了上课做笔记的时间，使学生可以更加专心地听讲。

"轻松记忆"是教师根据多年授课经验归纳的记忆口诀，可以帮助学生记忆知识的重点、难点。

"轻松应试"包括名词解释、选择题和问答题等考试题型，可以让学生自我检测对教材内容的掌握程度。

本套丛书编写者均为北京大学医学部及其他医学院校的资深骨干教师，他们有着丰富的教学经验。丛书的内容简明扼要、框架清晰，可以帮助医学生轻松掌握医学的精髓和重点内容，并在考试中取得好成绩。

第 2 版前言

《轻松学习外科学》为北京大学医学出版社组织出版的"轻松学习系列丛书"中的一本，每章分为轻松课堂、轻松诊断和轻松应试三部分。

轻松课堂是按照教学大纲，将教科书的重点内容做成图文并茂的课件。再根据学生的需求，转换成课堂笔记的形式，"轻松"地呈现教学内容，以期顺利地达到教学目的。

轻松诊断均是根据临床实际病例写出的病例摘要，按一定的格式列出病例分析的各项步骤，是本章内的书本知识和临床实践相结合的体现，有助于临床实习和临床思维的培训。其中多数病例分析被学校内外各种类型的考试采用。

轻松应试列举了以选择题为主的试题，通过阅读与自我测试，不仅能了解学习水平，更有助于对相关知识的理解和掌握。试题的来源为历年考研西医综合试题、各学校考研专业课的试题等。有少数试题欠规范，如有的 A 型题中仅有 4 个选项，但为了呈现原题，本书编者未对此加以改动。

本书第 1 版出版后受到了广大医学生的欢迎，这也是我们编写第 2 版的动力。第 2 版根据新版教材和教学大纲在章节顺序和内容方面做了相应调整，以适应目前的教学需要。

本书主要由北京大学医学部的中青年外科医师撰写，他们在教学一线工作，最了解学生的知识水平和需求。历经 1 年余，编写出提纲挈领的辅助教材，不仅有助于在校医学生的学习，也适用于考研和医师资格考试前的复习、准备。但由于编者的学识、经验有限，难免有遗漏和不足之处，请读者随时指正。

严仲瑜

目　录

第一章 绪 论

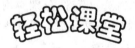

轻松课堂

一、外科疾病

古代外科学：限于外伤和体表疾病。进展——现代外科学：已经包含许多内部疾病。

现代外科学包括下列疾病的诊断、预防以及治疗的知识和技能，同时研究其发生和发展规律：

1. 损伤：由暴力等致伤因子导致的人体组织破坏，如内脏破裂、骨折、烧伤等
2. 感染：致病的微生物侵袭人体，损害组织、器官，发生坏死和脓肿。如肝脓肿、坏疽性阑尾炎等
3. 肿瘤：包括各种良、恶性肿瘤，绝大多数需要手术治疗
4. 畸形 ┌ 先天性畸形，如唇裂腭裂、先天性心脏病、肛门直肠闭锁等
         └ 后天性畸形，如烧伤瘢痕挛缩等
5. 内分泌功能失调：如甲状腺功能亢进等
6. 寄生虫病：如肝棘球蚴病和胆道蛔虫病
7. 其他疾病 ┌ 器官梗阻，如肠梗阻、尿路梗阻
            ├ 血液循环障碍，如门脉高压症、下肢静脉曲张
            └ 结石形成，如胆石症、尿路结石

外科学的范畴是相对的，随着医学科学的发展会不断更新、变化。

二、怎样学习外科学

1. 学习目的明确（全心全意为病人服务）┌ ①有良好的医德、医风
                                      ├ ②注意医患交流
                                      └ ③掌握手术而不唯手术论
2. 理论与实践相结合 ┌ ①认真学习理论知识
                     ├ ②亲自参加实践
                     └ ③认真总结经验
3. 重视三基、严格要求 ┌ ①基本知识
                       ├ ②基本技能
                       └ ③基础理论

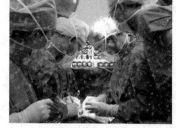

现代外科手术

三、外科学发展简史

（一）现代外科学简史

现代外科学始于 19 世纪 40 年代，逐步开展了以下几项工作，奠定了基础：

1. 麻醉：1846 年美国 Morton 首先采用了乙醚全麻，随后德国 Schleich 开展了局部麻醉等，解决了**手术疼痛**

2. 无菌术：1846 年匈牙利医师首先应用漂白粉消毒，随后英国医师用石炭酸溶液灭菌，德国医师对伤口进行了清创处理等，建立了无菌术；并于 1929 年起即应用了抗菌药物，控制了**伤口感染**

3. 止血和输血：1872—1873 年，英国和德国分别应用了止血钳和止血带，逐步解决**手术出血**问题；1901 年起，美国和德国又分别发现血型、建立血库，使输血简便易行

20 世纪 50 年代后主要进展 {
①低温麻醉
②体外循环
③显微外科
④微创外科
⑤影像学和介入治疗：BUS、CT、MRI、PET 等
}

(二) 我国外科的进展

1. 悠久的医学史：公元前 14 世纪商代即有记载，周代已有中医外科。

2. 现代外科学的发展 {
①外科队伍壮大、专业普及、技术提高
②器械设备改进
③医疗质量不断提高
}

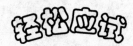

问答题

1. 简述外科学防治的范畴。

2. 19 世纪 40 年代现代外科学奠基于哪几个方面？

(严仲瑜)

第二章 无菌术

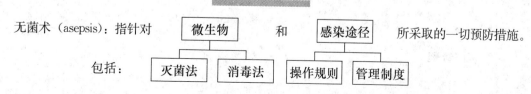

无菌术（asepsis）：指针对 微生物 和 感染途径 所采取的一切预防措施。

包括： 灭菌法 消毒法 操作规则 管理制度

第一节 手术器械、物品的灭菌、消毒法

方法	条件/试剂	消毒时间	灭菌时间	适用范围
高压蒸气法	102.9kPa，121℃		30分钟	耐高温物品：金属器械、玻璃、敷料等
	205.8kPa，133℃		4分钟	
煮沸法	100℃	15～20分钟	1小时	金属、玻璃、橡胶类
药液浸泡法	2%中性戊二醛	30分钟	10小时	锐利器械、内镜和腹腔镜
	10%甲醛	20～30分钟	—	
	70%乙醇	30分钟	—	
化学气体灭菌法	环氧乙烷气体法		1～6小时	不耐高温、湿热的医疗材料
	过氧化氢等离子体低温法		28～75分钟	
	低温甲醛蒸气法		30～60分钟	

第二节 手术人员和病人手术区域的准备

手术人员的准备
- 一般准备：更衣、口罩、帽子、指甲等
- 外科手消毒：刷手法
- 无菌手术衣及无菌手套

病人手术区的准备
- 皮肤消毒范围：切口周围15cm
- 顺序：由相对清洁区向相对污染区
- 铺无菌布单：手术切口周围至少四层

第三节 手术进行中的无菌原则

腰下肩上，背部有菌；身前传递，坠落不拾；破损浸湿，及时更换；同侧换位，后退转身；术前术后，清点核对；切口铺巾，减少污染；切开缝合，再次消毒；减少走动，避免扬尘。

第四节 手术室的管理

手术顺序：无菌手术—污染手术—感染手术。

特殊感染消毒法 ｛ 气性坏疽、铜绿假单胞菌：40%甲醛＋高锰酸钾熏蒸

肝炎、铜绿假单胞菌、开放性结核：有效氯浸泡、高压蒸气灭菌

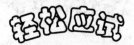

一、名词解释

无菌术

二、选择题

【A型题】

1. 高压蒸气 15～20 磅/平方英尺，欲杀灭带芽胞细菌，需
   A. 10 分钟
   B. 15 分钟
   C. 20 分钟
   D. 25 分钟
   E. 30 分钟

2. 穿好无菌衣和戴好无菌手套后，下列哪个范围是"无菌地带"
   A. 肩、上肢、胸及腰的前面
   B. 上肢、胸及腹的前面
   C. 肩、上肢、腰部以上的前胸
   D. 肩、上肢、腰部以上的前胸和侧面
   E. 上肢、腰部以上的前胸和侧胸

3. 手术区皮肤消毒范围是
   A. 手术区切口周围 6cm
   B. 手术区切口周围 10cm

   C. 手术区切口周围 15cm
   D. 手术区切口周围 20cm
   E. 手术区切口周围 25cm

4. 结肠造瘘术后患者行瘘口关闭手术，手术区皮肤消毒涂擦消毒剂的顺序是
   A. 由手术区中心部向四周涂擦
   B. 由手术区外周涂向瘘口周围
   C. 由手术区的上方涂向下方
   D. 由手术区的一侧涂向另一侧
   E. 无需按一定顺序

5. 下列无菌操作中，哪项是**错误**的
   A. 手术者的上肢前臂一旦触及有菌物后，应更换手套
   B. 手套发现破损时应即更换
   C. 无菌手术单湿透时，应加盖无菌单
   D. 禁止越过头部或从术者背后传递无菌器械物品
   E. 坠落在手术台边以下的器械物品不准再用

选择题参考答案

【A型题】

1. E   2. E   3. C   4. B   5. A

（史继荣）

第三章　外科病人的体液和酸碱平衡失调

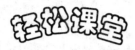

第一节　概　述

一、基本概念

1. 体液＝水分＋电解质

2. **体液的含量**（体重百分数）$\begin{cases}成年：50\%（女）\sim 60\%（男）\\ 新生儿：80\%\end{cases}$

3. **体液的组成**

$$体液\begin{cases}细胞外液\\（20\%）\end{cases}\begin{cases}血浆（5\%）\\ 组织液（15\%）\begin{cases}功能性细胞外液\\ 无功能性细胞外液（脑脊液、关节液、消化液等，1\%\sim 2\%）\end{cases}\\ 细胞内液（40\%）\end{cases}$$

4. **电解质的分布**

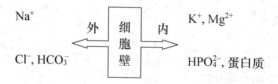

二、体液平衡及渗透压的调节

1. **体液平衡**：机体在神经内分泌系统的调节下，单位时间内水电解质的排出和摄入保持平衡以维持机体内环境的稳定称体液平衡，包括 $\begin{cases}①水平衡\\ ②电解质平衡\\ ③渗透压平衡\\ ④酸碱平衡\end{cases}$

2. **血容量及渗透压的调节机制**：先通过下丘脑-垂体后叶-醛固酮系统，维持正常渗透压，继而通过肾素-醛固酮恢复和维持血容量。

三、酸碱平衡的维持

体液的缓冲体系：碳酸氢盐系统最重要（$HCO_3^- / H_2CO_3 = 20 : 1$）
肺：通过呼吸排出大量挥发酸（碳酸）
肾：最重要（泌 H^+、重吸收 HCO_3^-、排 NH_4^+、排酸保碱）

第二节 体液代谢的失调

体液代谢失调的类型：

1. **容量失调**：等渗体液的增加或减少，只引起细胞外液量的变化。

2. **浓度失调**：细胞外液中的水分增加或减少，使细胞外液中主要的渗透微粒钠离子浓度发生改变，即渗透压发生了改变。

3. **成分失调**：细胞外液中除钠以外的其他离子浓度改变，造成成分失调，产生病理生理影响。

一、水和钠的代谢紊乱

（一）等渗性缺水（急性、混合性）

1. **概念**：水和钠成比例丢失，造成细胞内、外液均不足，但血清钠、细胞外液渗透压正常，这是外科最常见的一种缺水类型。

2. **病因** ①急性体外丢失，如：大量呕吐，肠瘘
②体液的体内丧失，如：液体丢失在感染灶，肠梗阻肠腔积液

3. **病理生理**：血容量下降↓ —→肾入球小动脉壁上压力感受器受压↓ —→ 肾素-醛固酮系统兴奋—→ 水钠重吸收↑ —→尿量↓

4. **临床表现**：**无口渴**。恶心、乏力、黏膜干燥、皮肤弹性↓、头晕、尿少、血压↓，常伴代谢性酸中毒或碱中毒。

5. **诊断** ①病史
②临床表现
③实验室检查：血液浓缩、尿比重↑、血气分析判断酸碱中毒

6. **治疗** ①积极治疗原发疾病
②迅速扩容：常用平衡液
③预防低血钾：尿量>40ml/h 才可补钾

（二）低渗性缺水（慢性、继发性）

1. **概念**：缺钠多于缺水，细胞外液低渗，血清钠低于 135mmol/L，水向细胞内转移，细胞外液进一步减少。

2. **病因** ①消化液的持续丢失，如反复呕吐，长期胃肠减压
②大面积慢性渗液
③肾排钠过多，如用利尿剂未注意补钠
④等渗缺水补水过多

3. **病理生理** ①早期：细胞外液渗透压↓ —→ ADH↓ —→ 肾重吸收↓ —→尿量↑
②后期：血容量↓ —→ 肾素醛固酮兴奋↑ —→ 肾重吸收↑ —→尿少↓
—→ 刺激垂体后叶 —→ ADH↑

4. 临床表现：一般均无口渴。

①轻度缺钠（<135mmol/L）：乏力，头晕，手足麻木，尿钠↓，少尿。

②中度缺钠（<130mmol/L）：轻度缺钠表现＋恶心，呕吐，血压下降，视觉模糊，站立晕倒。

③重度缺钠（<120mmol/L）：中度缺钠表现＋神志不清，木僵，昏迷休克。

诊断 {
病史
临床表现
实验室检查：血钠降低，尿比重↓（<1.010），尿钠↓，血液浓缩
}

5. 治疗

（1）积极治疗原发疾病

（2）纠正低渗，补充血容量

{
轻度缺钠：尽量口服

重度缺钠：休克 {
①首先补足血容量
②酌情给予高渗盐水
③监测血气和电解质，尿量>40ml/h 补钾
④纠正酸中毒
}
}

（三）高渗性缺水（原发性）

1. 概念：缺水多于缺钠，细胞外液高渗，血清钠高于 150mmol/L，引起细胞内的水外移，造成细胞脱水。

2. 病因 {
①摄入水分不足，如：吞咽困难，危重病人给水不足
②水分丧失过多，如：高热出汗
}

3. 病理生理

细胞外液高渗 ──→ 刺激下丘脑口渴中枢 ──→ 口渴饮水

↘ ADH↑ ──→ 水重吸收↑ ──→ 尿量↓

缺水 ──→ 血容量↓ ──→ 醛固酮↑

4. 临床表现 {
轻度缺水（2%～4%）：口渴，脉细
中度缺水（4%～6%）：极度口渴，乏力，尿少比重高，血压下降，烦躁
重度缺水（>6%）：中度缺水的表现＋谵妄、昏迷
}

5. 诊断 {
①病史
②临床表现
③实验室检查：尿比重↑、血液浓缩、血 Na^+>150mmol/L
}

6. 治疗 {
①积极治疗原发疾病
②纠正高渗缺水：用 5%葡萄糖及低渗盐液（0.45%NaCl）
③测血气电解质，尿量>40ml/h 补钾
④补液后还存在酸中毒，用碱性药
}

（四）水中毒（稀释性低血钠）

1. 概念：机体的摄入水总量超过了排出水量，以致水分在体内潴留，引起血浆渗透压下降和循环血量增多。

2. 病因 {
抗利尿激素分泌过多
肾功能不全，排尿能力下降
摄入水分过多或接受过多静脉输液
}

3. 临床表现 { 急性水中毒：颅内压增高表现，头痛、嗜睡、躁动、谵妄、昏迷
慢性水中毒：软弱无力、恶心、呕吐、嗜睡等
体重明显增加，皮肤苍白而湿润

4. 诊断 { 病史
临床表现
实验室检查：血液稀释、血钠降低

5. 治疗 { ①立即停止水分摄入
②应用利尿剂：用渗透性利尿剂或袢利尿剂
③重视水中毒的预防

二、体内钾的异常

体内钾总含量的 **98%** 存在于细胞内。

血钾正常值：**3.5~5.5mmol/L**。

钾主要生理功能 { ①参与细胞代谢
②维持细胞内液的渗透压和酸碱平衡
③维持神经肌肉组织的兴奋性
④维持心肌的正常功能

(一) 低钾血症

1. 概念：血钾浓度低于 3.5mmol/L。

2. 病因 { ①摄入不足：进食不足，补液时补钾不足
②排出过多：肾性丢失，如利尿剂、肾衰竭多尿期
肾外丢失，如呕吐、肠瘘、持续胃肠减压
③向细胞内转移：使用胰岛素，碱中毒

3. 病理生理：代谢性碱中毒，反常性酸性尿

一般细胞：K^+-H^+ 交换，H^+ 进入细胞内，细胞外碱中毒。

远曲肾小管细胞：Na^+-K^+ 交换减少，Na^+-H^+ 交换增加，H^+ 入尿，出现反常性酸性尿。

4. 临床表现 { 肌无力：四肢——躯干——呼吸受累，腹胀，肠麻痹 } 神经肌肉的应激性↓
腱反射↓，软瘫
心电图异常：T 波降低、变平或倒置，ST 段降低，出现 U 波

5. 诊断 { 病史
临床表现
血清钾<3.5mmol/L
心电图的变化

6. 治疗：积极治疗原发疾病。

补钾原则：分次补钾，边治疗边观察。

{ 1. 能口服者尽量口服
2. 静脉补钾切忌推注
3. 静脉补钾注意 { ①不宜过浓 (<0.3%)
②不宜过快 (<80 滴/分，20mmol/h)
③不宜过早 (尿量>40ml)
④不宜过多 (3~6g/d；<8g/d 分次补给)

临床常用 10％KCl，因为 Cl^- 有助于减轻碱中毒，同时增强肾的保钾作用。

（二）高钾血症

1. 概念：血钾浓度超过 5.5mmol/L。

2. 病因 { ①摄入过多：如输库存血、输入钾太多
②排出少：如肾衰竭
③细胞内移出：如酸中毒

3. 临床表现 { 可有神志淡漠，感觉异常，肢体软弱
严重者有循环障碍的表现
心率变慢并心律不齐，最危险时可有心搏骤停
心电图异常：T 波高尖，QT 间期延长，QRS 波增宽，PR 间期延长

4. 诊断 { 有引起高血钾的病因，出现相应的临床表现应考虑高血钾
血钾＞5.5mmol/L 可确诊
心电图有辅助作用

5. 治疗 { 停止钾的进入
迅速降血钾 {
促进钾进入细胞内 { ①5％$NaHCO_3$
②胰岛素（5g 糖加 1U 胰岛素）静脉滴注
促进钾的排泄 { ①阳离子交换树脂、加导泻药
②透析
积极预防心律失常：10％葡萄糖酸钙 20ml

三、体内钙、镁及磷的异常

（一）体内钙的异常

体内钙总含量的 **99％**存在于骨骼中，血钙正常值：**2.25～2.75mmol/L**。
钙主要生理功能：维持神经肌肉稳定性。

1. 低钙血症 { 病因：急性胰腺炎、肠瘘、甲状旁腺功能不全
临床表现：神经肌肉兴奋性↑，口周指尖麻木，手足搐搦，
　　　　　　腱反射亢进，Chvostek 征（＋），Trousseau 征（＋）
治疗：纠正病因，补钙

2. 高钙血症 { 病因：甲状旁腺功能亢进，骨转移癌
临床表现 { ①严重头痛、背和四肢痛
②全身性脱钙，病理性骨折
治疗：手术治疗甲状旁腺功能亢进，低钙饮食，促进钙排出

（二）体内镁的异常

体内镁半数存在于骨骼中，其余在细胞内，细胞外液中仅有 **1％**；血镁正常值：**0.70～
1.10mmol/L**；镁主要生理功能：神经肌肉兴奋性的传递等。

1. 镁缺乏 { 病因：饥饿、吸收障碍综合征、肠瘘
临床表现：与钙缺乏相似
诊断：镁负荷试验
治疗：0.25mmol/（kg·d）补充镁盐，症状解除后持续 1～3 周

2. 镁过多 {
病因：肾功能不全，严重酸中毒等
临床表现 {
①乏力、疲倦、腱反射消失、血压下降
②心电图异常：PR间期延长，QRS波增宽，T波增高
③晚期呼吸抑制、嗜睡，甚至心搏骤停
}
治疗：静脉补钙，纠正酸中毒和缺水，透析治疗
}

（三）体内磷的异常

体内磷总含量的 **85%** 存在于骨骼中；血磷正常值：**0.96～1.62mmol/L**。

1. 低磷血症 {
病因：甲状旁腺功能亢进，严重烧伤，肠外营养未补充磷
临床表现 {
①神经肌肉症状，头晕、厌食、肌无力
②重症可有抽搐、昏迷等
}
治疗：常规添加磷 10mmol/d，手术治疗甲状旁腺功能亢进
}

2. 高磷血症 {
病因：甲状旁腺功能不全，急性肾衰竭
临床表现：同低钙血症，肾功能受损
治疗：纠正病因，补钙，必要时透析治疗
}

第三节　酸碱平衡的失调

人体 pH 正常值：7.35～7.45。
酸碱平衡失调的类型分为：

原发性酸碱平衡失调 {
代谢性酸碱平衡失调（HCO_3^- 变化引起）{ 代谢性酸中毒 / 代谢性碱中毒 }
呼吸性酸碱平衡失调（$PaCO_2$ 变化引起）{ 呼吸性酸中毒 / 呼吸性碱中毒 }
}
混合性酸碱平衡失调

一、代谢性酸中毒

由于酸性物质的积聚或产生过多，或 HCO_3^- 丢失过多，即可引起代谢性酸中毒。是临床最常见的酸碱失衡。

1. 病因 {
碱性物质丢失过多 {
① 消化液丢失，如：腹泻，肠瘘
② 药物，如：碳酸酐酶抑制剂
③ 肾功能不全：排 H^+ ↓，吸收 HCO_3^- ↓
}
酸性物质过多 {
①有机酸形成过多，如：休克，糖尿病性酸中毒
②使用酸性药物过多，如：NH_4Cl，盐酸
}
}

2. 病理生理

酸中毒 → 平衡式（$H^+ + HCO_3^- \leftrightarrow H_2CO_3$）右移 → PCO_2 ↑ → 呼吸深快 → 肺排出 CO_2

→ 肾小管上皮细胞（$H^+ + NH_3 \leftrightarrow NH_4^+$）$NH_4^+$ ↑ → H^+ 排出（尿）

3. 临床表现 {
轻度无明显症状
重者最明显的是呼吸深快，有酮味
可有眩晕，嗜睡，昏迷甚至休克
}

4. 诊断 {
病史
临床表现
血气分析确诊：pH↓，HCO_3^-↓，CO_2CP↓
}

5. 治疗 {
治疗原发病
纠酸 {
①轻度（HCO_3^- 16～18mmol/L）：消除病因适当补液，不用碱性药
②重度（HCO_3^-<10mmol/L）：立即输液和给碱性药
③常首次给 5%$NaHCO_3$ 溶液 100～250ml，2～4 小时复查
}
预防低钙：酸中毒时钙离子↑，酸中毒纠正后钙离子↓
注意低钾的预防：纠正酸中毒时大量钾离子进入细胞内
}

二、代谢性碱中毒

体内 H^+ 丢失或 HCO_3^- 增多可引起代谢性碱中毒。

1. 病因 {
胃液丧失过多（最常见的原因）
碱性物质摄入过多，如长期服碱性药物
缺钾
利尿剂
}

2. 病理生理

碱中毒──→平衡式（$H^+ + HCO_3^- ↔ H_2CO_3$）左移──→PCO_2↓──→呼吸浅慢──→CO_2 排出↓

↘肾小管上皮细胞（$H^+ + NH_3 ↔ NH_4^+$）NH_4^+↓──→H^+ 排出↓，HCO_3^- 排出↑

3. 临床表现 {
一般无明显症状
可有呼吸浅慢
神志精神异常：嗜睡、谵妄、精神错乱
}

4. 诊断 {
病史
临床表现
血气分析确诊：pH↑，HCO_3^-↑
}

5. 治疗 {
治疗原发病
严重碱中毒（pH>7.65），迅速中和过量的 HCO_3^-
用 0.1mmol/L 的稀盐酸，纠正速度不宜过于迅速
}

三、呼吸性酸中毒

肺不能充分排出体内生成的 CO_2，以致血 $PaCO_2$ 增高，引起的高碳酸血症，此时血 pH 下降。

1. 病因 {
通气不足：如全身麻醉过深，气胸，急性肺水肿等
换气障碍：如 COPD 等
}

2. 病理生理：代偿能力有限

H_2CO_3↑──→平衡式（$H_2CO_3 + Na_2HPO_4 ↔ NaHCO_3 + NaH_2PO_4$）右移──→$HCO_3^-$↑

酸中毒──→肾小管上皮细胞（$H^+ + NH_3 ↔ NH_4^+$）NH_4^+↑──→H^+ 排出（尿）

3. 临床表现 {
胸闷、呼吸困难、躁动
缺氧，引起头痛、发绀
呼吸骤停
}

4. 诊断
$\begin{cases} 病史 \\ 临床表现 \\ 血 pH 明显下降，PaCO_2 增高，HCO_3^- 可正常 \\ 血 pH 下降不明显，PaCO_2 增高，HCO_3^- 也增高（慢性） \end{cases}$

5. 治疗
$\begin{cases} 积极治疗原发疾病 \\ 积极改善通气功能，使用呼吸机 \end{cases}$

四、呼吸性碱中毒

体内生成的 CO_2 排出过多，以致血 $PaCO_2$ 降低，引起的低碳酸血症，此时血 pH 上升。

1. 病因：通气过度。

2. 临床表现
$\begin{cases} 呼吸急促 \\ 眩晕，口周麻木，手足搐搦 \\ 心率增快 \\ 血 pH 增高，PaCO_2 和 HCO_3^- 下降 \end{cases}$

3. 治疗
$\begin{cases} 积极治疗原发疾病 \\ 减少 CO_2 的呼出或呼吸机控制 \end{cases}$

第四节 临床处理的基本原则

一、诊断思路

1. 充分掌握病史，了解原发疾病。
2. 详细检查病人，明确症状体征。
3. 即刻实验室检查，血气分析。
4. 全面分析临床现象，确定水、电解质和酸碱失调的类型和程度。

二、治疗原则

1. 首先治疗原发病。
2. 分清主次、缓急，依次予以调整和纠正
$\begin{cases} ①首先积极恢复血容量，保证有效血容量 \\ ②积极纠正缺氧状态 \\ ③纠正酸碱中毒 \\ ④调节电解质水平，尤其是治疗高钾血症 \end{cases}$

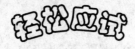

一、名词解释

1. 体液平衡   2. 等渗性缺水

二、选择题

【A 型题】

1. 急性肠梗阻病人大量呕吐，脉细数，血压下降，可能是
   A. 低渗性缺水
   B. 等渗性缺水
   C. 高渗性缺水
   D. 低钾血症
   E. 高钾血症

2. 下列有关体液的叙述，哪项是正确的
   A. 成年女性的体液量约占体重的 60%
   B. 细胞内液量在男性约占体重的 40%，绝大部分存在于骨骼肌中
   C. 血浆约占体重的 10%
   D. 脑脊液、关节液、消化液等都属功能性细胞外液
   E. 细胞外液和细胞内液的渗透压一般为 260～280mmol/L

3. 下列哪项**不符合**低钾血症的临床表现
   A. 肌无力，腱反射减退

   B. 腹胀，肠麻痹
   C. 心率快，心律失常
   D. 代谢性碱中毒
   E. 尿量少，呈碱性

4. 关于体内钙的叙述，下列哪项**不正确**
   A. 血清钙的浓度一般相当稳定
   B. 血清钙浓度为 2.25～2.75mmol/L
   C. 不少外科病人可发生不同程度的钙代谢紊乱
   D. 机体内的钙 99% 以磷酸钙和碳酸钙的形式贮存于骨骼中
   E. 血清中的非离子化钙不到半数，但却起着维持神经肌肉稳定性的作用

5. 下列关于代谢性酸中毒的叙述，哪项是**错误的**
   A. 是由体内 $[HCO_3^-]$ 减少引起的
   B. 最突出的表现是呼吸变慢、变浅
   C. 呼气中可有酮味
   D. 血清 pH 降低
   E. 症状较轻者，一般不需应用碱剂治疗

选择题参考答案

【A 型题】

1. B　　2. B　　3. E　　4. E　　5. B

（史继荣）

第四章 输 血

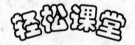

输血（blood transfusion）

性质：替代性治疗

作用：补充血容量、改善循环、增加携氧能力————→红细胞的作用

　　　提高血浆蛋白质，增加机体免疫力和凝血功能————→血浆的作用

第一节 输血的适应证、输血技术和注意事项

一、适应证

1. 大量失血：Hb<70g/L，输红细胞。
2. 贫血或低蛋白血症：输红细胞＋血浆/白蛋白。
3. 重症感染：输浓缩粒细胞/新鲜血浆。
4. 凝血异常：输新鲜冰冻血浆/血小板/凝血因子。

二、注意事项

1. 输血前：仔细核对，检查血袋，不加药物。
2. 输血时：严密观察，发现问题，及时处理。
3. 输血后：继续观察，保留血袋，以备送检。

第二节 输血的并发症及其防治

输血常见并发症

并发症	发生率	发生时间	症状	原因	治疗	预防
发热反应	2%～10%	0.25～2小时	寒战、高热伴头痛、皮肤潮红	免疫反应致热原细菌污染溶血	减慢速度（轻症）停止输血（重症）	严格消毒输成分血
过敏反应	3%	数分钟后	瘙痒/荨麻疹过敏性休克	蛋白质过敏抗体转移多次输血	抗组胺药（轻症）停止输血（重症）激素治疗（重症）	先抗过敏后输血；禁食献血
溶血反应	很少	立即	疼痛，寒战高热，呼吸困难，休克，DIC	血型不合缺陷红细胞自身抗体	停止输血查明原因抗休克保护肾功能肝素治疗血浆交换	加强核查规范操作同型输血
		7～14天（DHTR）	发热、贫血、黄疸和血红蛋白尿			

续表

并发症	发生率	发生时间	症状	原因	治疗	预防
细菌污染反应	不高	立即	内毒素性休克，DIC	细菌污染	终止输血 查病原菌 抗感染、抗休克	严格无菌 定期检查
循环超负荷	中老年常见	输血中后期	心率加快 呼吸急促 血性泡沫痰	输血过快 心功能不全 肺功能减退	停止输血 强心利尿	控制速度 输浓缩红细胞

其他并发症尚有：

- 输血相关的急性肺损伤（transfusion-related acute lung injury，TRALI）
- 输血相关性移植物抗宿主病（transfusion associated graft versus host disease，TA-GVAD）
- 疾病传播
- 免疫抑制
- 大量输血的影响：低体温、碱中毒、暂时性低血钙、高血钾等

第三节 自体输血

自体输血 ┌ 回收式自体输血（salvaged autotransfusion）
├ 预存式自体输血（predeposited autotransfusion）
└ 稀释式自体输血（hemodiluted autotransfusion）

禁忌证 ┌ ①血液受肠内容物、尿液等污染
├ ②血液可能受肿瘤细胞沾污
├ ③肝、肾功能不全
├ ④严重贫血
├ ⑤脓毒症或菌血症
└ ⑥开放性损伤>4小时或血液在体腔存留过久

第四节 血液成分制品

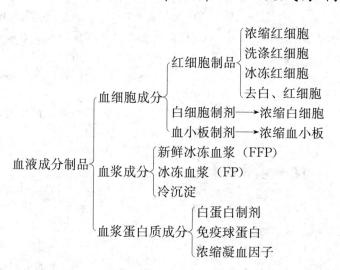

血液成分制品
- 血细胞成分
  - 红细胞制品
    - 浓缩红细胞
    - 洗涤红细胞
    - 冰冻红细胞
    - 去白、红细胞
  - 白细胞制剂 → 浓缩白细胞
  - 血小板制剂 → 浓缩血小板
- 血浆成分
  - 新鲜冰冻血浆（FFP）
  - 冰冻血浆（FP）
  - 冷沉淀
- 血浆蛋白质成分
  - 白蛋白制剂
  - 免疫球蛋白
  - 浓缩凝血因子

第五节 血浆代用品

血浆代用品种类 {右旋糖酐：24 小时用量≤1500ml
羟乙基淀粉：24 小时用量≤2000ml
明胶类代血浆

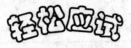

一、名词解释

1. TA-GVAD

2. 自体输血

二、选择题

【A 型题】

1. 一位病人输血约 40ml 时发生寒战、发热、呼吸困难、腰痛等症状，通常提示
   A. 溶血反应
   B. 非溶血性发热反应
   C. 细菌污染
   D. 变态反应
   E. 枸橼酸盐的毒性

2. 血液中各种成分的含量大多随贮存时间的延长而下降，只有下列哪一种例外
   A. 红细胞的生活力
   B. 钾离子浓度
   C. pH
   D. 血小板的活性
   E. 红细胞携带氧的能力

3. 一位术后贫血合并有心功能不全的老年患者，输入以下何种血细胞制品最恰当
   A. 浓缩红细胞
   B. 洗涤红细胞
   C. 冰冻红细胞
   D. 少含白细胞和红细胞

E. 库存全血

4. 关于自身输血，下列哪种说法是**错误**的
   A. 自身输血不会发生溶血、发热和过敏反应
   B. 当应用血液稀释回输的方法输血时，最好是先采的先输，后采的后输
   C. 脾破裂或异位妊娠破裂出血手术时，可采用自体失血回输
   D. 预存自体库血的输入时间一般不宜超过 10 日
   E. 胸、腹腔开放性损伤，超过 4 小时以上者，被认为是自身输血的禁忌

5. 关于输血技术和注意的问题中，下列哪项**不正确**
   A. 我国目前的抗凝血一般可保存 14 天
   B. 一般速度下输入 1～2L 冷藏血时不需要预热
   C. 不应向输入的血液中加任何药物，以免发生凝血或溶血
   D. 一次输血不应超过 4 小时，以避免室温下引起细菌繁殖
   E. 应使用带有过滤器的输血器，以便滤出细胞聚集物和纤维蛋白块

选择题参考答案

【A 型题】

1. A　2. B　3. A　4. B　5. A

（史继荣）

第五章 外科休克

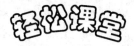

第一节 概 述

1. 定义：指机体有效循环血容量减少、组织灌注不足，细胞代谢紊乱和功能受损的病理过程，是一个由多种病因引起的综合征。

2. 休克的分类
- ①低血容量性休克（hypovolemic shock）：见于创伤失血、消化道出血、动脉瘤破裂等
- ②感染性休克（septic shock）：见于急性腹膜炎、胆道感染、绞窄性肠梗阻等
- ③心源性休克（cardiogenic shock）：见于心律失常、心肌梗死、心肌病等
- ④神经源性休克（neurogenic shock）：见于脊髓损伤，重症颅脑损伤或脊髓麻醉后等
- ⑤过敏性休克（allergic shock）：见于过敏反应等

3. 病理生理

微循环变化
- 微循环收缩期：休克早期，心搏加快，心排出量增加，外周和内脏血管收缩
- 微循环扩张期：休克进展，心排出量下降，心、脑器官灌注不足，血压下降
- 微循环衰竭期：不可逆性休克，DIC，组织器官功能受损

代谢改变：无氧代谢引起代谢性酸中毒：无氧代谢增加，血乳酸浓度升高
能量代谢障碍：蛋白质合成下降、分解增加，血糖升高

炎症介质释放和缺血再灌注损伤：脂质过氧化和细胞膜破裂，细胞死亡

内脏器官的继发性损害：肺、肾、脑、心、胃肠道和肝多器官功能受损

4. 休克的监测

一般监测
- ①精神状态：反映脑组织血液灌流和全身循环状况
- ②皮肤温度、色泽：反映体表灌流情况
- ③血压：反映组织器官的灌注压
- ④脉率：脉率的变化早于血压变化
- ⑤尿量：反映肾血流灌注情况

特殊监测
- ①中心静脉压（CVP）：反映全身血容量和右心功能之间关系，正常值 $5\sim12cmH_2O$
- ②肺毛细血管楔压（PCWP）：反映肺静脉、左心房和左心室功能
- ③心排出量（CO）和心脏指数（CI）
- ④动脉血气分析：反映呼吸和酸碱平衡情况
- ⑤动脉血乳酸盐测定：有助于估计休克和复苏的变化趋势
- ⑥胃、肠黏膜内 pH 值：反映胃、肠局部灌注和供氧情况
- ⑦DIC 的检测：测定血小板、凝血因子的消耗和纤溶活性指标

5. 治疗：休克治疗的重点是恢复器官组织的正常灌注和充分的组织供氧。

 ①一般措施：病因治疗
 ②补充血容量
 ③积极处理原发病
 ④纠正酸碱平衡失调
 ⑤应用血管活性药物
 ⑥治疗 DIC、改善微循环
 ⑦应用糖皮质激素

第二节　低血容量性休克

治疗：补充血容量、处理原发病、止血。

中心静脉压与补液关系

CVP	血压	循环状态	处理原则
低	低	血容量严重不足	充分补液
低	正常	血容量相对不足	适当补液
高	低	心功能不全或血容量过多	强心，利尿，纠酸，扩张血管
高	正常	容量血管收缩	扩张血管
正常	低	心功能不全或血容量不足	补液试验

第三节　感染性休克

治疗：感染性休克的最终治疗取决于感染疾病的控制。

1. 恢复并保持血容量，维持重要脏器的灌注是救治成功的先决条件。

2. 早期使用广谱抗生素控制感染。

3. 纠正酸碱平衡。

4. 应用心血管药物。

5. 应用糖皮质激素。

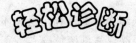

主诉：腹部外伤后 3 小时。

现病史：患者，男性，30 岁，从三楼跌下，左腹部跌伤伴疼痛入院。

查体：体温 37.5℃，脉搏 120 次/分，呼吸 24 次/分，血压 90/70mmHg，神志清楚，痛苦面容，皮肤及睑结膜苍白，左侧胸壁压痛（＋），腹肌紧张，全腹压痛（＋），反跳痛（＋），移动性浊音（＋），肠鸣音 2 次/分，直肠指诊（－），病理征（－）。

辅助检查：血常规：WBC 10.1×10^9/L，RBC 2.4×10^{12}/L，Hb 82g/L，胸部 X 线：左 6、7、8 肋骨骨折。B 超：脾破裂，腹水。

诊断：低血容量性休克，失血性休克，脾破裂，左肋骨多发骨折。

鉴别诊断：感染性休克，神经源性休克。

进一步检查：诊断性腹腔穿刺：抽出不凝血液有助于诊断。

治疗原则：

1. 积极抗休克治疗，如输液、输血。

2. 同时准备剖腹探查，根据脾损伤情况决定术式（脾破裂修补、脾切除或部分切除术）。

3. 左下胸局部制动。

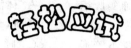

一、名词解释

休克

二、选择题

【A 型题】

1. 关于休克的叙述中，下列哪项是**错误**的
   A. 休克的本质是血压下降
   B. 休克时机体有效循环血量急剧减少
   C. 休克代偿期时冠状动脉收缩不明显
   D. 休克时肾血流量减少，肾小球滤过率降低
   E. 休克抑制期微循环的病理改变是毛细血管容积增大

2. 下列哪项关于中心静脉压的叙述是**不正确**的
   A. 中心静脉压的正常值是 5～12cmH$_2$O
   B. 中心静脉压的变化一般比动脉压变化较晚
   C. 中心静脉压低于 0.49kPa（5cmH$_2$O）时，表示血容量不足
   D. 中心静脉压高于 1.47kPa（15cmH$_2$O）时，提示有肺循环阻力增加，心功能不全
   E. 中心静脉压受血容量、静脉血管张力等因素的影响

3. 病人休克，血压低，脉搏 130 次/分，尿量 20ml/h，选用哪种血管活性药物最适宜
   A. 多巴胺
   B. 去甲肾上腺素
   C. 异丙肾上腺素
   D. 肾上腺素
   E. 去氧肾上腺素（苯福林）

4. 人体的微循环约占总循环量的
   A. 5％
   B. 10％
   C. 15％
   D. 20％
   E. 25％

5. 下列关于休克的叙述，哪项是正确的
   A. 通常在迅速失血超过全身总血量的 10％时即出现休克
   B. 失血性休克时，应首先快速输入10％～50％葡萄糖溶液，继之大量输血
   C. 损伤性休克不属于低血容量性休克
   D. 感染性休克多是革兰阴性杆菌所释放的内毒素引起的内毒素性休克
   E. 感染性休克的治疗原则是首先控制感染

【B 型题】

(1～2 题共用备选答案)

   A. 低分子右旋糖酐
   B. 酚妥拉明
   C. 多巴酚丁胺
   D. 毛花苷 C（西地兰）
   E. 糖皮质激素

1. 休克病人经充分扩容后血压相对平稳，此时宜选用何种药物改善微循环

2. 常规抗休克措施应用后血压仍不理想的顽固性休克病人，必要时可试用哪种药物治疗

【X 型题】

1. 下列关于休克病人预防急性肾衰竭的措施中正确的是
   A. 及时纠正低血容量性休克，避免肾缺血
   B. 矫治休克时不宜使用易引起肾血管收缩的药物
   C. 对有溶血倾向的病人应保持肾小管通畅，碱化尿液，避免肾小管损害
   D. 休克合并 DIC 时，要及时应用肝素治疗

2. 下列哪些疾病常并发败血症休克
   A. 急性阑尾炎穿孔

   B. 急性梗阻性化脓性胆管炎
   C. 原发性腹膜炎
   D. 重症急性胰腺炎

3. 下列哪些是感染性休克病人具有的全身炎症反应综合征（SIRS）的表现
   A. 体温＞38℃ 或＜36℃
   B. 心率＞90 次/分
   C. 呼吸急促＞20 次/分 或过度通气，$PaCO_2$＜4.3kPa
   D. 白细胞计数＞12×10^9/L 或＜4×10^9/L，或未成熟白细胞＞0.1％

三、问答题

1. 简述休克的监测内容。
2. 简述休克的治疗原则。

选择题参考答案

【A 型题】
1. A   2. B   3. A   4. D   5. D
【B 型题】
1. A   2. E
【X 型题】
1. ABCD   2. BD   3. ABCD

（刘占兵）

第六章 麻 醉

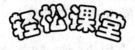

第一节 绪 论

一、发展历史

公元200年，华佗"以酒服麻沸散，既醉无所觉" —→1846年Morton公开演示乙醚麻醉（现代麻醉学开端）。

二、现代麻醉学的构成

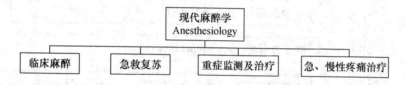

三、麻醉的目的

①消除手术疼痛
②保障病人安全
③为手术创造条件

四、临床麻醉分类

```
临床麻醉分类（根据麻醉
作用部位和所用药物不同）
    ├── 全身麻醉（general anesthesia）
    │       ├── 吸入全麻（inhalation anesthesia）
    │       └── 静脉全麻（intravenous anesthesia）
    ├── 局部麻醉（local anesthesia）
    │       ├── 表面麻醉（surface anesthesia）
    │       ├── 局部浸润麻醉（local infiltration anesthesia）
    │       ├── 区域阻滞（regional anesthesia）
    │       └── 神经阻滞（nerve block）
    ├── 椎管内麻醉（intraspinal block）
    │       ├── 蛛网膜下腔阻滞麻醉（腰麻，subarachnoid block）
    │       ├── 硬膜外腔阻滞（epidural block）
    │       └── 骶管阻滞（caudal block）
    ├── 复合麻醉（combined anesthesia）：合并或配合
    │       使用不同药物或（和）方法施行麻醉的方法
    └── 基础麻醉（basal anesthesia）：麻醉前使病人
            进入类似睡眠状态，以利于其他的麻醉处理，
            这种麻醉前的处理称为基础麻醉
```

第二节　麻醉前准备和麻醉前用药

一、麻醉前病情评估

需详细了解临床诊断、病史及麻醉相关检查，并对患者对麻醉及手术的耐受力做出全面评估。

美国麻醉医师协会（ASA）将病情分为 5 级：

分级*	标准	死亡率（%）
I	体格健康，发育营养良好，各器官功能正常	0.06～0.08
II	除外科疾病外，有轻度并存病，功能代偿健全	0.27～0.40
III	并存病较严重，体力活动受限，但尚能应付日常活动	1.82～4.30
IV	并存病严重，丧失日常活动能力，经常面临生命威胁	7.80～23.0
V	无论手术与否，生命难以维持 24 小时的濒死病人	9.40～50.7

* 急症病例注"急"或"E"，表示风险较择期手术增加

二、麻醉前准备事项

麻醉前准备事项
- 纠正或改善病理生理状态
- 心理方面的准备：术前访视，术前用药，专业心理医生治疗等
- 胃肠道准备：避免反流、误吸
- 麻醉设备、用具及药品的准备：实施麻醉前注意准备完善并检查核对

纠正或改善病理生理
- 贫血、营养不良
  - 血红蛋白
  - 纠正脱水、电解质紊乱和酸碱平衡失调
- 心脏病
  - 洋地黄类药物：手术当天停用
  - β受体阻滞剂：是否停药视具体情况而定
- 高血压
  - 血压控制：收缩压＜180mmHg，舒张压＜100mmHg
  - 降压药物：中枢性降压药或酶抑制剂术前停药，其他降压药物用至术日晨
- 呼吸系统疾病
  - 肺功能、动脉血气分析、肺 X 线片检查
  - 停止吸烟至少 2 周，训练呼吸功能
  - 雾化吸入，胸部物理治疗以促进排痰
  - 有效抗生素治疗 3～5 天控制急、慢性肺部感染
- 糖尿病
  - 空腹血糖不高于 8.3mmol/L，尿糖低于（＋＋），尿酮体阴性
  - 急诊伴酮症酸中毒：静滴胰岛素消除酮体，纠正酸中毒

胃肠道准备
- 成人：术前禁食 8～12 小时，禁饮 4 小时
- 小儿：术前禁食（奶）4～8 小时，禁水 2～3 小时

三、麻醉前用药

目的
- 消除病人的紧张焦虑情绪；增强全麻药效
- 提高病人的痛阈，缓解疼痛
- 消除手术或麻醉引起的不良反应
- 抑制呼吸道腺体的分泌功能

常用麻醉前药物

药物类型	药名	作用	用法和用量（成人）
安定镇静药	地西泮（diazepam）	安定镇静、催眠、抗焦虑、抗惊厥	口服 2.5～5mg
	咪达唑仑（midazolam）		肌内注射 0.04～0.08mg/kg
催眠药	苯巴比妥（phenobarbital）	镇静、催眠、抗惊厥	肌内注射 0.1～0.2g
镇痛药	吗啡（morphine）	镇痛、镇静	肌内注射 0.1mg/kg
	哌替啶（pethidine）		肌内注射 1mg/kg
抗胆碱药	阿托品（atropine）	抑制腺体分泌、解除平滑肌痉挛和迷走神经兴奋	肌内注射 0.01～0.02mg/kg
	东莨菪碱（scopolamine）		肌内注射 0.2～0.6mg

第三节　全身麻醉

全身麻醉：通过吸入或静脉内/肌内注射给予药物，抑制中枢神经系统以达到意识消失、痛觉消除、反射抑制、骨骼肌松弛的效应。

一、吸入麻醉药

1. 最低肺泡浓度（minimun alveolar concentration，MAC）：在 1 个大气压下与纯氧同时吸入时，能防止 50％的病人对切皮刺激发生运动反应的最低肺泡浓度。

2. 常用吸入麻醉药应用注意事项

（1）氧化亚氮（笑气）：必须维持吸入氧浓度高于 0.3，以免发生低氧血症。

（2）恩氟烷：深麻醉时脑电图显示癫痫样发作，有癫痫病史者慎用。

（3）异氟烷：吸入诱导时有刺激味，易引起呛咳和屏气。

（4）七氟烷：在钠石灰和温度升高时可发生分解。

3. 油/气分配系数：麻醉药气体分压在气体相和脂质相达到平衡时，单位容积脂质中该气体的溶解量。

4. 血/气分配系数：麻醉药气体分压在气体相和血液相达到平衡时，单位容积血液中该气体的溶解量。

二、静脉麻醉药应用注意事项

1. 硫喷妥钠：水溶液呈强碱性，皮下注射可引起组织坏死，动脉内注射可引起动脉痉挛、剧痛及远端肢体坏死。

2. 氯胺酮：可引起一过性呼吸暂停，幻觉、噩梦及精神症状。

3. 依托咪酯：可发生肌阵挛，反复用药或持续性静滴后可能抑制肾上腺皮质功能。

4. 咪达唑仑：对呼吸的抑制作用与剂量及注射速度有关。

5. 丙泊酚：大剂量、快速注射，有引起严重低血压的危险。对呼吸有明显抑制作用。

三、肌肉松弛药

常用肌肉松弛药的注意事项：

1. 琥珀胆碱（司可林）：可引起血清钾一过性升高。严重创伤、烧伤、截瘫、青光眼、颅内压升高者禁忌。可诱发恶性高热。

2. 泮库溴铵：高血压、心肌缺血及心动过速、肝肾功能障碍者慎用，重症肌无力者禁忌。

3. 维库溴铵：严重肝、肾功能障碍者作用时效延长。

四、麻醉性镇痛药应用注意事项

1. 吗啡：明显抑制呼吸中枢，有组胺释放作用而引起支气管痉挛。

2. 哌替啶：2 岁内小儿不宜使用。

3. 芬太尼：与咪达唑仑配伍用时呼吸抑制明显。

五、气管内插管的目的

1. 保持呼吸道通畅。

2. 进行有效的人工或机械通气。

3. 便于吸入全身麻醉药的应用。

六、气管内插管的确认方法

1. 压胸部时，气管导管口有气流。

2. 人工呼吸时，可见双侧胸廓对称起伏，并听到清晰的肺泡呼吸音。

3. 如用透明导管时，吸气时管壁清亮，呼气时可见"白雾"样变化。

4. 如有自主呼吸，接麻醉机后可见呼吸囊随呼吸张缩。

七、临床麻醉深度判断标准

麻醉分期	呼吸	循环	眼征	其他
浅麻醉期	不规则 呛咳 气道阻力↑ 喉痉挛	血压↑ 心率↑	睫毛反射（-），吞咽反射（+）， 眼球运动（+），出汗， 眼睑反射（+），分泌物↑， 流泪	刺激时体动
手术麻醉期	规律 气道阻力↓	血压稍低但稳定 手术刺激无改变	眼睑反射（-）， 眼球固定中央	刺激时无体动 黏膜分泌物消失
深麻醉期	膈肌呼吸 呼吸↓	血压↓	对光反射（-），瞳孔散大	

八、全身麻醉的并发症及处理

1. 呼吸系统并发症 ┫ 反流与误吸
呼吸道梗阻
通气量不足
低氧血症

2. 循环系统并发症

3. 恶性高热 ┫ 临床表现 ┫ ①持续肌肉收缩、代谢异常增加、体温急剧升高
②$PaCO_2$ 迅速升高、混合性酸中毒
③血清钾、肌球蛋白、CPK 升高
处理 ┫ ①物理降温
②丹曲林（Dentrolene）：2~3mg/kg ⟶ 10mg/kg

（关婷婷 王东信）

第四节 局部麻醉

定义：用局部麻醉药暂时阻断某些周围神经的冲动传导，使这些神经所支配的区域产生麻醉作用，称为局部麻醉（简称局麻）。

局麻和全麻的不同：

局麻的特点 ┫ 操作简单
对生理功能干扰极小
并发症少
安全有效

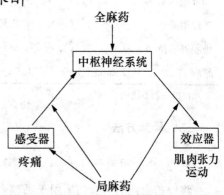

一、局麻药的药理

(一) 局麻药的不良反应

1. 毒性反应

(1) 原因 $\begin{cases}$ 一次用量超过病人的耐受量 \\ 意外血管内注射 \\ 注药部位血供丰富，吸收增快 \\ 病人因体质衰弱等原因而导致耐受力降低 $\end{cases}$

(2) 症状

局麻药毒性反应	轻度表现	重度表现
中枢神经系统	嗜睡、眩晕、多语、寒战、惊恐不安、定向障碍	意识丧失、抽搐或惊厥
心血管系统	血压上升、心率增快等兴奋表现	心肌收缩力减弱、心输出量减少、血压下降、心率减慢甚至心搏骤停

(3) 预防方法 $\begin{cases}$ 一次用药量不超过限量 \\ 注药前回吸无血液 \\ 局麻药内加入适量肾上腺素 \\ 麻醉前用药如地西泮或巴比妥类药物 $\end{cases}$

(4) 治疗方法 $\begin{cases}$ 停止用药，吸入氧气，保证气道通畅 \\ 轻度毒性反应静注地西泮 0.1mg/kg，以预防和控制抽搐 \\ 出现抽搐或惊厥，静注硫喷妥钠 $1\sim2$mg/kg 或丙泊酚 1mg/kg \\ 惊厥反复发作可静注琥珀胆碱 1mg/kg 后行气管内插管及人工呼吸 \\ 若出现低血压——给麻黄碱或间羟胺；心率缓慢——阿托品；心搏停止—— \\ \quad 心肺复苏 $\end{cases}$

2. 过敏反应

(二) 常用局麻药

	普鲁卡因	丁卡因	利多卡因	布比卡因
表面麻醉	n	$1\%\sim2\%$ (40mg)	$2\%\sim4\%$ (0.1g)	n
局部浸润麻醉	0.5% (1g)	n	$0.25\%\sim0.5\%$ (0.4g)	0.25% (150mg)
神经阻滞	$1\%\sim2\%$ (1g)	0.33% (80mg)	$1\%\sim2\%$ (0.4g)	$0.25\%\sim0.5\%$ (150mg)
硬膜外麻醉	$1\%\sim2\%$ (1g)	0.33% (80mg)	$1\%\sim2\%$ (0.4g)	$0.5\%\sim0.75\%$ (150mg)
腰麻	150mg	10mg	120mg	15mg

n：指一般不使用

二、局麻方法

(一) 表面麻醉

将穿透力强的局麻药施用于黏膜表面，使其透过黏膜而阻滞位于黏膜下的神经末梢，使黏膜产生麻醉现象，称表面麻醉。

1. 方法
眼：滴入法
鼻：涂敷法
咽喉气管：喷雾法
尿道：灌入法

2. 常用药物：1%～2%丁卡因或 2%～4%利多卡因。

（二）局部浸润麻醉

将局麻药注射于手术区的组织内，阻滞神经末梢而达到麻醉作用，称局部浸润麻醉。常用药物为 0.5%普鲁卡因或 0.25%～0.5%利多卡因。

注意事项
注入组织内的药液需有一定容积，在组织内形成张力
降低药液浓度，以避免用药量超过限量
每次注药前回抽，以免注入血管
实质脏器和脑组织等无痛觉，不用注药
药液中加入 1：（20 万～40 万）（即 2.5～5μg/ml）的肾上腺素，可减缓局麻药
的吸收，延长作用时间

（三）区域阻滞

在手术区四周和底部注射局麻药，阻滞通入手术区的神经纤维，称区域阻滞。适用于肿块切除术，用药同局部浸润麻醉。

（四）神经阻滞

在神经干、丛、节的周围注射局麻药，阻滞其冲动传导，使所支配的区域产生麻醉作用，称神经阻滞。

1. 臂丛神经阻滞：适用于上肢的手术，有肌间沟、锁骨上和腋路三条径路。

适应证
肌间沟径路：可用于肩部手术
锁骨上径路：可用于上臂、前臂及手部的手术
腋径路：适用于前臂和手部的手术

并发症
肌间沟径路：膈神经麻痹、喉返神经麻痹、霍纳综合征、高位硬膜外阻滞、全脊麻、局麻药毒性反应
锁骨上径路：膈神经麻痹、喉返神经麻痹、霍纳综合征、气胸、局麻药毒性反应
腋径路：局麻药毒性反应

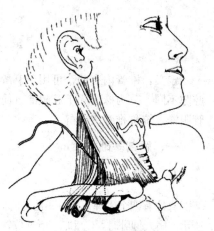

肌间沟径路进针图示

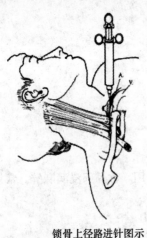 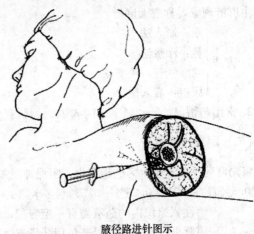

锁骨上径路进针图示　　　　　　　　　　腋径路进针图示

2. 颈神经丛阻滞：颈神经丛由 $C_{1\sim4}$ 脊神经组成，分深丛和浅丛，支配颈部肌肉组织和皮肤。颈神经丛阻滞可用于颈部手术，如甲状腺手术、气管切开术和颈动脉内膜剥脱术等。

（1）颈深丛阻滞法 ⎰ 颈前阻滞法：即 C_4 横突一处阻滞法
　　　　　　　　　 ⎱ 肌间沟阻滞法：穿刺点在肌间沟尖端

（2）颈浅丛阻滞法 ⎰ 在胸锁乳突肌后缘中点垂直进针至皮下，注射 1％利多卡因 6～8ml
　　　　　　　　　 ⎱ 在胸锁乳突肌后缘中点注射 3～4ml，再沿胸锁乳突肌后缘向头侧和尾
　　　　　　　　　　 侧各注射 2～3ml

（3）颈深丛阻滞并发症 ⎧ 局麻药毒性反应
　　　　　　　　　　　 ⎪ 药液意外注入蛛网膜下腔或硬膜外间隙
　　　　　　　　　　　 ⎨ 膈神经麻痹
　　　　　　　　　　　 ⎪ 喉返神经麻痹
　　　　　　　　　　　 ⎩ 霍纳综合征

（刘秀芬）

第五节　椎管内麻醉

定义：椎管内有两个可用于麻醉的腔隙，即蛛网膜下腔和硬脊膜外间隙。根据局麻药注入的腔隙不同，分为蛛网膜下腔阻滞（简称腰麻）、硬膜外间隙阻滞、腰麻-硬膜外间隙联合阻滞及骶管阻滞，统称椎管内麻醉。

一、解剖基础

（一）脊柱和椎管

脊柱有四个生理弯曲：颈曲、胸曲、腰曲、骶曲。颈曲和腰曲向前凸，胸曲与骶曲向后凸。如图所示，病人仰卧时，C_3 和 L_3 所处位置最高，T_5 和 S_4 最低，这对腰麻时药液的分布有重要影响。

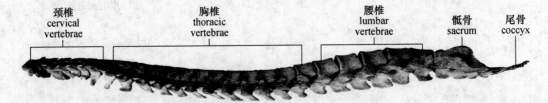

颈椎 cervical vertebrae　　胸椎 thoracic vertebrae　　腰椎 lumbar vertebrae　　骶骨 sacrum　　尾骨 coccyx

（二）韧带

连接椎弓的韧带与椎管内麻醉关系密切。

正入法穿刺途径：从外至内穿刺针经过皮肤、皮下组织、棘上韧带、棘间韧带和黄韧带，即进入硬膜外间隙。如再刺破硬脊膜和蛛网膜即至蛛网膜下腔。

（三）脊髓、脊膜与腔隙

椎管内有脊髓和三层脊髓被膜。

脊髓下端终止位置及腰椎穿刺点的选择

	脊髓下端	腰椎穿刺点
成人	L_1 椎体下缘或 L_2 上缘	L_2 以下
新生儿	L_3 下缘	L_3 以下

（四）骶管

骶管是骶骨内的椎管腔，在此腔内注入局麻药所产生的麻醉称骶管阻滞，是硬膜外阻滞的一种。

二、椎管内麻醉的机制

（一）麻醉平面与阻滞作用

1. 阻滞作用 $\begin{cases} 感觉神经阻滞——无痛 \\ 运动神经阻滞——肌肉松弛 \\ 交感神经及副交感神经阻滞——血管扩张、尿潴留、减轻内脏牵拉反应 \end{cases}$

2. 阻滞平面：指感觉神经被阻滞后，用针刺法测定皮肤感觉消失的范围。

3. 脊神经在体表节段的分布

T_2—胸骨柄上缘

T_4—两侧乳头连线

T_6—剑突下

T_8—肋缘下

T_{10}—平脐线

T_{12}—耻骨联合上 $2\sim3cm$

$L_{1\sim3}$大腿前面

$L_{4\sim5}$小腿前面和足背

$S_{1\sim5}$肛门会阴区及大小腿后面

（二）椎管内麻醉对生理的影响

1. 对循环的影响 $\begin{cases} 降低血压 \\ 心率减慢 \end{cases}$

2. 对呼吸的影响 $\begin{cases} 呼吸抑制——肋间肌麻痹 \\ 呼吸停止——C_{3\sim5}阻滞导致膈神经麻痹 \end{cases}$

3. 对其他系统的影响 $\begin{cases} 恶心、呕吐——迷走神经亢进，胃肠\\ \quad 蠕动增加 \\ 尿潴留 \end{cases}$

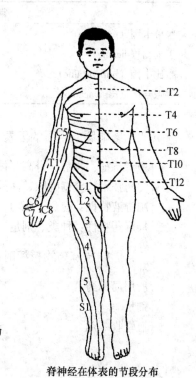

脊神经在体表的节段分布

三、蛛网膜下腔阻滞

将局麻药注入蛛网膜下腔，阻滞部分脊神经的传导功能而引起相应支配区域的麻醉作用，称为蛛网膜下腔阻滞（spinal block），又称脊椎麻醉或腰麻。

（一）分类

1. 给药方式 $\begin{cases} 单次法 \\ 连续法 \end{cases}$

2. 麻醉平面 $\begin{cases} 低平面（<T_{10}） \\ 中平面（<T_4） \end{cases}$

3. 局麻药液的比重 $\begin{cases} 重比重 \\ 等比重 \\ 轻比重 \end{cases}$
（与脑脊液比重相比）

（二）腰麻穿刺技术

穿刺体位：侧卧屈膝位（常用）、坐位

穿刺针：斜面式或笔尖式 22G、25G

穿刺间隙 $\begin{cases} 成人：L_{2\sim3}，L_{3\sim4}，L_{4\sim5} \\ 小儿：L_{3\sim4}，L_{4\sim5} \end{cases}$

进入蛛网膜下腔的判断：脑脊液流出

调整麻醉平面方法：给药后 10～15min 内调整

（三）常用局麻药

	常用剂量（mg）	起效时间（min）	持续时间（min）
普鲁卡因（procaine）	120～150	1～5	45～60
丁卡因（dicaine）	10～15	5	120～180
布比卡因（bupivacaine）	8～15	5～10	120～240
罗哌卡因（ropivacaine）	10～20	5～10	120～240

（四）影响腰麻平面的因素

患者特征：年龄、身高、体重、性别、腹内压、脊柱解剖特性

注药技术：穿刺间隙、注药方向、注药速度、针孔方向

脑脊液特性：容量、压力（咳嗽或紧张）、比重

局麻药特性：种类、剂量、比重、浓度、容量、血管收缩剂

（五）影响腰麻药物持续时间的因素

所用局麻药

剂量

血管收缩剂

（六）并发症及处理

1. 术中并发症 {
血压下降、心率减慢——扩容、血管收缩药（麻黄碱）、阿托品
呼吸抑制（高麻醉平面所致）——吸氧、辅助呼吸、机械通气
恶心、呕吐（高麻醉平面、迷走神经亢进所致）——止吐药
}

2. 术后并发症 {
腰麻后头痛 {
原因：脑脊液漏出，颅内压低
预防：腰麻针细化、笔尖式
治疗：补液、止痛、硬膜外间隙补血或胶体液
}
尿潴留——置导尿管
感染——重在预防
神经并发症（罕见）——激素、神经营养药物、随访
}

（七）腰麻适应证和禁忌证

适应证 {
ASA Ⅰ～Ⅱ级
手术部位：下腹部、下肢、会阴部
手术时间：不超过 2～3 小时
}

禁忌证 {
中枢神经系统疾患，如脑脊膜炎、颅内压增高等
休克
穿刺部位皮肤感染
脓毒症
脊柱外伤或结核
急性心力衰竭或冠心病发作
}

四、硬膜外阻滞

将局麻药注射到硬脊膜外间隙，阻滞部分脊神经的传导功能，使其所支配区域的感觉或（和）运动功能消失的麻醉方法，称为硬脊膜外间隙阻滞（epidural block），又称硬膜外阻滞或硬膜外麻醉。有单次法和连续法两种，临床常用连续法。阻滞特点为"节段"性麻醉效果，生理改变反应程度比腰麻慢且轻。

（一）硬膜外穿刺术

{
穿刺部位：颈、胸、腰、骶各段间隙均可
穿刺方法：直入法、侧入法
穿刺体位：同腰麻
进针层次：只比腰麻少一层（硬脊膜），穿破硬脊膜即达硬膜外间隙
穿刺判断方法：阻力消失法，毛细血管负压法
置硬膜外导管
}

（二）常用局麻药物和注药方法

{
常用药物：1.5%～2%利多卡因、丁卡因、布比卡因、罗哌卡因
试验剂量：2%利多卡因 3～5ml，观察 5～10min
初量：试验剂量＋首次剂量（容积和剂量比腰麻大 3～5 倍）
追加剂量：初量作用消失时，再注入初量的 1/2～1/3
}

（三）麻醉平面的调节

影响平面的主要因素 $\begin{cases} 局麻药的容积：成正比 \\ 穿刺间隙：由手术部位定 \\ 导管方向：头向或尾向 \\ 注药方式：一次注入平面高于分次注入平面 \\ 病人情况：老年、动脉硬化、妊娠等平面广 \end{cases}$

（四）并发症

1. 术中并发症 $\begin{cases} 全脊椎麻醉（total\ spinal\ anesthesia）：\textbf{危险！}用药时必须给试验剂量预防 \\ 局麻药毒性反应：局麻药误入血管 \\ 血压下降：因交感神经被阻滞引起血管扩张 \\ 呼吸抑制：达 T_2 以上，呼吸功能受抑制 \\ 恶心呕吐：同腰麻 \end{cases}$

2. 术后并发症 $\begin{cases} 神经损伤：对症处理 \\ 硬膜外血肿：罕见，12 小时内进行椎板切开减压术 \\ 脊髓前动脉综合征 \\ 硬膜外脓肿：无菌操作不严格 \\ 导管拔出困难或折断 \end{cases}$

（五）适应证和禁忌证

适应证 $\begin{cases} 手术部位：常用于横膈以下的各种腹部、腰部和下肢手术 \\ 手术时间：不限 \\ 患者选择：ASA\ I～Ⅲ级，危重患者给药减量，加强管理 \end{cases}$

禁忌证：同腰麻，尤其是凝血机制障碍或低血小板者

五、骶管阻滞

经骶裂孔将局麻药注入骶管腔内，阻滞骶脊神经，称骶管阻滞（caudal block），是硬膜外阻滞的一种。适用于成人直肠、肛门和会阴部手术及婴幼儿腹部手术。

骶管穿刺术 $\begin{cases} 穿刺点：骶裂孔 \\ 给药 \begin{cases} 试验剂量 3～5ml，5min 后 \\ 总共 20ml 局麻药（成人） \end{cases} \\ 并发症 \begin{cases} 损伤血管，发生毒性反应 \\ 全脊髓麻醉 \\ 尿潴留 \\ 感染 \end{cases} \end{cases}$

六、蛛网膜下隙与硬膜外隙联合阻滞

又称腰麻-硬膜外联合阻滞（combined spinal-epidural block），近年来，较广泛用于下腹部及下肢手术。

特点 $\begin{cases} 腰麻优点：起效快，镇痛完善、肌肉松弛 \\ 硬膜外优点：调控麻醉平面，满足长时间手术需要 \end{cases}$

$$穿刺方法\begin{cases}一点法：L_{2\sim3}或L_{3\sim4}\\针过针法：腰穿针通过硬膜外针行蛛网膜下腔穿刺，注入腰麻药，推出腰穿针，\\\quad 经硬膜外针置硬膜外导管\end{cases}$$

（曲　元）

第六节　麻醉期间和麻醉恢复期的监测和管理

一、麻醉深度的监测

（一）麻醉深度的判断

1. 呼吸系统
$$\begin{cases}通气量：麻醉深时减低，麻醉浅时增加\\类型和节律：麻醉深时慢而规则，麻醉浅时快而不规则\\呛咳和支气管痉挛：在麻醉浅时或麻醉恢复期多见\end{cases}$$

2. 循环监测：随麻醉加深，血压和心率降低

3. 消化系统
$$\begin{cases}吞咽：浅麻醉时吞咽活跃，随麻醉加深，吞咽反射受抑制\\肠鸣音：随麻醉加深而减弱或消失\\唾液及分泌物：随麻醉加深而进行性抑制\end{cases}$$

4. 皮肤：浅麻醉时交感兴奋而出汗。

5. 眼征
$$\begin{cases}瞳孔：麻醉过深或过浅时瞳孔扩大\\眼球运动，随麻醉加深运动减少，直至固定\\流泪：麻醉浅时可引起流泪反射\end{cases}$$

（二）判断麻醉深度的指标

$$\begin{cases}吸入麻醉：MAC（肺泡气最低有效浓度）\\静脉麻醉\begin{cases}BIS（脑电双频指数）\\AEP（听觉诱发电位）\end{cases}\end{cases}$$

二、肌松监测：神经肌肉兴奋传递功能

$$方法\begin{cases}直接测定随意肌的肌力\\间接测定呼吸运动\\神经刺激器肌松监测\end{cases}$$

三、循环系统的监测

$$\begin{cases}监护终末器官的功能：尿量\longrightarrow 血容量、心输出量；皮肤颜色、温度\longrightarrow 外周灌注；神志\\\quad \longrightarrow 脑灌注\\直接测定心血管系统的各项指标：心电图、有创及无创血压、血流动力学监测（血压、肺\\\quad 动脉压、肺毛细血管楔压、心输出量、中心静脉压）\end{cases}$$

四、呼吸功能监测

1. 基本的监测方法

呼吸运动的观察 {通气量：麻醉深时减低，麻醉浅时增加
类型和节律：麻醉深时慢而规则，麻醉浅时快而不规则
呛咳和支气管痉挛：在麻醉浅时多见

2. 呼吸功能的简易测定，用于粗略评估肺功能。

五、血气监测

动脉血气 pH，$PaCO_2$，PaO_2。

血气解释原则

	pHa	$PaCO_2$ (mmHg)	HCO_3^- (mmol/L)	BE (mmol/L)
平均	7.40	40	25	0
正常范围	7.35～7.45	35～45	23～27	+/−3
临床可接受范围	7.30～7.50	30～50	20～30	+/−10
碱血症	＞7.50			
酸血症	＜7.30			
通气衰竭 （呼吸性酸中毒）		＞50		
肺泡通气过度 （呼吸性碱中毒）		＜30		
急性通气衰竭	＜7.30	＞50		

六、体温监测

临床应用 {恶性高热
围术期低体温的预防，术中的中心温度不应低于36℃
控制性低温麻醉，脑保护

第七节　控制性降压和全身低温

一、控制性降压（controlled hypotension）

定义：应用药物或（和）麻醉技术降低动脉血压并控制于一定水平（将收缩压降低至80～90mmHg，或者将平均动脉压降低至50～65mmHg），不致有重要脏器的缺血缺氧性损害，终止降压后血压可迅速恢复至正常水平，以利于手术操作、减少手术失血的方法。

目的 {改善手术条件和外科技术，如整形术，颌面和耳鼻喉手术
减少出血及其并发症
减轻血管破裂的危险，如颅内血管瘤、主动脉手术和动静脉畸形
尽可能减少输血的需要

相对禁忌证 {严重的外周或脑血管疾病
未控制的高血压
严重肝肾或呼吸系统疾患
心血管系统不稳定，低血容量，贫血
糖尿病和缩窄性青光眼（应用神经节阻滞剂时）

二、全身低温

全身低温（简称低温），也称为低温麻醉，是将机体体温降低到一定程度，以求达到降低机体代谢、保持或延缓机体细胞活动，以适应治疗和手术的需要。将体温降至 36～34℃ 称为浅低温，34～26℃ 称为中低温，26℃ 以下称为深低温。

全身低温的适应证 {
深低温：常与体外循环配合进行复杂的心内手术
中低温：适用于短小的心内手术，或大血管手术
浅低温：适用于脑复苏病人及神经外科手术
}

低温麻醉后的并发症 {
术后出血
意识障碍
脊髓和周围神经损伤
大器官功能损伤
}

第八节　体外循环

一、概念

把静脉血引至体外用人工肺进行氧合，排出 CO_2，用人工心把氧合血泵入大动脉，这种用体外的人工心肺机代替心脏和肺进行的血液循环叫做体外循环（extracorporeal circulation/cardiopulmonary bypass）。

二、装置

{
血泵（人工心）
氧合器（人工肺）
变温器（控制血温）
过滤器
心脏插管连接管道及其他辅助设备
}

三、体外循环对人体的影响

{
代谢性酸中毒
电解质紊乱，低钾，高钾，低钙
血液破坏，纤维蛋白原↓，凝血因子（Ⅴ，Ⅷ）破坏，红细胞破坏
重要脏器的损害 {
脑：脑缺血缺氧，脑水肿，脑出血，脑梗死
肺：灌注肺，肺缺血再灌注损伤，肺出血，肺不张，肺栓塞
肾：血色素尿，肾功能损害，肾衰竭
}
}

四、体外循环的应用

{
目前主要用于心脏直视手术
非心脏手术：体外膜肺氧合（ECMO），大血管手术，肝移植
晚期肿瘤的全身热疗
呼吸、循环的支持治疗：一氧化碳中毒的抢救，意外低温的体外复温
}

（倪东妹）

轻松应试

一、名词解释

1. 基础麻醉

2. 复合麻醉

二、选择题

【A 型题】

1. 麻醉前病情评估的主要目的是
   A. 认识病人以防发生麻醉错误
   B. 与病人建立感情,获得病人信任
   C. 了解手术方式
   D. 了解病人对麻醉手术的耐受力
   E. 确定麻醉方案

2. 择期手术的高血压病人,较安全的术期血压应控制在
   A. 收缩压<180mmHg,舒张压<100mmHg
   B. 收缩压<160mmHg,舒张压<100mmHg
   C. 收缩压<160mmHg,舒张压<110mmHg
   D. 收缩压<180mmHg,舒张压<110mmHg
   E. 收缩压<180mmHg,舒张压<120mmHg

3. 关于麻醉前用药哪一种说法是**错误**的
   A. 甲亢病人须用较大剂量的镇静剂
   B. 冠心病、高血压病人的镇静药可适当加量
   C. 心功能差的病人无需减少镇静药用量
   D. 麻醉前用药一般在麻醉前 30～60 分钟肌内注射
   E. 迷走张力高的病人应常规使用阿托品

4. 饱胃病人需在全麻下行急诊手术时的主要危险是
   A. 气管内插管困难
   B. 术中易发生高血压
   C. 人工呼吸时阻力增加
   D. 发生呕吐和误吸
   E. 发生喉痉挛

5. 为预防局麻药中毒反应,以下哪项**错误**
   A. 一次用药不超过最大剂量
   B. 使用最低有效浓度
   C. 避免注入血管内
   D. 局麻药内都必须加入肾上腺素
   E. 术前给予巴比妥类或地西泮

6. 椎管内阻滞血压下降的主要因素是
   A. 肌肉麻痹
   B. 肾上腺阻滞
   C. 交感神经阻滞
   D. 副交感神经阻滞
   E. 中枢交感神经介质释放减少

7. 做重比重腰麻时,影响平面的因素哪项**不对**
   A. 注射时病人的体位
   B. 注射后病人的体位
   C. 注射速度
   D. 穿刺针进入深度
   E. 药物剂量

【X 型题】

1. 现代麻醉学包括
   A. 临床麻醉
   B. 重症监测治疗
   C. 疼痛治疗
   D. 急救复苏
   E. 各种 ICU 病房

2. 下列属于椎管内麻醉的有
   A. 腰麻
   B. 骶管阻滞
   C. 区域阻滞
   D. 神经阻滞
   E. 硬膜外阻滞

3. 麻醉前用药目的在于
   A. 消除病人紧张,焦虑及恐惧心情
   B. 提高病人痛阈
   C. 减少唾液分泌,以防发生误吸

D. 消除因手术或麻醉引起的一些不良反应

E. 减少全麻药用量及其副作用

4. 胸腰段硬膜外麻醉可阻滞

A. 支配腹肌的运动神经

B. 支配胸腹部内脏的交感神经

C. 支配胸腹部内脏的副交感神经

D. 支配胸腹部的感觉神经

E. 迷走神经

5. 有关腰麻的叙述正确的是

A. 头痛是腰麻后最常见的并发症之一

B. 血压骤降，脑供血不足是腰麻引起恶心呕吐的诱因之一

C. 骶管阻滞是腰麻的一种特殊形式

D. 丁卡因和布比卡因是腰麻最常用的两种药物

E. 腰麻阻滞平面上界与下界之间的节段距离与所用药物的剂量和容积有关

三、问答题

1. 气管内插管后，有哪些方法能证实导管在气管内？

2. 试述蛛网膜下腔阻滞与硬膜外阻滞的区别。

选择题参考答案

【A 型题】

1. D 2. A 3. C 4. D 5. D 6. C 7. D

【X 型题】

1. ABCD 2. ABE 3. ABCDE 4. ABD 5. ABD

第七章 重症监测治疗与复苏

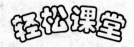

第一节 重症监测治疗

一、定义

重症监测治疗室（intensive care unit，ICU）是集中各有关专业的知识和技术、先进的监测和治疗设备，对重症患者的生理功能进行严密监测和及时有效治疗的专门单位。

二、ICU 的工作内容

1. 循环系统

（1）监测

心电图——心率快慢、心律失常类型、心肌缺血判断。

血流动力学——实时反映病人的循环状态，计算全套数据。

参数	计算方法	正常值
动脉血压		
收缩压		90～140（mmHg）
舒张压		60～90（mmHg）
平均动脉压		70～105（mmHg）
中心静脉压（CVP）		6（1～10）（mmHg）
肺毛细血管楔压（PCWP）		9（5～16）（mmHg）
心排血量（CO）		5～6L/min
心脏指数（CI）	CO/BSA（体表面积）	2.8～4.2L/(min·m^2)
心搏出量（SV）	CO/HR	60～90ml/beat
心搏指数（SI）	SV/BSA	40～60ml/(beat·m^2)
左室作功指数（LVSWI）	SI·(MAP−PCWP)×1.36/100	45～60g·m/m^2
右室作功指数（RVSWI）	SI·(PAP−CVP)×1.36/100	5～10g·m/m^2
体循环血管阻力（SVR）	(MAP−CVP)×80/CO	90～150kpa·s/L (900～1500dyn·s·cm^{-5})
肺循环血管阻力（PVR）	(PAP−PCWP)×80/CO	15～25kpa·s/L (150～250dyn·s·cm^{-5})

（2）治疗

心脏前负荷、后负荷、心肌收缩力变化及其处理

变量	临床意义	处理
PCWP<10mmHg	心脏前负荷降低，有效循环血量不足	参考血细胞比容及血浆胶体渗透压，补充晶体液、胶体液或全血
PCWP>18mmHg	心脏前负荷升高	利尿药或血管扩张药降低前负荷
TPR<100kPa	心脏后负荷降低	补充血容量，并可辅以适量血管收缩药
TPR>200kPa	心脏后负荷升高	应用血管扩张药
LVSWI 降低	心肌收缩力降低	正性肌力药，必要时应用主动脉内球囊反搏
LVSWI 升高	心肌收缩力升高	β-肾上腺素受体阻滞药或钙通道阻滞剂

补 液 试 验

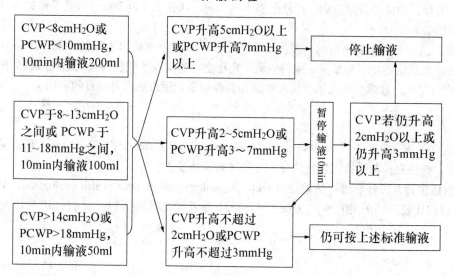

2. 呼吸系统

（1）监测

常用呼吸功能监测参数

参数	正常值
潮气量（V_T，ml/kg）	5～7
呼吸频率（RR，次/min）	12～20
生理无效腔量/潮气量（V_D/V_T）	0.25～0.40
二氧化碳分压（$PaCO_2$，mmHg）	35～45
氧分压（PaO_2，mmHg）	80～100
血氧饱和度（SaO_2，%）	96～100
肺内分流量（Q_S/Q_T，%）	3～5
肺活量（VC，ml/kg）	65～75
最大吸气力（MIF，cmH_2O）	70～100

（2）治疗

①氧疗：通过提高吸入氧浓度，以达到纠正低氧血症和提高氧供的目的。

常用氧疗装置及氧流量及 F_iO_2 关系

氧疗装置	常用氧流量（L/min）	对应的 F_iO_2
文图里（Venturi）面罩	4～12	0.24～0.70
鼻导管	1～6	0.24～0.44
普通面罩	5～8	0.4～0.6
贮气囊面罩	6～10	0.6～0.7 及>0.8

②机械通气：是治疗呼吸衰竭的有效方法。

③胸部物理治疗：包括引流、拍背、胸部震颤、辅助咳嗽和呼吸功能训练等。

3. 肾功能

（1）监测：肾小球滤过功能：肾小球滤过率（GFR）、血尿素氮（BUN）、血肌酐（Cr）；肾小管功能测定：最简单的方法是测定尿比重来反映远端肾小管浓缩尿的能力。

（2）治疗：积极治疗原发病，严格限制水钠入量、纠正水、电解质、酸碱平衡失调，透析治疗，控制感染等。

4. 水、电解质和酸碱平衡的调控：目标为维持体液和电解质出入量的平衡；维持血管内液晶体和胶体渗透压的正常和稳定；维持酸碱平衡稳定，避免发生呼吸性或代谢性酸碱失衡。

5. 营养支持：目标为有效供给病人能量和营养物质，促进病人对能量的利用。

三、病情的评估

1. 治疗干预评分系统（therapeutic intervention scoring system, TISS）：对病人所需采取的监测、治疗、护理和诊断性措施进行评分。分值越高病情越重。

2. 急性生理及慢性健康评估系统（acute physiology and chronic health evaluation, APACHE Ⅱ）：是目前比较广泛采用的评估方法。评分>24 分者死亡率 90% 以上，而<10 分者死亡率几乎接近 0。

（张　鸿　王东信）

第二节　心肺脑复苏

心肺复苏（cardiopulmonary resuscitation，CPR）

概念：针对意外循环骤停病人而进行的挽救病人生命的医疗措施。

病理生理：循环骤停──→有效血循环停止──→组织缺氧──→无氧代谢和细胞内代谢产物蓄积──→缺氧性酸中毒──→体循环血管扩张，肺血管收缩，儿茶酚胺反应性↓。

诊断：意识突然丧失，呼吸停止，大动脉搏动消失。

心搏骤停类型：

- 心室停顿（asystole, ventricular standstill）：心脏完全处于静止状态
- 心室纤颤（ventricular fibrillation）：心室呈不规则蠕动而无排血功能
- 电-机械分离（pulseless electrical activity）：心电图显示有心电活动，但无机械收缩和排血功能

心肺复苏新要求：

- 尽早除颤，除颤前后不间断 CPR［2min 或（30：2）×5］
- 心外按压/通气比例 30：2
- 除颤单次即可，而不是传统的连续三次
- 降低了药物使用的重要性，而增加了基础生命支持的重要性

生存链
- 尽早呼救
- 尽早CPR
- 尽早除颤
- 尽早ALS

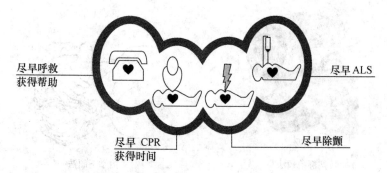

尽早呼救
获得帮助　　　　　　　　　　　　　　　　　　　　尽早 ALS

尽早 CPR
获得时间　　　　　　　　　　　　　尽早除颤

四个重要环节："生存链"

心肺复苏程序
- 判断环境是否危险（danger）
- 判断患者反应（response）
- 呼救/报警（EMS 系统）
- 开放气道（airway）
- 人工呼吸（breath）
- 人工循环（circulation）

CPR 三阶段
- 初级复苏（basic life support，BLS）
- 高级复苏（advanced life support，ALS）
- 复苏后治疗（post-resuscitation treatment，PRT）

BLS 主要步骤
- C（circulation）建立有效的人工循环
- A（airway）保持呼吸道通畅
- B（breathing）进行有效的人工呼吸
- D（defibrillation）电除颤

C：胸外心脏按压要点：胸泵机制。动脉压最高 80～100mmHg，心输出量最多为正常的 25%。

- 按压部位：胸骨下 1/2 或两乳头连线与胸骨交叉点
- 幅度及频率：幅度≥5cm，≥100 次/分
- 按压与放松间隔相等
- 按压/通气比率
  - 非医务人员：30：2（无论单双）
  - 医务人员
    - 成人患者：30：2（无论单双）
    - 患者<8 岁
      - 单人时：30：2
      - 双人时：15：2

按压有效指征 {触到脉搏 / 瞳孔逐渐缩小 / 口唇转红 / 开始有自主呼吸

并发症：肋骨骨折、气胸、血胸、肝脾破裂等。

必须强调的是，心肺复苏时重要器官的血供是靠心外按压提供的，特别是心源性心搏骤停5分钟内，通气远不如按压重要，所以要尽最大可能不间断按压。按压时还要保证胸壁充分复原以便有足够的回心血量。

A：开放气道并清除异物

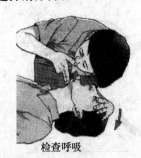
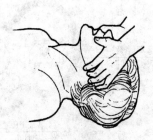

检查呼吸

按额抬颏法   抬举下颌法

B：口对口、口对鼻人工呼吸

{连续吹气2次 / 缓慢吹气，每次持续＞1秒 / 有效指征：可见胸廓起伏 / 通气时不中止按压

注意 {吹气前应深吸气，这样吹出的气体中氧浓度最高可达16％，PaO_2可达75mmHg，SaO_2＞90％ / 由于复苏过程中肺循环血流量明显减少，故需要较小的潮气量和呼吸频率就可达到合适的通气/血流比例。快速用力吹气——过度通气——胸腔压力↑——回心血量↓——心输出↓，存活率↓，还会由于胃膨胀导致反流和误吸的发生率增加

CPR一览表

	成人（≥8岁）	儿童（1~8岁）	婴儿（＜1岁）
呼吸频率	10~12次/分	12~20次/分	
动脉触诊	颈动脉	颈或股动脉	肱或股动脉
按压方法	双掌根	双或单掌根	手指
按压位置	胸骨上，两乳线之间		胸骨乳线以下部位（胸骨下半部）
按压深度	≥5cm	胸部的1/3~1/2厚度	
按压速度	≥100次/分		
按压比例	30：2	30：2（单），15：2（双）	

D：除颤

室颤见于大约85％的心搏骤停病人。室颤时心室不同区域的心肌不能同时去极化和复极化，造成心肌不能协调一致地收缩和舒张，心脏失去排血能力，此时心室呈蠕动状态。

电除颤是终止室颤最有效的方法。一定量的电流在短时间内通过心脏，使心肌全部去极化，造成短暂的心搏停止，为心脏自然起搏器（窦房结）的恢复提供条件。

推荐 CPR 与除颤仪联合应用。

成人（≥8岁）及儿童（1~8岁）：

心搏骤停<5min：先除颤

＞5min：先 CPR［2min 或（30∶2）×5］，接好除颤器后再除颤

婴儿（<1岁）：不适用自动除颤仪（AED）

注意：一次电击后立即行 CPR，2min 或（30∶2）×5 次后检查心率，如有必要可再次电击。每次电击前后均需做 CPR。

CPR流程图

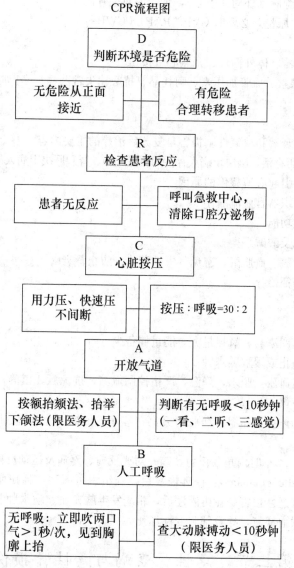

高级复苏（advanced life support，ALS）

借助于医疗器械和设备、先进的复苏技术以争取最佳疗效的复苏阶段。

一、呼吸管理

面罩通气（通气不畅时可借助口咽或鼻咽通气道）

喉罩、气管内插管连接各种呼吸器辅助通气

环甲膜穿刺

气管切开

呼吸监护：SaO_2、$ETCO_2$、动脉血气分析等，$PaCO_2$ 25～35mmHg，缓解脑水肿发展。

二、循环支持

建立给药通路：静脉（外周或中心），骨髓内或气管内

监测 BP、ECG、尿量，必要时 CVP、PAP、PCWP 等

药物及体液治疗

其他：心脏起搏器、体外循环、开胸心脏按压

常用药物：肾上腺素、血管加压素、阿托品、抗心律失常药物、多巴胺等。

三、复苏后治疗

防治多器官功能衰竭和缺氧性脑损害是复苏后治疗的主要内容

心脏决定病人是否存活，脑决定病人存活的质量，肺、肾和肝决定病人复苏和恢复过程的平顺

积极寻找并治疗引起心搏骤停的原因

最大限度保证组织器官血流灌注

维持良好的呼吸功能

维持水、电解质及酸碱平衡

监测尿量及尿素氮、血肌酐，避免肾毒性药物，防止肾衰竭

心搏骤停后综合征治疗

四、脑复苏

脑组织特点：代谢率高，氧耗量大，能量储备少

脑复苏原则：防止或缓解脑水肿

具体措施：稳定血压，脱水，降温，严格控制血糖，抗惊厥，镇静；激素在脑水肿的治疗
方面仍存有争议

脑缺氧性损伤的体征：体温和肌张力升高（痉挛、抽搐、惊厥）。体温升高常先于肌张力
的改变

预后不良指征：24 小时内角膜反射、瞳孔对光反射、疼痛及运动反射不恢复

再灌注损伤（reflow damage）：循环恢复后，脑组织再灌注，脑缺血性改变继续发展，脑
细胞发生不可逆性损害是在再灌注后，相继发生脑充血、脑水肿及持续低灌流状态，使
脑细胞继续缺血缺氧，导致细胞变性坏死

第三节　急性肾衰竭与急性肾损伤

1. 定义：急性肾衰竭（acute renal failure，ARF）是因肾功能突然降低致体内氮质废物潴
留，出现水电解质和酸碱平衡失调及全身并发症。24h 尿量排出少于 400ml 定为少尿或无尿型肾
衰竭，非少尿型肾衰竭病人排出大量等渗尿而不能排出氮质废物。近年来，医学界提出急性肾损

伤（acute kidney injury，AKJ）的概念，建议将 ARF 归类于 AKJ，并根据血清肌酐值及尿量的变化进行分期（危险期、损伤期、肾衰竭期、肾功能丧失期和终末肾病期）。

2. 病因
- ①肾前性：低血压，低血容量，动脉闭塞或狭窄，心力衰竭
- ②肾性：毒素（内毒素、造影剂），药物（氨基糖苷类、环孢素、两性霉素、非固醇类抗炎药物），色素性肾病（肌红蛋白、血红蛋白）
- ③肾后性：输尿管梗阻或损伤（结石、创伤或手术损伤），膀胱功能障碍（麻醉、神经损伤、药物），尿道梗阻（外伤、良性前列腺增生、肿瘤）

3. 临床表现
- ①轻症 ARF 可表现为短时的少尿，血肌酐、BUN 升高。非少尿型 ARF 可有氮质血症，尿量可>1L/d，甚至每天数升。酸中毒与高血钾不显著
- ②重症者少尿期短于 2 周，少尿时间越长，预后越差。可出现水中毒、高血钾、低钠血症、嗜睡、肌无力及心律失常

4. 治疗
- ①持续监测尿量，维持 ARF 病人的水平衡
- ②纠正电解质与酸碱平衡失衡
- ③重症病人需要及时进行透析（腹膜透析、血液透析或连续动静脉血压滤过）治疗，利于维持内环境的稳定。透析的指征为：尿毒症症状重，血钾 6.5mmol/L 以上，BUN>36mmol/L 或肌酐>442μmol/L

第四节　急性肝衰竭

1. 病因：病毒性肝炎，化学物中毒，外科疾病。

2. 临床表现
- ①非特异性表现：恶心、呕吐、腹痛、黄疸
- ②意识障碍
- ③肝臭
- ④出血
- ⑤其他器官系统功能障碍

3. 治疗
- ①一般治疗
- ②肝性脑病治疗
- ③肝移植
- ④肝功能的直接支持

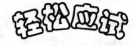

一、名词解释

1. ICU

2. 心肺复苏（CPR）

3. 心室颤动

4. 脑再灌注损伤

二、选择题

【A 型题】

1. 成人 CPR 时双人操作心外按压/通气比例为

A. 15：2

B. 30：2

C. 15∶1

D. 30∶1

E. 30∶4

2. CPR首选药物

　A. 利多卡因

　B. 阿托品

　C. 血管加压素

　D. 肾上腺素

　E. 去甲肾上腺素

3. CPR时吹气前用力吸气，可使吹入气氧浓度最高达到

　A. 21%

　B. 28%

　C. 16%

　D. 30%

　E. 12%

4. CPR电除颤正确的是

　A. 成人胸外连续三次，电量由小到大，分别为200J、200～300J、360J

　B. 成人胸外连续三次，电量由大到小，分别为360J、200～300J、200J

　C. 除颤前后不需要人工CPR

　D. 由除颤仪类型决定连续三次或单次除颤

　E. 所有类型除颤仪均单次除颤而不需要连续三次，不同类型选用电量不同

5. 有关缺氧性脑损伤的体征**不正确**的是

　A. 过度通气

B. 体温升高

C. 肌张力升高

D. 抽搐

E. 痉挛

6. 关于急性肾衰竭，下列哪项说法是**错误**的

　A. 急性肾衰竭常发生于产妇，较少与创伤和手术有关

　B. 肾前性肾衰竭，只要警惕到发生的可能性，是可以预防的

　C. 肾后性肾衰竭，若能及时解除尿路梗阻预后良好

　D. 尿量、尿钠及血尿素氮、肌酐等测定可用于急性肾衰竭的诊断

　E. 如果处理不当，常可危及生命

7. 急性肾衰竭多尿期每日补液量相当于

　A. 每日排出水分量的1/3～1/2

　B. 每日排出水分量的2/3

　C. 每日排出水分量的1/4

　D. 每日排出水分量的1/5

　E. 每日排出水分量的1/6

8. 下列关于急性肾衰竭的叙述，正确的是

　A. 肾性急性肾衰竭时通常尿液浓缩，尿比重和渗透压高

　B. 尿量是判断有无急性肾衰竭的唯一指标

　C. 20%的急性肾衰竭与创伤和手术相关

　D. 高血钾是少尿期最主要的死亡原因

　E. 多尿期时氮质血症恢复正常

三、问答题

1. 简述ICU的工作重点内容。

2. 最新心肺复苏指南有哪些主要变化？

3. 心肺复苏时为什么要慎用碳酸氢钠？

4. 简述脑复苏的原则和措施。

5. 简述急性肾衰竭血液净化的方法。

《选择题参考答案》

【A型题】

1. B　　2. D　　3. C　　4. E　　5. A　　6. A　　7. A　　8. D

（李　坚）

第八章　疼痛治疗

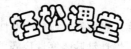

一、疼痛的定义

与实际的或潜在的组织损伤相关联，或者可以用组织损伤描述的一种不愉快的感觉和情绪上的体验。

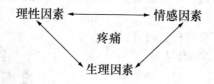

二、疼痛对生理的影响

1. 精神情绪变化 { 急性疼痛：兴奋、烦躁、哭闹不安
慢性疼痛：精神抑郁、表情淡漠

2. 内分泌系统：疼痛——→应激反应。

3. 循环系统：血压升高、心动过速、心律失常。

4. 呼吸系统：肺活量、潮气量和功能残气量降低、易产生低氧血症。

5. 消化系统：食欲不振、消化功能障碍、恶心、呕吐。

6. 凝血机制：高凝状态、血栓形成。

7. 其他：免疫功能下降，尿量减少等。

三、慢性疼痛治疗

慢性疼痛指疼痛持续超过一种急性疾病的一般病程或超过损伤愈合所需的一般时间，或疼痛复发持续超过 1 个月。

1. 诊治范围 { 头痛
颈肩痛和腰腿痛
四肢慢性损伤性疾病
神经痛
周围血管疾病
癌性疼痛
心理性疼痛

2. 常用治疗方法

（1）药物治疗

解热消炎镇痛药：如阿司匹林、对乙酰氨基酚、吲哚美辛、萘普生、布洛芬等
麻醉性镇痛药：如吗啡、哌替啶、芬太尼、可待因等。用于急性剧痛和晚期癌症疼痛
催眠镇静药：苯二氮䓬类，如地西泮、艾司唑仑、咪达唑仑等
抗癫痫药：卡马西平治疗三叉神经痛有效；加巴喷丁及普瑞巴林对带状疱疹后神经痛有效
抗抑郁药：常用丙米嗪、阿米替林、多塞平等

（2）神经阻滞
星状神经节阻滞：适用于偏头痛、患肢痛、血栓闭塞性脉管炎、带状疱疹等
腰交感神经阻滞：适用于急性或慢性动脉闭塞性疾病、糖尿病性坏死、雷诺病等

（3）椎管内注药
蛛网膜下腔注药：用无水乙醇或5％～10％苯酚注入以治疗晚期癌痛
硬膜外间隙注药
　　糖皮质激素：治疗颈椎病和腰椎间盘突出症
　　阿片类药物：常用吗啡，限于癌性疼痛治疗
　　局麻药：可单独使用，但常与糖皮质激素或阿片类药物合用

（4）痛点注射。

（5）其他：针灸疗法、推拿疗法、物理疗法、经皮神经电刺激疗法和心理疗法等。

3. 癌症疼痛治疗

（1）癌症的三阶梯疗法

基本原则
根据疼痛程度给镇痛药物
口服给药
按时服药
个体化用药

癌痛缓解
强阿片类药物
±非阿片类镇痛药
±辅助药物　3
疼痛持续或加重　2
弱阿片类药物
±非阿片类镇痛
±辅助药物
疼痛持续或加重　1
非阿片类药物±辅助药物
疼痛发生

（2）椎管内注药
硬膜外间隙注入吗啡
蛛网膜下腔内注入神经破坏性药物
　　苯酚
　　无水乙醇

（3）放疗、化疗和激素疗法

四、术后镇痛

镇痛药物
阿片类：吗啡、哌替啶和芬太尼
非阿片类：曲马朵

镇痛方法
硬膜外镇痛
病人自控镇痛（静脉、硬膜外）

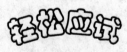

一、名词解释

1. 疼痛

2. 慢性疼痛

二、选择题

【A 型题】

1. 下列各项正确的是
   A. 解热消炎镇痛药对内脏痛有效
   B. 麻醉性镇痛药可用于急性剧痛和晚期癌症疼痛
   C. 催眠镇静药如地西泮无药物依赖性
   D. 抗抑郁药不能用于慢性疼痛的治疗
   E. 治疗慢性疼痛的药物不必按时定量用药，痛时服用即可

【X 型题】

1. 慢性疼痛的治疗方法除了药物治疗和神经阻滞外，还包括下列哪些方法
   A. 椎管内注药
   B. 痛点注射
   C. 针灸疗法
   D. 物理疗法
   E. 心理疗法

三、问答题

1. WHO 推荐的癌痛三阶梯疗法基本原则是什么？
2. 列出癌痛三阶梯疗法的各阶梯代表药物。

选择题参考答案

【A 型题】
1. B
【X 型题】
1. ABCDE

（刘秀芬）

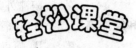

第一节　术前准备

外科手术按时限分类
- 急症手术：最短时间内重点准备。如脾破裂、绞窄性肠梗阻
- 限期手术：手术时间可选择但有限度。如各种肿瘤根治术
- 择期手术：手术迟早，不影响效果，应充分准备。如疝修补术

一、一般准备

1. 心理准备
- 消除紧张、焦虑情绪
- 适度解释病情：手术必要性；手术方法、手术效果、手术并发症和预后
- 知情同意

2. 生理准备

(1) 适应手术后变化的锻炼
- 练习床上大小便
- 正确咳嗽、咳痰的方法
- 术前2周停止吸烟

(2) 预防感染

预防性使用抗生素
- 涉及感染病灶或切口接近感染区域的手术
- 肠道手术的准备
- 操作时间长的大手术
- 污染的创伤，清创时间较长或难以彻底清创者
- 癌肿手术和血管手术
- 植入人工制品和脏器移植术

(3) 胃肠道准备
- 手术术前12小时禁食，4小时禁水，防止麻醉和手术过程中呕吐
- 胃肠道手术病人，术前1~2天进流质饮食；留置胃管
- 有幽门梗阻者，术前洗胃，减轻胃壁水肿，利于吻合等操作
- 结直肠手术前2~3天口服肠道制菌药物，术前清洁洗肠、留置胃管

(4) 其他准备
- 输血和补液：检查血型并备血；纠正贫血；纠正电解质、酸碱平衡
- 热量、蛋白质和维生素的补充
- 体温升高或妇女月经来潮应延迟手术日期
- 适当的镇静剂
- 估计手术时间长的，或者施行的是盆腔手术，应留置导尿管

二、特殊准备

1. 营养不良：低蛋白质状况：组织水肿、影响愈合；血浆白蛋白 $<30g/L$ 需纠正。

2. 心脑血管疾病

高血压 ⎰ 避免戒断综合征（withdrawal syndrome）
⎱ 160/100mmHg 以下可不必处理
⎱ 血压过高应处理，不要求降至正常

心脏病 ⎰ Goldman 指数量化
⎱ 急性心肌梗死病人 6 个月内不施行择期手术
⎱ 心力衰竭控制 3～4 周后进行手术

脑血管病 ⎰ 多发生于术后
⎱ 近期脑卒中患者，择期手术应推迟＞2 周

3. 肺功能障碍

项目	肺功能		
	正常	轻度不全	重度不全
氧分压（mmHg）	＞70	60	＜50
氧饱和度（%）	＞90	90	＜84
二氧化碳分压（mmHg）	＜40	40～50	＞50～55
最大通气量（%）	＞70	60～70	＜60～40

哮喘和肺气肿为常见原因（哮喘正在发作应推迟手术，经常发作者应药物治疗）
有呼吸功能不全的病人，应做血气分析和肺功能检查
控制肺部感染（急性感染者，择期手术推迟 1～2 周）
术前停止吸烟

4. 肝肾疾病

肝疾病常见的是肝炎和肝硬化。

肝轻度损害，不影响手术耐受力
肝功能损害较严重或濒于失代偿者，必须经过长时间严格准备，方可施行择期手术
肝功能严重损害，有营养不良、腹水、黄疸者，一般不宜施行任何手术
急性肝炎者，除急症抢救外，不宜施行手术

肾疾病

测定法	轻度	中度	重度
24 小时肌酐清除率（ml/min）	51～80	21～50	＜20
血尿素氮（mmol/L）	7.5～14.3	14.6～25.0	25.3～35.7

改善肾功能 ⎰ 慎重使用肾毒性药物
⎱ 纠正肾前性因素：保证有效循环血量
⎱ 重度损害可使用透析疗法

5. 糖尿病：影响伤口愈合；增加感染等并发症。

适当控制血糖，纠正水、电解质代谢失调和酸中毒

血糖稳定于轻度升高状态（5.6～11.2mmol/L）

手术应在当日尽早施行，缩短禁食时间

6. 纠正凝血障碍：术前 1 周停用阿司匹林。

7. 预防下肢深静脉血栓形成：围术期预防性使用低分子肝素。

第二节　术后处理

一、常规处理

术后医嘱：及时且全面

术后监测：外科重症监测治疗室（SICU）

静脉输液：估计恰当的输液类型和输液量

管道和引流：管道妥善固定；记录并观察引流物的量和性质

二、卧位

全身麻醉未清醒	平卧、头转一侧防误吸
蛛网膜下腔阻滞	平卧或头低卧位 12 小时
颅脑手术	15°～30°头高脚低斜坡卧位
颈、胸手术	高半坐位卧式；便于呼吸
腹部手术	低半坐位或斜坡卧位
脊柱或臀部手术	俯卧或仰卧位
腹腔内有感染	半坐位或头高脚低位
休克病人	下肢抬高 15°～20°，头部和躯干抬高 20°～30°
肥胖病人	侧卧位

三、胃肠道功能和饮食

1. 非腹部手术：根据手术大小、麻醉、病人反应

小手术、局麻手术术后即可进食

蛛网膜下腔、硬膜外麻醉术后 3～6 小时

全身麻醉需待清醒、无呕吐时

2. 腹部手术

胃肠道手术

24～48 小时禁食

3～4 天肠道功能恢复可进少量流食，增至全量流食

5～6 天进半流食

7～9 天恢复普食

肠道恢复的标准

肛门排气（最主要）

肠鸣音恢复

无腹胀

四、活动

- 原则上应早期活动
- 增加肺活量、减少肺部并发症
- 改善全身血液循环、促进伤口愈合，减少下肢静脉血栓形成
- 利于肠道和膀胱功能恢复，减少腹胀和尿潴留

五、缝线拆除

根据切口部位、局部血供、年龄决定。

- 头、面颈部 4～5 天
- 下腹部、会阴部 6～7 天
- 上腹部、胸背部、臀部 7～9 天
- 四肢 10～12 天
- 减张缝线 14 天

切口愈合记录：

切口分类
- 清洁切口（Ⅰ类）：无菌切口，如甲状腺部分切除
- 可能污染切口（Ⅱ类）：如胃大部切除术
- 污染切口（Ⅲ类）：阑尾炎穿孔切除术

愈合分级
- 甲级愈合：愈合优良、没有不良反应
- 乙级愈合：愈合处有炎症反应，如红肿、积液
- 丙级愈合：切口化脓

记录方法：Ⅰ/甲；Ⅱ/乙……

六、引流物的处理

置于体腔者
- 乳胶片引流：术后 1～2 天拔除
- 烟卷引流：用于渗液较多，浓度稠厚者；4～7 天拔除
- 腹腔双套引流管：用于引流量较多，需较长时间持续吸引的伤口
- 胸腔闭式引流管：排出胸腔气液，使肺复张

置于空腔脏器者
- 胃肠减压管：肠道功能（肠鸣音）恢复；肛门排气后拔除
- 导尿管：盆腔手术应暂缓拔除

七、各种不适的处理

1. 疼痛
- 切口疼痛，24 小时最剧烈，2～3 日减轻
- 口服或肌内注射止痛剂
- 硬膜外、静脉连接镇痛泵

2. 呃逆
- 神经中枢或膈肌直接受刺激所引起
- 顽固性呃逆，应警惕膈下感染（上腹部手术后）

第三节　术后并发症的防治

1. 术后出血
   - 原因
     - 术中止血不完善
     - 结扎线脱落
     - 渗血未完全控制
     - 凝血障碍
   - 表现
     - 生命体征变化：心率、血压、中心静脉压、尿量、引流物的量和性质
     - 辅助检查：血液检查、B超、X线胸片
   - 处理
     - 术中仔细止血
     - 输血、输液
     - 术后确诊应再次手术探查，彻底止血

2. 发热
   - 术后1～3天升高0.5～1.0℃，属于正常范围
     - 组织损伤
     - 术中输血
     - 药物过敏
     - 麻醉药物
   - 术后高热或持续发热要警惕感染发生
     - 肺部
     - 泌尿系统
     - 切口
     - 腹腔内
     - 吻合口漏
     - 导管败血症

3. 呼吸系统并发症
   - 肺不张（atelectasis）
     - 大手术后，老年人，肺部有基础疾病
     - 肺部活动受限，分泌物不能咳出，阻塞支气管
     - 术后早期发热，呼吸、心搏增快，X线诊断
     - 预防：术前锻炼、戒烟，控制感染；术后加强排痰、防止误吸
     - 治疗：使不张肺复张。拍背雾化排痰、抗生素治疗、支气管镜吸痰
   - 术后肺炎
   - 肺脂肪栓塞

4. 切口并发症
   - 血肿、积血和血凝块：止血技术的缺陷
   - 血清肿：淋巴液渗漏、积聚
   - 伤口裂开
     - 原因：营养不良、缝合技术缺陷、腹内压突然增高
     - 表现：术后1周左右，腹部用力后切口疼痛、松开，切口处大量淡红色液体流出
     - 分类：完全裂开和不完全裂开
     - 预防：仔细缝合、减张缝合、处理腹胀、腹部包扎
     - 治疗：立即手术，全层间断缝合
   - 伤口感染
     - 清洁切口和可能感染切口并发感染
     - 术后3～4天，切口疼痛加重，局部红肿、热和压痛，体温升高
     - 观察切口分泌物，细菌培养
     - 形成脓肿者，敞开引流，清洁创面

5. 泌尿系统并发症

尿潴留：
- 麻醉、切口疼痛、不习惯床上排尿
- 易引起尿路感染
- 处理：留置导尿管（导尿＞500ml，保留 1～2 天）

尿路感染：
- 多先发生在膀胱，上行感染可引起肾盂肾炎
- 主要表现为尿频、尿急、尿痛，排尿困难
- 尿液检查有较多的红细胞和脓细胞
- 预防：防止和及时处理尿潴留；留置导尿管，严格无菌技术
- 治疗：应用有效抗生素，维持充分的尿量，保持排尿通畅

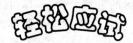

一、选择题

【A 型题】

1. 近期发生心肌梗死的病人，择期手术至少应在急性心肌梗死后多长时间后进行
   A. 2 周
   B. 6 周
   C. 6 个月
   D. 12 个月
   E. 18 个月

2. 术前常规禁食的主要目的是
   A. 避免胃膨胀而妨碍手术
   B. 防止围术期的呕吐及误吸
   C. 防止术后腹胀
   D. 防止术后肠麻痹
   E. 防止术后便秘

3. 成人术前常规禁食和禁水的时间是
   A. 禁食 4 小时，禁水 12 小时
   B. 禁食 6 小时，禁水 12 小时
   C. 禁食 8 小时，禁水 8 小时
   D. 禁食 12 小时，禁水 12 小时
   E. 禁食 12 小时，禁水 4 小时

4. 以下哪项处理**不利于**预防术后肺不张
   A. 增加术后运动与咳嗽
   B. 术前呼吸锻炼
   C. 术后腹部切口捆扎腹带
   D. 术前 2 周停止吸烟
   E. 纤维支气管镜吸痰

5. 女性，34 岁，计划行右甲状腺次全切除手术，术晨体温 38.5 度，最适宜的处理原则是
   A. 给予退热药物后手术
   B. 物理降温后手术
   C. 暂停手术
   D. 应用抗生素后手术
   E. 不用特殊处理，继续进行手术

6. 有关术前准备的叙述中，**错误**的是
   A. 医护人员向病人和家属介绍病情及治疗方案
   B. 练习床上排便排尿
   C. 练习正确的咳嗽、咳痰方式
   D. 提前 2 周戒烟
   E. 提前 3 周预防性应用抗生素

7. 减张缝线的拆除时间是
   A. 4～5 天
   B. 6～7 天
   C. 7～9 天
   D. 10～12 天
   E. ≥14 天

8. 以下有关预防术后肺不张的措施，**错误**的是
   A. 术前锻炼深呼吸
   B. 急性呼吸道感染病人应先控制感染再手术
   C. 预防呕吐物误吸

D. 及时用镇咳药控制咳嗽

E. 吸烟者应术前 2 周禁烟

9. 关于术后早期离床活动的益处，**错误**的是

　　A. 预防肺部并发症

　　B. 预防下肢静脉血栓形成

　　C. 减轻腹胀和尿潴留

　　D. 有助于提前拔除引流管

　　E. 促进伤口愈合

10. 预防性应用抗生素的指征**不包括**

　　A. 涉及感染病灶或切口接近感染区的手术

　　B. 操作时间长的手术

　　C. 患者年龄超过 60 岁

　　D. 肠道手术

　　E. 脏器移植术

11. 上腹部手术后出现顽固性呃逆，首先考虑的原因是

　　A. 手术造成膈神经损伤

　　B. 腹膜后血肿刺激腹腔神经丛

　　C. 膈下感染

　　D. 粘连引起胃扭转

　　E. 发生食管裂孔疝

12. 糖尿病病人的手术，下列哪项**不恰当**

　　A. 纠正水、电解质代谢失调和酸中毒

　　B. 改善营养状况

　　C. 施行有感染可能的手术，术前预防应用抗生素

　　D. 手术应在当日尽早进行，缩短术前禁食时间

　　E. 应用胰岛素，使病人血糖稳定于正常水平

13. 胸腹部大手术后下列哪项术后并发症一般最先出现

　　A. 腮腺炎

　　B. 肺栓塞

　　C. 肺不张

　　D. 坠积性肺炎

　　E. 伤口裂开

14. 伤口裂开的最佳处理为

　　A. 立即回纳内脏，以后行择期修复

　　B. 麻醉下迅速按层关闭

　　C. 麻醉下迅速全层缝合

　　D. 用干净治疗巾覆盖内脏，伤口情况稳定后再择期修复

　　E. 用抗生素覆盖创面

15. 化脓性阑尾炎行阑尾切除术，术后 3 天切口红肿，有脓性分泌物，10 天后清创缝合而愈合，切口愈合类型应记录为

　　A. Ⅱ/乙

　　B. Ⅱ/丙

　　C. Ⅲ/甲

　　D. Ⅲ/乙

　　E. Ⅲ/丙

16. 腹部大手术后，早期出现肺功能不全的最常见原因是

　　A. 胃内容物误吸

　　B. 支气管痉挛

　　C. 肺不张

　　D. 气胸

　　E. 肺水肿

17. 下列哪项**不影响**术后伤口的愈合

　　A. 术中过多使用电灼止血

　　B. 伤口的张力过大

　　C. 止血不充分

　　D. 留置引流

　　E. 伤口边缘内翻

18. 术前准备中，下列哪项处理**不正确**

　　A. 心力衰竭病人需控制 3～4 周后才施行手术

　　B. 经常发作哮喘的病人，可每日 3 次口服地塞米松 0.75mg

　　C. 肝功能严重损害者，一般不宜施行任何手术

　　D. 肾功能重度损害者，只要在有效的透析疗法处理下，仍能安全地耐受手术

　　E. 糖尿病病人大手术前，必须将血糖控制到正常、尿糖阴性的水平，才能手术

19. 病人术后的处理中哪项**不正确**

　　A. 胃肠道手术病人肛门排气后，可开始进食

　　B. 腹部的减张缝线一般在术后 2 周左右拆除

　　C. 伤口的乳胶片引流一般在术后 4～7 日拔除

　　D. 一般性手术后的病人，应鼓励早期活动

E. 术后尿潴留导尿量超过 500ml 者，应留置尿管 1~2 日

20. 下列预防和治疗术后肺不张的措施中，哪项是**不恰当**的
    A. 鼓励咳痰
    B. 防止呕吐
    C. 术前锻炼深呼吸
    D. 术后胸、腹部切口应紧紧固定或绑扎
    E. 减少肺泡和支气管内分泌物增多，如术前 2 周应禁烟

【B 型题】

（1~2 题共用备选答案）
A. 嵌顿疝还纳修补术
B. 胃癌根治术
C. 甲状腺腺瘤切除术
D. 脾破裂行脾切除术
E. 十二指肠溃疡穿孔修补术

1. 属择期手术的是
2. 属限期手术的是

（3~4 题共用备选答案）
A. 头低卧位
B. 高半坐位
C. 低半坐位
D. 侧卧位
E. 平卧位

3. 食管癌手术全麻清醒后，病人应采取的体位是
4. 胃大部切除术全麻清醒后，病人应采取的体位是

（5~10 题共用备选答案）
A. 4~5 天
B. 6~7 天

C. 7~9 天
D. 10~12 天
E. 14 天

5. 上腹部手术拆线时间
6. 四肢手术拆线时间
7. 头部手术拆线时间
8. 下腹部手术拆线时间
9. 减张缝线拆线时间
10. 背部手术拆线时间

【X 型题】

1. 下列哪项措施可以预防术后肺不张
   A. 增加活动和咳嗽
   B. 呼吸锻炼
   C. 氧疗
   D. 抗菌药物
   E. 纤支镜吸痰

2. 术前预防性应用抗生素指征包括
   A. 涉及感染病灶或切口接近感染区的手术
   B. 甲状腺手术
   C. 股疝修补术
   D. 胃肠道手术
   E. 血管移植术

3. 对肝炎和肝硬化病人手术耐受力的估计，哪项是**不正确**的
   A. 肝轻度损害，不影响手术耐受力
   B. 肝功能损害较严重或濒于失代偿者，必须经过长时间严格准备后方可择期手术
   C. 肝功能严重损害，有营养不良、腹水、黄疸者，一般不宜施行任何手术
   D. 急性肝炎者，不宜施行包括急诊抢救在内的任何手术

二、问答题

1. 简述伤口裂开的原因、预防和治疗。
2. 简述预防性应用抗生素的指征。

选择题参考答案

【A 型题】

1. C 　　2. B 　　3. E 　　4. C 　　5. C 　　6. E 　　7. E 　　8. D 　　9. D 　　10. C

11. C 　　12. E 　　13. C 　　14. C 　　15. E 　　16. C 　　17. D 　　18. E 　　19. C 　　20. D

【B 型题】

1. C 　　2. B 　　3. B 　　4. C 　　5. C 　　6. D 　　7. A 　　8. B 　　9. E 　　10. C

【X 型题】

1. ABDE 　　2. ADE 　　3. D

（陈国卫）

第十章 外科病人的代谢及营养治疗

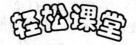

第一节 外科病人的代谢改变

一、蛋白质及氨基酸代谢

正常生理需要量：$0.8\sim1.0g/(kg\cdot d)$，相当于氮量 $0.15g/(kg\cdot d)$，应激状态时增加。

二、能量代谢

基础能量消耗（BEE）——Harris-Benedict（H-B）公式：（W 体重，H 身高，A 年龄）
  男性 BEE（kcal）$=66+13.8\times W+5.0\times H-6.8\times A$
  女性 BEE（kcal）$=655+9.6\times W+1.85\times H-4.7A$

BMI<30 的患者，实际静息能量消耗（REE）：$20\sim25kcal/(kg\cdot d)$；BMI>30 的患者，推荐摄入量为实际摄入量的 $70\%\sim80\%$。

能量来源：氨基酸 15%，糖类（碳水化合物）及脂肪 85%。

三、饥饿、创伤后的代谢变化

（一）饥饿时的代谢变化

饥饿——血糖↓——内分泌变化（胰岛素↓、胰高血糖素↑、儿茶酚胺↑…）
——糖原分解——持续饥饿——氨基酸动员——脂肪水解——体重下降
         ↓
组织器官重量减轻、功能下降

（二）创伤、感染后的代谢变化

创伤——神经、内分泌变化（胰岛素↓、肾上腺素-去甲肾上腺素↑、肾上腺皮质激素↑、
胰高血糖素↑…）——水钠潴留——高代谢状态——负氮平衡、糖异生活跃、脂肪水解。

第二节 营养状态的评定

体重、皮褶厚度、上臂周径

白蛋白（半衰期20天）、前白蛋白（半衰期8天）、转铁蛋白

总淋巴细胞计数正常值 $(2.5\sim3.0)\times10^9$/L，$(1.8\sim1.5)\times10^9$/L 为轻度营养不良，$(1.5\sim0.9)\times10^9$/L 为中度，$<0.9\times10^9$/L 为重度

氮平衡：出氮量－入氮量

第三节 肠外营养

一、肠外营养适应证

肠外营养（PN）适应于不能和不宜经口进食超过5~7天，消化道瘘、重症胰腺炎、短肠综合征、炎性肠病等。

二、PN制剂

葡萄糖：主要能源物质，4kcal/g，100g/d可节省蛋白质，过量导致肝细胞脂肪沉积

脂肪乳剂：另一种供能物质，9kcal/g。输注太快可导致胸闷、心悸或发热

复方氨基酸溶液

电解质：钾、钠、氯、钙、镁、磷

维生素：水溶性、脂溶性

微量元素：锌、铜、锰、铁、碘

三、PN实施

能量需要：25kcal/kg，糖脂比 $(1\sim1.5):1$

需氮量：0.15g/(kg·d)，热氮比 $(100\sim150):1$

全营养混合液，全合一，三升袋

途径：周围静脉（<2周），中心静脉

四、PN并发症

技术性并发症：气胸、血管损伤、神经损伤、空气栓塞

代谢性并发症：补充不足（电解质紊乱、微量元素缺乏、必需脂肪酸缺乏）；糖代谢紊乱（低血糖、高血糖、肝脂肪变性、肝功能损害）；其他（胆囊结石、胆汁淤积、肠屏障功能减退）

感染性并发症：导管性脓毒症

第四节　肠内营养

1. 肠内营养（EN）优点 $\begin{cases}\text{符合生理} \\ \text{肝解毒} \\ \text{预防肠黏膜萎缩} \\ \text{肠黏膜屏障} \\ \text{无严重并发症}\end{cases}$

2. EN 适应证 $\begin{cases}\text{胃肠功能正常但不能经口进食的患者：昏迷、大面积烧伤} \\ \text{胃肠功能不良，消化道瘘、短肠综合征}\end{cases}$

3. EN 制剂 $\begin{cases}\text{基本成分：糖类（碳水化合物）、蛋白质、脂肪、电解质、维生素、微量元素} \\ \text{整蛋白质制剂：渗透压低，适于胃肠道功能正常患者} \\ \text{蛋白质水解产物制剂：肽类或结晶氨基酸，适于胃肠道消化吸收不良患者} \\ \text{含谷氨酰胺、膳食纤维制剂，免疫肠内营养制剂等}\end{cases}$

4. EN 实施 $\begin{cases}\text{途径：口服、鼻胃管、鼻十二指肠管、鼻空肠管、空肠造瘘管、PEG（内镜辅} \\ \quad\text{助胃造口）、PEJ（内镜辅助空肠造口）} \\ \text{输注指标：速度、浓度、温度}\end{cases}$

5. EN 并发症 $\begin{cases}\text{误吸：半坐位，改用鼻空肠管输入} \\ \text{腹胀、腹泻：调整速度、浓度、温度，阿片酊}\end{cases}$

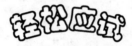

一、名词解释

1. TPN
2. 肠黏膜屏障

3. 条件必需氨基酸

二、选择题

【A 型题】

1. 卧床、无发热或异常消耗的成年男性病人每天最低热卡需要是
   A. 15～20kcal/kg
   B. 25～30kcal/kg
   C. 30～50kcal/kg
   D. 50～60kcal/kg
   E. 75kcal/kg
2. 哪种病人**不需要**使用全胃肠外营养
   A. 短肠综合征
   B. 溃疡性结肠炎长期腹泻
   C. 胆囊造瘘术后

   D. 坏死性胰腺炎
   E. 癌肿化疗致严重呕吐
3. 下列哪项**不符合**全胃肠外营养所用的营养液的要求
   A. 每日供氮应达 0.2～0.24g/kg
   B. 氮（g）和热量（kcal）之比为 1∶100
   C. 含有适量的电解质、维生素和微量元素
   D. 适量补充胰岛素和脂肪乳剂
   E. 所补充的必需氨基酸和非必需氨基酸的含量一般应为 1∶2
4. 施行肠外营养最严重的并发症是
   A. 气胸
   B. 空气栓塞

C. 低钾血症

D. 高血糖致高渗性非酮性昏迷

E. 导管性脓毒症

饮食

D. 口服或管饲有困难或仍难提高营养者，可采用胃肠外营养

【X 型题】

1. 手术前后，外科病人补充营养的选择宜是

A. 消化道功能正常者，以口服为主

B. 昏迷或不能进食的病人可用管饲

C. 结肠手术前准备和术后处理可用要素

2. 临床工作中，评价外科病人营养状况的指标有

A. 体重测量

B. 淋巴细胞计数

C. 氮平衡试验

D. 血清白蛋白测定

三、问答题

1. 营养状态评定指标包括哪些？

2. EN 的优点是什么？

3. 何为 PN 适应证？并发症有哪些？

选择题参考答案

【A 型题】

1. B   2. C   3. B   4. E

【X 型题】

1. ABCD   2. ABCD

（高红桥）

第十一章 外科感染

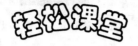

第一节 概 论

1. 定义：需要外科治疗的感染。

2. 特点 { 混合感染
          局部症状明显
          需外科处理
          多为急性病变

3. 分类 { 按病菌分：非特异性感染（化脓感染）、特异性感染（结核、破伤风等）
          按病程分：急性（3 周内）、亚急性、慢性（＞3 个月）
          按发生分：原发性感染、继发性感染

4. 易感因素 { 局部情况：病变或创伤、异物、梗阻、缺血、坏死
              全身情况：创伤、休克、糖尿病、尿毒症、肝硬化、免疫抑制剂、高龄、AIDS

5. 病理 { 炎症好转——→治愈；局部化脓——→瘢痕愈合；转为慢性炎症
          炎症扩展——→菌血症——→脓毒症——→全身炎症反应综合征（SIRS）
          结核：肉芽肿、干酪样坏死、冷脓肿
          破伤风：痉挛毒素
          真菌感染：二重感染，肉芽肿、溃疡、脓肿或空洞

6. 临床表现 { 局部症状：红、肿、热、痛、功能障碍
              全身表现：感染重，发热、脉速、头痛等，休克、多器官功能衰竭（MOF）
              特殊表现：尿频、尿急；破伤风肌强直；捻发音

7. 诊断：临床表现，白细胞升高，病原体检测，B 超示积液、脓肿，CT，MRI。

8. 治疗：消除致病微生物和毒素、增强体质、组织修复。

{ 局部处理：固定、理疗、湿热敷、涂药、引流（切开或穿刺）
  全身处理：抗感染药物，休息、治疗合并症（糖尿病、尿毒症等）对症处理、治疗感染性
    休克或 MOF

第二节　浅部组织细菌性感染

	疖	痈	急性蜂窝织炎	丹毒	急性淋巴管炎、淋巴结炎
部位	单个毛囊	多个相邻毛囊	疏松结缔组织	皮肤网状淋巴管，下肢、面部	浅部淋巴管、淋巴结
病菌	金黄色葡萄球菌	金黄色葡萄球菌	溶血性链球菌、金黄色葡萄球菌、大肠埃希菌	乙型溶血性链球菌	乙型溶血性链球菌、金黄色葡萄球菌
临床特征	脓栓	蜂窝状疮口、搭背、对口疮	全身症状、水泡、破溃、捻发音、皮肤浮动	皮肤红疹、界清，少见化脓，象皮肿	红线、条形触痛区；淋巴结肿痛
鉴别诊断	皮脂囊肿感染、痤疮、痈	疖病	硬皮病、急性咽峡炎、气性坏疽	急性淋巴管炎	急性静脉炎
治疗	理疗、敷药、排脓、青霉素	青霉素、湿敷、"＋"切开引流	头孢菌素、湿敷、多处切开引流	湿敷、青霉素	湿敷、青霉素、切开

第三节　手部急性化脓性细菌感染

1. 临床共同特点：甲沟炎、脓性指头炎、掌侧化脓性腱鞘炎、滑囊炎、掌深间隙感染。

{
致病菌：金黄色葡萄球菌
诱因：针刺、剪甲过深、逆剥倒刺
全身症状、手背肿胀重、疼痛剧烈、骨髓炎、腱鞘炎、滑囊炎、掌深间隙感染
"哑铃状"脓肿使引流困难、影响手功能
}

2. 甲沟炎治疗：敷药、全身应用抗菌药、甲沟旁切开──▶部分拔甲──▶全片拔甲
3. 化脓性指头炎治疗：全身应用抗菌药、切开引流

第四节　全身性外科感染

1. 基本概念

{
脓毒症：病原菌感染──▶全身炎症反应（体温、循环、呼吸、神志异常）
菌血症：血培养阳性＋感染症状明显
}

2. 全身感染病理生理：病原菌＋内、外毒素产物──▶多种炎症介质；失控──▶全身性炎症反应综合征（SIRS）──▶脏器受损，休克、MODS。

3. 全身感染病因 {
病菌数量多、毒力强、机体抵抗力弱
静脉导管，肠黏膜屏障受损，糖尿病，尿毒症，化疗
}

4. 常见致病菌

{
G^-：大肠埃希菌、铜绿假单胞菌、克雷伯菌、鲍曼不动杆菌、嗜麦芽窄色单胞菌──▶内毒素──▶脓毒症重──▶三低（低温、低白细胞、低血压）
G^+：金黄色葡萄球菌、表皮葡萄球菌、肠球菌
厌氧菌：梭状杆菌、拟杆菌──▶混杂需氧菌，脓肿易于形成，粪臭
真菌：白色念珠菌、曲霉菌、毛霉菌、新型隐球菌──▶条件感染（抗生素后二重感染，免疫抑制，静脉导管）──▶血行播散
}

5. 诊断依据 {
寒战、高热
头痛、恶心、冷汗——→意识障碍
脉速、喘憋、皮下淤血
血常规、血气、血生化分析异常
细菌培养
}

6. 治疗 {
处理原发灶：治疗病因、清除坏死、引流脓肿
抗生素：针对性使用、经验性使用（部位、局部情况、脓液性状、临床表现）
支持治疗：血浆、输血，免疫增强剂
对症治疗：退热、止痛
}

第五节 有芽胞厌氧菌感染

一、破伤风

1. 病因和机制：破伤风梭菌＋组织缺氧——→痉挛毒素＋溶血毒素——→横纹肌紧张性收缩和阵发性痉挛。

2. 临床表现：七日风，张口困难、牙关紧闭，苦笑面容，颈项强直，角弓反张；尿潴留，呼吸困难（如图示）。

3. 诊断：污染深在伤口，典型症状。与化脓性脑膜炎、狂犬病等鉴别。

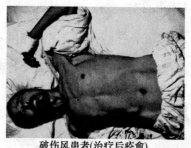

破伤风患者(治疗后痊愈)

4. 预防 {
彻底清创：3％过氧化氢
自动免疫：破伤风类毒素
被动免疫：破伤风抗毒血清（TAT）、人体破伤风免疫球蛋白
}

5. 治疗 {
彻底清创，敞开引流
中和毒素，杀灭活菌：TAT，青霉素、甲硝唑
控制痉挛：地西泮、肌松剂等
防治并发症：气管切开，防肺炎，防褥疮
}

二、气性坏疽

1. 病因和机制：产气荚膜梭菌——→外毒素＋酶——→溶血和内脏损害，组织坏死、恶臭。

2. 诊断：外伤史，局部组织肿胀剧痛，捻发音，全身有明显的毒血症，高热，可出现感染中毒性休克。X线可见肌间隙内有透亮的气体阴影。

3. 治疗 {
隔离，敷料要焚毁
手术：彻底清除失活组织，大量3％过氧化氢冲洗伤口，伤口开放
抗生素：大剂量青霉素（＞1000万U/d），甲硝唑。也可选用头孢菌素等
高压氧，支持治疗
}

第六节 外科应用抗菌药的原则

（一）合理应用原则

1. 尽早确定病原菌

2. 根据药物抗菌特点和性能选用

3. 合理制订治疗方案 { 给药剂量：重症较轻症宜较大
给药途径 { ①轻症感染选用口服，重症感染可应用静脉给药
②避免局部应用
给药次数：根据药物性能（包括药物代谢动力和药效）
给药疗程：根据感染种类和病情而定

4. 联合用药应有指征 { 病因未明的严重感染
单一药物不能控制的混合感染或严重感染，及重症感染
选用具有协同作用的抗菌药物

（二）围术期预防用药原则

1. 手术范围大、时间长；涉及重要器官或高危人群的手术，包括清洁手术

2. 呼吸道、消化道或泌尿生殖道的手术，属于清洁-污染手术

3. 污染手术

（三）在特殊人群中的应用

指肝或肾功能减退病人及老年、小儿、妊娠期和哺乳期病人。此类病人的病理、生理及免疫状况与常人不同，抗菌药物在体内吸收、分布、代谢和排泄也有差异，选用药物和制订治疗方案时，应遵循个体化原则。

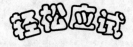

一、名词解释

1. 菌血症
2. 脓毒症
3. SIRS

二、选择题

【A型题】

1. 对败血症的病人，抽血送培养的时间最好选择在
   A. 发热开始时
   B. 发热最高峰时
   C. 寒战初起时
   D. 寒战结束时
   E. 预计寒战、发热前

2. 关于外科感染分类的叙述，哪项是**错误**的
   A. 丹毒、急性阑尾炎、急性乳腺炎等均属特异性感染
   B. 急性感染指病程在 3 周以内
   C. 条件性感染指平常为非致病的病原菌在机体抵抗力下降时乘机而入所引起的感染
   D. 院内感染的主要致病菌是条件致病菌
   E. 病程超过 2 个月者为慢性感染

3. 关于脓性指头炎的治疗措施中，下列哪项是**错误**的
   A. 局部热敷，理疗
   B. 抬高患肢，给止痛剂
   C. 应用磺胺药或抗生素
   D. 必须在局部出现波动时方可切开引流
   E. 疼痛剧烈，指腹张力显著增高时，马上切开减压

4. 脓血症最具特征性的临床表现是
   A. 寒战后高热
   B. 白细胞计数达（20～30）×10⁹/L 以上
   C. 可出现感染性休克
   D. 转移性脓肿
   E. 病情重而病程短

5. 有关外科感染，下列哪项**不正确**
   A. 占外科疾病的 1/3～1/2
   B. 疖、丹毒、急性阑尾炎等均属非特异性感染
   C. 病程在 2 个月之内者均属急性感染
   D. 医院内感染的主要病菌是条件致病菌
   E. 外科感染病程中，常发展为混合感染

6. 下列关于全身性外科感染的叙述，哪项是**错误**的
   A. 菌血症是脓毒症的一种
   B. 当代外科感染中，革兰阴性杆菌感染已超过革兰阳性球菌感染
   C. 外科真菌感染属条件性感染
   D. 真菌感染时血培养易发现
   E. 伴有厌氧菌感染时易形成脓肿

7. 注射破伤风类毒素主动免疫后，若无外伤，应隔多久再强化一次
   A. 每年
   B. 每 2 年
   C. 每 3 年
   D. 5～10 年
   E. 不需再强化

8. 在破伤风的治疗措施中，下列哪项是关键
   A. 彻底清创，引流伤口，消除毒素来源
   B. 使用破伤风抗毒素中和游离的毒素
   C. 控制和解除痉挛，预防窒息
   D. 给予大量青霉素，抑制破伤风杆菌
   E. 积极支持治疗

9. 三年前曾行破伤风自动免疫者，受伤后应做下列哪项处理即可预防破伤风
   A. 需再次注射破伤风类毒素 0.5ml
   B. 需再次注射破伤风类毒素 1ml
   C. 需再次注射破伤风抗毒素 1500 国际单位
   D. 需注射人体破伤风免疫球蛋白 3000 国际单位

   E. 严密观察，暂不注射

10. 下列关于破伤风的叙述，哪项是正确的
    A. 是非特异性感染
    B. 临床症状和体征主要是溶血毒素所致
    C. 典型症状是肌紧张性收缩
    D. 伤口的厌氧菌培养是诊断依据
    E. 注射破伤风抗毒素是预防破伤风的最可靠方法

11. 如拟应用抗菌药物来预防手术后感染时，一般原则应是
    A. 术前应用 3 天，术后继用 3 天
    B. 术前应用 1 天，术后继用 1 周
    C. 术前和术中各给 1 次，术后继用 1～2 天
    D. 术前不用，术后应用 3 天
    E. 术前不用，术后应用至伤口拆线

12. 抗菌药物在外科疾病应用中，下列哪项叙述**不正确**
    A. 抗菌药物应用可减少术后并发症，增加手术安全性
    B. 严重创伤、大面积烧伤应预防性应用抗菌药物
    C. 全身情况不良的病人，应尽量选用杀菌性的抗生素治疗感染
    D. 严重感染者，在体温正常、全身情况和局部感染灶好转后 3～4 天即可停药，不需使用更长时间
    E. 肾功能中度减退者，首次给药后，每次应给正常剂量的 1/5～1/2

13. 下列哪种疾病**不需要**应用抗菌药物
    A. 毛囊炎
    B. 丹毒
    C. 开放性骨折
    D. 结肠手术前
    E. 人工关节术后

14. 外科应用抗菌药物时，正确的是
    A. 抗菌药物的剂量一般按年龄计算
    B. 应用抗菌药物后，可以减免一些外科处理
    C. 所有的外科感染均需应用抗菌药物
    D. 外科感染时，一般情况下首选广谱抗生素并联合用药

E. 手术的预防性用药应在术前 1 小时或麻醉开始时静脉滴入，一般均在术后 24 小时内停药

【X 型题】

1. 下列哪些疾病常并发败血症休克
   A. 急性阑尾炎穿孔
   B. 急性梗阻性化脓性胆管炎
   C. 原发性腹膜炎
   D. 重症急性胰腺炎

2. 下列哪些是感染性休克病人具有的全身炎症反应综合征（SIRS）的表现
   A. 体温＞38℃或＜36℃
   B. 心率＞90 次/分
   C. 呼吸急促＞20 次/分或过度通气
   D. 白细胞计数＞12×10^9/L 或＜4×10^9/L，或未成熟白细胞＞0.1％

3. 全身性感染时，下列哪些因素可造成对机体的损害
   A. 内毒素
   B. 外毒素
   C. 病原菌
   D. 炎性介质

三、问答题

1. 外科感染的临床特点是什么？
2. 简述急性蜂窝织炎、丹毒和急性淋巴管炎的区别。

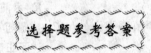
选择题参考答案

【A 型题】

1. E　　2. A　　3. D　　4. D　　5. C　　6. D　　7. D　　8. C　　9. A　　10. C

11. C　　12. D　　13. A　　14. E

【X 型题】

1. BD　　　2. ABCD　　3. ABCD

（高红桥）

第十二章 创 伤

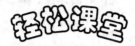

第一节 创伤概论

1. 定义：创伤是指机械性致伤因素作用于人体所造成的组织结构完整性的破坏或功能障碍。

2. 病理：致伤因素——→局部和全身防御反应——→维持机体自身内环境的稳定。

局部反应：创伤性炎症反应——→清除坏死组织、杀灭细菌及组织修复

全身反应
- 神经内分泌系统变化
  - 下丘脑-垂体-肾上腺皮质轴
  - 交感神经-肾上腺髓质轴
  - 肾素-血管紧张素-醛固酮系统
- 分解代谢——→负氮平衡

3. 组织修复

(1) 由伤后增生的细胞和细胞间质再生增殖、充填、连接或替代损伤后的缺损组织。

- 完全修复（原来性质细胞修复）
- 不完全修复（非原来性质细胞修复）

(2) 组织修复基本过程
- 局部炎症反应阶段
- 细胞增殖分化和肉芽组织生成阶段
- 组织塑形阶段

4. 创伤愈合类型
- 一期愈合：修复以原来细胞为主，结构和功能恢复好
- 二期愈合：修复以纤维组织为主，结构和功能恢复受影响

5. 影响创伤愈合的因素

- 局部因素：感染、局部循环障碍、局部制动不足、包扎或缝合过紧等
- 全身因素：营养不良、使用激素、免疫功能低下及全身性严重并发症等

6. 创伤并发症
- 感染
- 休克（失血性休克、感染性休克）
- 脂肪栓塞综合征（常见于多发性骨折，病变部位是肺）
- 应激性溃疡（多见于胃、十二指肠）
- 凝血功能障碍
- 器官功能障碍（急性肾衰竭、急性呼吸窘迫综合征等）

第二节 创伤的诊断与治疗

一、创伤的诊断

1. 受伤史 {
  受伤情况（致伤原因、受伤时的体位、暴力相关情况）
  伤后表现及其演变
  伤前情况（既往病史）
}

2. 体格检查 {
  全身情况（区分伤情轻重，警惕休克表现）
  受伤部位查体
  开放性损伤（观察伤口或创面）
}

3. 辅助检查 {
  实验室检查（血常规、电解质、淀粉酶等）
  穿刺和导管检查（胸腔穿刺、心包穿刺、腹腔穿刺或灌洗、留置胃管、尿管、监测中心静脉压）
  影像学检查（X线、超声、CT、MRI等）
}

4. 创伤检查注意事项 {
  立即处理危重情况（如大出血、窒息、心搏骤停等），挽救生命，不能因检查耽误抢救时机
  检查步骤尽量简捷
  重视症状明显的部位
  重视异常安静患者
  一时难以确诊者，严密观察
}

二、创伤的处理

1. 急救程序 {
  把握生命体征，迅速评估伤情
  对生命体征的重要改变迅速作出反应，如心肺复苏、抗休克以及紧急止血等
  重点询问病史，仔细体格检查
  实施各种诊断性穿刺或安排必要的辅助检查
  确定性治疗，如各种手术等
}

2. 批量病人的处理：自然灾害（地震、滑坡、泥石流等）和重大交通事故可发生成批病人。现场急救时重要的是分清轻、重伤。按轻重缓急进行救治，使主要救治力量用于抢救重伤员。

3. 闭合性创伤治疗：常用物理疗法，伤后初期局部冷敷，12小时后改用热敷或红外线治疗。须除外深部组织器官有无损伤。

4. 开放性创伤的处理（注射破伤风抗毒素）{
  清洁伤口直接缝合
  污染伤口可行清创术（伤后6～8小时内），直接缝合或延期缝合
  感染伤口要先引流，然后再做其他处理
}

第三节 战伤救治原则

战伤特点：复合伤多见

战伤救治采用分级救治（阶梯治疗）的组织形式，由梯次配置于战区和后方的各级救治机构分工负责。其中检伤分类具有非常重要的作用

战伤伤口处理原则：尽早清创，除头面手和外阴部外，清创后不宜一期缝合

注意冲击伤，其临床表现有外轻内重的特点。肺部冲击伤、耳部冲击伤等

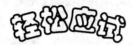

选择题

【A 型题】

1. 下列哪项**不影响**术后伤口的愈合
   A. 术中过多使用电灼止血
   B. 伤口的张力过大
   C. 止血不充分
   D. 留置引流
   E. 伤口边缘内翻

2. 面颊部开放性损伤后 12 小时，局部的处理宜
   A. 按感染伤口对待，只换药，不清创
   B. 清创后不缝合
   C. 清创后延期缝合
   D. 清创后一期缝合
   E. 换药后观察，延期缝合

3. 下列哪项因素有利于创伤修复和伤口愈合

   A. 细菌感染
   B. 血流循环障碍
   C. 异物存留
   D. 局部制动
   E. 服用皮质激素类药物

4. 下列关于创伤修复的叙述，哪项是**不正确**的
   A. 创伤修复的基本方式是增生的细胞和细胞间质充填、连接或代替缺损的组织
   B. 现代外科已把利用异体组织或人造材料修复创伤作为创伤治愈的基础
   C. 组织修复前期以合成代谢为主
   D. 组织修复中，巨噬细胞和多种介质参与这个过程
   E. 酶类在创伤修复中起着重要的催化作用

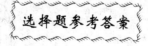

【A 型题】

1. D   2. D   3. D   4. B

（姜 勇）

第十三章 烧伤、冻伤、咬蜇伤

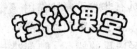

第一节 热力烧伤

一、定义

烧伤（burn）是**热力所引起的组织损伤**。

热力包括：火焰，灼热气体、液体、固体

组织损伤包括：皮肤、黏膜，严重者伤及肌肉、骨、关节甚至内脏组织

电能、化学物质（酸、碱、磷等）、放射线烧伤所致的组织损伤其病理过程及临床表现与热力烧伤相近，故临床将其归为烧伤一类。

平时所指的**烫伤**特指由于热液、蒸汽所致损伤。

二、烧伤面积估计

面积估计是指烧伤区域占全身体表面积的百分数。

1. 手掌法：伤者手掌五指并拢单掌面积为体表面积1％。

意义：①小面积烧伤面积判断。②大面积烧伤残余正常皮肤的估计。

2. 新九分法

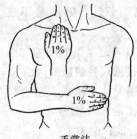

手掌法

成人把人体分为11个9％

头颈9％	头	3％	1个9％
	面	3％	
	颈	3％	

双上肢18％　左右各9％　　2个9％

躯干27％	前	13％	3个9％
	后	13％	
	会阴	1％	

双下肢（包括臀部）5×9＋1＝46％　5个9％

儿童特点：头大，下肢小，躯干、双上肢与成人相似。

头颈面积＝9＋（12－岁）

双下肢面积＝46－（12－岁）

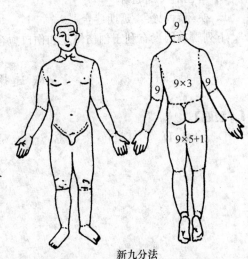

新九分法

三、烧伤深度判断（三度四分法）

1. Ⅰ度烧伤（first degree）：仅伤及表皮层，生发层健在。
2. 浅Ⅱ度烧伤（superficial second degree）：伤及表皮层、真皮乳头层，尚余部分生发层。
3. 深Ⅱ度烧伤（deep second degree）：伤及真皮深层（网状层），尚余皮肤附件。
4. Ⅲ度烧伤（third degree）：伤及全层皮肤，可深达肌肉甚至骨骼、内脏器官等。

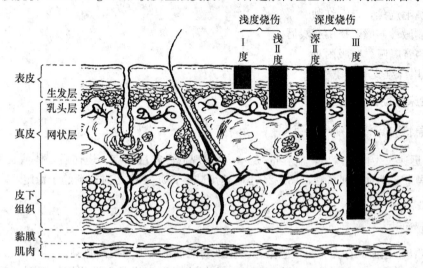

烧伤深度示意图

烧伤深度判断

深度		外观特点及临床体征	感觉	愈合
Ⅰ度 红斑性		局部红肿 无水泡	疼痛、 烧灼感	3～7天愈合 脱屑、不留瘢痕
Ⅱ 度 水 泡 性	浅 Ⅱ 度	红肿明显 水疱大小不一，渗出多 创面湿润发红	剧痛， 感觉过敏	无感染，1～2周内愈合 不留瘢痕，多数有色素沉着 皮肤功能良好
	深Ⅱ度	肿胀明显 可有水疱 创面微湿，红白相间	较迟钝	无感染，3～4周可愈合 留瘢痕 有皮肤功能
Ⅲ度 焦痂性		无水泡 创面蜡白，焦黄，皮革样 可见树枝状栓塞血管网	消失	3～4周焦痂脱落遗留肉芽创面 愈合后遗留瘢痕，造成畸形 丧失皮肤功能 需要植皮

四、严重程度分类

轻度烧伤：Ⅱ度烧伤面积10％以下
中度烧伤：Ⅱ度烧伤总面积11％～30％，或Ⅲ度烧伤面积在10％以下
重度烧伤：总面积31％～50％，或Ⅲ度烧伤面积11％～20％。或烧伤面积不足30％，可
　　合并只有下列情况之一者：①休克；②复合伤；③吸入性损伤
特重烧伤：总面积50％以上或Ⅲ度烧伤面积20％以上

五、吸入性损伤（呼吸道烧伤）

吸入性损伤（inhalation injury）是由热力、烟雾引起的呼吸道甚至肺实质的损害。

吸入性损伤是当前严重烧伤死亡的主要原因之一。

诊断：
- 密闭室内发生烧伤
- 面、颈和前胸烧伤
- 鼻毛烧焦，口咽红肿
- 刺激性咳嗽，痰中有炭屑
- 声音嘶哑，呼吸困难

检查：用纤维支气管镜检查。

六、临床分期及病理生理变化

（一）急性体液渗出期（休克期）

特点：迅速发生体液渗出，血容量减少，易出现低血容量休克。烧伤后，体液丧失速度 2～3 小时最急剧，8 小时达到高峰，18～24 小时速度减缓，36～48 小时逐渐趋于稳定，水肿液开始回吸收。

（二）感染期

1. **特点**：①创面的存在易出现感染；②免疫功能低下，不易控制感染。

2. **创面感染来源**：主要来源于**伤后污染**。在烧伤时因高热或化学药物作用创面基本上是无菌的。但伤后不久，细菌即可在创面上立足滋生。细菌来源于周围正常皮肤和创面残存皮肤附件中细菌。而**接触性污染**是创面感染最主要的因素。

3. 细菌入侵途径：
- 主要是创面，包括深层组织坏死
- **肠源性感染**（肠道细菌越过肠黏膜层屏障迁居至肠外组织器官或播散至全身引起感染）：是早期细菌全身性播散的另一个重要途径
- 细菌通过其他病灶入血播散，如静脉插管

（三）修复期

特点：营养支持，创面的修复。Ⅰ度烧伤、浅Ⅱ度烧伤创面能自行愈合；深Ⅱ度烧伤，如无严重感染，3～4 周内，可依靠残余皮肤附件的上皮再生将创面覆盖愈合；Ⅲ度烧伤或Ⅱ度烧伤有严重感染者，需要手术植皮。

七、治疗

（一）急救

1. **原则**：迅速消灭致伤原因，脱离现场，创面及时保护，保持呼吸道通畅，开放静脉通道等治疗。

2. 创面处理

清创：患者入院后，剃净创缘毛发，用（1∶1000 苯扎溴铵或 1∶2000 氯己定）冲洗创面，根据病情予以包扎或暴露疗法

包扎疗法：用灭菌的吸水纱布包扎伤口，使之与外界隔离，以保护创面，同时创面渗出液可被敷料吸收引流充分。**适用于小面积烧伤或四肢烧伤**

暴露疗法：将创面暴露于干热空气中，使创面的渗出液及坏死组织干燥成痂，形成屏障保护创面。**适用于头面、会阴部烧伤，大面积烧伤病人**

去痂：深度烧伤的创面自然愈合时间缓慢，甚至不愈合。易发生感染和各种合并症。而且自愈后形成瘢痕，造成畸形或功能障碍。因此尽可能早期消除创面，植皮，减少感染，缩短病程，恢复功能

　　（1）切痂（切除深度达到深筋膜层）

　　　　适用于Ⅲ度烧伤，手、关节等功能部位的深Ⅱ度烧伤。

　　（2）削痂（削除坏死组织至正常组织平面）

　　　　适用于大面积深Ⅱ度烧伤。

植皮目的：促进创面早期愈合，功能恢复。

自体皮移植：中厚、薄皮片移植，邮票移植，大张自体皮网状移植

同种异体皮移植：大张异体皮自体皮微粒皮移植术

异种皮和皮肤代用品：小猪皮

表皮细胞培养及移植：20 世纪 80 年代中期已开始应用于临床。缺点：缺乏真皮结构，瘢痕严重

表皮细胞培养与无细胞异种真皮复合移植：90 年代后期应用临床，去除表皮及真皮内引起宿主排斥反应的细胞结构，保留完整纤维组织及基底膜等细胞外间质成分。其无免疫原性，又有近似正常结构

综上所述，对于烧伤创面的治疗，浅Ⅱ度烧伤以包扎为主。大面积深Ⅱ度烧伤、Ⅲ度烧伤，根据患者情况采取切、削痂手术，植皮手术，消除创面。其次序先四肢后躯干。

3. 全身治疗

抗休克

烧伤病人基本病理变化是早期**大量体液丢失，出现低血容量休克**。小儿烧伤面积 10% 以上，成人烧伤面积超过 15% 可能发生休克。需输液。

（1）输液公式

　　伤后第一个 24 小时输液量 = 1% 面积 × 体重（kg）× 1.5（胶体、电解质液）+ 2000（基础水分）

　　胶体∶电解质液 = 1∶2 或 1∶1（特重）

　　第二个 24 小时输液量 = 胶体、电解质液为第一个 24 小时的一半 + 2000

（2）种类

　　①胶体：血浆为主。其能有效恢复血管胶体渗透压，维持有效循环血容量。也可用右旋糖酐。

　　②电解质液：首选择平衡液，其 Na^+、Cl^- 离子浓度均接近正常血浆。

　　③基础水分：以 5%～10% 葡萄糖为主。

（3）补液方法

　　根据输液公式，第一个 24 小时的输液总量，一般伤后 8 小时补入总量的一半，另一半液体在烧伤 16 小时内输入。次序为先晶体、胶体后基础水分。

Ⅲ度烧伤面积大于 10%，应加 $NaHCO_3$ 纠正酸中毒，碱化尿液，保护肾功能。

(4) 监测

输液量需根据临床病情变化进行调整，要避免过多补液引起循环负荷过重，引起脑、肺水肿。也需避免补液过少使休克难以纠正。

①尿量：成人 30～50ml/h。大于 50ml 减缓输液速度，小于 20ml 加快输液速度。

②神志清楚、安静：若烦躁不安，多表示血容量不足。但如果输液量达到或超过一般水平，应考虑脑水肿的可能。

③末梢血循良好。

④无明显口渴。

⑤保持血压、心率稳定：收缩压 90mmHg，脉压在 20mmHg 以上，心率为 120 次/分。

⑥呼吸平稳。

⑦CVP 正常（8～12mmH2O）：CVP 降低，加快输液速度。反之减慢输液速度。

4. 保持呼吸道通畅：有吸入性损伤或头面部深度烧伤的患者，需保持呼吸道通畅，如发生呼吸困难，应及时施行气管切开。

5. 抗感染：烧伤开始直至创面愈合均可能存在感染。对中、重度烧伤，抗感染治疗是非常关键的。首先以广谱抗生素为主。而后，根据创面分泌物细菌培养及药敏结果，选择使用针对性抗生素。避免滥用抗生素，而引发耐药菌出现或二重感染。

6. 营养治疗：其途径可分为肠外营养（静脉高营养）和肠内营养。

大面积烧伤每日需热量 2500～4000kcal。提供热量的比例**碳水化合物 50%、脂肪 30%、蛋白质 20%**。

营养补充以口服为主，以高热量、高蛋白质、高维生素饮食，大面积烧伤患者后期应注意补充微量元素。

7. 维持水与电解质平衡：避免出现脱水，低钾血症或代谢性酸中毒。

8. 心理治疗：烧伤是种突发性很强的意外损伤。伤前无思想准备，所以容易出现焦虑和抑郁情绪。

大面积烧伤患者害怕孤独，迫切需要关爱。但对自身功能恢复、美观注重程度明显不足。

小面积烧伤患者非常在意自身功能恢复、美观及痛苦，而孤独感较弱。

9. 整形及美容：深Ⅱ度烧伤患者有 1/3 存在伤残。由于瘢痕增生、挛缩可发生不同程度的功能障碍及毁形。后期需行整形手术。

第二节　电烧伤和化学烧伤

一、电烧伤

电烧伤包括电弧烧伤（electric arc burn）和电接触烧伤（electric burn）。

1. 电弧烧伤

特点：病理生理变化与热力烧伤相同，以Ⅲ度烧伤为主，处理原则同热力烧伤。

2. 电接触烧伤：电源与人体接触电流进入人体，造成组织损伤，又称电击伤。

损伤机制 人体是电流的导体，不同组织的电阻不同，电阻大产生热能也大，组织损伤严重

通过组织的电流强度决定损伤程度

电源与机体接触面积影响损伤程度，接触面积小，局部电流强度大，局部损伤严重

临床特点 {
全身性损害：立即出现昏迷、呼吸暂停、心脏骤停，可引起内脏器官损害
局部损伤 { 入口处损伤重，损伤范围外小内大，可达肌肉、骨骼
出口处损伤较轻

治疗原则 {
现场急救：呼吸、心搏骤停者立即行心肺复苏
液体复苏 { 电烧伤可造成血红蛋白、肌红蛋白的释放，引起肾功能损害
注意早期补液量高于热力烧伤，给予 $NaHCO_3$ 以碱化尿液
清创：尽早做彻底探查，早期行焦痂和筋膜切开减压术
预防感染：早期给予抗生素，注意厌氧菌感染

二、化学烧伤

特点：造成局部烧伤和全身性中毒。损害程度与化学物质性质（酸、碱、磷等）、剂量、浓度、接触时间密切相关。

酸烧伤：使组织蛋白凝固性坏死，形成结痂，不向深部侵犯。

碱烧伤：皂化脂肪组织，向深部浸润，加重创面深度及范围。

磷烧伤：在有氧状态下自燃，造成组织损伤，同时吸收后引起肝、肾、心、肺等损害。

处理原则 {
迅速终止化学物质对机体的继续损害
大量流动清水冲洗，特别注意五官的冲洗，急救时不要用中和剂
深度烧伤尽早切除坏死组织植皮
明确化学毒物致伤者，选用相应解毒剂或对抗剂

第三节　冻　伤

冻伤（机体因低温造成局部组织损伤或全身损害）。

一、非冻结性冻伤

机体接触 10℃ 以下，冰点以上的温度所造成机体的损伤。

{ 冻疮：好发于耳廓、鼻尖和肢端
战壕足：发生在战时
水浸足：多见于海员、渔民、施工人员

临床表现：冻伤局部感觉异常，甚至感觉消失，可有水疱、水肿，甚至组织坏死。

治疗：局部用冻疮膏，预防感染。

二、冻结性冻伤

机体接触冰点以下低温，所造成机体的损伤。

临床表现 {
局部：冻伤后皮肤苍白，感觉麻木或丧失知觉，逐渐可以组织坏死
全身：出现意识障碍，心律失常，呼吸、心搏停止。后期出现肺水肿、肾衰竭等

治疗 {
急救：尽快脱离寒冷环境，快速复温
局部处理：保护冻伤皮肤，保持干燥，减少水肿，避免感染，可用药物改善微循环，后期根据创面情况行植皮
全身治疗：防止休克，维持呼吸道通畅，纠正异常心律，纠正酸中毒，对于有脑水肿、肾功能不全者采取相应治疗措施

第四节 咬蜇伤

咬蜇伤可以造成机体组织或器官不同程度的损伤，除引起一般化脓性感染，特别要注意特殊感染的发生和传染病的传播。

一、蛇咬伤

临床表现
- 无毒蛇咬伤：皮肤细小齿痕，无全身反应
- 毒蛇咬伤
  - 局部：疼痛、肿胀，淋巴结肿大，皮肤出现血疱、瘀斑，甚至组织坏死
  - 全身：虚弱、口周感觉异常、肌肉震颤，或头晕、发热、肢体软瘫
  - 后期可出现肺水肿、肾衰竭等

治疗
- 急救：绑扎伤肢近心端
- 冲洗伤口：0.05％高锰酸钾液或3％过氧化氢
- 引流、吸出毒液
- 解毒药物：蛋白酶、蛇药、抗蛇毒血清
- 全身治疗：防治出血倾向、休克、肾功能不全，维持呼吸道通畅

二、犬咬伤

被带病毒的患病动物（疯犬、疯猫）咬伤后，可以引发狂犬病。

临床表现
- 局部：伤口周围麻木、疼痛，逐渐扩散到整个肢体
- 全身：发热、烦躁、乏力、恐水，最后出现瘫痪、昏迷

治疗
- 局部处理：浅小伤口常规消毒处理，深大伤口立即清创
- 注射破伤风抗毒素
- 注射狂犬疫苗

三、虫蜇伤

（一）蜂蜇伤（bee sting）

临床表现
- 局部红肿、疼痛，可自行消退
- 黄蜂蜇：毒性较剧，局部肿痛明显，可出现全身症状

治疗
- 局部处理
  - 蜜蜂蜇：拔出蜂刺，弱碱液洗敷
  - 黄蜂蜇：弱酸液洗敷
- 全身治疗：抗过敏，防止休克，维持呼吸道通畅

（二）蝎蜇伤（scorpion sting）

临床表现
- 局部：红肿、疼痛、出现水疱
- 全身：发热、头痛、头晕、流涎、腹痛

治疗
- 局部处理：冷敷、近心端绑扎，切开伤口，取出残刺，高锰酸钾液清洗
- 全身治疗：补液、抗过敏

（三）蜈蚣咬伤（centipede bite）

临床表现 { 局部：红肿、淋巴结炎、淋巴管炎
全身：可有畏寒、发热、恶心、呕吐、谵妄、昏迷

治疗 { 局部处理：冷敷、近心端绑扎，切开伤口，取出残刺，高锰酸钾液清洗
全身治疗：补液、抗过敏

（四）毒蜘蛛咬伤（spider bites）

临床表现：可致过敏、死亡。

治疗：抗过敏，肌痉挛严重者，可注射新斯的明或箭毒。

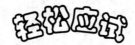

一、选择题

【A 型题】

1. 用新九分法计算成人烧伤面积，下列哪项是**错误**的
   A. 头、面、颈部各为 3%
   B. 双上肢、双手为 18%
   C. 躯干为 27%
   D. 每侧手掌为 3%
   E. 两大腿、两小腿、两足为 41%

2. 成人双手、面部、颈部烧伤时，面积为
   A. 18%
   B. 20%
   C. 12%
   D. 27%
   E. 10%

3. 下列哪项**不是**深Ⅱ度烧伤的特点
   A. 创面可有或无水泡
   B. 创面痛觉迟钝
   C. 有时可见树枝状栓塞血管
   D. 如无感染，约 3～4 周可愈合
   E. 愈合后多留增生性瘢痕

4. 大面积烧伤的病人 48 小时内最主要的全身改变是
   A. 创伤性休克
   B. 急性肾衰竭
   C. 感染所引起败血症

D. 低血容量性休克
E. 急性心肺功能不全

5. 深Ⅱ°烧伤局部损伤的深度达
   A. 真皮浅层，部分生发层健在
   B. 表皮层，生发层健在
   C. 真皮深层，尚余皮肤附件
   D. 脂肪层
   E. 骨骼

6. 深Ⅱ°烧伤通常愈合时间为
   A. 2～3 天
   B. 1 周
   C. 2 周
   D. 3～4 周
   E. 5 周以上

7. 烧伤抗休克期的补液量计算时，下列哪项**需除外**
   A. Ⅰ°烧伤面积
   B. Ⅱ°烧伤面积
   C. Ⅲ°烧伤面积
   D. 体重
   E. 一个常数

8. 一位 60kg 体重的患者，烧伤总面积为 60%，伤后第一个 8 小时所需补充的液体量为
   A. 2000ml
   B. 2700ml
   C. 3000ml

D. 3700ml   B. 躯干

E. 4000ml   C. 四肢

9. 烧伤创面最适宜包扎疗法的部位是   D. 腋窝

A. 头、面部   E. 会阴

选择题参考答案

【A型题】

1. E   2. E   3. C   4. D   5. C   6. D   7. A   8. D   9. C

（李 强）

第十四章 肿 瘤

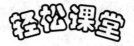

第一节 概 论

1. 定义：肿瘤（tumor）是机体中正常细胞在不同的始动与促动因素长期作用下，所产生的增生与异常分化所形成的新生物。新生物一旦形成后，不因病因消除而停止增生。它不受生理调节，而是破坏正常组织与器官。

2. 分类

良性肿瘤一般称为瘤

恶性肿瘤来自上皮组织者称为癌

恶性肿瘤来源于间叶组织者称为肉瘤

胚胎性肿瘤常称母细胞瘤

有些恶性肿瘤沿用传统名称瘤或病，如白血病、精原细胞瘤、霍奇金病、恶性淋巴瘤等

生物行为上显示良性与恶性之间的类型称交界性或临界性肿瘤

3. 病因

环境因素
- 化学因素（烷化剂、多环芳烃类、亚硝胺、真菌毒素等）
- 物理因素（电离辐射、紫外线等）
- 生物因素（EB 病毒──→鼻咽癌/伯基特淋巴瘤；乳头瘤病毒/单纯疱疹病毒──→宫颈癌；乙肝病毒──→肝癌等）

机体因素
- 遗传因素（APCA 基因突变──→肠道腺瘤病等）
- 内分泌因素（雌激素──→乳腺癌/子宫内膜癌等）
- 免疫因素（艾滋病、器官移植患者肿瘤发生率高）

4. 恶性肿瘤发生发展过程包括癌前期、原位癌及浸润癌三个阶段。

5. 肿瘤细胞分化分为高分化、中分化与低分化（或未分化）三类。

6. 恶性肿瘤的转移方式

直接蔓延

淋巴转移（多为区域性淋巴结转移，也可出现跳跃式转移；淋巴道转移可表现为橘皮征、炎症表现或卫星结节等多种临床表现）

种植转移（胃癌种植到盆腔等）

血行转移
- 腹内肿瘤──→门脉──→肝
- 四肢肉瘤──→体循环静脉──→肺
- 肺癌──→体循环动脉──→全身播散（骨、脑等）
- 椎旁静脉系统（肺部无转移的骨转移灶）
  - 乳癌椎体转移
  - 甲状腺癌颅骨转移
  - 前列腺癌骨盆骨转移

7. 肿瘤标记物

（1）定义：是指肿瘤组织产生的，存在于肿瘤组织本身，或分泌至血液或其他体液；或因肿瘤组织刺激，由宿主细胞产生而含量明显高于正常值的一类物质。

（2）临床意义
- 原发肿瘤的发现和检测
- 肿瘤高危人群的普查
- 肿瘤复发和转移的监测
- 肿瘤的鉴别诊断
- 肿瘤治疗的疗效观察
- 肿瘤的预后判断

（3）常见肿瘤标记物的分类和应用

类别	名称	主要应用
胚胎抗原类	AFP（甲胎蛋白）	肝癌
	CEA（癌胚抗原）	胃肠道肿瘤
蛋白质类	CA199（癌抗原 199）	胰腺癌，消化道肿瘤
	CA724（癌抗原 724）	消化道肿瘤
	CA242（癌抗原 242）	消化道肿瘤
	CA125（癌抗原 125）	卵巢癌
	CA153（癌抗原 153）	乳腺癌
	PSA（前列腺特异性抗原）	前列腺增生或癌
	CK19（角蛋白 19）	上皮肿瘤标志物
酶类	AKP（碱性磷酸酶）	骨肉瘤
	NSE（神经元烯醇化酶）	肺小细胞癌
激素类	CGH（绒毛膜促性腺激素）	滋养层肿瘤
	INS（胰岛素）	胰岛细胞瘤
	PTH（甲状旁腺素）	甲状旁腺肿瘤

8. 肿瘤分期

TNM 分期
- T 指原发肿瘤（tumor）
- N 指淋巴结（node）
- M 指远处转移（metastasis）

肿瘤分期有临床分期（CTNM）和术后的病理分期（PTNM）

9. 三级预防
- 一级预防：预防癌症发生，降低癌症发病率
- 二级预防：早期发现、早期诊断与早期治疗，降低癌症死亡率
- 三级预防：改善生存质量，对症性治疗

10. 癌症三级止疼阶梯治疗方案

- 非吗啡 → 吗啡 → 强吗啡 → 药物外治疗
- 小剂量开始，视止疼效果逐渐增量
- 口服给药 → 直肠给药 → 注射给药
- 定时给药

```
                  ┌ 根治手术
          ┌ 手术治疗 ┤ 扩大根治术
          │       │ 姑息手术
          │       └ 其他（激光手术、超声手术、冷冻手术等）
          │       ┌ 细胞毒素类药物：烷化剂如环磷酰胺等
          │       │ 抗代谢类药：如氟尿嘧啶等
   11.治疗┤ 化疗：药物分类┤ 抗生素类：如丝裂霉素等
          │       │ 生物碱类：如长春新碱等
          │       │ 激素类：如他莫昔芬等
          │       └ 其他
          │ 放疗
          │ 生物治疗（免疫治疗和基因治疗）
          └ 中医中药治疗
```

第二节　常见体表肿瘤与肿块

疾病名称	疾病特点
一、皮肤乳头状瘤（skin papilloma）	表皮乳头样结构的上皮增生所致，易恶变为皮肤癌
乳头状疣	病毒所致非真性肿瘤，呈乳头状突出，基底平整，有时可自行脱落
老年性色素疣（senile pigment wart）	多见于头额、暴露部位或躯干黑色斑块样，基底平整，局部扩大增高出血破溃，则有癌变可能
二、皮肤癌（skin carcinoma）	多见于头面部及下肢
皮肤基底细胞癌（skin basal cell carcinoma）	来源于皮肤或附件基底细胞发展慢，浸润生长，血行或淋巴转移少，破溃者可呈鼠咬状，好发于头面，对射线敏感可行放疗，早期也可手术切除
鳞状细胞癌（squamous cell carcinoma）	早期即可呈溃疡，常继发于慢性溃疡或窦道开口，或瘢痕部的溃疡经久不愈而癌变，可局部浸润及淋巴转移，手术治疗为主，清扫局部淋巴结，下肢骨髓浸润者常需截肢
三、痣与黑色素瘤	
黑痣（pigment nevus）	色素斑块分为：①皮内痣：位于表皮下真皮层，表面光滑，可存有汗毛，较少恶变；②交界痣：位于基底细胞层，局部外伤或感染后易恶变；③混合痣：皮内痣与交界痣同时存在，有恶变可能
黑色素瘤（melanoma）	高度恶性，应作广泛切除如截肢及区域淋巴结清扫，晚期或切除难以根治者可行免疫治疗或冷冻治疗
四、脂肪瘤（lipoma）	好发于四肢与躯干，界清，分叶状，无痛，生长慢，深部者可恶变
五、纤维瘤及纤维瘤样病变	
纤维黄色瘤（fibroxanthoma）	位于真皮层及皮下多见于躯干与上臂近端。常由不明外伤或瘙痒后小丘疹发展所致。质硬，界不清易误为恶性
隆突性皮纤维肉瘤（dermotofibrosarcoma protuberans）	多见于躯干，来源于真皮层，低度恶性，切除后易局部复发，应保证足够的切除范围
带状纤维瘤（desmoid fibromatosis）	位于腹壁，为腹肌外伤或产后修复性纤维瘤，非真性肿瘤，无明显包膜，应完整切除

续表

疾病名称	疾病特点
六、神经纤维瘤	
神经鞘瘤（schwannoma）	中央型：源于神经干中央，其包膜为神经纤维，呈梭形，术中警惕切断神经；边缘型：源于神经边缘，沿肿瘤侧面而行，术中较少损伤神经干
神经纤维瘤（neurofibroma）	可夹杂脂肪、毛细血管等，多发性，常对称，本病可伴有智力低下，有家族聚集倾向。部分病例肿瘤可呈象皮样肿，似法兰西帽或狮臀
七、血管瘤	
毛细血管瘤（hemangioma capillanisum）	多见于女性婴儿，皮肤红点或红斑，界清，多数为错构瘤，1年内可停止生长或消退。手术切除或液氮冷冻治疗，个别范围广者可试用泼尼松口服治疗
海绵状血管瘤（hemangioma cavernosum）	一般由小静脉和脂肪组织构成，多数位于皮下也可在肌肉、骨或内脏等部位。治疗应及早行血管瘤切除术，辅助治疗可在局部注射血管硬化剂
蔓状血管瘤（hemangioma racemosum）	由较粗的迂曲血管构成，大多数为静脉，也可有动脉或动静脉瘘，除发生在皮下和肌肉外，还常侵入骨组织。治疗应争取手术切除
八、囊性肿瘤及囊肿	
皮样囊肿（dermoid cyst）	囊性畸胎瘤浅表者好发于眉梢或颅骨骨缝处，可与颅内交通呈哑铃状
皮脂囊肿（sabaceous cyst）	皮脂腺排泄受阻所致潴留性囊肿，囊内为皮脂与表皮角化物聚集的油脂样豆渣物，易继发感染伴奇臭。感染控制后手术切除
表皮样囊肿（epidermoid cyst）	外伤致表皮基底细胞层进入皮下形成的囊肿，多见于易受外伤或磨损部位。手术切除治疗
腱鞘或滑液囊肿（synovial cyst）	浅表滑囊经慢性劳损所致多见于手腕，足背肌腱或关节附近坚硬感。可加压击破或抽出囊液注入激素或手术切除但治疗后易复发

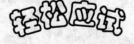

一、选择题

【A 型题】

1. 下列哪项**不符合**世界卫生组织提出癌症三阶梯止痛治疗方案的原则
   A. 最初用非吗啡类药，效果不好时，追用吗啡类药
   B. 从小剂量开始
   C. 痛时给药
   D. 吗啡类药物效果不好时，考虑药物以外的治疗
   E. 口服为主

2. 恶性肿瘤的淋巴道转移方式中，下列哪种最多见
   A. 区域淋巴结转移

B. 穿过或绕过淋巴结的"跳跃式"转移

C. 经皮肤真皮层淋巴管的转移

D. 在毛细淋巴管内形成癌栓

E. 经皮肤淋巴管转移

【B 型题】

（1～2 题共用备选答案）

A. 与大肠癌有关

B. 与宫颈癌有关

C. 与肝癌有关

D. 与鼻咽癌有关

E. 与白血病有关

1. 华支睾吸虫

2. 单纯疱疹病毒反复感染

（3～4 题共用备选答案）

A. 肝肿瘤

B. 甲状腺肿瘤

C. 大肠癌

D. 骨肿瘤

E. 脑肿瘤

3. 放射性核素显像检查诊断阳性率较高的是

4. 放射性核素显像检查诊断阳性率较低的是

（5～6 题共用备选答案）

A. 肺癌

B. 乳腺癌

C. 结肠癌

D. 皮肤癌

E. 四肢肉瘤

5. 可经门脉系统转移到肝的肿瘤是

6. 可经椎旁静脉系统转移到骨的肿瘤是

（7～8 题共用备选答案）

A. 淋巴道转移

B. 直接蔓延

C. 种植转移

D. 血道转移

E. 椎旁静脉系统的转移

7. 胃癌的盆腔转移是

8. 前列腺癌的骨盆骨转移是

（9～10 题共用备选答案）

A. 细胞毒素类

B. 抗代谢类

C. 抗生素类

D. 生物碱类

E. 激素类

9. 氟尿嘧啶属于化疗药物的

10. 环磷酰胺属于化疗药物的

选择题参考答案

【A 型题】

1. C   2. A

【B 型题】

1. C   2. B   3. B   4. C   5. C   6. B   7. C   8. E   9. B   10. A

（姜　勇）

第十五章 移 植

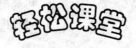

第一节 概 述

移植（transplantation）是指将一个个体的细胞、组织或器官（移植物）用手术或其他方法，导入到自体或另一个体的某一部分，以替代原已丧失功能的一门技术。

> 1954 年 Murray 等在同卵孪生兄弟之间进行了活体供肾的肾移植获得成功，标志着器官移植进入了临床应用阶段。

轻松记忆

分类
- 细胞移植：将活细胞输注到受体体内，如骨髓与造血干细胞移植
- 组织移植：将某一组织（皮肤、筋膜、骨、血管等）或整体联合移植到受体，如皮肌瓣移植
- 器官移植
  - 同系移植：两者基因完全相同，如同卵双生间的异体移植，移植后不会发生排斥反应
  - 同种异体移植：种系相同而基因不同，如人与人之间的移植，移植后会发生排斥反应
  - 异种移植：不同种之间的移植，如人与狒狒之间的移植，移植后会引发强烈的排斥反应

第二节 移植免疫

（一）临床移植免疫

移植抗原包括
- 主要组织相容性复合物（MHC 抗原）
- 次要组织相容性复合物（mH 抗原）
- ABO 血型抗原

> MHC 是临床移植中最重要的抗原分子，定位于人第 6 号染色体的短臂上，其分子基因产物称为**人类白细胞抗原（HLA）**。
>
> HLA 配型的目的是测定供体与受体抗原相容程度，力求使排斥反应减小到最低程度。

轻松记忆

（二）免疫排斥反应综合征的分类

	免疫机制	临床特点
超急性排斥	体液免疫为主	可在移植后数分钟或数小时发生，移植物色暗、变软、功能衰竭，一旦发生只能切除移植物
急性排斥	细胞免疫为主	临床最常见。多见于移植后 4 天至 2 周左右，突发寒战、高热、移植物胀痛，经激素冲击治疗，大多病例可逆转
慢性排斥	机制不完全清楚	是移植物功能丧失的常见原因
移植物抗宿主反应（GVHR）	移植物中的淋巴细胞识别宿主抗原所致	常见于骨髓和小肠移植

（三）免疫排斥反应的防治

三联用药方案：钙调神经素抑制剂 ＋ 增殖抑制剂 ＋ 糖皮质激素。

常用的免疫抑制药物

种类	代表药物	作用机制	副作用
钙调神经素抑制剂	环孢素 A（CsA）他克莫司（FK506）	抑制 T 细胞的活化增殖	肝肾毒性
增殖抑制剂	硫唑嘌呤（Aza）麦考酚吗乙酯（MMF）	抑制 DNA、RNA 合成	骨髓抑制
糖皮质激素	氢化可的松甲泼尼龙泼尼松、地塞米松	抑制单核-巨噬细胞、中性粒细胞、T 细胞、B 细胞的作用	生长迟缓高血压增加感染风险
抗淋巴细胞制剂	ALG、ATG、IL-2R	直接对淋巴细胞产生细胞毒作用并使之溶解	增加感染风险

第三节　移植器官的获得

（一）供体的选择

1. 移植器官来源 { 尸体器官 / 活体器官

2. 移植前免疫学筛选 { ABO 血型：符合输血原则 / 淋巴毒交叉配合试验：＜10％ / HLA 配型

临床器官保存限定：

心　　5 小时

肾　　24 小时

胰腺　10～20 小时

肝　　6～10 小时

轻松记忆

（二）器官的切取与保存

$\begin{cases} \text{热缺血时间：指器官从供体血液循环停止或局部血供终止到冷灌注开始的间隔时间。一般} \\ \quad \text{不应超过 10 分钟} \\ \text{冷缺血时间：指从供体器官冷灌注到移植后血供开放所间隔的时间} \end{cases}$

第四节　器官移植

（一）肾移植

肾移植是临床应用数量最多、疗效最好的器官移植。

主要适应证 $\begin{cases} \text{慢性肾小球肾炎} \\ \text{慢性肾盂肾炎} \\ \text{多囊肾} \\ \text{糖尿病肾病} \\ \text{间质性肾炎} \\ \text{自身免疫性肾病} \end{cases}$ $\xrightarrow{\text{进展}}$ 慢性肾衰竭尿毒症期

肾移植术式：移植肾置于髂窝，肾动脉与髂内或髂外动脉吻合，静脉与髂外静脉吻合，输尿管与膀胱吻合。

（二）肝移植

主要适应证 $\begin{cases} \text{成人} \begin{cases} \text{病毒性和酒精性肝硬化} \\ \text{暴发性肝衰竭} \\ \text{原发性肝癌} \end{cases} \\ \text{婴幼儿：先天性胆道闭锁} \end{cases}$

肝移植术式：原位肝移植、背驮式肝移植

（三）胰腺移植

1. 适应证：晚期糖尿病并发尿毒症者
2. 胰腺移植术式：

$\begin{cases} \text{单纯胰腺} \\ \text{同期胰肾联合移植} \\ \text{肾移植后胰腺} \end{cases}$ $\begin{cases} \text{外分泌} \begin{cases} \text{胰液空肠引流} \\ \text{胰液膀胱引流} \\ \text{胰管阻塞} \end{cases} \\ \text{内分泌} \begin{cases} \text{体循环回流} \\ \text{门静脉回流} \end{cases} \end{cases}$

（四）小肠移植

适应证：短肠综合征且不耐受营养支持者。

小肠移植排斥反应发生率高，易并发严重感染，可发生移植物抗宿主病（GVHD），因此，小肠移植发展缓慢。

（五）肺移植

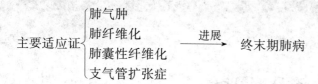

主要适应证 { 肺气肿 / 肺纤维化 / 肺囊性纤维化 / 支气管扩张症 } —进展→ 终末期肺病

（六）心移植

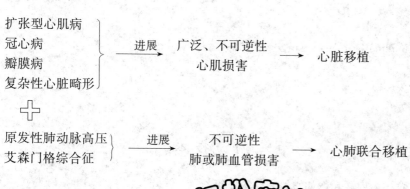

扩张型心肌病 / 冠心病 / 瓣膜病 / 复杂性心脏畸形 } —进展→ 广泛、不可逆性心肌损害 → 心脏移植

＋

原发性肺动脉高压 / 艾森门格综合征 } —进展→ 不可逆性肺或肺血管损害 → 心肺联合移植

轻松应试

一、名词解释

同种异体移植

二、选择题

【A 型题】

1. 临床移植中最重要的抗原是
   A. 人类白细胞抗原
   B. mH 抗原
   C. ABO 血型抗原
   D. 组织特异性抗原
   E. VEC 抗原

2. 免疫抑制三联用药方案中，除钙调神经素抑制剂、糖皮质激素外的另一类药物是
   A. 淋巴细胞球蛋白
   B. 增殖抑制剂
   C. mTOR 抑制剂
   D. 抗胸腺细胞球蛋白
   E. 抗白介素-2 受体单抗

选择题参考答案

【A 型题】

1. A　2. B

（应泽伟）

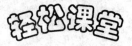

外科微创技术（minimally invasive surgery，MIS）

    内镜外科技术

    腔镜外科技术

    介入外科技术

第一节　内镜技术

经自然通道进入者称为内镜，例如胃镜、结肠镜等。

一、发展历史

硬式内镜（1805）——→半可曲式内镜——→可曲式内镜 $\begin{cases} 纤维内镜（1957）\\ 电子内镜（1983）\end{cases}$

内镜下诊疗技术包括：染色、放大、造影、活检、高频电凝及超声刀、激光、微波、射频、氩气刀等。

二、内镜技术在外科临床的应用

（一）在普通外科及消化内科的应用

1. 胃癌

早期胃癌（early gastric cancer，EGC）：日本消化内镜协会于 1962 年提出 EGC 的概念，指病变仅侵及黏膜或黏膜下层，不论癌肿大小和有无淋巴结转移。

对于黏膜内癌或侵及黏膜下层小于 $500\mu m$ 的高中分化腺癌可行内镜下黏膜下剥离术（endoscopic submucosal dissection，ESD），即在内镜下完整剥离黏膜层及部分黏膜下层进行治疗。

2. 结肠息肉，早期结直肠癌　可通过内镜下息肉切除术及 ESD 术进行治疗。

3. 胆管结石　可以通过十二指肠镜行内镜逆行胰胆管造影（ERCP）及内镜乳头括约肌切开取石（EPT），也能完成取异物、止血、狭窄胆管扩张、胆道支架放置等操作。

可以通过胆道镜经 T 管窦道取出残留结石。

4. 内镜还可以治疗消化道出血、消化道异物，进行胰腺假性囊肿穿刺引流等。

（二）在泌尿外科的应用

1. 泌尿系结石　经皮肾镜、输尿管镜、膀胱镜。

2. 前列腺增生　TUR-P（经尿道前列腺电切术）。

3. 膀胱肿瘤　TUR-Bt（经尿道膀胱肿瘤电切术）。

（三）在神经外科的应用

神经内镜手术范围已扩展到脑室内病变、脑内血肿的处理，甚至脑内肿瘤的切除。

（四）在胸外科的应用

支气管镜。

三、内镜技术的发展

1. 胶囊内镜
2. 各种新型内镜　共聚焦激光显微内镜、超声内镜等。

第二节　腔镜外科技术

1987 年法国 Mouret 腹腔镜胆囊切除。

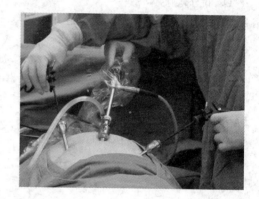

腔镜外科设备 {
　图像显示与存储系统：镜头、摄像头、显示器、冷光源、转换与存储系统
　CO_2 气腹系统
　腔镜手术设备与器械
}

腔镜基本技术 {
　建立气腹
　腹腔镜下止血
　腹腔镜下分离与切开
　腹腔镜下缝合
　标本取出
}

腔镜手术并发症 {
　CO_2 气腹相关并发症
　腔镜手术相关并发症 {
　　血管损伤
　　内脏损伤
　　腹壁并发症
　}
}

第三节　介入治疗技术

经血管介入放射学 {
　经导管血管内药物灌注术（TII）
　经导管动脉内化疗栓塞术或栓塞术（TACE、TAE）
　经皮腔内血管成形术（PTA）
　经颈静脉肝内门体静脉分流术（TIPS）
　经皮血管内导管药盒系统植入术
}

非经血管介入放射学 {
　经皮经肝穿刺胆道外引流术（PTBD、PTCD）
　经皮穿刺植入术微波组织凝固（IMTC）和射频消融术（RFA）
　超低温冷冻消融术（CSA）
　经皮无水乙醇注射治疗（PEI）
　经皮穿刺置管引流术
}

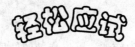

选择题

【X 型题】

1. 以下属于早期胃癌的内镜下切除适应证是
   A. 黏膜内癌
   B. 黏膜下癌
   C. 高中分化腺癌
   D. 低分化腺癌
2. 腹腔镜胆囊切除术的适应证是
   A. 急性胆囊炎

B. 慢性胆囊炎、胆囊结石
C. 胆囊息肉
D. 胆管结石

3. 腹腔镜胆囊切除术的并发症是
   A. 出血
   B. 胆管损伤
   C. 胆囊破损
   D. 内脏器官损伤

选择题参考答案

【A 型题】

1. AC   2. BC   3. ABCD

（戎 龙 史继荣）

第十七章 颅内压增高和脑疝

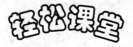

第一节 概 述

一、颅内压

1. 概述：在相对固定的颅腔内，脑组织、脑脊液、脑血流相互作用，当达到平衡所形成的压力即称为颅内压（intracranial pressure）。

2. 颅内压标准（测量方法：去枕平卧，腰穿测得的脑脊液压力代表颅内压）。

年龄	正常范围（mmH$_2$O）
成人和年长儿童	<200
幼儿	50~100
婴儿	20~80

第二节 颅内压增高

1. 定义：由于各种病理性因素使颅腔内容物体积增加，导致颅内压在 200mmH$_2$O 以上，从而引起一系列的病理生理改变及临床综合征，称为颅内压增高（intracranial hypertension）。

2. 原因

$\left\{\begin{array}{l}\text{颅内容物体积增大：脑组织体积增大（脑水肿）、脑脊液增多（脑积水）颅内血容量增多（静脉回流受阻、过度灌注）}\\\text{颅内占位病变：脑肿瘤、脑出血、脑脓肿}\\\text{颅腔容积相对变小：狭颅症}\end{array}\right.$

3. 导致颅内压增高的疾病

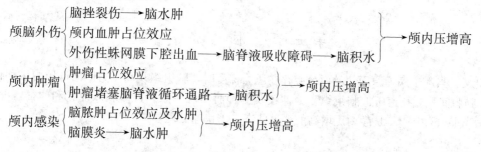

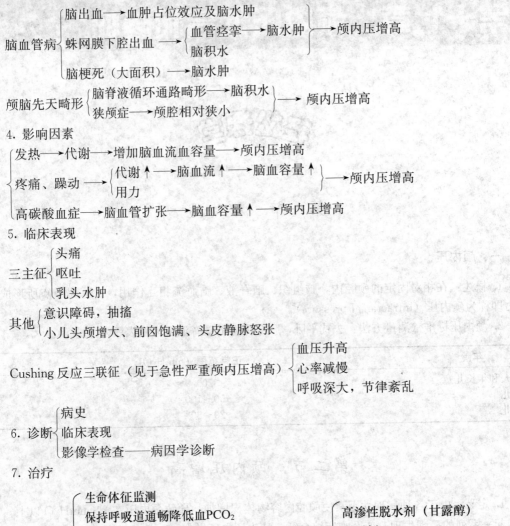

4. 影响因素

5. 临床表现

6. 诊断 { 病史
临床表现
影像学检查——病因学诊断 }

7. 治疗

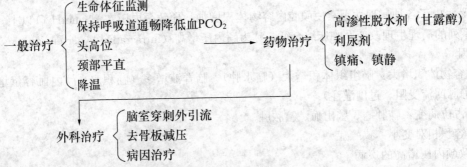

第三节 脑 疝

1. 定义：当由于病理原因，颅内分腔存在压力梯度时，脑组织从高压力区向低压力区移位，并进入硬脑膜间隙或孔道压迫脑组织、脑神经及血管而出现一系列严重临床症状和体征，即为脑疝（brain herniation）。是颅内压增高的严重状态，需快速处理。

2. 小脑幕天幕疝

海马回、钩回疝入小脑幕切迹压迫 { 动眼神经——→动眼神经麻痹—侧瞳孔散大 / 脑干 { 对侧肢体偏瘫 / 意识障碍 }

——→脑脊液循环梗阻进一步加重 { 双侧瞳孔散大 / 生命中枢功能紊乱 }

3. 枕大孔疝

小脑扁桃体疝入枕大孔——→延髓受压移位 { 颈项强直 / 频繁呕吐 / 生命体征紊乱 } ——→突发呼吸停止

4. 治疗

快速甘露醇推注——→脑室穿刺外引流——→ { 去骨板减压术（小脑天幕疝）/ 病因治疗 }

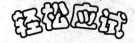

一、选择题

【A 型题】

1. 引起颅内压增高的常见疾病是
   A. 颅内肿瘤
   B. 颅脑外伤致脑挫裂伤，颅内血肿
   C. 脑积水
   D. 蛛网膜下腔出血
   E. 以上均是

2. 慢性颅内压增高病人可出现一系列临床表现，下列哪项是唯一的具有诊断意义的体征
   A. 高血压
   B. 意识障碍
   C. 复视
   D. 视乳头水肿
   E. 去大脑强直

3. 在颅内压急剧升高的状态下，机体为保持足够的脑血供而激发一系列生理反应（Cushing 反应），其具体表现为
   A. 血压升高，心率加快，呼吸变慢
   B. 血压升高，心率减慢，呼吸变慢
   C. 血压下降，心率加快，呼吸加快
   D. 血压下降，心率和呼吸保持稳定
   E. 血压升高，心率和呼吸变化不定

4. 左侧小脑幕切迹疝的典型临床表现是
   A. 昏迷、右侧瞳孔散大，左侧肢体瘫痪
   B. 昏迷、左侧瞳孔散大，左侧肢体瘫痪
   C. 昏迷、左侧瞳孔散大，右侧肢体瘫痪
   D. 昏迷、双侧瞳孔散大，右侧肢体瘫痪
   E. 昏迷、右侧瞳孔散大，右侧肢体瘫痪

5. 目前临床最常用的降颅压药物为
   A. 50％葡萄糖
   B. 20％甘露醇
   C. 甘油盐水
   D. 20％山梨醇
   E. 呋塞米

6. 下列哪项易发生小脑幕切迹疝
   A. 小脑半球占位性病变
   B. 大脑半球占位性病变
   C. 广泛性脑水肿
   D. 脑室系统肿瘤
   E. 脑积水

7. 下列哪种情况可加重颅内高压
   A. 高碳酸血症
   B. 高热
   C. 躁动

    D. 颅静脉窦血栓形成

    E. 以上都可

8. 对于怀疑颅内压增高的病例，下列哪项为

    首选检查

    A. 腰穿测压

    B. 头颅平片

    C. 眼底检查

    D. 头颅 CT

    E. 脑电图

9. 小脑扁桃体疝的典型临床表现是

    A. 昏迷，瞳孔散大，病理呼吸

    B. 颈项疼痛强直，瞳孔散大，呼吸停止

    C. 昏迷，瞳孔散大，右侧肢体瘫痪

    D. 颈项疼痛强直，病理呼吸或停止

    E. 头痛、呕吐、视乳头水肿

二、问答题

1. 简述脑疝的类型及发生机制。

2. 简述颅内压增高一般性治疗措施，并结合病理生理知识，简述这些措施的作用机制。

选择题参考答案

【A 型题】

1. E   2. D   3. B   4. C   5. B   6. D   7. E   8. D   9. D

（张家涌）

第十八章　颅脑损伤

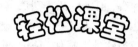

第一节　头皮损伤

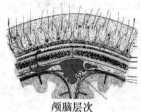

颅脑层次

一、头皮血肿

分类 { 皮下血肿：局限而硬
帽状腱膜下血肿：广泛，跨越颅缝，有波动感
骨膜下血肿：多伴骨折，周界止于骨缝

处理原则：早期冷敷，24～48h后热敷。不抽吸（巨大不能吸收者外）

二、头皮裂伤

{ 伤情：头皮断裂
检查：注意有无休克、脑脊液或脑组织溢出，有无颅骨骨折或异物等
处理：清创缝合。Ⅰ期缝合时间为24h内

三、头皮撕脱伤

{ 伤情：大块头皮自帽状腱膜下层或连同颅骨骨膜撕脱
处理：压迫止血、抗休克、抗感染、植皮术，完全撕脱植皮或缝合时间为6h内

第二节　颅骨损伤

一、分类

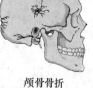

颅骨骨折

骨折与外界相通 { 开放
闭合

按部位 { 颅盖骨折
颅底骨折

按形态 { 线性：X线平片确诊，注意骨折线部位，警惕脑损伤和颅内血肿，观察或CT检查
凹陷 { 伤情：多见颅盖，婴幼多"乒乓球"样，成人多粉碎性
检查：切线位X片和CT。
治疗：常需外科处理（①凹陷＞1cm；②功能区；③有局灶表现；④刺入脑内）

二、颅底骨折

临床表现 {
　局部软组织损伤
　前颅凹骨折—眶周青紫肿胀、迟发性眼睑皮下淤血（熊猫眼征）
　中颅凹骨折—颞肌肿胀、压痛和耳后迟发性瘀斑（Battle 征）
　后颅凹骨折—颈肌肿胀、Battle 征、咽后壁淤血水肿等
　脑神经损伤：前颅凹—Ⅰ、Ⅱ；中颅窝—Ⅷ、Ⅶ（Ⅲ～Ⅶ）
　后颅窝—Ⅷ、Ⅶ及后组脑神经损伤，很少见
　脑脊液漏或气颅：前颅凹—鼻漏、中颅凹—耳漏
　颅内感染：脑脊液漏或气颅引起
}

治疗 {
　非手术：头高 30°，患侧卧。避免咳嗽、擤鼻等。大便通畅
　　　　清洁鼻腔、耳道，禁堵塞。合理使用抗生素
　手术：①脑脊液漏—＞1 个月者修补术。②大量颅内积气—锥孔置管。③视神经减压
　　　时间为 12h 内
　后颅窝——枕大孔和高颈椎的骨折或脱位：处理呼吸紊乱及颈髓受压
}

第三节　脑损伤

一、分类

开放性：锐器或火器伤；硬脑膜破裂；CSF 或脑溢出

闭合性 {
　原发性：脑震荡、脑挫裂伤、原发性脑干损伤、弥漫性轴索损伤
　继发性 {
　　脑水肿：继发于脑挫裂伤
　　颅内血肿：颅骨、脑膜和脑血管破裂形成
　　颅内压增高、脑疝
　}
}

二、原发性和继发性脑损伤

（一）脑震荡（原发性，轻型）

1. 外伤史。
2. 伤后即刻的短暂意识丧失，＜30 分。
3. 伤后逆行性遗忘。
4. 可有头痛、恶心等症状，但无神经系统阳性体征。
5. CSF 正常，CT 和 MRI 无阳性发现。

（二）脑挫裂伤

意识障碍可能是突出的临床表现，但有些可能仅有阳性影像证据，而无临床表现。
具备下列条件之一，诊断即可成立。
1. 伤后即刻意识障碍，＞30 分。轻重差异大，多需留院观察，重者手术减压。
2. 伤后即刻有局灶性神经系统体征，包括局灶性癫痫、失语、偏瘫、脑膜刺激征等。
3. CSF 检查证实蛛网膜下腔出血或 CT、MRI 有阳性表现。

（三）原发性脑干损伤

不包括继发于脑疝者，常与弥散性轴突损伤并存。

1. 伤后即刻昏迷，>12h。

2. 瞳孔不等大、缩小或多变，对光反应无常。两侧眼球分离、内斜、同向凝视等眼姿异常。

3. 脑神经损害加交叉性麻痹或双侧锥体束征或伴有去大脑强直。

4. 生命体征变化：先出现呼吸节律紊乱，甚至呼吸停止；心血管功能紊乱多出现在呼吸紊乱或停止以后，如心律变慢、血压升高等，晚期出现血压下降，最后心搏停止。

5. MRI有助于诊断。

（四）弥漫性轴索损伤

1. 损伤方式：惯性力特别是旋转剪应力。

2. 损伤效应：脑中轴部分为主的白质广泛性轴突损伤，临床表现类似脑干损伤。

3. 影像和病理改变：大脑半球灰白质交界处、脑室周围、胼胝体、脑干及小脑等处点或小片状出血灶及水肿。MRI优于CT。

4. 镜下可见轴突断裂、轴浆溢出。稍久则可见圆形回缩球及含铁血黄素。最后呈囊变及胶质增生。

第四节 脑内血肿

（一）分类

- 按血肿来源部位
  - 硬膜外血肿
  - 硬膜下血肿
  - 脑内血肿
  - 脑室内血肿
  - 后颅凹及混合性血肿
- 按出现症状时间
  - 急性 <72h
  - 亚急性 3天~3周
  - 慢性 >3周
- 特殊类型
  - 单纯性：指不伴有脑挫裂伤的血肿
  - 复合性：指血肿部位伴有脑挫裂伤，以硬膜下血肿多见
  - 迟发性：指伤后首次CT未发现血肿，再次CT发现血肿

（二）硬膜外血肿

颅骨和硬脑膜之间，占1/3。多由颅骨骨折引起，多在颅盖部。

出血来源：脑膜中动脉及分支；静脉窦；颅骨板障。

临床表现特点：

1. 好发于颞额顶区。多在着力点或骨折附近。局部有伤痕、软组织肿胀、头皮血肿。

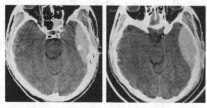

CT示硬膜外血肿

2. 意识障碍形式：无或一过性昏迷—中间清醒期—再次昏迷或迟发昏迷或伤后即持续昏迷。

3. 颅压增高症状明显，继发昏迷前常有躁动不安。继发脑疝者，出现脑疝表现。

4. 头颅平片多有骨折，有时可见骨折线与血管沟或静脉窦交叉。CT示颅骨内双凸面形新鲜血肿的高密度影。

（三）硬膜下血肿

硬膜与蛛网膜之间的硬膜下腔，占40%左右。多见复合性（合并脑挫裂伤），单纯性多数为慢性。

1. 急性或亚急性硬膜下血肿的临床特点

（1）多在对冲部位，也可在着力部位，额颞区多见。

（2）临床表现较重，包括脑挫裂伤、水肿和血肿压迫引起的局灶症状和体征及颅内压增高的表现。继发脑疝者，可出现脑疝表现。

（3）中间清醒期少见。

（4）头颅平片50%无骨折，CT示硬膜下新月状或半月形的高密度、等密度或混合密度影。

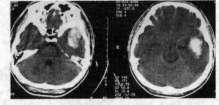

CT示硬膜下血肿

2. 慢性硬膜下血肿的临床特点

（1）单纯性，桥静脉撕断所致。

（2）好发于50岁以上，大多数有轻微外伤史，有些回忆不出外伤史。

（3）临床表现轻，多为进行性慢性颅压增高表现，智力改变及精神症状，有或无局灶表现。

（4）多位于额顶部脑表面，多有脑萎缩。CT或MRI示硬膜下新月状、半月形或双凸面形液化血肿或新鲜和陈旧血肿混杂的密度或信号。

（5）钻孔或锥孔引流血肿为主要治疗方法。

（四）脑内血肿

1. 浅部血肿来自脑挫裂伤灶，深部血肿位于白质深部，多见于老人，脑表面可无挫裂伤。

2. 临床表现以进行性意识障碍为主，伴有颅压增高表现和相应部位的局灶神经系统缺陷。

3. 诊断主要依靠CT，血肿位于脑内。

（五）外伤性脑室内血肿

1. 多见邻近的脑内血肿破入脑室。也可见单纯脑室内血肿。

2. 病情复杂，主要表现为脑积水——→急性颅压增高；血液刺激——→高热等。

3. 诊断主要依靠CT。

CT示脑内血肿

第五节　开放性颅脑损伤

（一）分类

非火器伤 { 锐器伤：如刀、斧等。创缘多整齐，脑损伤限于着力点
　　　　　　钝器伤：创缘不整或参差不齐，颅骨骨折以凹陷和粉碎性骨折多见

火器伤 { 切线伤：枪弹以切线方向擦过——→颅骨与脑组织沟槽状损伤
　　　　　盲管伤：一个入口而无出口，枪弹停留在伤道远端
　　　　　贯通伤：枪弹贯通头部，有入口和出口，出口常伴放射状骨折
　　　　　反跳伤：枪弹撞于颅骨或颅内其他硬结构上造成反弹运动而致伤

（二）临床特点

与闭合性相比，开放性多有明确的致伤或火器伤史，有创口，附着泥沙、玻璃、金属碎片等异物，可见脑脊液、脑组织外溢等。易出现失血性休克、感染等，外伤性癫痫的发生率较高。

第六节　颅脑损伤的处理

（一）病情观察

1. 意识状态：Glasgow coma 昏迷计分（见下表）。最高 15 分，表示意识清楚；<8 分为昏迷，最低为 3 分。清楚的病人发生睡眠遗尿，应视为意识障碍。病人躁动，脉率未见增快，可能已有脑疝。意识障碍病人由能够自行改变卧位或能够在呕吐时自行改变头位到不能变动，为病情加重表现。

格拉斯哥昏迷计分表（Glasgow coma scale）

睁眼反应		言语反应		运动反应	
自动睁眼	4	回答正确	5	按吩咐动作	6
呼唤睁眼	3	会话错误	4	刺痛能定位	5
刺痛睁眼	2	语无伦次	3	刺痛时躲避	4
不能睁眼	1	只能发声	2	刺痛肢屈（去皮层状态）	3
		不能发声	1	刺痛肢伸（去大脑强直）	2
				无运动反应	1

* 总分为三种反应评分之和

2. 瞳孔和对光反应：瞳孔大小、形态变化；直接和间接对光反应。
3. 神经系统体征：检查伤后有无神经系统体征；或在观察期出现，是否进行性加重。
4. 生命体征：血压、心率和脉搏、呼吸、体温监测。参见脑疝章节。
5. 其他：观察期间出现头痛或烦躁不安或原有头痛、恶心呕吐加重，可能为颅内压增高或脑疝先兆。

（二）特殊检查

1. CT 检查：有诊断、观察意义。
2. 颅内压监测：①了解颅内压程度及变化；②作为手术适应证的参考；③判断预后。
3. 脑诱发电位：可分别反映脑干、皮质下和皮质等不同部位的功能情况。
4. MRI：适用于病情相对稳定的患者，对脑干、后颅窝结构的损伤有优势。

（三）脑损伤分级

1. 按伤情轻重分级：①轻型：主要指单纯脑震荡，伤后仅有短时期脑功能障碍，昏迷<30min，有或无骨折，有轻度头痛、头晕等自觉症状，神经系统和脑脊液检查无明显改变。②中型：包括轻度脑挫裂伤、颅内小血肿等器质性损害，有或无颅骨骨折及蛛网膜下腔出血，无脑受压征，昏迷<6h，有轻度神经系统体征，有轻度的生命体征改变。③重型：包括广泛颅骨骨折、广泛脑挫裂伤、脑干损伤、外伤性颅内血肿等，昏迷>6h，意识障碍逐渐加重或出现再昏迷，有明显的神经系统体征和明显的生命体征改变。

2. 按 Glasgow 昏迷计分分级：①轻型：13～15 分，伤后昏迷<30min。②中型：8～12 分，

伤后昏迷 30min～6h。③重型：3～7 分，伤后昏迷＞6h，或在伤后 24h 内再次昏迷＞6h 者。

（四）急诊处理原则

1. 轻型：①急诊室观察 24h；②观察意识、瞳孔、生命体征和神经系统变化；③颅骨 X 线平片或头部 CT；④对症处理；⑤向家属说明有迟发性颅内血肿可能。

2. 中型：①意识清楚者留急诊室或住院观察 48～72h，有意识障碍者住院；②观察意识、瞳孔、生命体征和神经系统变化；③头部 CT；④对症处理；⑤有病情变化时，即刻作头部 CT 复查，做好随时手术的准备。

3. 重型：①须住院或在重症监护病房；②观察意识、瞳孔、生命体征和神经系统变化；③选用头部 CT 监测、颅内压监测或脑诱发电位监测；④积极处理高热、躁动、癫痫等，有颅内压增高表现者，给予脱水等治疗，维持良好的周围循环和脑灌注压；⑤注重昏迷的护理和治疗，首先保证呼吸道通畅；⑥有手术指征者尽早手术，已有脑疝时，先予以 20％甘露醇 250ml 及呋塞米 40mg 静脉推注，立即手术。

（五）手术治疗

1. 开放性脑损伤：原则上尽早清创缝合，变开放为闭合。
2. 闭合性脑损伤手术主要是针对颅内血肿或重度脑挫裂伤合并脑水肿引起颅内压增高和脑疝。

常用的手术方法：①开颅血肿清除术；②去骨瓣减压术；③钻孔探查术

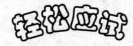

一、选择题

【A 型题】

1. 头皮裂伤的处理原则哪项正确
   A. 干净伤口应急诊清创缝合，有泥沙等污物时可用油纱填塞，延迟缝合
   B. 头皮隐藏污垢、细菌，一般先用油纱填塞，待伤口干净后延迟缝合
   C. 单纯裂伤一期缝合，复杂伤口大多需要延迟缝合
   D. 只要没有脑脊液漏，所有头皮裂伤都应尽量一期缝合
   E. 伤口逾时 24h，没有明显感染征象，仍应一期清创缝合

2. 发现颅盖线形骨折时，应特别注意
   A. 线形骨折常合并对冲部位血肿
   B. 线形骨折常合并硬膜下血肿
   C. 线形骨折常合并骨膜下血肿
   D. 线形骨折常合并严重脑挫裂伤
   E. 通过脑膜血管沟或静脉窦时，应注意有无颅内血肿发生

3. 以下是开放性颅脑损伤的凹陷骨折的处理原则，**除了**
   A. 尽早尽量施行颅脑清创缝合术，变开放伤为闭合
   B. 术前常规 X 线平片检查，了解骨折情况
   C. 防止感染，合理使用抗生素
   D. 术前常规 X 线平片检查，了解陷入脑内的骨折片的位置、数目等
   E. 一定要悉数摘除陷入颅内的骨片或异物

4. 颅底骨折的诊断主要依靠
   A. CT 的骨窗像
   B. MRI 的 T_2 加权像
   C. 临床表现
   D. 颅底 X 线平片

E. 耳、鼻、喉科检查

5. 颅底骨折引起的脑脊液漏时需要耐心护理，应**禁忌**
   A. 鼻腔和外耳道清洁护理
   B. 无菌棉球填塞鼻腔或外耳道
   C. 使用乙酰唑胺
   D. 限制液体入量
   E. 头高 30°卧向患侧

6. 颅底骨折引起的脑脊液漏的手术指征是
   A. 经久不愈长达 2 个月以上者
   B. 经久不愈长达 2 周以上者
   C. 出现低颅压综合征者
   D. 经久不愈长达 4 周以上者
   E. 经久不愈长达 4 个月以上者

7. 有关脑挫裂伤，下列论述哪项正确
   A. 脑挫裂伤是比脑震荡更严重的原发性脑损伤，伤后均有意识障碍，时间超过 30 分钟
   B. 意识障碍可出现中间清醒或好转期，但不一定是继发颅内血肿
   C. 只有腰穿证实蛛网膜下腔出血时才能确诊，颅内压高于正常
   D. 影像检查多有阳性表现，MRI 优于 CT，适用于所有情况
   E. 由于存在脑组织损伤，伤后都有局灶性神经系统症状和体征

8. 脑干损伤的诊断依据下列哪项**不适当**
   A. 昏迷持续时间超过 12h
   B. 瞳孔不等大、缩小或多变，两侧眼球分离或其他眼姿异常
   C. 脑神经损害加交叉性麻痹或双侧锥体束征或伴有去大脑强直
   D. 生命体征变化：心血管功能紊乱多在呼吸改变或停止以后出现
   E. 影像检查多有阳性发现，确诊需要 CT 检查

9. 迟发性血肿是指
   A. 伤后 3 周内出现症状者
   B. 伤后 3 周内发现血肿者
   C. 伤后 3 周内出现血肿者
   D. 伤后 3 周内明确诊断者
   E. 首次 CT 检查阴性，以后复查 CT 发现血肿者

10. 急性硬膜外血肿的出血来源包括以下各项，**除了**
    A. 脑膜中动脉及其分支损伤
    B. 矢状窦或横窦损伤
    C. 筛前动脉损伤
    D. 桥静脉损伤
    E. 脑膜前动脉损伤

11. 据临床观察，颅内血肿量达到下列哪项时就可引起颅内压增高症状
    A. 幕上血肿超过 40ml，幕下血肿超过 10ml
    B. 幕上血肿超过 35ml，幕下血肿超过 10ml
    C. 幕上血肿超过 20ml，幕下血肿超过 15ml
    D. 幕上血肿超过 10ml，幕下血肿超过 30ml
    E. 幕上血肿超过 20ml，幕下血肿超过 10ml

12. 对慢性硬膜下血肿的处理，下列叙述哪项**不对**
    A. 钻颅导管闭式引流是一种安全的方法
    B. 缓慢、持续引流以便脑膨起
    C. 多数需要开颅切除血肿被膜以利于脑组织膨胀复位
    D. 影像学分析与手术治疗病例的临床改善表现可能不一致
    E. 某些病例没经手术治疗可自愈

13. 按照 Glasgow 昏迷分级计分法，重型颅脑损伤为
    A. 13～15 分
    B. 9～12 分
    C. 3～8 分
    D. 1～2 分
    E. 3～5 分

14. 有关重症昏迷病人的护理，下述哪项**不全对**
    A. 呼吸道内定时滴入生理盐水，每次 5ml
    B. 根据颅内压的变化进行处理
    C. 鼻饲或静脉营养：2500 千卡/天
    D. 抗酸药物及预防惊厥的药物

E. 加强雾化吸入，勤吸痰，少翻身

15. 下列哪项**不是**特重型颅脑损伤的诊断标准
    A. Glasgow 昏迷计分为 3～5 分，昏迷 ＞6h
    B. 脑原发伤重，伤后深昏迷，有去大脑强直
    C. 已有晚期脑疝发生，生命体征严重紊乱或呼吸已停止
    D. 脑原发伤重，伤后深昏迷伴有其他脏器损伤、休克
    E. 昏迷时间长达 12h

16. 某男，25 岁，因车祸受伤 2h 入院。查体：嗜睡，呼唤能睁眼；回答问题有错误；对疼痛刺激能定位。其 Glasgow 昏迷分级计分应为
    A. 12 分
    B. 15 分
    C. 10 分
    D. 9 分
    E. 5 分

17. 男，45 岁，3 天前因车祸受伤，3h 前出现右侧肢体活动不利。受伤当日在县医院行 CT 检查未见异常。此时，最大的可能是
    A. 出现亚急性硬膜下血肿
    B. 迟发性脑挫裂伤
    C. 因 CT 质量问题而误诊
    D. 迟发性颅内血肿
    E. 出现亚急性硬膜外血肿

18. 女，30 岁，车祸后从前窗摔出受伤半小时，急救站送医院途中病人昏迷，并发现左瞳孔扩大。来院后发现：深昏迷；头皮多处玻璃划伤；双侧瞳孔散大，对光反射消失。静注甘露醇后，右侧瞳孔很快恢复正常，左侧仍大。放射科回报：CT 因故障停机。此时的最佳处理方案是
    A. 立即行左顶枕钻孔探查术
    B. 继续静注甘露醇，同时送 ICU 监护
    C. 转送外院作 CT 检查
    D. 立即行左额颞钻孔探查术
    E. 就地行脑血管造影明确病变部位

19. 男，30 岁，骑摩托车撞后受伤 20 分钟，被警察送入医院。入院后病人已清醒。神经系统检查无阳性发现。X 线平片显示：有额颞线形骨折；右股骨干骨折。骨科医师收入院，采取牵引固定。2h 后因病人出现躁动请神经外科会诊。正确的建议应是
    A. 躁动与疼痛有关，可肌肉注射哌替啶 50mg
    B. 耐心为患者服务，满足病人的要求
    C. 为了治疗骨折，用镇静剂制动。
    D. 静脉注射适量的地西泮，立即行 CT 检查
    E. 为除外颈髓挥鞭样损伤，首选 MRI 检查

20. 以下那项**不是**凹陷骨折的手术适应证
    A. 面积大、有颅压增高者
    B. 骨片压迫脑重要区致神经功能障碍者
    C. 非功能区深度＞1cm 者
    D. 大静脉窦处，无神经体征和颅压增高
    E. 开放性者

（21～25 题共用题干）
男，26 岁。施工时因塌方受伤，被同事从土堆中救出后送入医院。

21. 接诊早期应特别注意
    A. 不要遗忘神经系统检查项目
    B. 有无抽风病史
    C. 首先行胸部平片检查
    D. 口腔内有无异物影响呼吸
    E. 头部平片除外颅骨骨折

22. 清除口腔异物后，病人仍有呼吸困难。发现病人处于浅昏迷状态，以下哪项检查应稍后再作
    A. 测血压、脉搏
    B. 胸部望诊，观察呼吸节律及胸廓运动
    C. CT 扫描除外颅内血肿
    D. 检查病人的两侧瞳孔大小及对光反应
    E. 胸部叩诊及呼吸音的双侧比较

23. 入院第二天，病人的意识状态恶化，呈深昏迷状态。双侧眼球分离；双侧瞳孔直径＜2mm，对光反应迟钝；压眶时可见双上肢内旋伸直及双下肢强直反应；双足 Babinski 征阳性。矛盾呼吸仍然存在。肺部听诊可闻痰鸣音。决定行气管切开术和

呼吸机辅助呼吸，其目的与下述哪项**无关**

A. 保持呼吸道通畅，利于吸痰

B. 有利于减轻脑干的继发损伤

C. 可用于固定多发多根肋骨骨折，纠正矛盾呼吸

D. 有利于酸碱平衡

E. 增强呼吸道对感染的抵抗力

24. 此病人脑干损伤的诊断是否成立，下列论述哪项正确

A. 压眶时可见四肢运动，说明对意识状态的判断不对

B. 缺乏 MRI 检查，目前诊断脑干损伤的证据不充分

C. 呈去大脑强直状态，已用呼吸机辅助呼吸，应诊断为脑死亡

D. 根据现有临床表现，脑干损伤的诊断成立

E. 目前病人的临床表现可能与使用镇静剂有关

25. 去大脑强直状态最常见于哪种脑损伤？

A. 脑震荡

B. 大脑皮层挫伤

C. 慢性硬膜下血肿

D. 脑干损伤

E. 大面积头皮撕脱伤

26. 急性硬膜外血肿最常见部位是

A. 枕区

B. 顶枕区

C. 额顶区

D. 颞顶区

E. 额底区

【B 型题】

(1～3 题共用备选答案)

A. 头皮下血肿

B. 硬膜下血肿

C. 骨膜下血肿

D. 硬膜外血肿

E. 帽状腱膜下血肿

1. 血肿广泛，与骨缝无关的是

2. 体积小，张力高，周边隆起较硬的是

3. 血肿周界止于骨缝的是

(4～6 题共用备选答案)

A. 颅前窝骨折

B. 开放性骨折

C. 线形骨折

D. 生长性骨折

E. 颅中窝骨折

4. 发生于小儿的是

5. Battle 征是

6. "熊猫眼" 征是

(7～9 题共用备选答案)

A. 开放性骨折

B. 闭合性骨折

C. 原发性闭合性脑损伤

D. 开放性脑损伤

E. 火器伤

7. 伤口下见到骨折线是

8. 头部刀砍伤后，局部有脑脊液漏出是

9. 脑震荡是

选择题参考答案

【A 型题】

1. E　2. E　3. E　4. C　5. B　6. D　7. B　8. E　9. E　10. D

11. E　12. C　13. C　14. E　15. E　16. A　17. D　18. D　19. D　20. D

21. D　22. C　23. E　24. D　25. D　26. D

【B 型题】

1. E　2. A　3. C　4. D　5. E　6. A　7. A　8. D　9. C

（张彦芳）

第十九章 颅内和椎管内肿瘤

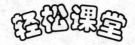

第一节 颅内肿瘤

一、概述

1. 分类：颅内肿瘤（intracranial tumors）分为原发性和继发性两类。原发性是指发生于颅内各组织的肿瘤，继发性是指身体其他部位转移或侵入颅内的肿瘤。

原发性
- 胶质瘤
  - WHO I：良性，部分可终生治愈
  - WHO II、III、IV：恶性程度递增，复发
- 脑膜瘤：良性
- 垂体瘤：良性
- 神经鞘瘤：良性

2. 诊断
- 临床表现
  - 颅内压增高症状
  - 神经局灶症状
  - 癫痫
- 神经影像学
  - CT、MRI——肿瘤位置、大小、邻近结构的关系
  - DSA——肿瘤血供、血运与邻近血管的关系

3. 治疗
- 外科治疗——首要的治疗方法
  - 良性肿瘤，少部分低级别胶质瘤——可以根治
  - 恶性肿瘤——延长生命，缓解症状
- 放射治疗
  - 主要治疗方法——颅内生殖细胞瘤，原发性颅内淋巴瘤
  - 辅助治疗方法——恶性胶质瘤等术后辅助治疗
- 化学治疗
  - 主要治疗方法——颅内生殖细胞瘤，原发性颅内淋巴瘤
  - 辅助治疗方法——恶性胶质瘤等术后辅助治疗
- γ-刀放射外科治疗——脑内深部手术切除困难，直径＜3cm 肿瘤

二、常见颅内肿瘤

1. 胶质瘤：为神经上皮性肿瘤，总体为恶性肿瘤，大部分起源于星形细胞，分为低级别胶质细胞瘤、间变性胶质细胞瘤和胶质母细胞瘤。WHO 根据恶性程度、预后将其分为 I～IV 级。

分类		病理学	临床	影像学（CT、MRI）	治疗	预后（中位生存期）
星形细胞瘤	WHO I	星状星形细胞和嗜酸性颗粒 Rosenthal 纤维	儿童小脑视交叉	边界清楚的增强性病变，位于小脑半球可有囊性变	手术	8～10 年部分治愈
	WHO II	轻度细胞密集和多形性改变	成人大脑半球	边界不清楚，CT 低密度，MRI 异常信号，无增强	手术	7～8 年

续表

分类	病理学	临床	影像学（CT、MRI）	治疗	预后（中位生存期）
间变性星形细胞瘤 WHO Ⅲ	中度的细胞密集、多形性及有丝分裂，无坏死	成人大脑半球	可增强的混杂密度和信号	手术＋放疗＋化疗	≈5 年
多形胶质母细胞瘤 WHO Ⅳ	细胞密集性、核和细胞多高度形、血管内皮增生、有丝分裂多见，常有坏死	成人大脑半球	可增强的混杂密度信号或环形增强	手术＋放疗＋化疗	<14 个月

2. 髓母细胞瘤（medulloblastoma）：为儿童最常见的恶性肿瘤，可能起源于神经外胚层细胞，通常起自小脑蚓部，位于第四脑室顶，发病高峰在 3～8 岁。高度恶性，易发生脑脊液播散性转移。

(1) 临床表现 ｛ 肿瘤阻塞第四脑室和导水管——颅内压增高
肿瘤破坏小脑蚓部结构——躯干性共济障碍
肿瘤可侵犯四脑室底部——中组和后组脑神经症状

(2) CT 和 MRI：小脑中线部位边界清楚、均一强化的实性肿瘤。

(3) 治疗：外科手术治疗＋放射治疗＋化疗。

3. 脑膜瘤（meningioma）：成人常见的颅内良性肿瘤，发病率仅次于胶质瘤。发病的年龄高峰为 45 岁，男：女为 1：1.8。

脑膜瘤发生于蛛网膜内皮细胞，可发生于任何有蛛网膜细胞的地方，特别是与蛛网膜颗粒的集中分布的区域相一致——矢状窦旁、凸面、鞍结节、蝶骨嵴、嗅沟、大脑镰。通常生长缓慢，膨胀性生长，边界清楚。

(1) 诊断

临床表现 ｛ 头痛
癫痫
局灶症状

影像学 ｛ CT、MRI——基底位于硬脑膜，边界清楚，均匀一致增强
DSA——了解肿瘤的血供，静脉窦受侵情况

(2) 治疗

外科手术——大部分可达到根治目的

放射治疗——非典型性脑膜瘤或恶性脑膜瘤术后辅助治疗

4. 垂体腺瘤：垂体腺瘤，简称垂体瘤，是属于内分泌系统的一种肿瘤，起源于垂体腺的前叶（腺垂体）。其发病率仅次于胶质瘤和脑膜瘤，居颅内肿瘤的第三位，占颅内肿瘤的 10％。30～40 岁多见，男女均等。

(1) 分类及临床表现

功能性腺瘤（微腺瘤直径<1cm）｛ 泌乳素腺瘤——停经泌乳，性功能低下
生长激素腺瘤——巨人症，肢端肥大症
促肾上腺皮质激素腺瘤——Cushing 综合征

非功能性腺瘤（直径>1cm）｛ 垂体功能低下——性功能障碍或月经紊乱为首发表现
局部症状——视力减退，双颞侧偏盲

(2) 诊断：临床表现──→内分泌学检查──→影像学检查（CT、MRI）。

(3) 治疗

$$\left\{\begin{array}{l}\text{外科手术}\\\text{药物治疗（溴隐亭）——泌乳素腺瘤}\\\text{放射治疗（普通放疗，}\gamma\text{-刀）——无法耐受外科手术患者}\end{array}\right.$$

5. 听神经瘤（acoustic neuroma）：起源于听神经前庭支的鞘膜，是颅内最常见的神经鞘瘤，也是脑桥小脑角最常见肿瘤。为良性肿瘤，通常在 30 岁以后出现症状，95% 以上为单侧。

（1）诊断

临床表现 $\left\{\begin{array}{l}\text{（早期）局部神经功能障碍——耳鸣、感觉性耳聋和平衡障碍三联征}\\\text{（晚期）脑积水——颅内高压症状}\\\text{相邻结构（脑干、小脑、脑神经）功能障碍}\end{array}\right.$

神经耳科学——神经性听力下降或丧失。

影像学（CT、MRI）——脑桥小脑角占位性病变，内听道口扩大。

（2）治疗

$\left\{\begin{array}{l}\text{外科手术治疗}\\\text{放射外科治疗（}\gamma\text{-刀）——直径}<3\text{cm，不能耐受外科手术者}\end{array}\right.$

第二节　椎管内肿瘤

椎管内肿瘤（intraspinal tumors）是指生长于脊髓及与脊髓相连接的组织，包括神经根、硬脊膜、血管、脊髓及脂肪组织等的原发以及继发性肿瘤。可发生在任何年龄，以 20～40 岁组最多见，男性稍多于女性，但脊膜瘤好发于女性。

一、分类

$\left\{\begin{array}{l}\text{髓内肿瘤——神经胶质瘤}\\\text{髓外硬膜下——神经鞘瘤，脊膜瘤}\\\text{硬膜外——恶性肿瘤、转移瘤}\end{array}\right.$

二、诊断

1. 临床表现

$\left\{\begin{array}{l}\text{刺激期（神经根痛期）} \longrightarrow \text{脊髓部分受压期（Brown-Sequard 综合征）} \longrightarrow \text{脊髓完全受压期}\\\text{髓内肿瘤感觉障碍平面是从上向下发展，髓外肿瘤则由下向上发展}\\\text{运动障碍表现为病变水平的下运动神经元损伤症状和病变以下的上运功神经元损伤症状}\end{array}\right.$

2. 影像学

$\left\{\begin{array}{l}\text{X 线平片：可以了解椎骨的继发性改变，如椎体的吸收、破坏、椎弓根间距增大、椎间孔}\\\quad\text{增大等}\\\text{CT 和 MRI：其中以 MRI 最具定位及定性诊断意义，可直接观察肿瘤的形态、部位、大小}\\\quad\text{和与脊髓的关系。CT 显示骨结构的改变}\end{array}\right.$

三、治疗

外科手术治疗 $\left\{\begin{array}{l}\text{髓外良性肿瘤可以根治}\\\text{髓内肿瘤}\left\{\begin{array}{l}\text{室管膜瘤——部分可以治愈}\\\text{星形细胞瘤——手术减压}\end{array}\right.\end{array}\right.$

放射治疗——恶性肿瘤术后的辅助治疗。

轻松应试

一、选择题

【A 型题】

1. 下面关于脑膜瘤的描述哪项是**错误**的
   A. 是颅内最常见的良性肿瘤
   B. 起源于蛛网膜内皮细胞
   C. 大部分膨胀性生长，边界清楚，全切后不易复发
   D. 大部分浸润性生长，边界不清，术后极易复发
   E. 大多发生于成年人，女性略多于男性

2. 功能性垂体微腺瘤最多出现的临床表现是
   A. 颅内压增高表现
   B. 视力下降
   C. 内分泌改变
   D. 双颞侧偏盲
   E. 生长发育障碍

3. 儿童最常见的颅内恶性肿瘤是
   A. 生殖细胞瘤
   B. 髓母细胞瘤
   C. 颅咽管瘤
   D. 畸胎瘤
   E. 恶性脑膜瘤

4. 关于听神经瘤下列哪项是正确的
   A. 发生于听神经施万细胞
   B. 表现为听力进行性下降，早期也可表现为耳鸣
   C. 可出现一侧共济障碍
   D. 继发脑积水而出现颅内压增高症状
   E. 以上均正确

5. 下列哪种为最常见的鞍区肿瘤
   A. 视神经胶质瘤
   B. 垂体腺瘤
   C. 颅咽管瘤
   D. 生殖细胞瘤
   E. 脑膜瘤

6. 关于垂体瘤哪项是正确的

   A. 功能性垂体微腺瘤最多出现的临床表现是内分泌改变
   B. 非功能性垂体瘤常表现为颅内压增高症状
   C. 较大的垂体瘤多引起同向性偏盲
   D. 经鼻蝶入路仅适合垂体微腺瘤
   E. 尿崩症是垂体瘤常见症状

7. 男性 45 岁，间断性头痛半年，进行性加重，1 周来头痛加重明显，伴恶心呕吐及左侧肢体力弱。头颅 CT 平扫示右侧额叶病变，混杂密度，边界不清楚，周围水肿明显，脑室受压变形。增强扫描病变不均匀强化，形态不规则。最可能的诊断是
   A. 梗死后出血
   B. 脑膜瘤
   C. 脑脓肿
   D. 脑胶质瘤
   E. 慢性硬膜下血肿

8. 男，25 岁，枕颈疼痛 1 年，咳嗽时疼痛加剧，伴左下肢麻木逐渐发展到脐部。半年来出现右下肢力弱。此病人最可能是
   A. 高颈髓髓外硬膜下肿瘤
   B. T_{10} 髓外硬膜下肿瘤
   C. T_{10} 髓内肿瘤
   D. T_{10} 髓外硬膜外肿瘤
   E. 颈膨大髓内肿瘤

9. 男性 30 岁，近半年来头痛，1 周前开始加重，头痛剧烈伴呕吐，并自觉右侧肢体活动不灵便，首先拟行何种检查以确定有无颅压高
   A. 腰穿测压
   B. 头颅平片
   C. 眼底检查
   D. 头颅 CT
   E. 头颅 MRI

10. 为暂时缓解患者颅内压增高症状应首先给

予下列哪项治疗

A. 腰穿释放脑脊液

B. 脑室穿刺外引流

C. 静点 20％甘露醇

D. 吸氧

E. 镇痛

11. 该患者头颅 CT 扫描显示左侧额颞叶病变，密度不均匀，呈等和低密度，脑室受压变

形，中线移位，注射造影剂后，增强不均，边界不清。可能的诊断是

A. 脑膜瘤

B. 胶质瘤

C. 髓母细胞瘤

D. 脑脓肿

E. 脑梗死后出血

二、问答题

1. 简述垂体瘤的临床表现及诊断要点。

2. 结合解剖知识叙述较大的听神经瘤可能出现的临床表现。

3. 简述胶质瘤与脑膜瘤的鉴别诊断，以及两者治疗原则和预后的区别。

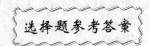

选择题参考答案

【A 型题】

1. D   2. C   3. B   4. E   5. B   6. A   7. D   8. A   9. D   10. C

11. B

（张家涌 鲍圣德）

第二十章　颅内和椎管内血管性疾病

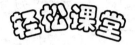

颅内和椎管内血管性疾病是由先天性和退变性血管异常所构成的中枢神经系统血管病变的总称。可分为缺血性和出血性血管病两大类。

第一节　缺血性血管病

缺血性血管病占中枢神经系统血管性疾病的 60%～70%，主要病因是动脉粥样硬化，临床表现为短暂性脑缺血发作（TIA）和脑梗死（进展性或完全性卒中）。

病因	辅助检查	主要药物治疗	外科治疗
血管狭窄或闭塞	TCD　MRA　CTA DSA　颈部彩超	阿司匹林 氯吡格雷 阿托伐他汀	动脉内膜剥脱、介入支架、动脉血管吻合（＞70%）
血栓形成	MRA　CTA　DSA	阿司匹林 氯吡格雷 肝素	动脉静脉溶栓、介入支架
栓塞	MRA　CTA　DSA	阿司匹林 氯吡格雷 肝素	动脉静脉溶栓、介入取栓

第二节　出血性血管病

出血性血管病占中枢神经系统血管性疾病的 20%。包括动脉瘤、血管畸形、烟雾病、自发性脑出血、动静脉瘘等。

一、蛛网膜下腔出血（subarachnoid hemorrhage，SAH）

是各种病因引起血管内血液流入蛛网膜下腔的统称。

病因：动脉瘤 80%，不明原因 10%，动静脉畸形 10%，动静脉瘘，血管性肿瘤，烟雾病，自发性脑出血等。

治疗：①出血期：卧床休息，止血。

②病因治疗：开颅动脉瘤夹闭，动静脉畸形、脑肿瘤切除。

二、颅内动脉瘤

动脉管壁病理性局限性扩张产生的瘤样突起。多发动脉瘤占 20%～30%。

分类方法如下：

形态	部位		大小（直径/mm）
囊状（80%）	颈内动脉系统（90%）	椎基底动脉系统（10%）	微型 ≤3
	前交通（35%）	椎动脉	小 3～6
梭形	后交通（35%）	基底动脉	中 7～10
	中动脉（20%）	大脑后动脉	大 11～25
夹层			巨大 ≥25

颅内动脉瘤破裂是神经外科急症，最大的风险是再出血和血管痉挛，因此应该尽早诊断，尽快治疗。

外科治疗：开颅动脉瘤夹闭和血管内介入动脉瘤栓塞。

三、中枢神经系统血管畸形

属先天性血管发育异常，好发于青壮年。

部位	分类	临床表现	辅助检查	外科治疗
颅	动静脉畸形	出血	CT＋CTA	开颅手术切除
	海绵状畸形	癫痫	MRI＋MRA	血管内介入栓塞
	静脉畸形	神经功能缺损	DSA	γ-刀或 X-刀
内	毛细血管畸形	头痛	脑电图	联合治疗
椎	硬膜	间歇跛行		手术切除
管	髓周	出血	全脊髓血管造影	血管内介入栓塞
内	髓内	肢体力弱	CT＋CTM	联合治疗
	混合	大小便障碍	MRI	

四、脑出血

占脑卒中的 15%，位于壳核、皮质下、丘脑、小脑、脑干等部位。

30 天死亡率 35%～52%（半数在两天内），20% 有望在 6 个月内恢复生活自理。

外科治疗：开颅血肿清除、神经内镜血肿清除、立体定位钻孔抽吸、r－tPA 辅助溶解血肿。

手术指征：
①小脑出血直径大于 3cm，并伴有脑干受损表现
②血肿距皮质表面小于 1cm
③脑室内出血或脑积水
④脑干受压

五、脑底异常血管网症

又称烟雾病，是由于颈内动脉虹吸部狭窄或闭塞，脑底 Willis 动脉环出现代偿性新生微小血管网而得名。病因不清。

多见于儿童和青少年，以缺血性发作为主。成人则表现为出血性发作。

外科治疗：以改善脑组织供血为主，包括颞浅动脉-大脑中动脉血管吻合术、颞浅动脉贴附术、颞肌贴附术等。

六、颈动脉海绵窦瘘（carotid－cavernous fistula）

多数为外伤性，部分是动脉瘤自发破裂所引起。

临床表现
①颅内杂音
②搏动性突眼
③眼球运动障碍
④视乳头水肿
⑤视力下降
⑥睑球结膜水肿

治疗：以保护眼球和视力，预防出血为主。

治疗方法：首选血管内介入栓塞。

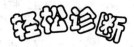

男性，22岁，突发剧烈头痛8小时，伴恶心、呕吐、视物模糊。

神经系统检查：嗜睡，脑神经未见异常，四肢肌力5级，病理征未引出，颈抵抗阳性。

头颅CT：蛛网膜下腔出血，右顶枕皮层下血肿30ml。

1. 诊断及诊断依据：本例病人首先考虑右顶枕血管畸形出血，需行DSA确诊。

诊断依据

（1）年轻患者，急性起病。

（2）CT右顶枕脑内血肿。

2. 鉴别诊断

（1）颅内动脉瘤破裂：剧烈头痛起病，CT常提示蛛网膜下腔出血。中老年人多见，顶枕部非动脉瘤好发部位。DSA可确诊。

（2）皮层下脑出血：与皮层动脉退行性淀粉样变有关，多见于老年人。

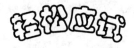

【A型题】

1. 关于缺血性脑血管病的治疗，**不正确**的方法是
   A. 血管内膜剥脱术
   B. 血管介入支架
   C. 血管介入栓塞
   D. 动脉溶栓
   E. 静脉溶栓

2. 男性，63岁。突发头痛，查体颈稍抵抗。CT：蛛网膜下腔出血。此患者的Hunt & Hess分级是
   A. Ⅰ级
   B. Ⅱ级
   C. Ⅲ级
   D. Ⅳ级
   E. Ⅴ级

3. 自发性蛛网膜下腔出血最常见病因是
   A. 血管畸形
   B. 脑出血
   C. 烟雾病
   D. 动静脉瘘
   E. 颅内动脉瘤

4. 颅内动脉瘤确诊的最佳检查方法是
   A. DSA
   B. CTA
   C. MRA
   D. TCD

E. PET

5. 破裂颅内动脉瘤的主要合并症是

    A. 再出血

    B. 心力衰竭

    C. 水电解质紊乱

    D. 脑积水

    E. 肺栓塞

6. 脑出血最常见的部位是

    A. 脑干

    B. 壳核

    C. 丘脑

    D. 小脑

    E. 皮层下

7. 脊髓血管畸形的特征性症状是

    A. 出血

    B. 神经功能缺损

    C. 癫痫

    D. 间歇跛行

    E. 肢体力弱

8. 关于颈动脉海绵窦瘘的叙述**不正确**的是

    A. 多因自发性动脉瘤破裂引起

    B. 临床表现为搏动性突眼

    C. 可出现视力下降

    D. 患者可自觉颅内杂音

    E. 治疗以血管内介入栓塞为主

选择题参考答案

【A 型题】

1. C   2. A   3. E   4. A   5. A   6. B   7. D   8. A

（李　良）

第二十一章　颅脑和脊髓先天畸形

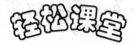

第一节　先天性脑积水

婴儿期脑脊液循环受阻、分泌-吸收失衡，脑脊液积聚脑室系统或蛛网膜下腔内，导致脑室或蛛网膜下腔扩大。

一、分类

非交通性：脑室系统梗阻。常见室间孔、导水管或四脑室出口梗阻
交通性：脑室——→蛛网膜下腔无梗阻。主要是脑脊液吸收障碍
　　　　脑脊液分泌过多（脉络丛乳头状瘤）

二、原因

产后颅内出血、颅内各种感染；先天性畸形导致中脑导水管狭窄、四脑室出口闭锁和 Arnold-Chiari 畸形和 Dandy-Walker 畸形等。

三、临床表现

1. 婴幼儿颅内压增高的表现（头围增大，额顶突出，囟门扩大隆起，颅缝增宽，头顶扁平，头皮静脉怒张）。
2. 颅骨变薄，叩诊呈破壶音。
3. 眼部呈落日征。
4. 斜视、复视，智力低下等。

四、辅助检查

X 线平片；CT 和 MRI 可显示脑室、蛛网膜下腔增大、梗阻部位，除外肿瘤等；放射性核素扫描有助于明确是否存在脑脊液吸收障碍。

五、手术治疗

解除梗阻的手术：如针对四脑室出口梗阻的手术
建立旁路引流的手术：如第三脑室造瘘术和 Torkildsen 手术
分流术：目前常用脑室-腹腔分流术和脑室-心房分流术

六、手术并发症

1. 堵管或分流管移位

2. 感染

3. 出血

4. 过度引流

5. 裂隙脑室综合征

第二节　颅裂和脊柱裂

一、分类

显性和隐性，显性分类如下：

颅裂
- 脑膜膨出：内容物为脑膜和脑脊液
- 脑膨出：内容物为脑膜和脑实质，无脑脊液
- 囊状脑膜脑膨出：内容物为脑膜和脑实质和部分脑室，脑膜下有脑脊液
- 囊状脑膨出：内容物为脑膜和脑实质和部分脑室，脑膜下无脑脊液

脊柱裂
- 脊膜膨出：内容物为脑脊液，无脊髓神经组织
- 脊髓脊膜膨出：内容物为脑脊液和脊髓神经组织
- 脊髓膨出：即脊髓外露，脊髓一段呈平板式地暴露于外界

二、临床表现

1. 颅裂多发于颅骨中线部位，如枕部和鼻根部。脊柱裂位于背部中线，好发于腰骶部。

2. 出生后即发现局部肿块，哭闹时肿块增大，随年龄增大而增大。

3. 局部骨质缺损。

4. 脑、脊髓神经损伤的表现：颅裂可出现肢体瘫痪、挛缩、抽搐等。脊髓裂可出现下肢弛缓性瘫痪、变细、足内翻，膀胱、肛门括约肌功能障碍。

5. 其他表现：如眼距增宽，眼眶变小，肿块是否透光、皮肤破溃感染、腰骶多毛、皮凹和潜毛窦等。可合并脑积水、Chiari 畸形等。

三、诊断和治疗原则

诊断和分类主要依靠 MRI。应尽早手术。合并脑积水特别是颅裂患者，常需先行分流术。

第三节　狭　颅　症

颅缝过早闭合致颅腔狭小，限制脑发育。病因不明，可能与胚胎期中胚叶发育障碍有关。

一、临床表现

1. 头颅畸形：矢状缝——舟状头；冠状缝——短头；一侧冠状缝——斜头；额缝——三角颅；所有颅缝过早闭合——尖头。

2. 脑功能障碍和颅内压增高。

3. 眼部症状和其他：如突眼、分离性斜视、身体其他部位畸形。

二、诊断

头部特征＋X线平片。

三、治疗

尽早手术。骨缝再造或去骨瓣减压。

第四节　颅底陷入症

枕大孔周围颅底骨结构向颅内陷入，枢椎齿状突高于正常水平。常与扁平颅底、Chiari 畸形、枕颈畸形等同时存在。

一、临床表现

1. 多在成年出现颈神经根、后组脑神经受损表现和延髓、小脑功能障碍。
2. 颈短、后发际低等其他外观表现。

二、诊断

枕颈侧位平片或断层片示枢椎齿状突高于硬腭后缘至枕大孔后上缘连线 3mm 以上。

三、治疗

无症状和体征者，无需处理。有症状和体征者，行枕下-颈减压和固定术。

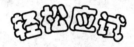

【A 型题】

1. 非交通性脑积水的影像诊断标准是
   A. 蛛网膜下腔扩大
   B. 侧裂间隙增大
   C. 蛛网膜下腔粘连梗阻
   D. 四脑室出口以上脑室系统扩大
   E. 蛛网膜绒毛粘连
2. 有关脑室分流术后发烧的问题，哪项**不正确**
   A. 可能发生大网膜包裹
   B. 可能发生感染
   C. 抗生素治疗 3 天仍持续高热，决定拔管
   D. 术中应严格无菌操作
   E. 多数是术后反应，抗生素治疗有效
3. 婴幼儿脑积水出现"落日征"是由于
   A. 脑积水压迫中脑
   B. 脑积水压迫动眼神经
   C. 脑积水压迫Ⅲ、Ⅳ、Ⅴ脑神经
   D. 颅内压增高引起脑疝

   E. 眶顶下陷压迫眼球
4. 囊状脑膨出和囊状脑膜脑膨出的区别是
   A. 有无脑室膨出
   B. 有无脑膜膨出
   C. 脑膜下有无脑脊液
   D. 有无脑外露
   E. 有无脑积水
5. 以下那项**不是**颅裂和脊柱裂的好发部位
   A. 中线部位
   B. 鼻根
   C. 枕部
   D. 腰骶
   E. 外耳道
6. 斜头是由以下哪项引起
   A. 矢状缝过早闭合
   B. 冠状缝过早闭合
   C. 所有颅缝过早闭合
   D. 一侧冠状缝过早闭合
   E. 人字缝过早闭合
7. 颅底陷入症的 X 线诊断标准是

A. 断层片示枢椎齿状突高于硬腭后缘至枕
大孔后上缘连线 5mm 以上
B. 断层片示枢椎齿状突高于硬腭后缘至枕
大孔后上缘连线 6mm 以上
C. 断层片示枢椎齿状突高于硬腭后缘至枕

大孔后上缘连线 4mm 以上
D. 断层片示枢椎齿状突高于硬腭后缘至枕
大孔后上缘连线 2mm 以上
E. 断层片示枢椎齿状突高于硬腭后缘至枕
大孔后上缘连线 3mm 以上

选择题参考答案

【A 型题】
1. D　　2. E　　3. E　　4. C　　5. E　　6. D　　7. E

（张彦芳）

第二十二章　颈部疾病

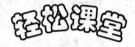

第一节　甲状腺疾病

一、解剖生理概要

甲状腺位于甲状软骨下方、气管两旁，成人甲状腺约重 30g。

甲状腺 { 峡部：一般位于第 2～4 气管软骨的前面
两侧叶：上极通常平甲状软骨，下极多位于第 5～6 气管环

甲状腺的被膜 { 内层被膜即甲状腺固有被膜：薄，紧贴腺体并形成纤维束深入腺体实质内
外层被膜即甲状腺外科被膜：包绕并固定甲状腺于气管和环状软骨上

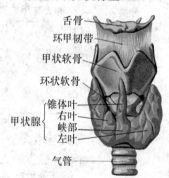

甲状腺的血管 {
动脉 { 甲状腺上动脉（颈外动脉的分支）
甲状腺下动脉（锁骨下动脉的分支）
静脉 { 甲状腺上静脉：汇入颈内静脉
甲状腺中静脉：汇入颈内静脉
甲状腺下静脉：汇入无名静脉

甲状腺的淋巴回流：流入沿颈内静脉排列的颈深淋巴结。分七区。

相关神经
（迷走神经分支） {
喉返神经：在气管食管沟内，于甲状腺下动脉分支间穿过，支配声带运动
喉上神经 { 内支（感觉支）：分布喉黏膜上
外支（运动支）：与甲状腺上动脉同行，支配环甲肌

甲状腺的主要功能：合成和分泌甲状腺素。

甲状腺素的主要作用 { 增加全身组织细胞的氧消耗及热量产生
促进蛋白质、糖类和脂肪的分解
促进人体的生长发育和组织分化

图中标注：舌骨、环甲韧带、甲状软骨、环状软骨、甲状腺（锥体叶、右叶、峡部、左叶）、气管

二、单纯性甲状腺肿

病因：主要为环境缺碘。可分三类：①甲状腺素原料（碘）缺乏；②甲状腺素需要量增多；③甲状腺素合成和分泌障碍。

临床表现：女性多见，甲状腺功能多正常。主要表现为甲状腺肿大以及肿大结节对周围器官的压迫症状。

诊断
- 体检发现甲状腺肿大或结节
- B超发现甲状腺内囊性、实性或混合性多发结节
- 核素检查提示一侧或双侧甲状腺内有多发大小不等、功能不一的结节
- 颈部X线可发现气管有无受压及胸骨后甲状腺肿，以及甲状腺有无钙化灶
- 甲状腺肿块可行针吸细胞学及空心针活检病理检查

预防：加强甲状腺肿的普查工作，集体预防为主，补充加碘盐。

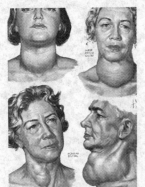

各型单纯性甲状腺肿

治疗原则
- 生理性甲状腺肿：宜多食含碘丰富的食物如海带、紫菜等
- 对20岁以下的弥漫性单纯甲状腺肿可予小剂量甲状腺素
- 手术指征
  - 因气管、食管或喉返神经受压引起临床症状者
  - 胸骨后甲状腺肿
  - 巨大甲状腺肿影响生活和工作者
  - 结节性甲状腺肿继发功能亢进者
  - 结节性甲状腺肿疑有恶变者

三、甲状腺功能亢进的外科治疗

1. 定义：甲状腺功能亢进（hyperthyroidism）是由各种原因引起循环中甲状腺素异常增多，而出现以全身代谢亢进为主要特征的疾病总称。按病因可分为原发性、继发性及高功能腺瘤三类。特点如下：

分类	肿大与甲亢顺序	年龄特点	肿大性质	有无突眼	其他特点
原发性甲亢	同时出现	20~40岁	弥漫、对称	有	最常见
继发性甲亢	先有结甲多年，后有甲亢	40岁以上	腺体结节状肿大，不对称	无	较少见，易发心肌损害
高功能腺瘤	单发结节	不明显	结节周围甲状腺组织萎缩	无	少见

2. 病因：原发性甲亢是一种自身免疫性疾病，继发性甲亢及高功能腺瘤的病因不清。

3. 诊断
- 症状：腺体肿大、性情急躁、易激动、失眠、手颤、怕热、多汗、皮肤潮湿、食欲亢进但消瘦、心悸、脉快有力、脉压增大、内分泌紊乱、易疲劳、肢体近端肌萎缩等
- 基础代谢率增高
- 甲状腺摄^{131}碘率升高
- 血清中T_3、T_4升高

4. 外科治疗——甲状腺大部切除术。

手术指征
- 药物治疗控制后复发或长期用药有困难者
- 腺体较大出现压迫症状者
- 中度以上原发甲亢
- 继发甲亢或高功能腺瘤
- 合并早、中期妊娠（4~6个月）者

术前准备
- 控制高代谢状态至恢复正常，脉率小于90次/分，基础代谢率<＋20%
- 常规检查：颈部摄片、心电图、声带检查、基础代谢率测定
- 抗甲状腺药物：口服碘剂或β受体阻滞剂

手术注意事项 $\begin{cases} 麻醉：最好选用全身麻醉 \\ 术中操作轻柔，认真止血，保护甲状旁腺及喉返神经 \\ 术后观察生命体征，预防甲亢危象发生 \end{cases}$

术后并发症：

（1）呼吸困难和窒息：术后 48 小时内，常见原因：①出血压迫气管；②喉头水肿；③气管塌陷；④双侧喉返神经损伤。

（2）损伤神经：①喉返神经损伤，一侧损伤引起声音嘶哑，双侧损伤可导致失音、呼吸困难甚至窒息。②喉上神经损伤，外支损伤使环甲肌瘫痪，声带松弛、音调降低；内支损伤，喉部黏膜感觉丧失，饮水呛咳。

（3）手足搐搦：伤及甲状旁腺或其血供受累所致，血钙浓度下降，多于术后 1～3 天出现，2～3 周可消失。

（4）甲状腺危象：表现为高热、脉快，合并神经、循环及消化系统严重功能紊乱，死亡率为 20%～30%。

治疗措施：①肾上腺素能阻滞剂；②碘剂；③氢化可的松；④镇静剂；降温；补充能量、补液、吸氧等一般治疗。

四、甲状腺炎

（一）亚急性甲状腺炎

常发生于病毒性上呼吸道感染之后，多见于 30～40 岁女性。

临床表现：甲状腺突发肿胀、发硬、疼痛、吞咽困难，向患侧耳颞处放射，可伴发热、红细胞沉降率增快，病程约 3 个月，愈后甲状腺功能多不减退。

诊断：1～2 周前有上呼吸道感染史，基础代谢率升高但甲状腺摄碘率降低，泼尼松试验治疗有效。

治疗：口服泼尼松 5mg，每日 4 次，2 周后减量，疗程 1～2 个月。抗生素无效。

（二）慢性淋巴细胞性甲状腺炎

又称桥本（Hashimoto）甲状腺炎，为自身免疫性疾病，是甲状腺功能减退最常见的原因，30～50 岁女性多发。

临床表现：无痛性弥漫性甲状腺肿，对称、质硬、光滑，多伴甲减。

治疗：长期服用甲状腺素。

五、甲状腺腺瘤

最常见的甲状腺良性肿瘤，分为滤泡状和乳头状腺瘤两种，前者常见，后者不易与乳头状腺癌区分。多见于 40 岁以下妇女。

临床表现：颈部圆形结节，生长缓慢，常单发，质硬、光滑、无痛、随吞咽活动，多无症状。乳头状囊性腺瘤发生内出血时，可短期增大，伴疼痛。

治疗：因有引起甲亢和恶变的可能，应行包括腺瘤的甲状腺部分切除或腺叶切除术。

六、甲状腺癌

占全身恶性肿瘤的 1%。除髓样癌外，均来源于滤泡上皮细胞。分为：

1. 乳头状癌：占成人甲癌的 60% 和儿童甲癌全部。多见于 30～45 岁女性，恶性度较低，较早出现颈淋巴结转移，预后较好。

2. 滤泡状腺癌：占 20%，发病年龄 50 岁左右，中度恶性，1/3 发生远处转移，预后较乳头状癌差，和乳头状癌统称为分化型甲状腺癌。

3. 未分化癌：占 15%，发病多 70 岁左右。进展迅速，高度恶性，预后很差。

4. 髓样癌：占 7%，源于滤泡旁降钙素分泌细胞，预后中等。

临床表现：甲状腺内肿块是最常见表现，肿瘤侵犯其他器官引起的相应症状。可出现颈部淋巴结肿大。

诊断：主要根据临床表现、影像学检查及病理学检查。血清降钙素有助于诊断髓样癌。

临床分期：根据 TNM 分期，界定年龄为 45 岁。

治疗：手术是除未分化癌以外各型甲状腺癌的基本治疗方法，辅助以放射性核素、甲状腺激素及外放射治疗等。手术最小范围为腺叶切除，也可行全切或次全切。

七、甲状腺结节的诊断和处理原则

诊断
- 病史：注意肿块增大速度及有无疼痛，男性或有家族史者更应重视
- 查体：肿块结节的数目、质地、有无压痛，与患者年龄结合
- 血清学检查：甲状腺球蛋白及甲状腺素水平等
- 核素扫描：提供甲状腺结节功能情况及异位甲状腺
- B 超检查：提供肿块性质及解剖学信息，是甲状腺结节的主要影像学检查
- 针吸细胞学：区分良恶性，有一定假阴性和假阳性

治疗：根据患者年龄及诊断采取个体化治疗。

第二节　甲状旁腺功能亢进的外科治疗

原发性甲状旁腺功能亢进（primary hyperparathyroidism）是一种可经手术治愈的疾病。

解剖及生理概要：甲状旁腺紧密附于甲状腺两叶背面，一般四枚，类圆形，外观黄、红或棕红色，重约 35～40mg。甲状旁腺分泌甲状旁腺激素（parathyroid hormone，PTH），主要靶器官为骨和肾。PTH 主要调节体内钙的代谢，维持钙磷平衡。

病理：原发性甲状旁腺功能亢进包括腺瘤、增生及腺癌，腺瘤最常见，约占 80%。

临床表现：

按症状可分 3 型
- Ⅰ 型：最多见，也称骨型，骨痛、骨折为主
- Ⅱ 型：肾结石为主，也称肾型
- Ⅲ 型：兼有上述两种特点

诊断
- 临床表现，骨病或肾结石等
- 血清学检查：血钙>3.0mmol/L，血磷<0.65～0.97mmol/L 及 PTH 水平↑
- B 超、核素扫描检查定位

治疗：定位后采取手术治疗。

术后并发症及处理：术后血钙水平下降，面部、口周及肢端麻木最常见，可给予补钙治疗。

第三节　颈淋巴结结核

颈淋巴结结核（tuberculous cervical lymphadenitis）多见于儿童和青年人，抵抗力低下时发病。可继发于肺及支气管结核。

临床表现：早期颈部一侧或两侧出现质硬、无痛淋巴结，后淋巴结粘连成团，形成结节性肿块。晚期形成寒性脓肿，破溃后形成经久不愈的窦道或溃疡。少数患者可有低热、盗汗、消瘦等全身症状。

诊断：有结核接触病史及典型体征，多可明确诊断。

治疗 $\begin{cases} \text{全身治疗：注意营养及休息，全身抗结核治疗} \\ \text{局部治疗：手术清除病灶} \end{cases}$

第四节　颈部肿块

颈部肿块可以是颈部或非颈部疾病的共同表现。

一、肿瘤

1. 原发肿瘤：良性有甲状腺瘤、血管瘤等。恶性有甲状腺癌、恶性淋巴瘤、唾液腺癌等。
2. 转移性肿瘤：原发灶多在口腔、鼻咽部、甲状腺、肺、纵隔、乳房、胃肠道、胰腺等处。

二、炎症

急性、慢性淋巴结炎、淋巴结结核、唾液腺炎、软组织化脓性感染等。

三、先天性畸形

甲状舌管囊肿或瘘、胸腺咽管囊肿或瘘、囊状淋巴管瘤、颏下皮样囊肿等。

颈部各区常见肿块

部位	单发性肿块	多发性肿块
颌下颏下区	颌下腺炎、颌下皮样囊肿	急慢性淋巴结炎
颈前正中区	甲状舌管囊肿、各种甲状腺疾病	
颈侧区	胸腺咽管囊肿、囊状淋巴管瘤、颈动脉体瘤、血管瘤	急慢性淋巴结炎、淋巴结结核、转移性肿瘤、恶性淋巴瘤
锁骨上窝		转移性肿瘤、淋巴结结核
颈后区	纤维瘤、脂肪瘤	急慢性淋巴结炎
腮腺区	腮腺炎、腮腺多形性腺瘤或癌	

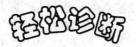

患者女性，27 岁。

主诉：多食、易饥、消瘦 2 年。

病史：患者自诉 2 年前无明显诱因出现多食、易饥、消瘦等症状，并逐渐加重，一年前在某医院诊断为甲状腺功能亢进，服用药物治疗。

入院查体：生命体征平稳，神志清，肺部（－），心率 95 次/分，律齐，腹软无压痛，双下肢不肿。双手可见细颤。甲状腺Ⅱ度肿大，质韧，未及明显结节，未闻及血流，未及振颤。

辅助检查：B 超示，甲状腺Ⅱ度肿大，腺体组织质地不均，有结节。

初步诊断：甲状腺肿大并功能亢进

入院后需进一步检查：甲状腺功能。

患者甲亢明确，经药物治疗效果不明显，有手术指征。

手术方式：甲状腺大部切除术。

术前准备

1. 抗甲状腺药物控制高代谢症状，口服碘剂或 β-受体阻滞剂控制心率至 90 次/分以下。

2. 常规检查：颈部摄片、心电图、声带检查、基础代谢率测定。

术中注意事项：

1. 麻醉：最好选用全身麻醉。

2. 术中操作轻柔，认真止血，保护甲状旁腺及喉返神经。

3. 术后观察生命体征，预防甲亢危象发生。

术后可能并发症：

1. 呼吸困难和窒息：术后 48 小时内，常见原因：①出血压迫气管；②喉头水肿；③气管塌陷；④双侧喉返神经损伤。

2. 损伤神经：①喉返神经损伤，声音嘶哑，失音、呼吸困难甚至窒息；②喉上神经损伤，音调降低，饮水呛咳。

3. 手足搐搦：伤及甲状旁腺或其血供受累所致，多于术后 1～3 天出现，2～3 周可消失。

4. 甲状腺危象：表现为高热、脉快，合并神经、循环及消化系统严重功能紊乱，死亡率20%～30%。治疗措施：①肾上腺素能阻滞剂；②碘剂；③氢化可的松；④镇静剂；⑤降温；⑥补液、吸氧；⑦抗心力衰竭。

患者术后注意复查甲状腺功能，避免甲状腺功能减退，如果甲状腺激素水平较低，则口服甲状腺制剂补充，调整至正常水平。

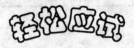

一、名词解释

1. 甲状腺功能亢进

2. 甲状腺危象

二、选择题

【A 型题】

1. 最常见的甲状腺功能亢进是

　　A. 继发于结节性甲状腺肿

　　B. 高功能腺瘤

　　C. 继发于甲状腺癌

　　D. 原发性甲状腺功能亢进

　　E. 继发于甲状腺炎

2. 确诊高功能性甲状腺结节，最有意义的检查是

　　A. TRH 兴奋试验

　　B. T_3 抑制试验

　　C. 吸 ^{131}I 率

　　D. 放射性核素扫描

　　E. 甲状腺 MRI

3. 能使 90%～95% 的甲亢获痊愈的最常用的、有效的治疗方法是

　　A. 口服硫脲类药物治疗

　　B. 甲状腺大部分切除术

　　C. 口服碘剂治疗

　　D. 饮食治疗

　　E. 硫脲类药物加普萘洛尔联合治疗

4. 甲状腺功能亢进症术前准备通常**不包括**

　　A. T_3、T_4 测定

B. 喉镜检查

C. 控制心率

D. 给予氢化可的松

E. 测基础代谢率

5. 为预防甲亢术后出现甲状腺危象，最关键的措施是

    A. 术后用冬眠合剂镇静

    B. 吸氧

    C. 术后给予氢化可的松

    D. 术后补钙

    E. 术前使基础代谢率降至正常范围

6. 甲状腺癌最常见的病理类型是

    A. 乳头状癌

    B. 滤泡状癌

    C. 乳头状癌合并滤泡状癌

    D. 髓样癌

    E. 未分化癌

7. 与甲状腺髓样癌有关的激素是

    A. 甲状腺素

    B. 促甲状腺素

    C. 降钙素

    D. 促甲状腺激素释放激素

    E. 胰高血糖素

8. 甲状旁腺激素对血液中钙磷浓度调节的作用表现为

    A. 降低血钙浓度，升高血磷浓度

    B. 升高血钙浓度，降低血磷浓度

    C. 升高血钙浓度，不影响血磷浓度

    D. 降低血钙浓度，不影响血磷浓度

    E. 升高血钙、血磷浓度

【B 型题】

（1～2 题共用备选答案）

    A. 乳头状腺癌

    B. 滤泡状腺癌

    C. 未分化癌

    D. 髓样癌

    E. 转移癌

1. 分泌大量降钙素的甲状腺癌是

2. 最多见的甲状腺癌是

【X 型题】

1. 与甲状腺关系密切的神经有

    A. 喉返神经

    B. 迷走神经

    C. 副神经

    D. 三叉神经

    E. 膈神经

三、问答题

1. 与甲状腺相关的神经有哪些？其功能及损伤后表现是什么？

2. 甲状腺危象表现及处理措施有哪些？

选择题参考答案

【A 型题】

1. D　　2. D　　3. B　　4. D　　5. E　　6. A　　7. C　　8. B

【B 型题】

1. D　　2. A

【X 型题】

1. AB

（赵建新）

第二十三章　乳房疾病

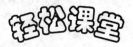

第一节　解剖生理概要

成年女性乳房为两个半球形的性征器官，位于胸大肌浅面，乳头位于乳房的中心，周围为乳晕。

乳腺由 15～20 个腺叶组成，腺叶间有与皮肤垂直的纤维束，称 Cooper 韧带。

乳腺的淋巴引流：主要有四个途径：

1. 大部分淋巴液──→腋窝淋巴结──→锁骨下淋巴结──→锁骨上淋巴结。
2. 内侧淋巴液──→胸骨旁淋巴结。
3. 两侧乳房间有淋巴管的交通支，可互相流动。
4. 乳房深部淋巴结──→肝。

目前，临床通常以胸小肌为标志将腋淋巴结分为Ⅰ、Ⅱ、Ⅲ组。

第二节　乳房检查

最好采用端坐和仰卧位。

1. 视诊：观察双侧乳房是否对称，有无隆起或凹陷，皮肤有无异常，有无静脉怒张，两侧乳头是否对称，有无内陷，有无破溃。
2. 触诊：以手指掌面触诊，注意肿块大小、质地、光滑度、边界清晰度及活动度。

腋窝淋巴结以中央组、胸肌组、肩胛下组、锁骨下及锁骨上淋巴结顺序检查。

3. 特殊检查：①钼靶 X 线摄片。②B 超，MRI 检查。③病理活检：最常用空芯针穿刺活检。

第三节　多乳头、多乳房畸形

胚胎期的乳房始基未退化或退化不全即可出现多乳头和（或）多乳房畸形，临床也称副乳。若无美观需要可不必处理。其所含乳腺组织亦有发生病变可能。

第四节　急性乳腺炎

急性乳腺炎（acute mastitis）是乳腺的急性化脓性感染，多是产后哺乳妇女，往往于产后 3～4 周发生。

1. 病因：①乳汁淤积；②细菌入侵。
2. 临床表现：乳房局部红、肿、热、痛。随着炎症进展，可有寒战、高热、脉快等全身表现，常有患侧腋窝淋巴结肿大，白细胞计数明显增高。

3. 治疗：原则是消除感染，排空乳汁。

一般治疗：患侧停止哺乳，吸乳器排空乳汁，局部热敷
早期患者静脉应用抗菌药物效果良好
形成脓肿者，应手术切开引流，同时全身应用抗生素

4. 预防：避免乳汁淤积，防止乳头损伤，保持乳头清洁。

第五节　乳腺囊性增生病

1. 定义：简称乳腺病（mastopathy），中年妇女常见，是乳腺实质的良性增生。
2. 病因：女性体内激素代谢障碍，乳腺实质增生过度和复旧不全。
3. 临床表现：突出表现是乳腺胀痛和肿块，特点是有周期性，月经前期明显，少数可有乳头溢液。病程长，发展缓慢。
4. 诊断：根据临床表现即可诊断。注意与乳腺癌鉴别。
5. 治疗：主要为对症治疗。

第六节　乳房肿瘤

女性	良性	纤维腺瘤（fibroadenoma），占良性肿瘤 75％
		乳管内乳头状瘤（intraductal papilloma），占 20％
	恶性	乳腺癌（breast cancer），占恶性肿瘤 98％
		肉瘤，占恶性肿瘤 2％
男性		肿瘤少见，乳癌发病率约为女性的 1％

一、乳房纤维腺瘤

1. 病因：乳腺小叶内纤维细胞对雌激素的敏感性异常增高。
2. 临床表现：高发年龄 20～25 岁，75％单发，无明显自觉症状，肿块光滑、有弹性，活动度大，与月经无明显关系。
3. 治疗 手术切除或观察
常规做病理检查

二、乳管内乳头状瘤

多见于经产妇，40～50 岁居多，75％发生于大乳管近乳头的壶腹部。
临床表现：乳头溢液，可为血性、暗棕色或黄色。常不能触及肿块。恶变率为 6％～8％。
治疗 术前检查后定位
手术切除病变的乳管系统
常规做病理检查

三、乳房肉瘤

乳房肉瘤（breast sarcoma）是较少见的乳房恶性肿瘤，包括中胚叶来源的间质肉瘤、纤维肉瘤、血管肉瘤和淋巴肉瘤等。还有一种不同于肉瘤的肿瘤，称为分叶状肿瘤（phylloides tumor），其中良性者称为分叶状纤维腺瘤（phylloides fibroadenoma），恶性者称为叶状囊肉瘤

（cystosarcoma phylloides）。常见于 50 岁以上女性，表现为较大的乳房肿块，边界清楚，常可推动，少有淋巴结转移，以肺、纵隔、骨转移为主。应手术治疗，行单纯乳房切除。

四、乳腺癌

1. 病因：乳腺癌病因不清楚，雌、孕激素与发病可能有直接关系。另外家族史、月经生育史、体质、饮食、地域等因素均与乳腺癌的发病有一定关系。

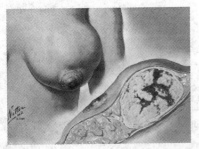

2. 发病的相关因素 ⎨ 大于 45 岁
有家族史
曾患乳癌
未育，高龄初产，未哺乳
月经初潮早，绝经晚
曾患乳腺良性疾病
营养过剩、肥胖、脂肪饮食

3. 病理类型 ⎨ 非浸润性癌：导管内癌、小叶原位癌及乳头湿疹样乳腺癌
浸润性特殊癌：乳头状癌、髓样癌（伴大量淋巴细胞浸润）、小管癌（高分化腺癌）、腺样囊性癌、黏液腺癌、大汗腺癌、鳞状细胞癌等。分化一般较高，预后尚好
浸润性非特殊癌：浸润性小叶癌、浸润性导管癌、硬癌、髓样癌（无大量淋巴细胞浸润）、单纯癌、腺癌等，分化较低，预后较上述差，最常见，占乳腺癌的 80% 左右
其他罕见癌

4. 转移途径 ⎨ 局部扩展：沿导管或筋膜间隙蔓延，侵犯 Cooper 韧带和皮肤或胸肌
淋巴转移：经淋巴引流到达静脉血运，转移至全身
血运转移：直接侵入血液循环，发生全身转移，骨、肺、肝最常见

5. 临床表现：乳房出现无痛、质硬、不光滑、边界不清的单发肿块；侵犯 Cooper 韧带可出现"酒窝征"；阻塞皮下淋巴管可出现"橘皮征"；侵犯乳头可致乳头扁平、回缩、凹陷等；侵犯胸壁，肿块可固定于胸壁；腋窝淋巴结可肿大、融合、粘连；转移至肺、骨、肝、脑可出现相应症状。

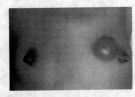
乳房肿块

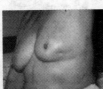
"酒窝征"

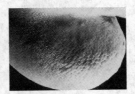
"橘皮征"

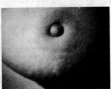
乳头回缩、凹陷

（1）炎性乳癌（inflammatory breast carcinoma）：乳房局部表现与乳腺炎相似，但无发热等全身症状，恶性度高，发展迅速，预后差。

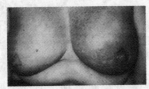
炎性乳癌

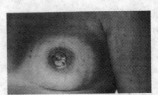
乳头湿疹样乳腺癌

（2）乳头湿疹样乳腺癌（Paget's carcinoma of the breast）：即 Paget 病（Paget's disease），较少见，恶性度低，乳头和乳晕皮肤粗糙、湿疹样变、糜烂、溃疡等，部分可及乳晕区肿块，较晚发生淋巴结转移。

6. 诊断：详细询问病史及体格检查，辅以超声、钼靶、磁共振及细胞、组织学检查，可明确诊断。但需与乳腺囊性增生病、纤维腺瘤、浆细胞性乳腺炎等相鉴别。

乳腺癌采用 TNM 分期方法：T（原发癌瘤）、N（区域淋巴结）、M（远处转移）分期法。乳腺癌是异质性疾病，分子分型与临床预后密切相关。

7. 预防：目前尚无确切的病因学预防措施（一级预防），但应重视乳腺癌的早期发现（二级预防），重视健康教育，加大普查力度。乳房钼靶摄片是最有效的检出方法。

8. 治疗：手术是乳腺癌的主要治疗方法之一，但应强调规范综合治疗，包括化学治疗、放射治疗、内分泌治疗及分子靶向治疗等的合理应用。

（1）手术治疗

乳腺癌根治术（radical mastectomy）：手术范围包括整个乳房、胸大肌、胸小肌、腋窝及锁骨下淋巴结的整块切除，目前很少使用

乳腺癌扩大根治术（extensive radical mastectomy）：即在乳腺癌根治术的基础上，同时切除胸廓内动、静脉及其周围的淋巴结（即胸骨旁淋巴结）。因手术范围较大，损伤大，并发症增加且不改善病人生存，目前已不使用

乳腺癌改良根治术（modified radical mastectomy）：与根治术相比，该术式保留了胸肌，但可获得与根治术相同的治疗效果，为目前常用的手术方式

全乳房切除术（total mastectomy）：手术切除整个乳腺，包括腋尾部及胸大肌筋膜，适用于原位癌、微小癌及年迈体弱不宜做根治术者

保留乳房的乳腺癌切除术（breast preserve operation）：手术切除肿块同时行腋窝淋巴结清扫，适用于早期乳癌患者，肿块切除范围应包括肿瘤及其周围 1～2cm 正常组织。术后必须辅以放疗

前哨淋巴结活检术及腋窝淋巴结清扫术（sentinel lymph node biopsy and axillary lymph node dissection）：对临床腋窝淋巴结阳性病人常规行腋淋巴结清扫术。临床腋窝淋巴结阴性病人，应先行前哨淋巴结活检术，前哨淋巴结阴性病人，不必行腋淋巴结清扫。

（2）化学药物治疗（chemotherapy）：随着乳腺癌研究不断深入，术后辅助化疗（adjuvant chemotherapy）已经成为乳癌治疗的重要组成部分，其作用就是杀死术后残存的肿瘤细胞。浸润性乳腺癌伴腋窝淋巴结转移是应用辅助化疗的指征，高危复发无淋巴结转移患者也应进行辅助化疗。常用辅助化疗方案有：CMF（环磷酰胺，甲氨蝶呤，氟尿嘧啶），CAF（环磷酰胺，阿霉素，氟尿嘧啶），TAC（紫杉醇或多西紫杉醇，阿霉素，环磷酰胺）等。

新辅助化疗（neuadjuvant chemotherapy）是近年来乳腺癌治疗的进展之一，是指乳癌患者于手术之前接受化学治疗，为进一步手术创造条件。

（3）内分泌治疗：乳腺癌根据雌、孕激素受体的表达情况可分为激素依赖性肿瘤和非激素依赖性肿瘤。激素受体阳性即为内分泌治疗的指征。目前常用的内分泌药物有：

他莫昔芬（tamoxifen）：其结构与雌激素类似，可与雌激素竞争结合至雌激素受体，从而达到减小雌激素对肿瘤的促生长作用。适用于绝经前后妇女。

芳香化酶抑制剂：此类药物通过抑制雄激素转变为雌激素过程中的芳香化环节，从而降低雌二醇，达到治疗乳腺癌的目的。适用于绝经后妇女，不良反应较小

LHRH 类似物：LHRH 类似物适用于绝经前患者，目的与去势手术相同，可作为绝经前激素依赖性患者卵巢切除的替代疗法

（4）放射治疗：放射治疗亦是乳癌局部治疗的重要组成部分。适用于中晚期改良根治患者（尤其腋窝淋巴结阳性者）以及行保乳手术者，可降低术后局部复发率。

（5）分子靶向治疗：临床上已经使用的曲妥珠单抗，对于 *HER2* 过度表达的乳癌患者可降低术后复发率。

小结：乳腺癌是一种全身性疾病，在局部治疗的同时，应重视全身治疗的综合应用。

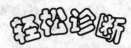

女性，50 岁，主因"发现左乳肿物半个月"入院。

现病史：患者半月前偶然发现左侧乳腺肿物，栗子大小，不伴疼痛、破溃、乳头溢液等，无任何不适。

既往史：体健。

月经婚育史：月经初潮 14 岁，停经 1 年规律，G_1P_1，否认乳癌家族史。

查体：双乳对称，乳头位置未见异常，皮肤未见橘皮样改变，左乳外上象限有一 2cm×1.5cm×1.5cm 包块，质硬，无压痛，与皮肤有少许粘连。右乳未及肿物，双腋下未及肿大淋巴结。

辅助检查：B 超：左乳外上象限低回声实性结节，直径 1.5cm，边界不清，内有少量血流，双侧腋窝未见淋巴结肿大。印象：左乳肿物，乳癌可能性大。

初步诊断：左乳肿物，乳癌？

入院后尚需检查：①血液常规检查，乳腺肿瘤标记物检查，双乳钼靶 X 线，胸片及心电图检查。②乳腺肿物粗针穿刺活检。

若肿物穿刺病理为良性，则观察或行肿物切除。

若肿物病理为恶性肿瘤，向患者交代病情，可考虑行保留乳腺手术或改良根治术。术后根据危险度辅以化疗及放射治疗，根据肿瘤激素受体及 Her-2 情况，决定是否给予内分泌治疗及靶向治疗。

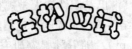

一、名词解释

1. 酒窝征

2. Paget 病

二、选择题

【A 型题】

1. 女，48 岁，左乳房无痛性肿物 2 个月余。查体：左乳外上象限有 1.0cm×1.5cm×1.0cm 肿块，无压痛，表面不光滑，界限不清，活动度尚可。最确切的检查是
   A. CT
   B. 乳腺 B 超
   C. 钼靶 X 线检查
   D. 红外线扫描
   E. 肿物空芯针活检病理检查

2. 乳房钼靶 X 线检查最重要的优点是
   A. 可评价肿块血流情况
   B. 发现乳腺肿物敏感性最好
   C. 钙化影更为清晰，可发现隐匿性乳癌
   D. 乳房腺叶更为清晰

E. 判断乳腺肿物良恶性的金标准

3. 乳腺癌侵犯乳房悬韧带（Cooper 韧带）后，
引起相应的皮肤改变是
   A. 橘皮样变
   B. 乳头内陷
   C. 铠甲状胸壁
   D. 局部水肿
   E. 表面皮肤凹陷（酒窝状）

4. 急性乳腺炎常见致病菌是
   A. 金黄色葡萄球菌
   B. 大肠杆菌
   C. 结核杆菌
   D. 白色葡萄球菌
   E. 溶血性链球菌

5. 急性乳腺炎的病因**不包括**
   A. 乳头内陷
   B. 乳汁过多
   C. 乳管不通
   D. 乳房淋巴管阻塞
   E. 婴儿吸乳少

6. 乳房表浅脓肿切开引流，最佳切口应选择为
   A. 轮辐状切口
   B. 横切口
   C. "＋"字切口
   D. "＋＋"切口
   E. 竖切口

7. 中年妇女乳头血性溢液应首先考虑
   A. 乳管内乳头状瘤
   B. 乳腺囊性增生症
   C. 乳腺纤维腺瘤
   D. 炎性乳癌
   E. 乳腺硬癌

8. 乳癌最多发的部位在乳房的
   A. 外上象限
   B. 内上象限
   C. 外下象限
   D. 内下象限
   E. 乳晕区

9. Paget 病是指
   A. 甲状腺乳头状癌
   B. 甲状腺滤泡癌
   C. 甲状腺肉瘤

D. 乳腺肉瘤
E. 乳头湿疹样癌

10. 目前确定乳腺肿块性质最可靠的方法是
    A. X 线检查
    B. B 超
    C. 近红外线扫描
    D. 液晶热图像
    E. 活组织病理检查

11. 女性，40 岁，左乳外上象限 4cm×3cm 肿
块，距乳头 5cm，可推动，但病人双手叉腰
时肿块活动度明显受限，左腋窝未扪及肿大
淋巴结。该病人最佳的定性诊断方法是
    A. 切取活检
    B. 钼靶 X 线摄片
    C. 空芯针穿刺活检
    D. 近红外线扫描
    E. 细针穿刺细胞学

12. 女，38 岁，已婚，右乳外上象限可触及一
直径 3cm 包块，同侧腋窝触到肿大淋巴
结，其他器官系统未见异常。在询问病史
时，对诊断帮助最小的是
    A. 家族中有乳癌病史
    B. EB 病毒感染史
    C. 结婚时间
    D. 生育史
    E. 月经史

13. 恶性程度最高的乳癌类型是
    A. 浸润性导管癌
    B. 浸润性小叶癌
    C. 湿疹样癌
    D. 炎性乳癌
    E. 髓样癌

14. 女性，46 岁，左乳头刺痒，伴乳晕发红、
糜烂 3 个月，查体双侧腋窝无肿大淋巴
结，乳头分泌物涂片细胞学检查见癌细
胞。该病人癌变的类型最可能是
    A. 乳头湿疹样癌
    B. 髓样癌
    C. 鳞状细胞癌
    D. 黏液细胞癌
    E. 大汗腺样癌

15. 根据乳腺癌在不同部位发生率的多少，触

诊时最需要注意的是乳腺的

A. 内上象限

B. 内下象限

C. 外下象限

D. 外上象限

E. 中央区

16. 乳癌患者，发现同侧腋下及锁骨上淋巴结转移，但一般情况尚可，宜行

A. 改良根治术

B. 单纯乳房切除术

C. 乳癌根治术

D. 新辅助化疗

E. 放疗加化疗

17. 雌激素受体阳性的绝经前乳癌患者在术后最常用的激素治疗方法是

A. 卵巢切除

B. 口服他莫昔芬

C. 口服甲地孕酮

D. 肌注丙酸睾酮

E. 肌注 LHRH 类似物

18. 女性，76 岁，因乳腺癌手术治疗，术后病理检查结果：浸润性导管癌，1cm×1.5cm 大小，淋巴结无转移，ER（＋＋），PR（＋），Her-2（－）术后最佳治疗应选

A. 放疗

B. 化疗

C. 内分泌治疗

D. 靶向治疗

E. 中药

【B 型题】

(1～2 题共用备选答案)

A. 乳房癌

B. 乳房纤维腺瘤

C. 乳房囊性增生病

D. 乳管内乳头状瘤

E. 乳房肉瘤

1. 女，32 岁，主诉右乳房胀痛，与月经周期有关，检查乳房有多个结节状肿块，边界不清，可推动，诊断首先考虑

2. 女，25 岁，右乳房外上象限有一肿块，3cm×3cm，质韧、光滑、边界清楚，易推动，诊断首先考虑

【X 型题】

1. 乳腺癌的治疗措施包括

A. 手术治疗

B. 化疗

C. 内分泌治疗

D. 分子靶向治疗

E. 放射治疗

三、问答题

1. 简述乳腺组织的淋巴引流途径。

2. 乳腺蜂窝织炎的治疗原则是什么？

选择题参考答案

【A 型题】

1. E　　2. C　　3. E　　4. A　　5. D　　6. A　　7. A　　8. A　　9. E　　10. E

11. C　　12. B　　13. D　　14. A　　15. D　　16. D　　17. B　　18. C

【B 型题】

1. C　　2. B

【X 型题】

1. ABCDE

(赵建新)

第二十四章　胸部损伤

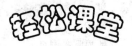

第一节　概　论

1. 分类 { 根据暴力性质：钝性损伤和穿透伤
根据胸膜腔是否与外界相通：闭合性损伤和开放性损伤

2. 紧急处理

[院前急救处理：①呼吸方面：维持呼吸道通畅、给氧；②循环方面：控制外出血，补充血
容量；③骨折固定；④严重胸外伤的处理

院内急诊处理：①维持呼吸、循环稳定；②胸腔闭式引流；③心包穿刺；④急诊手术

急诊开胸探查指征：①胸腔内活动性出血；②心脏大血管损伤；③严重肺裂伤或气管支气
管损伤；④食管破裂；⑤胸肌损伤；⑥胸壁大块缺损；⑦胸内较大异物

急诊室开胸指征：①穿透性胸伤伴重度休克；②穿透性胸伤濒死者，且疑急性心脏压塞

第二节　肋骨骨折

1. 好发部位 { 第1~3肋骨：粗短，锁骨、肩胛骨保护，不易骨折
第4~7肋骨：长薄，最易骨折
第8~10肋骨：肋弓，不易骨折
第11~12肋骨：游离，不易骨折

2. 连枷胸（flail chest）：多根多处肋骨骨折将使胸壁失去完整肋骨支撑而软化，出现反常呼吸运动，即吸气时软化区胸壁内陷，呼气时外突，称为连枷胸。

3. 临床表现：①症状：局部疼痛；②体征：胸壁畸形，局部压痛，骨摩擦音；③继发表现：血胸、气胸；④X线：可见骨折线及错位。

4. 治疗：①原则是镇痛、清理呼吸道分泌物、固定胸廓、防治并发症。②闭合性单处骨折：多自行愈合。③闭合性多根多处肋骨骨折：适当方式固定，消除反常呼吸运动。④开放性肋骨骨折：清创。

第三节　气　胸

1. 概念：胸膜腔内积气称为气胸（pneumothorax）。

2. 分类

	闭合性气胸 （closed pneumothorax）	开放性气胸 （open pneumothorax）	张力性气胸 （tension pneumothorax）
气体流向	裂口闭合，气胸稳定	气体自由进出胸膜腔	活瓣，气体持续进入胸膜腔
胸内压	低于大气压	等于大气压	高于大气压
纵隔位置	纵隔健侧移位	纵隔健侧移位，纵隔扑动	纵隔显著健侧移位，腔静脉受压；纵隔及皮下气肿
症状	无症状或呼吸困难	明显呼吸困难	极度呼吸困难，大汗淋漓
体征	气管健侧移位，伤侧叩鼓音，呼吸音降低	气管健侧移位，伤侧叩鼓音，呼吸音消失	气管明显健侧移位，伤侧叩鼓音，呼吸音消失
X线	伤侧胸腔积气，肺萎陷	伤侧胸腔大量积气，肺萎陷	伤侧胸腔严重积气，肺完全萎陷
处理	积气量少于30%可自愈，无需处理	急救要点：将开放性气胸立即变为闭合性气胸	急救要点：立即胸穿放气

第四节　血　胸

1. 概念：胸膜腔积血称为血胸（hemothorax），与气胸同在称为血气胸（hemopneumothorax）。

2. 来源：①心脏大血管；②胸壁血管；③肺组织小血管。

3. 血胸量：①少量：<0.5L；②中量：0.5～1.0L；③大量：>1.0L。

4. 进行性血胸征象：①血压持续降低；②胸引流量>200ml/h，持续3h；③红细胞及血红蛋白持续下降；④血液凝固；⑤胸片示胸腔阴影进行性扩大。

5. 治疗：①维持循环稳定（包括补充血容量和升压药物等）；②胸腔闭式引流；③剖胸探查。

第五节　创伤性窒息

1. 概念：创伤性窒息（traumatic asphyxia）是指钝性暴力作用于胸部所致的上半身广泛皮肤、黏膜、末梢毛细血管淤血及出血性损害。由胸内压骤升，上腔静脉血液逆流所致。

2. 临床表现：主要表现为面颈上胸部皮肤出现针尖大小的紫蓝色瘀斑，以面部与眼眶部最为明显。严重时可有昏迷。

3. 治疗：瘀斑于2～3周后自行吸收。预后取决于承受压力大小、持续时间长短、有无合并伤。

第六节　肺损伤

1. 分类：①肺裂伤；②肺挫伤；③肺爆震伤。

2. 治疗原则：①处理合并伤；②保持呼吸道通畅；③氧气吸入；④限制晶体液过量输入；⑤肾上腺皮质激素；⑥机械通气。

第七节 心脏损伤

	钝性心脏损伤 （blunt cardiac injury）	穿透性心脏损伤 （penetrating cardiac injury）
原因	胸前区撞击、减速挤压、高处坠落等暴力	火器或利器（锐器、刃器）。心导管可致医源性心脏穿透伤
特点	轻者可无症状－心肌挫伤 重者可致心脏破裂－死亡	火器伤多为心脏贯通伤，伤员多死于现场。利器伤多为盲管伤。
临床表现	胸痛、心悸、气促、心绞痛等 可有胸前壁软组织损伤和胸骨骨折	①心包与心脏裂口较小－心脏压塞，贝克（Beck's triad）三联征。 ②心包与心脏裂口较大－失血性休克
诊断	①心电图，②超声心动图，③心肌酶学检测	局麻下扩探伤道，明确诊断
治疗	休息、严密监测、吸氧、镇痛	①开胸手术：切开心包缓解压塞，控制出血，补充血容量。②医源性损伤：发现后立即终止操作，拔出心导管，中和肝素抗凝作用，心包穿刺减压

注：贝克（Beck's triad）三联征表现为静脉压升高、颈静脉怒张，心音遥远、心搏微弱，脉压小、动脉压降低

第八节 膈肌损伤

	穿透性膈肌损伤 （penetrating diaphragmatic injury）	钝性膈肌损伤 （blunt diaphragmatic injury）
原因	火器或利器	交通事故或高处坠落
特点	多为胸腹联合伤（肺心，肝脾胃肠）	多在左侧（90%），裂口大，合并疝，可为复合伤
临床表现	失血表现，血气胸、血心包，腹膜炎等	呼吸困难，腹痛等
诊断	胸穿或腹穿	胸部CT
治疗	急诊手术（止血、修补）	尽早手术

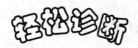

女性，25岁。

主诉： 车祸伤半小时，伴呼吸困难。

现病史： 半小时前被小汽车撞击左胸部倒地，感胸痛、呼吸困难，无意识丧失。

体检： 血压100/70mmHg，脉搏104次/分，左前胸皮下捻发感，左侧胸壁10cm×8cm范围呈反常呼吸，左肺呼吸音低。

诊断： 多根多处肋骨骨折（左）

进一步检查： 胸片，胸部CT等。

处理原则： ①维持呼吸循环稳定；②固定胸壁；③止痛等对症处理；④动态观察，及时发现病情变化；⑤必要时胸腔闭式引流。

轻松应试

一、名词解释

1. 开放性气胸

2. 连枷胸

二、选择题

【A 型题】

1. 胸部闭合性损伤患者血压低，脉搏快，极度呼吸困难，眼睑结膜无苍白，右肺呼吸音几乎不能闻及。此患者最可能是
   A. 闭合性气胸
   B. 血气胸
   C. 创伤性窒息
   D. 张力性气胸
   E. 创伤性膈疝

2. 多根多处肋骨骨折最突出的体征是
   A. 皮下气肿
   B. 局部压痛
   C. 伴有气胸
   D. 伴有血胸
   E. 伤侧胸壁反常呼吸运动

3. 左前胸部刀刺伤，局部伤口位于左第 4 肋间胸骨左缘 3cm，伤口有少量鲜血外溢，伤员颈静脉怒张，呼吸短促，呈休克状，脉弱，右肺呼吸音正常，气管未移位，首先考虑
   A. 气胸
   B. 张力性气胸
   C. 血胸
   D. 心脏压塞
   E. 血气胸

4. 诊断开放性气胸的最可靠依据是
   A. 胸壁明显触痛
   B. 胸部广泛皮下气肿
   C. 伤处骨擦音明显
   D. 伤口随呼吸有气体出入
   E. X 线右胸腔大量气体

5. 血胸抽出不凝血的重要原因是由于
   A. 心、膈、肺的运动
   B. 肺内前列腺素的作用
   C. 肺表面活性物质的作用
   D. 胸膜的抗纤维蛋白的作用
   E. 血液中凝血因子的大量消耗

三、问答题

1. 张力性气胸诊断和急救措施是什么？
2. 肋骨骨折的临床表现是什么？

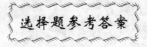
选择题参考答案

【A 型题】

1. D　2. E　3. D　4. D　5. D

（赵　虎）

第二十五章　胸壁、胸膜疾病

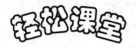

第一节　漏斗胸

1. 定义：漏斗胸（funnel chest）是指胸骨连同肋骨向内向后凹陷，呈舟状或漏斗状；胸骨体剑突交界处凹陷最深。

2. 病因：漏斗胸形成与肋骨生长不协调或膈肌中心腱过短向后牵拉胸骨和剑突有关。此畸形有家族倾向或伴有先天性心脏病。

3. 临床表现：胸廓畸形及相关的压迫症状。压迫较轻微时可无明显症状。患儿常体形瘦弱，少动，易患上呼吸道感染，活动能力受限，活动后出现心慌气短及呼吸困难。

4. 临床诊断：查体可见胸廓畸形，常合并轻度驼背和腹部凸出等特殊体型，可有呼吸次数快，吸气性喘鸣，心率快等体征，大龄患儿发育可受限。X 线侧位胸片可见下段胸骨向后凹陷。胸部 CT 可确切清晰地显示胸廓畸形。

5. 治疗：除畸形较轻微者以外应予以手术治疗，早期手术效果好，3～4 岁即可手术矫治。

手术方法：胸肋抬举术或者胸骨翻转术。

第二节　非特异性肋软骨炎

1. 定义：非特异性肋软骨炎，即 Tietze 病，是一种非化脓性肋软骨肿大。女性发病略多，多为单侧，2～4 肋软骨。

2. 病因：病因不明，可能与劳损、病毒感染等有关。病理切片多无异常。

3. 临床表现：局部肋软骨轻度肿大隆起，局部压痛，咳嗽、上肢活动时加重。病程长短不一，可时轻时重。预后良好。

4. 临床诊断：根据症状、病史和查体除外胸内病变、肋骨结核或骨髓炎等，可诊断。X 线片因肋骨不显影，对诊断此病无帮助。

5. 治疗：对症治疗。病程长、疗效不佳且症状重者或不能排除肿瘤者，可切除病变部位肋软骨。

第三节　脓　胸

1. 定义：脓胸是指脓性渗出液积聚于胸腔的化脓性感染。

2. 脓胸分类 { 按照病理发展分为急性脓胸、慢性脓胸
按照病原体分为化脓性脓胸、结核性脓胸和特异病原性脓胸
按照波及的范围分为全脓胸、局限性脓胸（包裹性脓胸）

3. 病原体进入胸膜腔的途径 { 直接进入胸膜腔 经淋巴途径 血行播散

4. 脓胸的病理变化

（1）急性期：感染侵犯胸膜后，引起胸水大量渗出。早期脓液稀薄，呈浆液性。此期若能排除渗液，肺容易复张。随病程进展，脓细胞和纤维蛋白增多，渗出液由浆液性转为脓性，纤维蛋白沉积于脏、壁层胸膜表面。初期纤维素膜附着不牢固，以后纤维素膜不断加厚，使脓液局限，同时也限制了肺复张。

（2）慢性期：毛细血管及炎性细胞形成肉芽组织，纤维蛋白沉着机化，脏、壁层胸膜上形成韧厚致密的纤维板，构成脓腔壁。脓腔内有脓液沉淀物和肉芽组织。纤维板固定紧束肺组织，牵拉胸廓内陷，纵隔向患侧移位，限制胸廓运动，明显降低肺功能。

脓胸上述病理改变虽有不同阶段之分，但并无明确时间限制，因此需要综合判断脓胸的不同阶段，有利于确定治疗方案。

一、急性脓胸

（一）临床表现

1. 临床症状 { 全身症状：高热、全身乏力、食欲不振、脉快，重者可有发绀和休克 局部症状：胸痛、胸闷憋气、咳嗽、咳痰

2. 体征 { 体温高、心率增快、重症者血压下降甚至休克 胸部查体患侧语颤减弱，叩诊呈浊音，听诊呼吸音减弱或者消失

3. 辅助检查 { X线胸片可见积液所致的致密阴影，大量积液时纵隔向健侧移位 胸部 B 超有助于确定积液的位置与范围，有助于脓胸诊断和穿刺 胸腔穿刺，抽出脓液即可诊断脓胸。穿刺抽出的积液应观察其外观性状、质地稀稠，有无臭味。再作涂片镜检、细菌培养及药敏试验，以指导临床用药

（二）治疗

治疗原则 { 根据致病菌的药敏实验选择有效的抗生素 彻底排净脓液，促进肺早日复张 控制原发感染，全身支持治疗

排净脓液的方法：早期可反复胸腔穿刺抽脓；胸腔闭式引流。

脓胸胸腔闭式引流方法：经肋间插管法；经肋床插管法。

二、慢性脓胸

1. 急性脓胸形成慢性脓胸的原因

{ 急性脓胸未及时诊治，进入慢性期 急性脓胸处理不当 胸腔内残留异物 合并支气管或食管瘘，未及时处理；或胸膜腔毗邻慢性感染灶 有特殊病原体存在

2. 慢性脓胸的特征 {
脏、壁层胸膜纤维性增厚
脓腔壁坚厚，肺不能膨胀，脓腔不能缩小，感染不能控制
壁层胸膜增厚使得肋骨聚拢，胸廓塌陷
脓腔收缩使纵隔向患侧移位。这些都严重影响呼吸功能
}

3. 临床表现 {
慢性全身中毒症状：长期低热、食欲减退、消瘦、贫血、低蛋白血症
胸部症状：气促、咳嗽、咳脓痰等
临床诊断根据病史、体检和X线胸片，诊断慢性脓胸并不困难
}

4. 治疗原则 {
改善全身状况，消除中毒症状和营养不良
消灭致病原因和脓腔
尽力使受压的肺复张，恢复肺的功能
}

5. 手术方法 {
改进引流
胸膜纤维板剥除
胸廓成形
胸膜肺切除术
}

第四节　胸壁结核

1. 病因：胸壁结核是继发于肺或者胸膜结核感染的肋骨、胸骨、胸壁软组织结核病变。多表现为结核性寒性脓胸或慢性胸壁窦道。

2. 病理：胸内结核经淋巴系统、血行播散或直接累及胸壁淋巴结及胸壁各层组织。胸壁结核脓肿多起源于胸壁深处淋巴结，穿透肋间肌蔓延至胸壁浅层，从而肋间肌内外各有一脓腔，中间有空道相通，形成哑铃状或葫芦状。

3. 临床表现：可有全身结核感染中毒症状，多不明显，病变局部出现寒性脓肿。有时破溃流出伴有干酪样物质的脓液才发现。破溃后不易愈合，易形成溃疡或者窦道。

4. 临床诊断：查体，胸壁无痛肿块，按之有波动感。可行穿刺，如有脓液，行涂片和细菌培养，有助确诊。还应检查其他部位结核病变。

5. 治疗

（1）全身治疗：胸壁结核是全身结核的一部分，应注意全身治疗，包括抗结核药物治疗、营养支持和休息。有活动性结核时不可手术。

（2）局部治疗：在全身治疗的基础上局部治疗。手术治疗胸壁结核的原则要求彻底切除病变组织，彻底刮除坏死组织和肉芽组织，消除残腔（可用肌瓣填充残腔、术后加压包扎），撒入青、链霉素粉剂预防感染。

（3）寒性脓肿合并化脓性感染时，可先切开引流，感染控制后再按上述原则处理。

第五节　胸壁、胸膜肿瘤

一、胸壁肿瘤

1. 定义：胸壁肿瘤，指胸廓深部软组织、肌肉、骨骼的肿瘤。分为原发性和转移性两类。原发性肿瘤又可分为良性、恶性两种。转移性胸壁肿瘤以转移至肋骨多见，常造成局部破坏或病理性骨折。

2. 临床诊断：根据病史、症状、肿块性质、影像学特点及活检病理。

3. 治疗

（1）原发胸壁肿瘤不论良性、恶性，条件允许均应及早手术切除。

（2）转移性胸壁肿瘤若原发病变已切除，亦可手术治疗。

（3）对恶性肿瘤应作彻底胸壁整块切除，切除后胸壁缺损较大者宜同期修补。放化疗亦有一定缓解作用。

二、胸膜肿瘤

1. 分类

（1）原发性：少见，如胸膜间皮瘤。

（2）继发性：胸膜转移瘤最常见，如女性乳癌、男性肺癌。

2. 诊断：病史、呼吸道症状、影像学特点及活检病理。

3. 治疗：根据病情采取手术或药物治疗，如控制胸膜腔积液等。

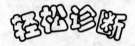

主诉：咳嗽、咳黄痰，高热5日，加重伴胸痛憋气1日。

现病史：患者，男性，79岁。5天前外出受凉，晚间即出现咳嗽，咳黄痰，体温升高至38.8℃。自行口服百服宁后体温下降，咳嗽咳痰不缓解。后自行服中药，症状持续。1天前出现右胸痛伴有憋气，逐渐加重，遂急诊就诊。

查体：体温39℃，心率100次/分，血压145/90mmHg，呼吸28次/分。急性病容，轻度脱水。右侧胸腔下部叩浊，呼吸音明显减弱。腹部无特殊。

辅助检查：血常规检查：WBC $18.5 \times 10^9/L$，中性粒百分比85%。

胸片示，右肺下叶片状模糊影，中等量胸腔积液。

诊断：右肺炎合并脓胸

鉴别诊断：肺部肿瘤合并恶性胸水。

患者老年男性，急性起病。临床症状符合肺炎临床表现，因未及时诊治，并发胸膜腔感染（即脓胸）。可胸腔穿刺，行胸腔积液常规、生化、细菌培养、细胞学检查证实脓胸诊断，除外肺部肿瘤。

治疗：

针对急性脓胸治疗原则，治疗方案如下：

1. 取痰、胸水标本行细菌培养加药敏实验，选用有效抗生素，治疗肺炎及胸腔内感染。

2. 彻底排净脓液，使肺早日复张。初期可采用反复胸腔穿刺抽脓。如治疗效果不佳、脓液黏稠或脓量不减少，应尽早施行胸膜腔闭式引流术。

3. 控制原发感染，全身支持治疗。

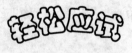

一、名词解释

1. 漏斗胸

2. 脓胸

3. 脓气胸

4. 腐败性脓胸

二、选择题

【A 型题】

1. 关于漏斗胸，下述描述**错误**的是
   A. 漏斗胸畸形胸骨体剑突交界处凹陷最深
   B. 常合并轻度驼背和腹部凸出等特殊体型
   C. 患儿常体形瘦弱，少动，活动能力受限
   D. 仅较为严重的畸形需要手术矫正
   E. 手术矫正方法有胸肋抬举术或者胸骨翻转术

2. 胸壁结核诊断治疗过程中，**不正确**的是
   A. 全身结核感染中毒症状多不明显
   B. 应注意检查全身其他部位有无活动性结核病灶
   C. 一旦确诊胸壁结核应立即手术治疗清除病灶
   D. 手术治疗胸壁结核时可撒入青、链霉素粉剂预防感染
   E. 寒性脓肿合并化脓性感染时，先切开引流

3. 患者，女性，17 岁，2 周前发现左前胸壁肿物，无明显不适。查体，左前胸壁，第一、二肋之间可及肿物，直径约 4 厘米，边界清楚，质地硬韧，不活动，无明显压痛。下述**不正确**的是
   A. 可摄胸部 X 线片
   B. 行胸部 CT 有助于明确病变位置、大小、解剖关系
   C. 肿物穿刺活检有助于明确病理诊断
   D. 反复询问病史，了解有无其他系统症状
   E. 应尽早手术切除

4. 急性脓胸患者通常**不会**出现的症状
   A. 高热
   B. 纳差
   C. 少尿
   D. 肌力下降
   E. 咳脓痰

5. 脓胸发生过程中，下述哪种情况属于致病菌经过淋巴途径进入胸腔
   A. 继发于膈下脓肿
   B. 胸穿感染
   C. 肺脓肿破入胸腔
   D. 全身败血症
   E. 继发于食管自发破裂

6. 下述何种情况下需要施行胸膜腔闭式引流术
   A. 脓液黏稠不易抽出
   B. 经治疗脓液不减少
   C. 病人症状持续加重
   D. 怀疑有食管自发破裂
   E. 以上都是

7. 形成慢性脓胸的原因**不包括**
   A. 就诊过迟
   B. 拔除胸管过早
   C. 脓腔内留有异物
   D. 引流管较粗
   E. 肺膨胀不全

8. 患者，男性，25 岁，高热、咳嗽 5 日，憋气 1 日急诊就诊。完善常规检查后，行胸腔穿刺抽出黄色稀薄胸腔积液 600ml。下述正确的是
   A. 立即行胸腔闭式引流
   B. 暂时可除外脓胸
   C. 应对胸腔积液进一步检查（涂片、细菌培养）
   D. 可行气管镜检查
   E. 大剂量抗生素治疗

三、问答题

1. 简述急性脓胸的治疗原则。
2. 简述慢性脓胸的治疗原则。
3. 简述慢性脓胸为什么会影响呼吸功能。
4. 简述胸壁结核哑铃型脓肿的成因，及其临床意义。

选择题参考答案

【A型题】

1. D　2. C　3. E　4. D　5. A　6. E　7. D　8. C

（赵　虎）

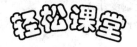

第一节　肺大疱

1. 定义：肺大疱（pulmonary bulla）是因为肺内压力升高，肺泡壁破裂互相融合，最后形成巨大的囊泡状改变。

2. 病因及病理：小支气管炎症如肺炎、肺结核和肺气肿——→水肿、狭窄——→管腔部分阻塞——→肺泡内气体不易排出——→肺泡内压力升高——→肺泡间隔破裂——→肺泡融合成含气囊腔——→剧烈咳嗽、屏气或运动——→肺内压力骤然升高——→肺大疱突然破裂——→自发性气胸（spontaneous pneumothorax）——→肺大疱与胸顶之粘连条索破裂——→血胸（hemothorax）。

3. 临床表现 {
   体积小、数目少：无症状
   体积大、数目多：胸闷、气短等
   自发性气胸：突然胸闷、胸痛、咳嗽，发绀，气管健侧移位，患侧鼓音，呼吸音减弱或消失
}

4. 诊断：胸片和胸部 CT。

5. 鉴别诊断

	肺大疱	气胸（尤其是局限性）
透亮度	高	更高
肺纹理	稀少	完全无
肺组织压缩方向	大疱周围	向肺门
胸腔穿刺	呼吸困难，医源性气胸	症状缓解，影像学改善

6. 治疗

（1）手术指征：①体积大，占胸腔 1/3 体积以上；②有呼吸困难等症状；③反复发生自发性气胸。

（2）手术方式：①肺大疱切除术：目前多经电视胸腔镜或腋下小切口实施。可同时行胸膜粘连固定术。②肺大疱外引流术：少用。

第二节　肺部感染性疾病的外科治疗

一、支气管扩张的外科治疗

1. 定义：支气管扩张（bronchiectasis）是支气管管壁及其周围肺组织的炎症破坏，造成远端支气管不可逆性扩张。多因支气管阻塞及其远端发生感染，这两者常互为因果。

2. 手术适应证 {
同侧病变（同侧肺，同肺叶）──→肺段或肺叶切除
同侧病变（同侧肺，不同肺叶）──→全肺切除
双侧病变（一侧重，一侧轻）──→重侧病肺切除
双侧病变（＜50％）──→双侧病肺切除
反复大咯血不止──→切除病肺，抢救生命
}

3. 手术禁忌证 {
身体差──→不能耐受手术
病变广──→无法切除
合并其他重病
}

4. 术前准备 {
完善术前检查
控制感染
有效排痰
支持治疗
}

5. 术后处理 {
密切观察
保持胸管引流通畅
有效咳嗽、排痰
保证余肺复张良好
全身应用抗生素
}

二、肺结核的外科治疗

手术前提：肺结核（pulmonary tuberculosis）病变稳定，不处于播散期。

（一）肺切除术

1. 适应证 {
肺结核空洞：厚壁、张力、巨大、下叶空洞
结核球：直径＞2cm
毁损肺
结核性支气管狭窄或支气管扩张
反复或持续咯血
}

2. 禁忌证 {
肺结核播散期
一般情况和心脏功能差
肺功能差
合并肺外脏器结核
}

3. 术前准备和术后处理 {
查痰抗酸杆菌，痰菌阳性者需作支气管镜
术后继续抗结核治疗至少 6～12 个月
}

4. 术后并发症 {
支气管胸膜瘘
顽固性含气残腔
脓胸
结核播散
}

（二）胸廓成形术

1. 定义：胸廓成形术是将不同数目的肋骨节段行骨膜下切除，使该部分胸壁下陷后靠近纵隔，并使其下面的肺得到萎陷。

2. 适应证 {
上叶空洞，不耐受肺叶切除
上叶空洞，但需作全肺切除，不耐受全肺切除
一侧广泛肺结核灶，不耐受全肺切除
合并脓胸或支气管胸膜瘘，不耐受肺切除
}

3. 禁忌证 {
张力空洞、厚壁空洞、中下叶或近纵隔空洞
结核球或支气管扩张
青少年
}

三、肺棘球蚴病

1. 定义：棘球蚴病（echinococcuosis）：是由细粒棘球绦虫的蚴体侵入人体所致，在肝、肺等脏器中形成囊肿，并造成各种并发症，也称包虫病（hydatid disease）。

2. 临床特征

{
流行病学：单发，右＞左，下＞上
症状：囊肿长大──→咳嗽、胸痛、气急、咯血；穿破支气管──→阵发性咳嗽、大量透明痰；
穿破胸膜腔──→液气胸──→脓胸；过敏反应
体征：叩浊音，呼吸音减低，气管移位
胸部 X 线或 CT 表现：密度均匀、边界清楚的圆形或椭圆形阴影
实验室：嗜酸性粒细胞增高；棘球蚴补体结合试验（＋）；棘球蚴皮内试验（＋）
注意：禁忌穿刺
}

3. 手术治疗 {
内囊摘除术
囊肿摘除术：内外囊均摘除
肺叶或肺段切除
}

四、侵袭性肺部真菌感染的外科治疗

由真菌引起的支气管肺部感染称侵袭性肺部真菌感染（invasive pulmonary fungal infection, IPFI）

病原菌 {
致病性真菌 {
组织胞浆菌、球孢子菌等
主要引起外源性感染，可侵袭免疫功能正常的宿主
}
条件致病性真菌 {
念珠菌、曲霉菌、隐球菌等
多为内源性感染，是临床常见的 IPFI 的病原菌
}
}

外科治疗 {
手术适应证 {
①局限病变抗真菌药物治疗无效或形成肺脓肿空洞等
②肺内病变与肿瘤、结核不能鉴别者
③病变形成脓胸、胸壁脓肿或瘘道
④反复呼吸道症状如咯血、血痰，药物治疗不能控制者
⑤邻近大血管的肺内病变
}
手术方式 {
①肺部病变─肺楔形切除、肺段切除、肺叶切除、全肺切除
②胸膜胸壁─引流或扩大切除
③胸壁瘘道─扩创术
}
并发症 {
①主要有脓胸、支气管胸膜瘘、肺部或切口感染、病变复发等
②防治措施─做好围术期工作，正规应用抗真菌药物，合理使用抗生素；
严格无菌操作，妥善处理支气管残端；保持呼吸道及引流管道通畅
}
}

第三节 肺和支气管肿瘤

一、肺癌

1. 定义：肺癌（lung cancer）大多数起源于支气管黏膜上皮，因此也称为支气管肺癌（bronchopulmonary carcinoma）。

2. 病因：烟草是最重要的致病因素。

3. 分布：①40岁以上好发；②男＞女；③右肺＞左肺；④上叶＞下叶。

4. 分型：①中心型：段开口以上；②周围型：段开口以下。

5. 病理分类

	非小细胞肺癌 (non small cell lung cancer, NSCLC)			小细胞肺癌 (small cell lung cancer, SCLC)
	鳞癌	腺癌	大细胞癌	
发病率	最多，50%	多	甚少见	多，20%
性别	男性多见	女性	—	男性
分型	中心型	周围型	中心型	中心型
生长	慢	较慢	快	快
淋巴转移	较晚	较早	较早	早
血行转移	较晚	较早	较早	较早
放化疗	较敏感	较不敏感	较不敏感	敏感

6. 转移途径：①直接扩散；②淋巴转移；③血行转移。

7. 临床表现：

1）直接症状：刺激性干咳、痰中带血丝、胸痛等。

2）压迫侵犯症状：①膈神经——→膈肌麻痹；②喉返神经——→声音嘶哑；③上腔静脉——→颈面上胸部肿胀、静脉怒张；④胸膜——→疼痛或胸腔积液；⑤食管——→吞咽困难；⑥上叶顶部：特殊类型肺癌（Pancoast肿瘤）。肿瘤压迫或侵犯第一肋骨、锁骨下动静脉、臂丛、颈交感神经等——→胸肩疼痛、上肢静脉怒张、水肿、臂痛和上肢运动障碍、Horner综合征等。

3）全身症状（肺外表现）：骨关节肿痛、Cushing综合征、重症肌无力等。

8. 诊断：吸烟史、症状、胸部CT、支气管镜、纵隔镜、PET等。

9. 鉴别诊断：①肺结核；②肺部炎症和肺脓肿；③肺良性肿瘤；④支气管腺瘤；⑤纵隔肿瘤。

10. 治疗：以手术为主的综合治疗是非小细胞肺癌的最佳治疗模式；小细胞肺癌以化疗为主，手术为辅。

（1）手术

目的：尽可能切除肺部原发癌灶和淋巴结，尽可能保留健康肺组织。

方式：肺叶切除、全肺切除、袖式肺叶切除等，同时行系统性淋巴结清扫。

术后结果：总的5年生存率为30%～40%。

禁忌证：远处转移；重要脏器功能差；全身情况差；广泛肺门纵隔淋巴结转移；严重侵及周围器官；胸外淋巴结转移。

（2）放疗：敏感度由高到低依次为：小细胞癌＞鳞癌＞腺癌和支气管肺泡癌。

（3）化疗：小细胞癌最敏感。铂类为主的联合化疗。

（4）靶向治疗：如吉非替尼、厄洛替尼。

（5）中药。

（6）免疫治疗。

二、支气管腺瘤

1. 定义：支气管腺瘤（adenoma of bronchus）主要起源于支气管或气管黏膜腺体，是一种低度恶性肿瘤，生长慢，可浸润扩展至邻近组织及淋巴结转移。

2. 分类

> 支气管类癌（carcinoid of bronchus）：最常见。起源于嗜银细胞，含有神经内分泌颗粒。表面黏膜完整。与周围组织分界清楚或具有包膜
> 支气管囊性腺样癌（cystic adenoid carcinoma of bronchus）：多见于气管下段，恶性程度较高。表面黏膜完整
> 黏液表皮样癌（muco-epidermoidal carcinoma of bronchus）：最少见，低度恶性，息肉状，表面黏膜完整

3. 临床表现

> 咳嗽、咯血、哮鸣、呼吸困难及反复肺部感染
> 类癌综合征：阵发性面部潮红、水肿、肠蠕动增加、腹泻、心悸、皮肤发痒等

4. 诊断：胸部 CT 和支气管镜。

5. 治疗：手术切除。

三、肺或支气管良性肿瘤

肺错构瘤（pulmonary harmotoma）：由支气管壁各种正常组织错乱组合而形成的良性肿瘤，多以软骨为主。治疗方法是肺楔形切除术。

四、肺转移性肿瘤

1. 常见的原发肿瘤：胃肠道、泌尿生殖系、肝、甲状腺、乳腺肿瘤等。

2. 临床表现：肺部少有症状。

3. 诊断：原发病史、胸部 CT。

4. 治疗：

（1）手术指征：①原发肿瘤已控制，无局部复发；无其他部位转移。②肺部有单个转移瘤；或虽多个，均集中于一叶或一侧。③全身状况好，心肺功能好。

（2）手术方式：一般不做全肺切除。

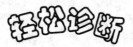

主诉：刺激性咳嗽伴痰中带血丝 1 个月。

现病史：患者，男性，56 岁。主因刺激性咳嗽伴痰中带血丝 1 个月入院。1 个月前无明显诱因出现刺激性咳嗽，伴痰中带血丝，无发热、喘鸣、胸痛等。饮食睡眠可，大小便无异常，体重无明显变化。

体格检查：一般情况可，浅表淋巴结无肿大，心肺（-），腹部（-）。

辅助检查：血常规、生化等化验检查正常。胸部 CT 示右肺上叶近肺门处可见大小约 3cm×3cm×4cm 的类圆形阴影，分叶状，边缘有短毛刺；与肺门血管关系不密切；纵隔淋巴结肿大。纤维支气

管镜：可见右肺上叶支气管开口处有灰白色菜花样新生物，管腔部分阻塞。活检结果为鳞癌。

　　诊断：肺癌（右上叶，中央型）。

　　鉴别诊断：肺炎性假瘤，肺结核，肺脓肿。

　　处理原则：

　　1. 完善检查：包括肺功能、全身骨扫描、腹部 B 超和纵隔镜等。

　　2. 手术治疗：可能需行右肺上叶袖状切除＋肺门纵隔淋巴结清扫术。

　　3. 综合治疗：根据术后病理结果，决定是否行化放疗等。

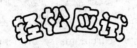

一、名词解释

1. Pancoast 肿瘤

2. 支气管肺泡癌

二、选择题

【A 型题】

1. 咳嗽、痰中带血丝、胸痛是下列哪种疾病的常见症状

　　A. 支气管肺癌

　　B. 肺炎

　　C. 肺结核

　　D. 脓胸

　　E. 急性胸膜炎

2. 哪一种原发性肺癌对综合治疗（化疗和放疗）最敏感

　　A. 小细胞肺癌

　　B. 腺癌

　　C. 鳞癌

　　D. 腺鳞癌

　　E. 大细胞肺癌

3. 急性脓胸可通过下列哪项检查确诊

　　A. 体检发现患侧语颤减弱，叩诊浊音

　　B. 胸部 X 线片示患侧呈大片浓密阴影

　　C. 胸穿抽得脓液

　　D. 胸片示液平面

　　E. 胸部 B 超提示患侧胸腔积液

4. 以下哪一类为肺低度恶性肿瘤

　　A. 肺高分化鳞癌

　　B. 肺低分化腺癌

　　C. 肺非典型类癌

　　D. 肺大细胞未分化癌

　　E. 肺腺鳞癌

5. 一名 45 岁的男性，3 个月前曾因咳嗽、咳脓痰伴高热在当地医院行抗炎及胸腔穿刺抽脓等治疗。1 个月后复查示：左侧胸腔积液（中等量），予留置左侧胸腔引流管后引流出稠厚的脓液，病情渐好转，1 周前咳嗽出多量脓液，胸腔注入亚甲蓝液后，咳出痰液呈蓝色，今患者转来我院要求手术治疗，应首选下列何种手术方式

　　A. 支气管瘘口修补术

　　B. 胸膜纤维板剥脱术

　　C. 继续胸腔闭式引流术

　　D. 抗生素治疗加支持疗法

　　E. 胸廓成形及瘘口修补术

6. 下列哪一项为肺癌与肺结核球的鉴别诊断要点

　　A. 肺结核球多见于青年女性

　　B. 肺结核球常位于上叶

　　C. 肺结核球多见于中老年

　　D. 肺结核球 X 线见肿块影密度不均匀有钙化点，周围常有散在性结核病灶

　　E. 肺癌常表现刺激性咳嗽

选择题参考答案

【A型题】

1. A 2. A 3. C 4. C 5. E 6. D

（赵　虎）

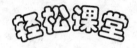

第二十七章 食管疾病

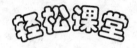

第一节 食管癌

食管癌是一种常见的消化道癌肿，我国是世界上食管癌高发区之一，发病男性多于女性，发病年龄多在 40 岁以上。我国发病以河南省为最高。

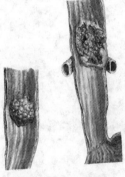

食管癌

1. 病因
- 化学因素：亚硝胺
- 生物性病因：真菌
- 缺乏某些微量元素
- 缺乏维生素
- 烟、酒、过热饮食、口腔不洁等
- 食管癌遗传易感因素

2. 食管的解剖分段
- 颈段：自食管入口至胸骨柄上沿的胸廓入口处
- 胸段：①胸上段—自胸廓上口至气管分叉平面 ②胸中段 ③胸下段
- 腹段食管：通常将腹段食管包括在胸下段内
- 胸中段食管癌较为多见，下段次之，上段较少

3. 病理

(1) 食管癌的病理类型多为鳞癌，亦有腺癌和小细胞食管癌。

(2) 大体类型
- 髓质型：较常见，向腔内、腔外扩张，多累及食管全周或大部
- 蕈伞型：向腔内呈蘑菇样凸起
- 溃疡型：瘤体黏膜呈深陷的溃疡，阻塞程度较轻，常有进食时疼痛
- 缩窄型（即硬化型）：呈环形缩窄，累及食管全周，较早出现阻塞

(3) 食管癌生长，扩散：早期食管癌病变多局限于黏膜表面（原位癌），无明显肿块。肉眼表现为充血、糜烂等。癌肿最先向黏膜下层扩散，继而向上、下及全层浸润。至中、晚期，逐渐累及食管全周，肿物突入腔内，还可穿透食管壁全层，侵入邻近的纵隔和心包。

(4) 食管癌（主要是鳞癌）转移：主要通过淋巴途径，血行转移发生较晚。

4. 临床表现

(1) 食管癌早期临床症状不明显，以消化道梗阻症状为主，且时轻时重，进展较慢。可表现为吞咽粗硬食物时出现咽下食物梗噎感、胸骨后烧灼样、针刺样或牵拉摩擦样疼痛，食物通过时有停滞感和异物感。

(2) 中晚期食管癌临床症状随病变范围扩大，出现相应的症状。

食管梗阻症状：中晚期食管癌典型症状为进行性咽下困难，先是干硬食物难以咽下，继而半流质，最后水和唾液不能咽下。有时梗阻局部炎症水肿可暂时消退，或者部分肿瘤脱落，梗阻症状可暂时减轻，常被误认为是病情好转

局部侵犯转移引起的症状：食管癌侵犯食管外组织，可引起持续的胸痛和背痛。侵入气管、支气管可形成食管气管瘘或支气管瘘

远处转移相关症状：侵犯喉返神经引起声音嘶哑；压迫颈交感神经节产生 Horner 综合征。肝、脑等脏器的转移，可出现黄疸、腹水及昏迷等

全身症状：进食差逐渐消瘦，体重明显下降，脱水，无力，最后可出现恶病质状态

5. 临床诊断

（1）钡餐检查

早期表现为

食管黏膜皱襞紊乱、粗糙或有中断现象

小的充盈缺损

限局性管壁僵硬，蠕动中断

小龛影

中晚期表现为

黏膜中断紊乱；深浅不等的龛影；管腔充盈缺损；病变部位管壁僵硬

软组织肿块阴影及病变上方不同程度的食管扩张

（2）纤维内镜检查：对已有临床症状和怀疑而未能明确诊断者应尽早行此检查。镜下观察病变位置、形态、长度，并可以钳取活组织作病例组织学检查。同时还可以做甲苯胺蓝或 Lugol 碘溶液染色。

（3）超声内镜检查：EUS 可以用来判断食管癌浸润层次、向外扩展深度以及有无淋巴结转移等。

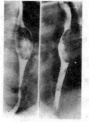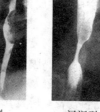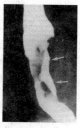

增生型　　　　浸润型　　　　溃疡型

6. 鉴别诊断：有吞咽困难时应与食管良性肿瘤、贲门失弛缓症和食管良性肿瘤相鉴别。

7. 治疗

（1）手术治疗：根治性手术治疗是治疗食管癌的首选方法。若全身状况良好，有较好的心肺功能储备，无明显转移征象者可考虑手术。

手术禁忌证：①全身状况差，或有严重心、肺或肝肾功能不全者；②病变侵犯范围大，已有明显外侵和穿孔征象者；③已有远处转移者。

切除范围：原则上应切除食管大部。切除长度应在距肿瘤上下 5～8cm 以上。切除广度应包括肿瘤周围的纤维组织及所有淋巴结的清除

代食管器官：最常用的是胃，有时用结肠或空肠

术后并发症：吻合口瘘和吻合口狭窄是常见的术后并发症

姑息性减状手术，用于晚期食管癌，不能根治手术或放射治疗，进食有困难者

（2）放射治疗：①放疗和手术综合治疗，可增加手术切除率，能提高远期生存率。②单纯放射治疗，用于颈段、胸上段食管癌和不宜手术，尚可耐受放疗者。

（3）化学治疗：通常联合其他治疗方法使用。

第二节　食管良性肿瘤

食管良性肿瘤少见。最常见的是食管平滑肌瘤，占食管良性肿瘤的 3/4。

食管良性肿瘤根据组织发生来源分为：

- 腔内型：息肉及乳头状瘤
- 黏膜下型：血管瘤及颗粒细胞成肌细胞瘤
- 壁内型肿瘤：平滑肌瘤

食管良性肿瘤症状、体征取决于肿瘤的解剖位置和体积大小。较大的肿瘤可不同程度的阻塞管腔，出现咽下困难等症状。

临床诊断需依靠钡餐造影和纤维内镜检查。如镜检发现肿瘤表面黏膜光滑、正常，切勿行黏膜活检。

治疗方法，腔内型肿瘤较小且长蒂者可行内镜摘除；壁内型和黏膜下型肿瘤需开胸手术或者胸腔镜手术切除，术中注意保护黏膜。

食管良性肿瘤手术效果满意，预后良好，恶变者罕见。

第三节 腐蚀性食管灼伤

腐蚀性食管灼伤多为误吞强酸或强碱等化学腐蚀剂引起的食管化学性灼伤。亦有因长期反流行食管炎、长期进食浓醋或长期服用酸性药物引起食管化学性灼伤者，但少见。强碱产生较严重的溶解性坏死，强酸产生蛋白凝固性坏死。

1. 病理变化：吞服化学腐蚀剂后，灼伤部位通常较为广泛，可从口咽部一直至胃或十二指肠。食管三个生理狭窄部位（食管入口、气管分叉平面和食管下端）与腐蚀剂接触时间最长，损伤也以这些部位最重。

分度
- Ⅰ度灼伤：食管黏膜表浅充血水肿，7～8天痊愈，不留瘢痕
- Ⅱ度灼伤：灼伤累及食管肌层。3～6周发生肉芽组织增生。以后形成瘢痕狭窄
- Ⅲ度灼伤：食管全层及其周围组织凝固坏死，可致食管穿孔和纵隔炎

灼伤后病例过程分三个阶段：
- 第一阶段：伤后最初几天，发生炎症水肿坏死，常出现早期食管梗阻症状
- 第二阶段：约在伤后1～2周坏死组织脱落，出现软的红润的肉芽组织。梗阻症状可减轻。这时食管壁最薄，持续3～4周
- 第三阶段：瘢痕及狭窄形成，并逐渐加重，持续数周至数月

2. 临床表现：误服腐蚀剂后，立即引起从口咽部到胸骨后及上腹部剧烈疼痛，随即反射性呕吐血性物。可有咳嗽、呼吸困难。严重者可有发热、虚脱、昏迷等症状。瘢痕形成后出现不同程度的食管梗阻症状，可引起营养不良。

3. 临床诊断：根据病史及相关临床表现，诊断并无困难。必要时行食管碘油造影确诊有无食管灼伤，并除外食管或胃穿孔。晚期作食管造影明确狭窄部位及程度。

4. 治疗

(1) 急诊处理程序：①采集病史，明确所服腐蚀剂的种类、时间、浓度和量；②判断病情，维持呼吸、循环；③尽早吞服植物油或蛋白水，保护食管、胃黏膜，无条件时可吞咽生理盐水或清水稀释；④积极处理并发症；⑤防止食管狭窄，早期使用肾上腺皮质激素和抗生素。疑有穿孔者禁用激素。

(2) 扩张疗法：宜在受伤2～3周后进行，应定期反复进行。

(3) 手术疗法：严重长段狭窄或扩张失败者可采用手术治疗。

第四节　贲门失弛缓症

1. 定义：贲门失弛缓症或称贲门痉挛是指吞咽时食管体部无蠕动，贲门括约肌松弛不良。女性稍多，发病年龄 20～50 岁。

2. 临床表现：主要症状为咽下困难、胸骨后沉重感或阻塞感。病程较长，症状时轻时重，发作常与精神因素有关。初为间歇发作，逐渐可发展为持续性吞咽困难。

3. 临床诊断：食管钡餐造影，可见**食管体部蠕动消失，食管下端及贲门部呈鸟嘴样，边缘整齐光滑，上端食管明显扩张。**

纤维内镜检查有助于确诊并除外癌肿。

4. 治疗

非手术疗法：口服解痉镇痛药物，饮食调节，食管扩张
手术疗法：食管下段贲门肌层切开术

第五节　食管憩室

食管憩室，食管壁的一层或全层局限性膨出，形成与食管腔相通的囊袋。按其发病原因，分为牵引型和膨出型。牵引型因系全层向外牵拉，故称真性憩室；膨出型只有黏膜膨出称为假性憩室。

一、咽食管憩室

膨出型假性憩室
咽下缩肌与环咽肌之间的薄弱的三角区，肌活动不协调，致食管黏膜自薄弱区膨出
早期无症状。憩室增大时，吞咽时有咕噜声，憩室局部可引起炎症
钡餐检查确诊
有症状的病人可以考虑手术治疗

二、食管中段憩室

牵引型憩室
气管分叉或肺门附近淋巴结炎症，形成瘢痕，牵拉食管全层
常无症状。局部炎症水肿时，可有咽下梗噎感或胸骨后、背部疼痛
钡餐检查确诊
有出血、穿孔或症状明显者可手术

三、膈上憩室

多数为膨出型假性憩室，少数为食管全层膨出形成真性憩室。好发于食管下段后右方
食管下段近膈处有平滑肌层薄弱处，食管内压力增高时，黏膜膨出
胸骨后或上腹部疼痛，有时出现咽下困难或食物反流
食管钡餐造影确诊
有明显症状或食物淤滞者可考虑手术切除，同时处理食管和膈肌的其他疾病

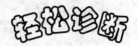

Case 1

主诉：进行性吞咽困难2个月。

现病史：患者，女性，65岁。2个月前出现进食梗噎，进行性加重。起初进食干硬食物时明显，后逐渐加重，目前进食流质也出现梗噎。近期体重下降5kg。来我院就诊，行钡餐造影提示食管中下段管腔狭窄，蠕动消失，有充盈缺损，其上方食管腔扩张，病变长约3cm。

查体：生命体征平稳。双侧锁骨上区未及肿大淋巴结。心、肺、腹部查体未见异常。

辅助检查：钡餐造影示食管中下段管腔狭窄，蠕动消失，有充盈缺损，其上方食管腔扩张，病变长约3cm。

诊断：食管癌

鉴别诊断：贲门失弛缓症，食管憩室，食管良性肿瘤相鉴别

疾病名称	病史	典型症状	辅助检查
食管癌	起病隐匿，近期加重	进行性吞咽困难	钡餐可见局部不规则充盈缺损，管腔狭窄，蠕动消失。食管镜检查可见黏膜新生物，活检可明确病理诊断
贲门失弛缓症	病史长，症状反复	咽下困难，胸骨后沉重、阻塞感	钡餐造影示食管体部蠕动消失，食管下端及贲门部呈鸟嘴样，边缘整齐光滑，上端食管明显扩张。纤维内镜检查有助于确诊并除外癌肿
食管憩室	起病隐匿，症状轻，变化慢	可有咽下梗噎感或胸骨后疼痛	钡餐可见局部黏膜突出食管腔成囊袋样，黏膜光滑
食管良性肿瘤	症状轻，变化慢	咽下梗噎感、异物感	钡餐可见病变形态较规则，管壁蠕动良好食管镜检查病变位于黏膜可行活检，如病变位于黏膜下则黏膜通常良好

治疗

1. 完善全身检查，明确临床分期，评价心肺功能。

2. 如无手术禁忌证，首选手术治疗。手术后根据病理分期，选择是否辅助放化疗。

3. 如病人不能耐受手术或已有远处转移，可选择放疗，或放化疗联合治疗。

如病人不能耐受手术、放疗、化疗，应予以营养支持。

Case 2

男，72岁。2个月前无明显诱因出现吞咽困难，进行性加重，伴下胸部隐痛，目前仅能进半流食。

既往史：有高血压病史，不吸烟，少量饮酒10余年，无过敏史。

查体：T：37℃，P：80次/分，R：18次/分，BP：150/90mmHg。浅表淋巴结无肿大，未发现其他异常体征。

辅助检查：尿、便常规未见异常，WBC $6.5×10^9$/L，Hb 150g/L，PLT $250×10^9$/L。

上消化道造影：见后图。

1. 初步诊断及诊断依据：分析资料后，初步诊断为食管中段癌。

诊断依据：

（1）有典型的临床症状：进行性进食困难、胸痛；

（2）造影见食管管腔狭窄，黏膜紊乱。

2. 鉴别诊断

（1）良性食管狭窄：依靠食管镜组织学结果确定。

（2）贲门失弛缓症：狭窄部位在贲门处，呈典型"鸟嘴症"。

3. 进一步检查

（1）食管镜检查，组织学诊断。

（2）胸片、胸部 CT、颅脑 CT、骨扫描，除外转移。

4. 治疗原则

手术治疗：首选食管切除，胃食管弓上吻合。

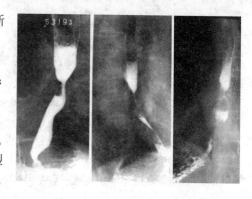

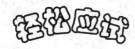

一、名词解释

1. 腐蚀性食管灼伤

2. 贲门失弛缓症

二、选择题

【A 型题】

1. 关于食管癌的病因正确的是
   A. 引起食管癌的因素是复杂的，多方面的
   B. 有遗传易感因素的作用
   C. 不良饮食习惯可能促进食管癌发病
   D. 食物中的亚硝胺是一种重要的化学因素
   E. 以上都对

2. 关于食管癌，正确的是
   A. 食管癌中腺癌占有较高的比例
   B. 胸下段食管癌多见
   C. 食管鳞癌通常较早出现血行转移
   D. 食管鳞癌转移主要通过淋巴途径
   E. 溃疡性食管癌局部梗阻症状通常较重

3. 患者 男性，70 岁，进行性吞咽困难 3 个月。钡餐显示食管下段充盈缺损长 5.5cm，全面检查未见远处转移病灶，按照我国的食管癌临床病理分期为病变哪一期
   A. 0 期

   B. Ⅰ 期
   C. Ⅱ 期
   D. Ⅲ 期
   E. Ⅳ 期

4. 患者出现下述哪个症状时可考虑为早期食管癌
   A. 进行性吞咽困难
   B. 进食干硬食物时有轻微异物感
   C. 进食困难伴声音嘶哑
   D. 近期体重明显下降
   E. 进食后呕吐

5. 患者，男性，75 岁，进食梗噎 3 个月，近期重无明显变化。查体：左锁骨上可及一 1cm 大小肿物，活动可；心肺查体未见异常。上消化道造影示食管下段充盈缺损，病变长约 2cm。下述处理正确的是
   A. 明确锁骨上肿物性质，必要时取活检
   B. 限期行根治手术治疗
   C. 先行放疗再行手术治疗

D. 可给予肠外营养支持

E. 行放射治疗

6. 怀疑食管癌患者行食管镜检查，下述描述正确的是

　　A. 甲苯胺蓝黏膜染色，不染色区域应重点活检

　　B. 黏膜活检应在高度怀疑病变区域进行，不宜多取

　　C. Lugol 碘溶液染色，黄染区域为怀疑病变区域

　　D. 食管腔高度狭窄时应努力通过狭窄段，观察远端情况

　　E. 镜下观察黏膜无病变，考虑为黏膜下病变时均应取黏膜下组织活检

7. 患者，男性，46 岁，进食梗噎 2 个月，近期体重无明显变化。既往 40 年前曾行先天性房间隔缺损修补术。查体：心肺查体未见异常。上消化道造影示食管下段充盈缺损，病变长约 4cm。纤维内镜活检病理为鳞状细胞癌。胸部 CT、颈部、腹部 B 超等未见远处转移病灶。下述处理正确的是

　　A. 行放射治疗

　　B. 限期行根治手术治疗

　　C. 先行放疗再行手术治疗

　　D. 行超声心动图等检查明确心功能状况，再定治疗方案

　　E. 营养支持治疗

8. 患者，女性，78 岁，进行性吞咽困难 6 个月，饮水呛咳、声音嘶哑 2 周，目前饮水困难。既往冠心病史 8 年，5 年前行冠脉支架治疗，目前病情稳定。下述临床处理**错误**的是

　　A. 首选放射治疗

　　B. 限期行根治手术治疗

　　C. 化疗不作为首选治疗

三、问答题

　1. 简述食管癌外科治疗方法。

　2. 简述腐蚀性食管灼伤的治疗。

D. 放射治疗后症状不缓解时可以考虑植入食管内支架

E. 营养支持治疗

9. 食管良性肿瘤最常见的是

　　A. 食管息肉

　　B. 食管黏膜下血管瘤

　　C. 食管乳头状瘤

　　D. 食管肉瘤

　　E. 食管平滑肌瘤

10. 腐蚀性食管灼伤急诊处理**不正确**的是

　　A. 采集病史，了解腐蚀剂的种类和数量

　　B. 根据吞入腐蚀剂的种类，采用酸碱性相反的稀溶液进行中和

　　C. 稳定患者呼吸和循环

　　D. 积极处理并发症

　　E. 怀疑穿孔的病人禁止使用肾上腺皮质激素

11. 患者女性，35 岁，间断进食梗噎 5 年，近期加重，偶有进食后呕吐。门诊就诊，下述处理**错误**的是

　　A. 应行钡餐造影

　　B. 必要时做纤维内镜检查

　　C. 内镜检查时如发现黏膜异常应取活检

　　D. 药物治疗、饮食调节效果不佳时可试行食管扩张治疗

　　E. 首选手术治疗

12. 关于食管憩室，**错误**的是

　　A. 咽食管憩室属于膨出型假性憩室

　　B. 食管中段憩室为牵出型真性憩室

　　C. 膈上憩室常合并有贲门失弛缓症、食管裂孔疝

　　D. 膈上憩室为假性憩室

　　E. 治疗膈上憩室时应同时治疗食管膈肌的其他疾病

【A 型题】

1. E   2. D   3. D   4. B   5. A   6. C   7. D   8. B   9. E   10. B

11. E   12. D

（赵　虎）

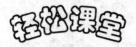

纵隔：纵隔是一个间隙，前为胸骨，后为胸椎，两侧为纵隔胸膜，上连颈部，下止于膈肌。

纵隔不同区域好发肿瘤亦有所不同，见下表：

纵隔区域	区域定义	好发肿瘤
前纵隔	气管、心包前间隙	畸胎瘤与皮样囊肿、胸腺瘤、胸骨后甲状腺肿
中纵隔	内脏器官纵隔，含有很多重要器官的纵隔间隙	心包囊肿、气管或支气管囊肿、食管囊肿（肠源性囊肿）、淋巴源性肿瘤
后纵隔	气管、心包后间隙	神经源性肿瘤

常见纵隔肿瘤：

肿瘤名称	好发位置	起源或病理类型	临床症状
神经源性肿瘤	后纵隔脊柱旁	自主神经系统，多源于交感神经 恶性：神经母细胞瘤、节神经母细胞瘤 良性：神经节细胞瘤 外围神经，源于脊神经根，少数来自肋间神经 良性：神经鞘瘤、神经纤维瘤 恶性：恶性神经鞘瘤、神经纤维肉瘤	一般无症状 压迫神经干或恶变侵蚀时可发生疼痛
畸胎瘤与皮样囊肿	前纵隔接近心底部心脏大血管前方	根据胚层来源可分为表皮样囊肿、皮样囊肿和畸胎瘤（含有外、中、内三个胚层组织） 10％为恶性	通常无症状 较大者可有压迫症状 破入肺内可咳出毛发或豆渣样皮脂
胸腺瘤	前上纵隔	分为上皮细胞型、淋巴细胞型和混合型 多为良性。恶性者浸润附近组织器官	多无症状 15％合并重症肌无力
纵隔囊肿	中纵隔	气管或支气管囊肿、食管囊肿、心包囊肿	多无症状，大者出现压迫症状
胸内异位组织肿瘤	前纵隔	胸骨后甲状腺肿、甲状旁腺	多无症状，大者出现压迫症状
淋巴源性肿瘤	中纵隔	多为恶性	增长较快，可出现压迫症状
其他肿瘤		间叶组织来源肿瘤，少见	

一、临床表现

纵隔肿瘤临床症状与肿瘤的大小、生长速度和位置有关。常见症状有胸痛、胸闷、刺激或压迫呼吸系统、神经系统、大血管、食管的症状。

二、临床诊断

纵隔肿瘤多数没有症状，多为例行体检或检查其他疾病时发现。

诊断可用胸部影像学检查，超声扫描，气管镜、食管镜、纵隔镜检查，怀疑胸骨后甲状腺肿可用放射性[131]碘扫描，颈部有肿大淋巴结时可行活检。

三、治疗

绝大多数纵隔原发肿瘤在无其他禁忌证情况下均应手术治疗；恶性淋巴源性肿瘤不宜手术切除，适于放化疗。

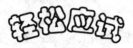

一、名词解释

纵隔

二、选择题

【A 型题】

1. 患者女性，16 岁，体检发现纵隔肿物。行胸部 CT 发现前纵隔一边缘规则囊实性肿物，内有不规则骨密度影。临床诊断应考虑
   A. 淋巴瘤
   B. 胸骨后甲状腺
   C. 心包囊肿
   D. 皮样囊肿
   E. 畸胎瘤

2. 患者男性，35 岁，胸闷憋气就诊，胸片发现纵隔肿物。体检发现右侧锁骨上淋巴结肿大。应先进行下述何种处理
   A. 淋巴结活检
   B. 纵隔肿物穿刺活检
   C. 全身骨扫描
   D. 肺功能检查

E. 药物治疗继续观察

3. 患者一般状况良好，体检发现纵隔肿瘤，右锁骨上淋巴结活检病理为霍奇金病，应如何治疗
   A. 限期手术切除
   B. 营养支持治疗
   C. 中药治疗
   D. 放化疗
   E. 饮食治疗

4. 患者，女性，28 岁，左眼睑下垂 1 个月，吞咽困难 1 天就诊。下述何种检查**不需要**做
   A. 肌电图检查
   B. 新斯的明实验
   C. 胸部 CT
   D. 血乙酰胆碱受体抗体检查
   E. 肺功能检查

三、问答题

1. 简述纵隔分区及不同区域好发的原发性纵隔肿瘤。

选择题参考答案

【A 型题】

1. E   2. A   3. D   4. E

(赵 虎)

第二十九章 心脏疾病

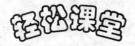

第一节 先天性心脏病的外科治疗

一、动脉导管未闭

1. 定义：动脉导管未闭（patent ductus arteriosus，PDA）是指动脉导管在出生一段时间后仍未闭合，而永久开放的先天性心脏病。

2. 部位：左锁骨下动脉远侧的降主动脉峡部与左肺动脉根部之间。

3. 形态：管型、漏斗型、窗型。

4. 特点
   - 最常见的先心病之一，占 5%～10%，男女比 1：2
   - 母亲妊娠早期风疹病史；家族史
   - 常合并其他心内畸形：如室间隔缺损、主动脉瓣狭窄、法洛四联症

5. 病理生理：通过导管的血流量取决于①导管大小；②压力阶差。

6. 临床表现：取决于分流量的大小和方向。

   - 症状
     - 分流量小：症状轻微或无症状
     - 分流量大
       - 劳累后气促、肺部感染，早产儿呼吸窘迫
       - 逆向分流和 Eisenmenger 综合征
       - 差异性发绀
       - 右心衰竭——死亡
   - 体征
     - 胸骨左缘第 2 肋间连续性机器样杂音、伴有震颤
     - P_2 亢进
     - 周围血管征阳性
   - 辅检
     - 心电图：左、右心室肥大
     - 胸部 X 线：心脏扩大、肺充血；透视下肺门舞蹈征
     - 超声心动图
     - 右心导管及逆行主动脉造影

7. 治疗

早产儿试用吲哚美辛治疗：抑制前列腺素 E 的血管扩张作用，促使导管收缩闭合。

手术或介入治疗

   - 手术适应证
     - 原则上除有禁忌证外，均应治疗，学龄前最佳
     - 早产儿及大的 PDA 伴有顽固性心力衰竭，呼吸窘迫综合征，心脏进行性扩大
     - 合并肺动脉高压仍然存在左向右分流
     - 合并其他心内畸形
     - 感染性心内膜炎，控制感染 2～3 个月；炎症不能控制需急诊手术

手术禁忌证：Eisenmenger 综合征

手术术式
- 介入封堵法：创伤小、恢复快
- 胸腔镜钳闭导管
- 经左胸切口动脉导管闭合术
- 胸骨正中切口体外循环下导管闭合术

手术并发症：①大出血；②左喉返神经麻痹，声音嘶哑；③假性动脉瘤；④高血压脑病；⑤急性左心衰竭；⑥导管再通、杂音依然存在；⑦肺部并发症。

二、肺动脉狭窄

肺动脉狭窄（pulmonary stenosis，PS）分型
- 肺动脉瓣（瓣膜型）狭窄
- 右室漏斗部（瓣下型）狭窄
- 肺动脉主干（瓣上型）狭窄

→ 继发心肌劳损、右室扩大、右室肥厚
- 轻度狭窄：压力阶差＜40mmHg
- 中度狭窄：40～100mmHg
- 重度狭窄：＞100mmHg

诊断
- 症状：劳累后呼吸困难，心悸、乏力、胸闷、头晕或晕厥，右心衰症状
- 体征：胸骨左缘第Ⅱ肋间响亮粗糙的收缩期吹风样喷射性杂音，伴有震颤，并向左肩部传导，P_2 减弱或消失
- 辅检
  - X线：右室扩大，肺纹理稀少变细
  - ECG：右室肥大
  - UCG：部位、程度、病理类型，定量诊断，测出压差，瓣口面积等
  - 右心导管、心血管造影检查：必要时进行

治疗
- 手术适应证
  - 轻度 PS 无症状，不需要手术
  - 症状明显，心电图异常，压差＞50mmHg 者
  - 重度 PS 合并晕厥应尽早手术
- 手术方法
  - 体外循环下的直视成形手术
  - 介入性肺动脉瓣球囊扩张成形术

三、房间隔缺损

房间隔缺损（atrial septal defect，ASD；简称房缺）包括原发孔房缺、继发孔房缺。继发孔 ASD 占所有先心病 10％，男女比例为 1：2。

房缺分型：中央型、上腔型、下腔型、混合型；单发、多发房缺。

1. 病理生理

左向右分流，肺血增多。

肺动脉压增加，肺小动脉内膜增生，中层变厚，阻力增加。

晚期发展为右向左分流，出现发绀（Eisenmenger 综合征）。

症状
- 早期无症状
- 多数于青年时才出现劳力后心慌、气短、呼吸道感染
- 晚期右心衰，心律不齐，发绀

体征
- 胸骨左缘第二肋间肺动脉瓣区Ⅱ级柔和的吹风样收缩期杂音
- P_2 增强、亢进、固定分裂

辅检
- X线：肺血多，肺动脉段隆起，主动脉弓小，右室增大
- ECG：右室肥厚，RBBB，房早，房颤，房扑
- UCG：房缺大小及类型，分流情况

　　　　　　　　　　　　　　　　┌单纯房缺，伴有明显右心负荷过重者均应手术治疗
2. 手术适应证┤学龄前期和学龄期为宜，50 岁以上者手术要慎重
　　　　　　　　　　　　　　　└合并二尖瓣、三尖瓣病变者要同时处理

　　　　　　　　　　　　　　　┌体外循环下房缺修补术
3. 手术方式┤介入封堵治疗：继发孔型，房缺大小、位置适宜
　　　　　　　　　　　　　　　└超声引导下小切口开胸封堵术

四、室间隔缺损

　　室间隔缺损（ventricular septal defect，VSD）是最常见的先心病，发病率为先心中的 40%左右。

　　　　　　　　　　　┌膜周部缺损：最多见
解剖类型┤漏斗部缺损
　　　　　　　　　　　└肌部缺损：最少见

　　　　　　　　　　　　　　　　　　　　　　　┌VSD 大小
病理生理：分流量取决于┤左右室压力阶差
　　　　　　　　　　　　　　　　　　　　　　　└肺血管阻力

　　　　　┌症状：婴幼儿期反复呼吸道感染，体力差，劳累后心慌，气短
　　　　　│体征：心前区收缩期震颤，胸骨左缘第三、四肋间Ⅲ～Ⅳ级响亮粗糙喷射性全收缩期
　　　　　│　　　杂音，P_2 亢进
诊断┤　　　　┌X 线：肺血多，左室大，肺动脉突出
　　　　　│　　　│ECG：左室肥厚，双室肥厚
　　　　　└辅检┤UCG：类型、大小、分流量、肺动脉压
　　　　　　　　　└右心导管

治疗：

　　　　　　　　　　　┌无症状，心电图及 X 线基本正常，分流量少，肺动脉压正常，随诊
手术适应证┤大型 VSD 有心衰或反复肺部感染，生长发育迟缓者应早期手术
　　　　　　　　　　　└合并重度 PAH，需要综合判断病情

手术禁忌证：Eisenmenger 综合征。

　　　　　　　　　┌体外循环下直视修补 VSD：直接缝合、补片修补
手术方法┤
　　　　　　　　　└经导管封堵 VSD

　　　　　　　　　　　┌房室传导阻滞
手术并发症┤残余分流
　　　　　　　　　　　└主动脉瓣关闭不全

五、主动脉缩窄

　　定义：主动脉缩窄（aortic coarctation）是主动脉局限性狭窄、管腔变细、血流受阻的先天性心血管病。

　　部位：主动脉峡部和左锁骨下动脉分叉处。

　　　　　　┌导管前型（婴儿型）
分型┤近导管型
　　　　　　└导管后型（成人型）

诊断 ┌ 症状：高血压症状、下肢缺血
　　├ 体征：上下肢血压压差异常
　　└ 辅检 ┌ ECG：显示 LVH、劳损
　　　　　├ X 线：左室增大；"3"字征；肋骨下缘对称性的血管切迹阴影
　　　　　├ UCG：是诊断本病最敏感的方法之一
　　　　　└ 逆行主动脉造影

治疗：原则上确诊后，都应手术治疗，解除主动脉梗阻

手术 ┌ 缩窄段切除，直接对端吻合术
　　├ 缩窄段切除，人工血管移植术
　　├ 主动脉缩窄成形术（局部补片法）
　　├ 楔形切除吻合术
　　├ 左锁骨下动脉与降主动脉翻转吻合术
　　└ 介入球囊扩张术

六、主动脉窦瘤破裂

1. 定义：主动脉窦瘤破裂（rupture of aortic sinus aneurysm）主动脉窦发育不良，膨出形成窦瘤，破裂后主动脉血流入右室或右房，形成持续性左向右分流，病情重，进展快。

2. 症状：40％表现为剧烈活动时突发心前区剧烈疼痛，胸闷、气促、心悸，迅速出现心衰；多数进展慢。

3. 体征：胸骨左缘或右缘连续性机器样杂音，向心尖传导，伴收缩期震颤。

4. 辅检：①UCG 主要的确诊方法。
　　　　②逆行主动脉造影。

5. 鉴别诊断：PDA、VSD 伴主动脉瓣关闭不全等。

6. 手术：是否破裂均应手术。
　　　　体外循环下直视修补，处理合并畸形。

七、法洛四联症

法洛四联症（tetralogy of fallot，TOF）是最常见的严重的发绀型先心病。

1. 病理改变 ┌ 肺动脉狭窄（广义为右室流出道狭窄）
　　　　　├ 室间隔缺损（较大，多为膜部缺损）
　　　　　├ 主动脉骑跨
　　　　　└ 继发性右心室肥厚

2. 病理生理：肺血少，慢性低氧血症──→心肌纤维化、红细胞增多症。
　　　　　　常因心衰、急性缺氧发作而死亡。

3. 诊断 ┌ 症状 ┌ 发绀和阵发性呼吸困难
　　　　│　　　├ 缺氧发作（呼吸困难、发绀加重、突发缺氧性晕厥、抽搐）
　　　　│　　　└ 劳累后蹲踞位
　　　　├ 体征 ┌ 发绀、杵状指（趾）
　　　　│　　　└ 胸骨左缘第Ⅱ、Ⅲ肋间有喷射样收缩期杂音，震颤
　　　　└ 辅检 ┌ 化验：Hb、HCT 增多，血氧饱和度下降（65％～70％）；纤维蛋白原减少
　　　　　　　├ ECG：电轴右偏，右室肥厚，右房扩大
　　　　　　　├ X 线：靴型心，肺血少
　　　　　　　├ UCG：确诊手段之一
　　　　　　　└ 右心导管及右室造影检查

4. 治疗

确诊后都应尽早手术。

婴儿期可先行姑息性分流术：锁骨下动脉-肺动脉吻合术。

禁忌证：顽固心衰、呼衰、严重肝肾功能不全、严重广泛的肺动脉狭窄。

手术方法 {
- 根治术：彻底疏通右室流出道，解除梗阻和完全闭合修补室间隔缺损
- 分流术 {
  - 锁骨下动脉-肺动脉吻合术，即 Blalock-Taussig 手术
  - 主动脉-肺动脉吻合术
}
}

第二节 后天性心脏病的外科治疗

一、慢性缩窄性心包炎

1. **病因**：结核性占 60% 以上，其次为化脓性。
2. **病理**：心包纤维组织增生、粘连，心包增厚 0.3~1.0cm，心包钙化。
3. **症状**：活动后气短、乏力、纳差、腹水、下肢水肿。
4. **体征**：心尖搏动消失，心音遥远，心率快，奇脉，静脉压升高（20~40cmH₂O），脉压小。

5. **辅检** {
- X 线：心脏搏动减弱，心包钙化影，双侧胸腔积液
- ECG：低电压，T 波低平，ST 段下降
- UCG：心包增厚，心肌收缩力减弱
- 化验：红细胞沉降率快，贫血，低蛋白血症
}

6. **治疗** {
- 明确诊断，争取早期手术
- 手术方式：心包剥脱术
- 切除范围：上心底，下膈面，双侧膈神经
- 药物：术前抗结核 2 周，术后半年至 1 年
}

二、风湿性二尖瓣狭窄

1. **病因**：风湿热引起的瓣膜炎症，活动受限，血流动力学障碍。
2. **病理类型**：隔膜型、漏斗型。

3. **瓣口面积** {
- 正常：4~6cm²
- 轻度狭窄：1.5~2.5cm²
- 中度狭窄：1.0~1.5cm²
- 重度狭窄：<1.0cm²
- 极重度狭窄：<0.5cm²
}

4. **病理生理** {
- 左房压力增加，左房扩大，跨瓣压差增大
- 肺静脉淤血、肺水肿、肺动脉高压
- 心房纤颤、左房内血栓
- 可伴二尖瓣关闭不全
}

5. 诊断
- 症状
  - 风湿病史
  - 呼吸困难、咳嗽、咯血、心悸、乏力
  - 夜间阵发性呼吸困难、端坐呼吸、水肿、肝大、腹水，恶液质
  - 动脉栓塞症状
- 体征
  - 二尖瓣面容、消瘦及恶液质
  - 心尖部可扪及舒张期震颤，舒张期隆隆样杂音，P_2亢进，房颤
  - 颈静脉怒张、肝颈静脉回流征阳性、肝大、腹水、下肢水肿等
  - 二尖瓣关闭不全，可在心前区闻及收缩期杂音
- 辅助检查
  - 化验：ESR、ASO、CRP
  - X线：左房大、右室大、左主支气管抬高、双房影。肺动脉段突出心胸比率增大、二尖瓣型心，右前斜位左房的食管压迹
  - ECG：双峰样的二尖瓣 P 波，或房颤
  - UCG："城垛"样改变，瓣叶结构，瓣孔大小，跨瓣压差，反流程度
  - 其他检查：心导管、心血管造影、冠状动脉造影等

6. 治疗
- MS 伴有心衰时，对症治疗
- MS 一旦有症状者和出现血流动力学障碍者，均应手术治疗
- 手术方式
  - 经皮穿刺二尖瓣球囊扩张术
  - 体外循环直视下二尖瓣成形术
  - 体外循环直视下人工瓣膜置换术

三、主动脉瓣疾病

（一）主动脉瓣狭窄

1. 病因
- 先天性：主动脉二瓣化，湍流导致瓣叶纤维化、增厚、僵硬、钙化，生后可无明显症状，多数在 60～80 岁时出现症状
- 后天性：风湿热、退行性变

2. 诊断
- 症状：心绞痛、晕厥、心衰
- 体征：心室增大，心底部可闻及Ⅲ级以上的收缩期喷射性杂音，向右颈部传导
- 辅助检查
  - ECG：多数示左室肥厚，或伴劳损，电轴左偏
  - X线：狭窄后升主动脉扩张，主动脉瓣钙化
  - UCG：瓣叶增厚变形，钙化、狭窄、瓣膜开放幅度变小、速度减慢、左室肥厚
  - 其他：左心造影和冠状动脉造影

3. 治疗：唯一有效治疗方法是手术——主动脉瓣置换术。

手术适应证
- 有症状，跨瓣压差＞50mmHg
- 无症状但有明显狭窄、跨瓣压差＞75mmHg
- 存在心绞痛和晕厥症状
- 严重左室肥厚、肺动脉高压或右心衰竭，应尽快手术
- 合并冠心病者，应同时行主动脉瓣置换术和冠状动脉旁路移植术

手术禁忌证：晚期患者合并重度右心衰竭。

（二）主动脉瓣关闭不全

诊断
- 症状：呼吸困难，端坐呼吸，夜间阵发性呼吸困难、心绞痛、心衰
- 体征
  - 脉压增宽，周围血管征阳性
  - 胸骨左缘Ⅱ～Ⅲ肋间有典型的叹气样杂音，向心尖部传导
- 辅助检查
  - ECG：左室肥厚、劳损、电轴左偏
  - X线：靴形心、左室大
  - UCG：主动脉瓣形态结构等，定量分析反流程度
  - 其他：左心导管及主动脉左室造影，冠状动脉造影

治疗
- 有症状者，都应手术
- 无症状者ECG有明显改变，心脏呈持续性增大，脉压增大，将出现严重心衰，亦应尽早手术
- 主动脉瓣成形术，或主动脉瓣置换术

人造瓣膜的选择

	生物瓣	机械瓣
优点	不需终身抗凝 无噪音	耐久（几乎终身） 易植入
缺点	耐久性差（10～15年）	需终身抗凝 瓣膜噪音
适用人群	老年人 有生育要求的妇女 有抗凝禁忌证者	儿童、中青年 有抗凝监测条件

四、冠心病的外科治疗

1. 诊断
- 症状
  - 心绞痛
  - 心肌梗死
  - 心肌梗死并发症：心源性休克、室壁瘤、室间隔穿孔、二尖瓣乳头肌功能不全（二尖瓣关闭不全）
- 体征
  - 通常无特殊体征
  - 心梗时血压下降、心音减弱，心律不齐，有时可有心包摩擦音
  - 室间隔穿孔时有类似室间隔缺损的杂音
  - 二尖瓣关闭不全收缩期杂音
- 辅检
  - 化验：急性心梗时，心肌酶谱、肌钙蛋白升高
  - ECG：ST-T改变：急性心梗ST段压低或抬高、高尖T波或病理性Q波，各种心律失常
  - UCG：室壁或室间隔呈节段性运动减弱、心梗并发症
  - 冠脉造影和左室造影：明确冠状动脉狭窄部位、范围、程度、心功能以及病变远端的血管情况及侧支循环情况，了解有无心肌梗死并发症，以明确诊断和选择治疗方式
  - 冠脉螺旋CT
  - 同位素检查

2. 治疗 {
药物治疗
介入治疗（PCI）：PTCA 和支架（stents）植入术
手术治疗：冠状动脉旁路移植术（coronary artery bypass grafting，CABG），俗称冠脉搭桥术
}

3. 手术目的：重建冠状动脉血流，为缺血心肌重建血运通道，改善心肌缺血缺氧，缓解和消除心绞痛，改善心功能，提高生活质量，延长寿命。

4. 手术适应证

（1）顽固性心绞痛或心梗后心绞痛，药物控制不满意，无法行介入的血管弥漫病变，三支病变的近端至少有一支血管腔狭窄＞70％，而狭窄远端的血管腔直径≥1.0mm 者。

（2）三支病变管腔狭窄＞50％，并伴有左室功能减退，而左室射血分数一般不低于 30％。

（3）左主干病变＞50％者，不论有无症状均应尽早治疗。

（4）急性心肌梗死 6 小时内，冠状动脉病变符合手术标准，或溶栓介入治疗失败者。

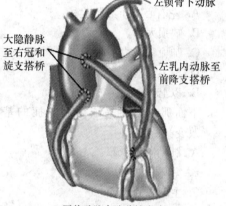

冠状动脉旁路移植术式

左锁骨下动脉

大隐静脉至右冠和旋支搭桥

左乳内动脉至前降支搭桥

（5）心梗并发症，如室壁瘤、室间隔穿孔、二尖瓣关闭不全均应采用急症手术或择期手术。

（6）介入治疗术中并发症，如冠状动脉撕裂或血栓栓塞、心脏压塞需急症手术挽救生命。

（7）介入治疗术后再狭窄者。

（8）手术后冠状动脉再狭窄或血管桥狭窄者。

5. 手术禁忌证

（1）狭窄段的远端血管腔直径≤1.0mm 者。

（2）冠状动脉广泛弥漫性病变。

（3）左室射血分数小于 20％。

移植材料：自体动脉、静脉移植物，如左侧或双乳内动脉、大隐静脉。动脉移植物远期通畅率较静脉移植物高。

6. 手术方式：体外循环和非体外循环（off-pump CABG，OPCAB）两种晚期冠心病-缺血性心肌病，心室辅助手术或心脏移植术。心梗并发症：瓣膜置换术、室间隔修补术、室壁瘤切除术等。

五、心脏黏液瘤

1. 占心脏原发肿瘤的 50％，好发年龄中年，女多于男。

2. 好发于左心房，尤其是房间隔。

3. 病理：间叶细胞来源，胶冻样团块状、多带蒂，易碎；多为良性。

4. 临床表现：血流阻塞现象、全身反应、动脉栓塞。

5. 超声心动图确诊。

6. 治疗：体外循环直视下肿瘤切除术。

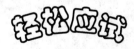

一、名词解释

Eisenmenger syndrome

二、选择题

【A 型题】

1. 动脉导管未闭的手术适应证是
   A. 原则上除有禁忌证外，均应治疗，学龄前最佳
   B. 早产儿及大的 PDA 伴有顽固性心衰
   C. 呼吸窘迫综合征，心脏进行性扩大
   D. 合并肺动脉高压仍然存在左向右分流
   E. 以上都是

2. 室间隔缺损分流量的多少取决于
   A. 左右心室压力阶差
   B. 缺损大小
   C. 肺血管阻力
   D. 以上都对
   E. 以上都不对

3. 下面那一项**不是**法洛四联症的基本病理改变
   A. 肺动脉口狭窄
   B. 室间隔缺损
   C. 主动脉骑跨
   D. 右室肥大
   E. 动脉导管未闭

4. 慢性缩窄性心包炎描述正确的是
   A. 最主要的病因是结核性感染
   B. 心包纤维组织增生、粘连，心包增厚钙化
   C. 心电图显示低电压
   D. 治疗方式是心包剥脱术
   E. 以上都正确

5. 患者，女性，38 岁，劳动后心慌、气喘 10 年，加重 1 年。5 年前少量咯血一次。近 1 年来，需每日服地高辛，有时需服利尿剂，现能步行 1km。15 年前有过膝关节痛史。检查：二尖瓣面容，双肺呼吸音清，第五肋间左锁骨中线外侧 2cm 可扪及震颤，心律绝对不齐，心尖区Ⅲ级隆隆样舒张期杂音。红细胞沉降率及 ASO 均正常。心脏 X 线片示肺门区血管影纹理增粗。肺动脉段突出，有双心房影，心尖上翘。心电图为心房纤颤，右心室肥大，超声心动图检查示二尖瓣狭窄，大瓣活动尚可，左房附壁血栓 2.5cm×5cm。治疗为
   A. 强心、利尿等药物治疗
   B. 经皮穿刺球囊导管二尖瓣交界扩张分离术（介入法）
   C. 直视二尖瓣交界粘连分离术加血栓清除术
   D. 人造瓣膜置换术
   E. 以上都不对

6. 冠状动脉旁路移植术（简称"搭桥术"）的手术适应证为
   A. 冠脉双支及双支以上的血管狭窄大于 75%
   B. 左主干狭窄
   C. 左心室射血分数大于 30%
   D. 狭窄远端的冠脉血管通畅，供作吻合处管腔大于 1.0～1.5mm
   E. 以上都对

选择题参考答案

【A 型题】

1. E　　2. D　　3. E　　4. E　　5. C　　6. E

（杨　阳）

第三十章　胸主动脉瘤

轻松课堂

由于各种疾病造成主动脉壁正常结构的损害，尤其是弹力纤维层的破坏和变弱，主动脉在血流压力的作用下发生局限性或节段性扩张及膨大，即形成主动脉瘤，位于胸主动脉各部的称为胸主动脉瘤（thoracic aortic aneurysm）。

病因 ⎰ 动脉硬化
　　　　主动脉中层囊性坏死
　　　　创伤
　　　　细菌性感染
　　　　梅毒

病理分类 ⎰ 真性动脉瘤
　　　　　假性动脉瘤
　　　　　夹层动脉瘤

危害 ⎰ 剧烈疼痛
　　　　破裂致大出血死亡
　　　　器官缺血坏死等

诊断 ⎰ 主动脉全程增强 CT
　　　　MRI
　　　　血管造影

治疗 ⎰ 动脉瘤切除
　　　　人工血管置换
　　　　介入带膜支架置入术
　　　　保守治疗

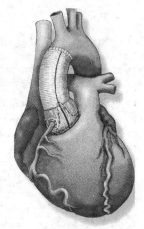

人工血管置换术后

（杨　阳）

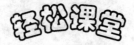

第一节 概 论

一、定义

腹内脏器通过腹壁薄弱处突于体表称腹外疝（external hernia）。

> 腹股沟韧带与耻骨梳韧带间具有股动脉、股静脉等解剖结构，难以记忆，可采用联系记忆法。
> 借用英文单词"NAVY"即
> N＝神经
> A＝动脉
> V＝静脉
> Y＝股管
> 来帮助记忆

二、病因

腹壁强度↓↓
腹内压力↑↑

三、病理解剖

疝囊：颈、体
疝内容物
疝外被盖

滑疝

四、类型

（一）常见临床类型

易复性疝（reducible hernia）：突出的疝内容物易于回入腹腔者
难复性疝（irreducible hernia）：疝内容物不能完全回纳者
滑疝（sliding hernia）：疝内容物形成疝囊壁的一部分，属于难复性疝
嵌顿疝（incarcerated hernia）：疝内容物强行通过疝环而被卡住，不能回纳
绞窄性疝（strangulated hernia）：嵌顿疝内容物动脉血流完全阻断
注：嵌顿和绞窄是一病理过程的两个阶段，很难在临床上截然区分

疝囊
肠管壁

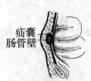

肠管壁疝

疝环
疝囊

逆行性巅顿疝

（二）嵌顿疝的特殊类型

Richter疝：又称肠管壁疝。嵌顿内容物为部分肠壁
Littre疝：嵌顿内容物为 Meckel 憩室
（以上两种虽然发生肠嵌顿，但不发生肠梗阻症状）
Maydl疝：又称逆行性嵌顿疝。肠袢形如"W"，手术时容易遗漏腹
　腔内坏死的肠袢

绞窄性疝

第二节　腹股沟疝

一、腹股沟斜疝

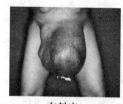
左斜疝

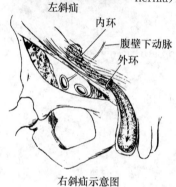
右斜疝示意图

（一）概述

1. 自腹股沟内环突出至腹股沟管的疝称腹股沟斜疝（indirect inguinal hernia）。

2. 占全部疝的 90%，占腹股沟疝的 95%。

3. 男性多于女性，右侧多于左侧。

4. 双侧疝约占 15%。

（二）病因

1. 先天性斜疝与婴儿出生后腹膜鞘状突未闭有关。

2. 后天性斜疝与腹股沟解剖缺陷有关。

（三）诊断

1. 病史：腹股沟部出现可复性肿块，站立或腹部用力时出现，平卧或经手法推挤后消失，难复性疝肿块不能消失。肿块较大者可进入阴囊或大阴唇。无特殊症状，发生嵌顿时局部出现突发性疼痛及急性肠梗阻症状，发生绞窄时出现肠坏死感染中毒症状。

2. 体征：肿块位于腹股沟韧带以上，柔软，有咳嗽冲击感，并可回纳，此时可闻及咕噜声。还纳后压迫腹股沟内环处，肿块不能重现，解除压迫即可出现，借此可与腹股沟直疝鉴别。发生嵌顿疝时，肿块张力大而硬，压痛明显，有肠梗阻体征，肠绞窄则出现腹膜炎体征。

3. 辅助检查：肿块透光试验呈阴性。肠管嵌顿时，腹部透视或 X 线平片可见气液平面。

（四）鉴别诊断

1. 鞘膜积液：透光试验阳性。

2. 隐睾：挤压时有特殊酸胀感，患侧阴囊内无睾丸。

（五）分型

分型	疝环缺损直径	疝环周腹横筋膜	腹股沟后壁
Ⅰ型	≤1.5cm 约 1 指尖	有张力	完整
Ⅱ型	1.5～3.0cm 约 2 指尖	薄且张力↓	不完整
Ⅲ型	≥3.0cm 大于 2 指尖	无张力或萎缩	缺如
Ⅳ型	复发疝		

（六）治疗

1. 非手术治疗及适应证：1 岁以内、年老体弱或伴严重疾患不能耐受手术者。婴儿可采用纱布压迫包扎，成人可试用疝带。

2. 嵌顿疝病人因上述原因不能耐受手术者，若嵌顿时间不超过 3～5h，确诊无肠坏死时，可试行手法复位。

3. 手术治疗

（1）传统疝修补

①疝囊高位结扎：适宜于儿童斜疝。

②疝修补术：

Ferguson 法：加强前壁（将联合腱于精索前方缝合于腹股沟韧带上）

Bassini 法：最常用的方法（将联合腱于精索后方缝合于腹股沟韧带上）

McVay 法：可修补股疝（将联合腱缝合于耻骨梳韧带上）

Shouldice 法：加强腹横筋膜（将腹横筋膜沿腹股沟管纵形切开后重叠缝合"衬衫盖在裤子外"）

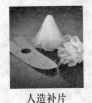
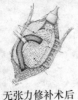

人造补片　　无张力修补术后

（2）无张力疝修补术（tension-free hernioplasty）

平片法（Lichtenstein）

疝环充填式（Rutkow）

巨大补片加强内脏囊式（giant prosthetic reinforcement of the visceral sac，GPRVS）

（3）经腹腔镜疝修补术（laparoscopic inguinal herniorrhaphy，LIHR）

经腹膜前法（transabdominal preperitoneal approach，TAPA）

完全经腹膜外法（totally extraperitoneal approach，TEA）

经腹腔法（intraperitoneal onlay mesh technique，IPOM）

单纯疝环缝合

4. 嵌顿疝的手术处理

（1）肠管未发生坏死时，复位后进行疝修补术。

（2）确认肠管已坏死，应切除，并行一期肠吻合。高位结扎疝囊后不做疝修补。

若病人情况差，可将坏死肠管外置，近端肠造瘘，7～14d 后再行肠切除吻合术。

（3）术中发现肠管已自行回入腹腔，应检查全部肠管，若疝囊内有血性液体或有腹膜炎症象，应经腹部另做切口，探查腹腔。

5. 滑疝因不能完全回纳一般均需手术治疗，但修补腹壁缺损前需将疝囊转化成完整的疝囊。

6. 复发疝及处理

真性复发疝：解剖部位＝初次疝

遗留疝（伴发疝）

新发疝：解剖部位≠初次疝

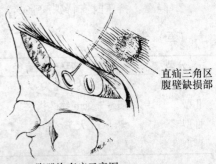

右直疝

二、腹股沟直疝

（一）概述

自直疝三角区突出的疝称腹股沟直疝（direct inguinal hernia）

直疝占腹股沟疝的 5%，多见于年老体弱者

直疝三角区腹壁缺损部

腹股沟直疝示意图

（二）诊断

1. 病史：腹股沟部可复性肿块，平卧后自动回纳，通常不进入阴囊，很少发生嵌顿。

2. 体征：肿块位于耻骨结节外上方，呈半球形，有咳嗽冲击感。压迫腹股沟内环处，病人站立咳嗽时肿块仍可出现。

（三）治疗——直疝治疗原则同成人斜疝

第三节　股　疝

一、概述

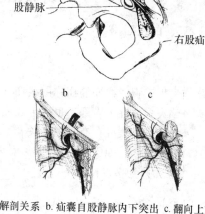

腹股沟韧带
腹壁下动脉
股动脉
股静脉
右股疝

经股环、股管并自卵圆窝突出的疝为股疝（femoral hernia）

多见于中年以上经产妇女

约占腹外疝的 5%

二、诊断

1. 病史：嵌顿发生率可达 60%。

2. 体征：肿块位于腹股沟韧带下方，在肿块上方或内侧才能触清耻骨结节

三、治疗

易嵌顿、绞窄，应及早手术治疗

可采用 McVay 法修补

a. 解剖关系　b. 疝囊自股静脉内下突出　c. 翻向上方

右股疝示意图

第四节　其他腹外疝

一、切口疝

（一）概述

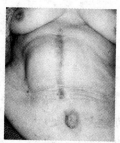

腹壁切口疝

切口疝（incisional hernia）占腹外疝第 3 位

发生率：伤口Ⅰ期愈合时<1%，感染切口=10%，伤口裂开=30%

不同切口发生概率：经腹直肌（下腹）>经腹直肌（上腹）

>正中切口>旁正中切口　（纵形切口最多见）

（二）治疗原则：手术修补

二、脐疝

(一) 概述

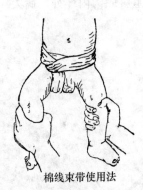

棉线束带使用法

脐疝（umbilical hernia）多见于婴儿、中年肥胖经产妇女。

(二) 诊断

1. 病史：脐部可复性肿块。成人脐疝易发生嵌顿、绞窄。
2. 体征：脐部半球形肿块，柔软，有咳嗽冲击感。肿块回纳后可触及脐部缺损及圆形疝环。

(三) 治疗

- 非手术治疗：2 岁以下可自愈，无需手术，可采用局部压迫包扎治疗
- 手术适应证：成人或 2 岁以上、脐环直径大于 1.5～2cm 的幼儿
- 手术方法：切除疝囊，横形缝合或重叠缝合腹直肌鞘，关闭脐环

三、白线疝

(一) 概述

- 发生于腹白线处的疝称白线疝（hernia of linea alba）
- 绝大多数在上腹部，也称上腹疝（epigastric hernia）
- 发病与白线处存有裂隙有关
- 好发于 20～50 岁男性，男：女为 3：1
- 约 20% 为多发性

(二) 诊断

1. 病史：上腹中线出现可复性肿块，较小疝易有症状（用力时上腹疼，后靠时缓解）。
2. 体征：上腹中线皮下可触及肿块，多如手指头大小，肿块回纳后可触及中线裂隙。

(三) 治疗

- 小而无症状者不需治疗
- 手术治疗：疝直径大于 0.5cm，有症状者可手术治疗

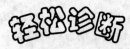

主诉： 右下腹可复性肿物 1 年，加重伴疼痛 2 小时。

现病史： 男，65 岁。主因右下腹可复性肿物 1 年，加重伴疼痛 2 小时入院。患者 1 年前咳嗽时发现右下腹酸胀，疼痛，可见半球形肿物。平卧后肿物还纳。近来逐渐加重，肿物可进入阴囊。2 小时前提重物时再次出现右下腹肿物，平卧后无法还纳，局部疼痛较重遂来我院。

查体： 生命体征平稳，神志清。全身皮肤巩膜无黄染，浅表淋巴结未扪及肿大，心肺无异常。腹平软，肝脾未扪及，肠鸣音正常。右侧腹股沟区可见梨形肿物，直径 7～8cm，进入阴囊，透光试验（一）。

辅助检查：暂缺。

鉴别诊断：直疝与斜疝鉴别如下表

	斜疝	直疝
年龄	儿童、青壮年	老年
路径	经腹股沟管突出，可进入阴囊	直疝三角突出，不进阴囊
外形	椭圆、梨形	半球形，宽基底
还纳后压住内环	不再突出	仍可突出
疝囊位于精索	前	后内
疝囊颈位于腹壁下血管	外侧	内侧
嵌顿	多	少

治疗：积极完善术前检查，手术治疗。

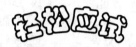

一、名词解释

1. 滑疝　　　　　　　　　2. 肠管壁疝

二、选择题

【A 型题】

1. 查体时鉴别腹股沟斜疝与直疝最有意义的体征是
   A. 疝的外形
   B. 是否容易嵌顿
   C. 疝内容物是否进入阴囊
   D. 疝囊颈是否位于腹壁下动脉外侧
   E. 回纳后压迫内环，疝块是否能够复出

2. 由 Meckel 憩室构成了疝内容的疝，称为
   A. 滑疝
   B. Richter 疝
   C. Littre 疝
   D. 直疝
   E. 股疝

3. 关于腹股沟嵌顿疝手法复位的叙述，下列哪项**不正确**
   A. 疝块大、腹壁缺损较大、疝环较松者可试行手法复位
   B. 年老体弱或伴其他严重疾病的嵌顿疝病人，估计肠管无绞窄者，可试行手法

复位
   C. 嵌顿时间在 3～4 小时以内，尚无腹膜刺激征者可试行手法复位
   D. 手法复位后，仍需继续观察腹部情况
   E. 手法复位方法简便，避免了手术之苦，应该大力推荐

4. 关于腹外疝的叙述，下列哪项**不正确**
   A. 腹外疝中，斜疝嵌顿者最多
   B. 肠管壁疝发生于股管的较多
   C. 腹壁下动脉位于斜疝疝囊颈的内侧
   D. 直疝多见于老年人，极少嵌顿
   E. 最常发生切口疝的是经腹直肌切口

5. 哪种腹外疝发生肠管壁疝的机会较多
   A. 斜疝
   B. 直疝
   C. 股疝
   D. 脐疝
   E. 白线疝

6. 下列哪项**不是**股疝的常见特点
   A. 多见于中老年妇女
   B. 疝块较小

C. 疝块呈半球形

D. 咳嗽冲击感明显

E. 易嵌顿、易绞窄

7. 下列关于腹股沟疝的叙述，**错误**的是

A. 滑疝多见于右侧

B. 嵌顿性疝多发生在斜疝

C. 直疝的疝内容物多为小肠和大网膜

D. 难复性疝的主要特点是疝块不能完全还纳

E. 绞窄性疝疼痛减轻，但肿块仍在，说明病情好转

8. 下列关于治疗腹股沟疝原则正确的是

A. 2 岁以下，疝环直径小于 1.5cm 者可暂不手术

B. 手术前应处理糖尿病，以防止术后复发

C. 现代疝手术强调必须高位结扎疝囊

D. 加强腹股沟管前壁是最常用的方法

E. 嵌顿时间在 6 小时内的疝应首先试行手法复位

【B 型题】

（1～2 题共用备选答案）

A. 疝囊高位结扎术

B. Bassini 法修补术

C. Halsted 法修补术

D. McVay 法修补术

E. Ferguson 法修补术

1. 股疝最恰当的手术方式是

2. 绞窄性斜疝局部有感染者，应选的合理手术方式是

【X 型题】

1. 以下何种疝属嵌顿性疝

A. Richter 疝

B. Littre 疝

C. 滑疝

D. 逆行性嵌顿疝

2. 腹股沟疝的发生，主要与下列哪些解剖因素有关

A. 腹膜鞘状突未闭

B. 精索（或圆韧带）由腹股沟管通过

C. 腹内斜肌的弓状下缘发育不全或位置偏高

D. 腹外斜肌在腹股沟区已形成腱膜

三、问答题

1. 请简述腹股沟直疝与斜疝的临床鉴别。

2. 试述何谓 Maydl 疝，为患者手术时应注意什么。

选择题参考答案

【A 型题】

1. C   2. C   3. E   4. B   5. E   6. D   7. E   8. B

【B 型题】

1. D   2. A

【X 型题】

1. ABD   2. ABCD

（高 嵩）

第三十二章　腹部损伤

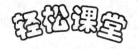

第一节　概　论

一、腹部损伤

开放性：腹膜破损者（贯通伤，盲管伤）

闭合性：无腹膜破损者

二、临床表现

实质性脏器（肝、脾、胰、肾等）或大血管损伤主要表现为腹腔内出血

空腔脏器（胃肠道、胆道、膀胱等）破裂主要表现为弥漫性腹膜炎

三、诊断

1. 开放性损伤诊断要慎重考虑是否为穿透伤。穿透伤诊断需注意以下几点：

穿透伤的入口或出口可能不在腹部而在胸、肩、腰、臀或会阴

有些腹壁切线伤虽未穿透腹膜，但不能排除内脏损伤的可能

穿透伤的入、出口与伤道不一定呈直线

伤口的大小与伤情严重程度不一定成正比

2. 闭合性损伤诊断需考虑是否有内脏损伤。有以下情况之一者，应考虑有腹内脏器损伤：

早期出现休克征象者（特别是出血性休克）

有持续性甚至进行性腹部剧痛伴恶心、呕吐等消化道症状者

有明显腹膜刺激征者

有气腹表现者

有移动性浊音者

有便血、呕血或尿血者

直肠指诊发现前壁有压痛或波动感，或指套染血者

3. 以下各项表现对确定哪一类脏器破裂有一定价值：

有恶心、呕吐、便血、气腹者多为胃肠道损伤

有排尿困难、血尿、外阴或会阴部牵扯痛者，提示泌尿系脏器损伤

有膈面腹膜刺激表现，同侧肩部牵扯痛者，肝脾破裂多见

有下位肋骨骨折者，提示有肝脾破裂可能

有骨盆骨折者，提示直肠、膀胱、尿道损伤的可能

4. 腹腔穿刺和腹腔灌洗术

（1）腹腔穿刺点：多选于脐和髂前上棘连线的中外 1/3 交界处或经脐水平线与腋前线相交处。

（2）穿刺禁忌证：严重腹内胀气；中、晚期妊娠；既往有腹部手术或炎症史；躁动不能合作者。

（3）腹腔灌洗检查结果符合以下任何一项者，即属阳性：

> 灌洗液含有肉眼可见的血液、胆汁、胃肠内容物或证明是尿液
> 显微镜下红细胞计数超过 100×10^9/L 或白细胞计数超过 0.5×10^9/L
> 淀粉酶超过 100Somogyi 单位
> 灌洗液中发现细菌

5. 一时不能明确有无腹部脏器损伤而生命体征尚稳定的病人可暂时严密观察：

> 每 15～30 分钟测定一次脉率、呼吸和血压
> 每 30 分钟检查一次腹部体征，注意腹膜刺激征程度和范围的改变
> 每 30～60 分钟测定一次血常规
> 必要时可重复进行诊断性腹腔穿刺或灌洗术

6. 观察期间应注意以下几点
> 不随便搬动病人
> 禁止使用止痛剂
> 禁饮食

7. 观察期间应进行以下处理
> 积极补充血容量，抗休克治疗
> 应用广谱抗生素预防或治疗感染
> 怀疑空腔脏器破裂或明显腹胀时行胃肠减压

四、处理

1. 手术探查指征
> 腹痛或腹膜刺激征进行性加重或范围扩大者
> 肠鸣音减弱、消失或明显腹胀者
> 全身情况有恶化趋势，出现口渴、烦躁、脉率加快或体温及白细胞计数上升者
> 红细胞计数进行性下降者
> 血压由稳定转为不稳定甚至下降者
> 胃肠出血者
> 积极抗休克治疗而情况不见好转或继续恶化者

2. 麻醉以气管内麻醉比较理想，手术切口常选正中切口。探查顺序如下：
> 先探查肝脾等实质性脏器，同时探查膈肌有无破损
> ——接着从胃开始，逐段探查十二指肠第一段、空肠、回肠、大肠以及其系膜
> ——然后探查盆腔脏器
> ——再后则切开胃结肠韧带显露网膜囊，检查胃后壁和胰腺

3. 关腹前彻底冲洗腹腔，根据需要放置引流。

第二节　常见内脏损伤的特征和处理

一、脾破裂

1. 脾破裂（splenic rupture）分类
> 中央型破裂（破在脾实质深部）
> 被膜下破裂（破在脾实质周边部分）
> 真性破裂（破损累及被膜）

2. 治疗原则：抢救生命第一，保留脾脏第二。

3. 脾切除术后的病人，尤其是婴幼儿，对感染的抵抗力下降，甚至可发生以肺炎球菌为主要病菌的脾切除术后凶险性感染（OPSI）。所以婴幼儿尽量保留脾脏，或行脾脏自体移植术。

二、肝破裂

1. 肝破裂（liver rupture）分类 $\left\{\begin{array}{l}\text{中央型破裂（破在肝实质深部）}\\\text{被膜下破裂（破在肝实质周边部分）}\\\text{真性破裂（破损累及被膜）}\end{array}\right.$

2. 治疗原则：彻底清创、确切止血、消除胆汁溢漏，建立通畅引流。

三、胰腺损伤

1. 病因：上腹部强力挤压暴力直接作用于脊柱所致。
2. 临床表现：早期症状隐匿，常并发胰漏。腹腔穿刺液淀粉酶升高。CT检查是金标准。
3. 怀疑或诊断胰腺损伤者，应立即手术治疗。手术目的是止血、清创、控制胰腺外分泌以及处理合并伤。各类胰腺手术之后，腹内均应留置引流物（防治胰漏）。

四、胃和十二指肠损伤

1. 十二指肠损伤多发生于第二或第三部。
2. 表现为腹膜炎或严重的腹膜后间隙感染。
3. 腹膜后胆汁、血肿和积气（捻发音）是十二指肠损伤的典型表现。
4. 治疗原则：全身抗休克和及时得当的手术治疗。

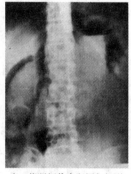

十二指肠损伤左肾周积气影

五、小肠破裂

1. 小肠破裂（small intestinal rupture）早期即可产生明显的腹膜炎症状。只有少数病人有气腹。
2. 小肠破裂诊断明确后，立即手术治疗。手术方式以简单修补为主。

六、结肠破裂

1. 结肠破裂（colon rupture）腹膜炎出现得晚但较严重（结肠内容物液体成分少而细菌含量多）。
2. 少数裂口小、腹腔污染轻、全身情况好的病人可行一期修补或一期切除吻合外（限于右半结肠），大部分患者均须先采用肠造口术或肠外置术处理。

七、直肠损伤

1. 直肠损伤（rectal injury）位于腹膜反折之上，临床表现类似于结肠破裂。应剖腹修补，并施行乙状结肠双腔造口术，2～3个月后闭合造口。
2. 损伤位于腹膜反折之下时，临床表现为严重的直肠周围间隙感染，而不表现为腹膜炎。应充分引流直肠周围间隙以防感染扩散。同时施行乙状结肠双腔造口术，使粪便改道直至伤口愈合。

八、腹膜后血肿

1. 腰胁部可有瘀斑（Grey Turner 征），突出的表现是内出血征象、腰背痛和肠麻痹。可伴有血尿、里急后重以及直肠指诊波动感等。

2. 手术需根据腹膜后血肿发生的原因而定：上腹部脏器损伤所致应积极手术探查；血肿短期内迅速增大，多为动脉损伤所致，应积极手术止血；骨盆骨折所致不伴脏器损伤，可行保守治疗。

第三节　损伤控制性处理在腹部损伤中的应用

定义：损伤控制性处理（damage control surgery，DCS）是指以暂时的或简单的方式，不进一步增加过多损伤来控制腹部创伤，如出血和腹腔的污染等，使之不再进一步发展，从而有利于复苏和后期确定性手术的进行。

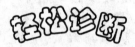

Case 1

男孩 12 岁。

主诉：外伤后左上腹痛 2 周，加剧 4 小时入院。

现病史：患者 2 周前去后海游泳，跳水时左上腹触及水中一巨石，当即疼痛，面色苍白，不敢深呼吸，感左上腹持续性疼痛，轻度恶心，无呕吐，送急诊室。查血压、脉搏正常，腹平坦左上腹有压痛，无反跳痛，无肌紧张，移动性浊音阴性。胸片未发现异常。腹部 B 超见脾被膜下一新月形低回声区，范围约 4cm×6cm 大小，脾包膜完整。腹腔无液性暗区。诊断为脾被膜下破裂，予以禁食、补液、止血治疗，卧床休息 5 天后出院。出院后 9 天患者玩耍时，突感左上腹剧痛，随后向全腹蔓延，伴恶心，呕吐，4 小时抬送入院。

查体：T 37.7℃，R 31 次/分，P 120 次/分，BP 60/40mmHg。面色苍白，神志淡漠，心率快，呼吸音正常。腹平坦，左侧腹肌紧张，有压痛，轻度反跳痛。

辅助检查：血常规：Hb：45g/L。左下腹穿刺抽的鲜红不凝血 3ml。

入院诊断：延迟性脾破裂，失血性休克。

诊断依据：

1. 患者 2 周前有脾外伤史，诊断为脾被膜下血肿，此次突发左上腹痛。

2. 查体有左侧腹部腹膜刺激征，且有心率增快、血压低等休克表现。

3. 腹穿抽出不凝血。

4. 血常规显示重度贫血。

鉴别诊断：

肝破裂等腹内实质脏器破裂等疾病，结合病史较易鉴别。

治疗：立即予抗休克治疗。循环稳定后送手术室剖腹行脾切除，自体脾片大网膜移植术。

Case 2

女性，36 岁，外伤后腹痛 4 小时急诊入院。患者于 4 小时前被汽车撞伤右胸腹部，右上腹部持续性疼痛，并向右肩背部放射。此后疼痛范围逐渐扩大，波及全腹，以右侧为重。1 小时来渐觉口渴、头晕、心悸。

既往体健，无肝炎、结核、冠心病或高血压病史。

查体： T 37.5℃，P 120 次/分，R 24 次/分，BP 85/50mmHg，痛苦面容，轻度烦躁，结膜略苍白。心肺未见异常，右下胸压痛，未及骨擦感。腹稍胀，全腹压痛、反跳痛、肌紧张，以右上腹明显。腹部叩诊鼓音，移动性浊音（＋），肠鸣音弱。

实验室检查：Hb 90g/L，WBC 12×10^9/L。

B 超示：肝右叶膈面有液性暗区，肠间隙增宽，胆、脾、胰、肾未见异常。

立位腹平片：膈下未见游离气体。

分析步骤：

1. 诊断及诊断依据：本例腹部闭合性损伤，初步诊断为肝破裂，腹腔内出血，导致出血性休克。

诊断依据：

（1）右上腹撞伤史，右上腹右季肋是肝所在，外伤易波及。损伤后刺激膈肌，可引起肩背部疼痛。

（2）有腹膜刺激征和移动性浊音，肝破裂血中混有胆汁，可刺激腹膜，产生刺激征。腹腔积血而有移动性浊音。

（3）口渴、心悸、脉搏增快、血压下降、血红蛋白低，均是内出血的表现。

（4）腹部 B 超提示肝膈面损伤，腹腔内积液。

2. 鉴别诊断

（1）单纯腹壁或胸壁损伤，未涉及腹内脏器，一般不会有出血性休克的表现。

（2）其他腹内脏器损伤：如十二指肠、结肠、脾，应注意鉴别。

（3）血胸：有右胸腹外伤史和出血性休克表现，应鉴别。

3. 进一步检查

（1）腹腔穿刺：如能抽出混有胆汁的不凝血液，可协助确诊，亦可除外胃肠道损伤（可抽出消化液）。

（2）必要时行 CT 检查：能进一步观察损伤部位与程度。

4. 治疗原则

（1）严密观察病情，监测生命体征和血红蛋白、血细胞比容等。

（2）输血、输液，纠正休克，同时做好术前准备。

（3）急诊开腹探查，止血、缝合肝裂口，清除腹腔积血。

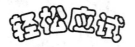

一、选择题

【A 型题】

1. 关于肝破裂的描述，下列哪项是**错误**的
   A. 肝损伤常合并胆汁性腹膜炎
   B. 肝破裂右肝较左肝多

   C. 肝破裂如肝静脉主干有损伤，有并发空气栓塞的可能
   D. 肝破裂应行肝叶切除术
   E. 肝破裂常有胆道出血

2. 下列哪项关于腹部损伤的叙述是正确的

A. 因多数腹部损伤涉及内脏而伤情严重，
　　死亡率一般在30%以上

B. 有腹膜破损者为穿透伤（多伴内脏损伤）

C. 涉及内脏的开放性损伤，诊断常较困难

D. 穿透伤的入、出口与伤道呈一条直线

E. 伤口大小与伤情严重程度成正比

3. 下列关于脾破裂的叙述，**错误**的是

A. 有慢性病理改变的脾更易破裂

B. 通常采用脾切除术

C. 85%有脾包膜及脾实质破裂

D. 治疗原则是紧急手术

E. 成人脾切除术后，暴发型感染发病率高

4. 下列哪项**不是**闭合性腹部损伤后手术探查
的可靠指征

A. 腹痛

B. 肠鸣音消失

C. 膈下有游离气体

D. 血压有下降趋势

E. 脉搏增快，体温升高

【X型题】

1. 下列关于腹腔内脏器损伤的叙述中，你认
为哪些是正确的

A. 有恶心、呕吐、便血、气腹者，多为胃
肠道损伤

B. 有排尿困难、血尿、外阴或会阴部牵涉
痛者，提示有泌尿系脏器损伤

C. 有内出血及同侧肩部牵涉痛者，较多见
于肝、脾破裂

D. 有休克者，多为实质性器官损伤

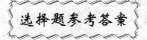

选择题参考答案

【A型题】

1. D　　2. D　　3. D　　4. B

【X型题】

1. ABCD

（姜　勇）

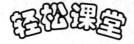

解剖生理概要：

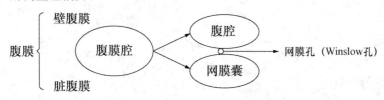

壁腹膜和脏腹膜的特点

	壁腹膜	脏腹膜
神经支配	体神经	自主神经
刺激敏感性	对各种刺激敏感	对牵拉、炎症和压力改变敏感
疼痛性质	锐痛	钝痛
疼痛定位	准确	较差
疼痛部位	受刺激部位	脐周和腹中部
伴随体征	压痛、肌紧张	无

腹膜的功能 { 渗出功能 吸收功能 免疫作用

第一节　急性弥漫性腹膜炎

1. 腹膜炎的病因

（1）细菌感染：如：阑尾炎、胆囊炎

（2）化学性损伤：如：坏死性胰腺炎早期

（3）物理性损伤：如：腹部穿通伤等

2. 腹膜炎的分类

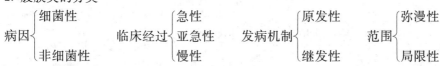

3. 急性弥漫性腹膜炎的病因

（1）继发性腹膜炎（secondary peritonitis）：最常见

诱发因素 { 空腔脏器穿孔 实质脏器破裂 腹腔脏器炎症扩散

致病菌：大肠埃希菌、厌氧拟杆菌、链球菌等

（2）原发性腹膜炎（primary peritonitis）：

$$感染途径\begin{cases}血行播散\\上行性感染\\直接扩散\\透壁性感染\end{cases}$$

致病菌：溶血性链球菌、肺炎双球菌、大肠杆菌等。

4. 急性弥漫性腹膜炎的病理生理

腹膜炎形成后，病程的具体演变过程见下图：

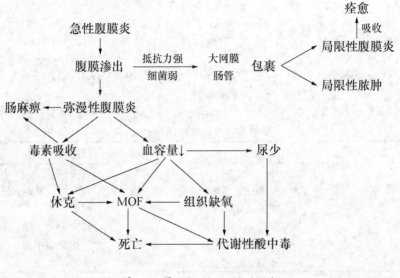

第二节　腹腔脓肿

脓液在腹腔内积聚，由肠管、内脏、网膜或肠系膜等粘连包围，与游离腹腔隔离，形成腹腔脓肿。可分为膈下脓肿、盆腔脓肿和肠间脓肿。

一、膈下脓肿

1. 定义：脓液积聚在一侧或两侧的膈肌下与横结肠及其系膜的间隙内者，通称为膈下脓肿（subphrenic abscess）。

2. 解剖概要

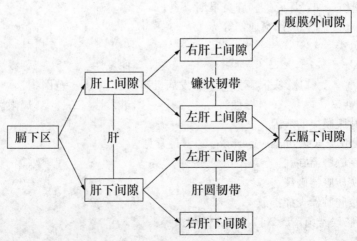

3. 病理：平卧时膈下部位最低，易发生脓液积聚。

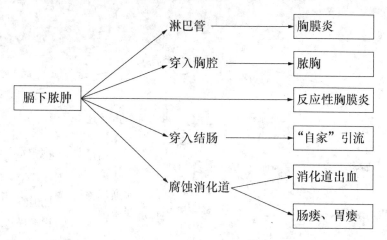

4. 临床表现

（1）全身症状：弛张热——→持续高热、乏力、衰弱、消瘦、白细胞及中性粒细胞升高。

（2）局部症状：持续钝痛，深呼吸加重；呃逆、咳嗽、胸痛等。

5. 诊断与鉴别诊断

（1）病史。

（2）X线可见患侧膈肌升高，胸腔积液。

（3）超声或 CT 检查及穿刺。

6. 治疗

（1）经皮穿刺置管引流术。

（2）切开引流术 { 经前腹壁肋缘下切口
　　　　　　　　经后腰部切口

二、盆腔脓肿

1. 临床表现和诊断 { 急性腹膜炎的病史
　　　　　　　　　　直肠或膀胱刺激症状
　　　　　　　　　　直肠指诊可触及有触痛，有波动感肿物
　　　　　　　　　　超声和 CT 检查及穿刺

2. 治疗 { 非手术治疗
　　　　　经直肠穿刺引流

三、肠间脓肿

脓液被包围在肠管、肠系膜与网膜之间的脓肿称为肠间脓肿（interloop abscess）。

第三节　腹腔间隔室综合征

1. 定义

（1）**腹腔内高压**（intra-abdominal hypertension，IAH）：腹腔内压力（intra-abdominal pressure，IAP）异常升高＞20mmHg，称为腹腔内高压。

（2）**腹腔间隔室综合征**（abdominal compartment syndrome，ACS）：当腹腔内压升高到一定

水平，发生腹腔内高压，引起少尿、肺、肾及腹腔内脏灌注不足，导致多器官功能衰竭，称为腹腔间隔室综合征。

2. 病理生理

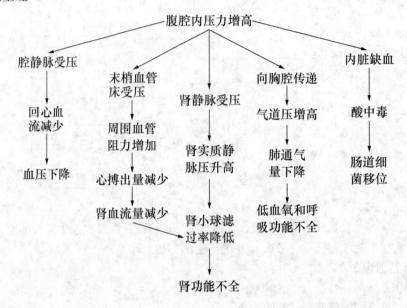

3. 诊断

（1）有引起腹内压增高的病因

（2）临床表现

急性腹胀和腹壁紧张
液体复苏后心率加快和（或）血压下降
吸气压峰值逐步增加、出现低氧血症，必须增加 FiO_2 值
CVP 和肺毛细血管楔压升高
出现少尿或无尿，但复苏之后应用利尿剂无效

（3）腹腔内压力的测定：膀胱测压

术后 IAP：3～15mmHg
膀胱测压正常＜10mmHg
膀胱测压＞20mmHg，ACS

4. 处理

（1）留置尿管，监测膀胱压。

（2）IAP 超过 25～30mmHg，腹腔减压。

（3）减压措施：穿刺引流、手术减压、腹腔镜减压、血液超滤或促进肠蠕动。

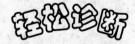

主诉：女性，32 岁，突发上腹部剧烈疼痛，并迅速出现右下腹痛 6 小时。

现病史：患者于今日清晨无明显诱因突发上腹部剧烈疼痛，并迅速转移至右下腹部，向右肩部放射，伴频繁呕吐胃内容物。在家口服颠茄片和去痛片等药物，腹痛不见缓解。3 年来经常夜间上腹不适、隐痛伴反酸、嗳气等。

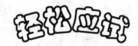

查体：T 38℃，P 120 次/分，R 22 次/分，BP 94/63mmHg，急性痛苦病容。腹稍胀，全腹肌紧张，压痛明显伴反跳痛。肝浊音界缩小，腹移动性浊音（±），肠鸣音消失。

辅助检查：WBC $16.2×10^9/L$，中性粒细胞 75％。

诊断：消化性溃疡穿孔、急性弥漫性腹膜炎。

鉴别诊断：

1. 急性胆囊炎

2. 急性胰腺炎

3. 急性阑尾炎

治疗原则：

1. 非手术治疗

（1）持续胃肠减压

（2）输液及营养等治疗

（3）全身应用抗生素控制感染

（4）经静脉应用抑酸剂

2. 手术治疗：经非手术 6～8 小时病情加重者，应立即手术治疗

（1）单纯穿孔修补。

（2）彻底行溃疡手术（胃大部切除术或迷走神经切断术）。

一、名词解释

ACS（腹腔间隔室综合征）

二、选择题

【A 型题】

1. 有关腹膜的叙述，哪项正确

　A. 腹膜是由上皮细胞组成的一层薄膜

　B. 网膜不是腹膜形成的

　C. 腹膜的面积约 $1m^2$

　D. 壁腹膜主要受肋间神经和腰神经支配，痛觉敏感，定位准确

　E. 盆腔腹膜较其他部位吸收力更强

2. 下列关于急性化脓性腹膜炎的体征中，哪项是**错误**的

　A. 腹式呼吸减弱

　B. 有腹肌紧张

　C. 腹壁肿胀及静脉曲张

　D. 全腹压痛及反跳痛

　E. 肠鸣音减弱或消失

3. 诊断出急性化脓性腹膜炎后，进一步要明确的重要环节是

　A. 病人有无脱水

　B. 是否合并酸碱平衡紊乱

　C. 引起腹膜炎的原因

　D. 感染的主要细菌

　E. 有无贫血

4. 急性化脓性腹膜炎病人术后，采取半卧位的目的，哪项是**错误**的

　A. 减少毒素吸收，防止感染性休克发生

　B. 增加肺活量，减少肺部并发症

　C. 渗出物流至盆腔，吸收快，避免形成盆腔脓肿

　D. 腹肌松弛，减少切口疼痛

　E. 减少膈下脓肿发生的机会

5. 继发性腹膜炎时，腹痛的特点是

A. 疼痛剧烈而持续

B. 阵发性腹痛，逐渐加重

C. 改变体位可使腹痛缓解

D. 原发病变部位疼痛不明显

E. 先发热后腹痛

选择题参考答案

【A型题】

1. D　　2. C　　3. C　　4. C　　5. A

(史继荣)

第三十四章 胃十二指肠疾病

轻松课堂

第一节 解剖生理概要

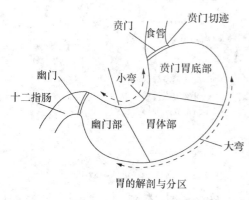

胃的解剖与分区

1. **大体结构**：贲门（距门齿约 40cm）、胃底、胃体、胃窦、幽门、大小弯、角切迹。

2. **胃血管**

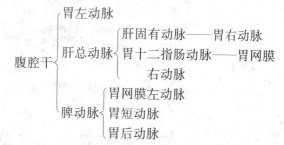

胃右静脉
胃左静脉（冠状静脉）
胃网膜左静脉 ┐
胃短静脉   ├ 脾静脉 ┐ 门静脉
胃网膜右静脉——肠系膜上静脉 ┘

3. **胃淋巴引流**：胃周共 16 组淋巴结。

4. **胃神经**

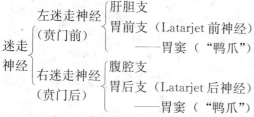

"鸭爪"支——高选择性胃迷走神经切断术的保留分支。

5. **胃壁结构**

从外向内：浆膜层——肌层——黏膜下层——黏膜层。

胃体和胃底：壁细胞（分泌胃酸）、主细胞（分泌胃蛋白酶原）和黏液细胞。

胃窦：黏液细胞和 G 细胞（分泌胃泌素）。

6. **胃液分泌**：头相（迷走相）、胃相、肠相。

7. **十二指肠解剖与生理**

十二指肠球部：溃疡好发部位。

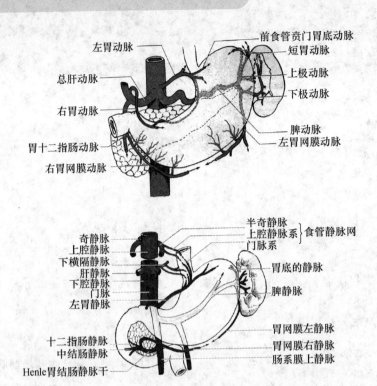

胃和十二指肠的血液供应

第二节　胃十二指肠溃疡的外科治疗

胃、十二指肠局限性圆形或椭圆形的全层黏膜缺损，称为胃十二指肠溃疡，因其与胃酸-蛋白酶的消化作用有关，也称为消化性溃疡。

外科治疗主要用于：急性穿孔、出血、幽门梗阻或药物治疗无效的溃疡病例以及胃溃疡恶变等情况。

一、急性胃十二指肠溃疡穿孔

90％的十二指肠溃疡穿孔发生在球部前壁，胃溃疡穿孔 60％发生在胃小弯。

诱因：暴饮暴食、刺激性食物、情绪激动和过度疲劳等。

1. 病理

第一阶段：化学性腹膜炎，有强烈刺激性的胃酸、胆汁、胰液等消化液和食物进入腹腔，剧烈腹痛，腹膜刺激征明显

第二阶段：数小时后，腹腔大量渗出液的稀释作用，腹痛反而有所减轻，极易忽视而延误治疗时机

第三阶段：病原菌生长，逐渐形成细菌性腹膜炎，腹痛再次加重。通常在 6～8 小时以后

2. 临床表现

（1）多有"胃病"史，中青年男性多见，10％的患者没有明确溃疡病史。

（2）骤起上腹部刀割样剧痛（knife-like pain），迅速波及全腹，病人疼痛难忍，可有面色苍白、出冷汗、脉搏细速、血压下降等表现。当胃内容物沿右结肠旁沟向下流注，可出现右下腹痛（"转移性右下腹痛"，转移时间短，与阑尾炎相鉴别）。

（3）腹部触诊：腹肌紧张呈"板样"强直（board-like abodomen）。

（4）腹部听诊：肠鸣音消失或明显减弱（tomb-like silence）。

（5）立位腹平片，80％的病人可见膈下新月状游离气体影。

（6）腹腔穿刺：抽出液可含胆汁或食物残渣。

3. 鉴别诊断

急性胆囊炎
急性胰腺炎
急性阑尾炎

4. 治疗

（1）非手术治疗

适用于
一般情况好，症状体征较轻的空腹穿孔
穿孔超过 24 小时，腹膜炎已局限者
除外伴有出血、幽门梗阻、疑有癌变等情况

治疗措施
持续胃肠减压
输液维持水电平衡并给予营养支持
全身应用抗生素控制感染
经静脉给予 H_2 受体阻断剂或质子泵拮抗剂等制酸药物

非手术治疗 6～8 小时后病情仍继续加重，应立即转行手术治疗。

痊愈的病人应行胃镜检查排出胃癌，根治幽门螺杆菌感染并采用制酸剂治疗。

（2）手术治疗

单纯穿孔缝合术：操作简便，手术时间短，安全性高。

适用于
穿孔时间超出 8 小时，腹腔内感染及炎症水肿严重，有脓性渗出液
以往无溃疡病史，无出血、梗阻并发症
不能耐受急诊彻底性溃疡手术

彻底性溃疡手术：一次手术同时解决了穿孔和溃疡两个问题。

适用于
穿孔在 8 小时内或超过 8 小时，腹腔污染不严重
慢性溃疡病特别是胃溃疡病人，曾行内科治疗，或治疗期间穿孔
十二指肠溃疡穿孔修补术后再穿孔，有幽门梗阻或出血史者

手术方法包括：胃大部切除术；对十二指肠溃疡穿孔可行穿孔缝合术加高选择性迷走神经切断术或选择性迷走神经切断术加胃窦切除术。

二、胃十二指肠溃疡大出血

胃十二指肠溃疡病人有大量呕血、柏油样黑便，引起红细胞、血红蛋白和血细胞比容明显下降，脉率加快，血压下降，出现为休克前期症状或休克状态，称为溃疡大出血。

1. 病因：溃疡基底的血管壁被侵蚀而导致破裂出血。

2. 临床表现：呕血和黑便，以及全身症状（心悸、眼前发黑、乏力、甚至休克等）。

3. 诊断和鉴别诊断

（1）急诊胃镜可迅速明确出血部位和病因。选择性腹腔动脉或肠系膜上动脉造影可用于血流动力学稳定的活动性出血病人。

（2）鉴别：胃癌出血、食管胃底静脉曲张破裂出血、贲门黏膜撕裂综合征和胆道出血。

4. 治疗
- 补充血容量
- 留置鼻胃管：可以观察病情，也可以灌入止血药物进行治疗
- 急诊胃镜：可行胃镜下止血
- 止血、制酸、生长抑素等药物的应用
- 急诊手术止血

手术适应证
- 出血猛，短期出现休克，输血 600～800ml 后无效
- 近期出血史，内科治疗无效
- ＞60 岁血管硬化
- 伴有梗阻和穿孔的出血

三、胃十二指肠溃疡瘢痕性幽门梗阻

1. 病因和病理：幽门管、幽门溃疡或十二指肠溃疡反复发作——→幽门梗阻

- 痉挛性
- 炎症水肿性 } 暂时的，可逆性的——可保守治疗
- 瘢痕性——永久的——需手术治疗

2. 临床表现：呕吐隔夜食且不含胆汁。

3. 治疗：手术前应充分准备，包括禁食、温盐水洗胃、维持水、电解质平衡、改善营养状况。手术方式以胃大部切除为主。

四、胃十二指肠溃疡手术方式

1. 胃大部切除术
- 切除了大部分胃——→壁细胞和主细胞数量减少——→胃酸和胃蛋白酶分泌大为减少
- 切除了胃窦部——→G 细胞减少——→胃泌素所引起的胃酸分泌减少
- 切除溃疡本身及溃疡的好发部位

(1) 胃的切除范围：胃远侧 2/3～3/4，胃溃疡切除 50％，十二指肠溃疡切除 60％

(2) 手术方式
- 毕Ⅰ式：远端胃大部切除术后，残胃与十二指肠吻合
- 毕Ⅱ式：远端胃大部切除术后，残胃和上端空肠端侧吻合
- 胃大部切除术后胃空肠 Roux-en-Y 吻合：残胃和远端空肠吻合

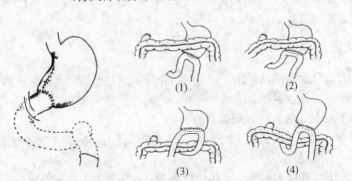
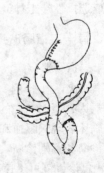

(1) (2)

(3) (4)

Billroth Ⅰ式胃大部切除术　几种常用的 Billroth Ⅱ式胃大部分切除术　胃空肠 Roux-en-Y 吻合术

2. 胃迷走神经切断术

（1）迷走神经干切断术

（2）选择性迷走神经切断术 } 需要附加引流手术，因为胃窦的排空功能受影响，食物在胃窦存留━→刺激 G 细胞━→胃酸分泌增加

（3）高选择性迷走神经切断术：主要适用于难治性十二指肠溃疡，保留了幽门括约肌的功能，不需要附加引流术，减少了碱性胆汁反流的发生。

五、术后并发症

1. 近期并发症

（1）术后胃出血

病因：术中止血不确切、吻合口部分黏膜坏死脱落、吻合口缝线处感染。

治疗 { 禁食，止血药，输新鲜血等保守治疗 / 保守治疗无效时手术

（2）十二指肠残端破裂：见于毕Ⅱ式胃大部切除术。

原因：残端缝合处血运差，缝合难，近端肠袢梗阻。

表现：右上腹突发剧痛，明显压痛和肌紧张等急性腹膜炎表现。

处理：立即手术治疗，重新缝合或引流手术。

（3）胃肠吻合口破裂或瘘

原因：缝合不够严密，吻合处张力过大，组织愈合不良。

表现：多发生在术后 5～7 天，严重腹膜炎，局部脓肿，外瘘。

处理：有高热、脉速、腹痛以及弥漫性腹膜炎症状时，需手术治疗症状轻，保守治疗，一般在数周后吻合口瘘可自行愈合。

（4）术后梗阻

1）输入襻梗阻：见于毕Ⅱ式胃大部切除

急性输入襻梗阻 { 原因：形成内疝 / 表现：闭襻性肠梗阻，上腹部剧烈疼痛，呕吐伴上腹部压痛，呕吐物量少，多不含胆汁，上腹部有时可扪及包块 / 治疗：易发生肠绞窄，病情不缓解应手术治疗

慢性输入襻梗阻 { 原因：输入襻牵拉成角或过长扭曲 / 表现：输入襻综合征，即餐后半小时左右上腹胀痛或绞痛，伴大量呕吐，呕吐物为胆汁，几乎不含食物 / 治疗：保守治疗无效应手术治疗

2）吻合口梗阻：表现同幽门梗阻。

机械性梗阻：保守治疗无效需手术治疗。

胃无力，排空障碍（胃瘫 gastroparesis）：通常保守治疗多能好转。

3）输出襻梗阻：见于毕Ⅱ式胃大部切除

{ 原因：多为吻合口下方输出襻肠管因术后粘连、大网膜水肿、炎性肿块压迫所致 / 表现：上腹部饱胀，呕吐物含胆汁的胃内容物 / 治疗：保守治疗无效，手术治疗

2. 远期并发症

（1）倾倒综合征（dumping syndrome）与低血糖综合征

1）早期倾倒综合征：进甜质流食 30 分钟内。

表现：心悸、乏力、头晕、恶心、呕吐，有肠鸣和腹泻。平卧可缓解。

原因：①食物过快进入空肠，未经稀释而呈高渗——→将细胞外液吸入肠腔——→血容量下降。②肠管突然扩张——→5-羟色胺、血管活性肽等释放刺激腹腔神经丛。

2）低血糖综合征（晚期倾倒综合征）：发生在进食后 2～4 小时。

表现：类似倾倒综合征。

原因：食物快速进入空肠——→葡萄糖过快吸收——→血糖一过性升高——→胰岛素分泌过高——→反应性低血糖。

（2）碱性反流性食管炎

黏膜充血、水肿、炎症、出血、糜烂等病变。

临床表现：三联征 ⎰ 剑下持续性烧灼痛，进食加重，抗酸药无效
　　　　　　　　　⎱ 胆汁性呕吐，吐后症状不缓解
　　　　　　　　　　 体重下降

（3）吻合口溃疡（复发性溃疡）

原因 ⎰ 胃切除不够
　　　　 输入段过长
　　　　 旷置术未彻底切除胃黏膜
　　　　 胃泌素瘤
　　　　 非甾体抗炎药

治疗：再次手术

（4）营养性并发症：营养不足、贫血、腹泻、骨病

（5）残胃癌

诊断依据 ⎰ 原标本无癌
　　　　　　 发病时间于胃切除后 5 年以上
　　　　　　 残胃癌病理证实为原发癌

第三节　胃癌及其他胃肿瘤

一、胃癌

我国胃癌（gastric carcinoma）发病在各种恶性肿瘤中居首位，好发年龄在 50 岁以上，男＞女（2∶1）。

1. 病因

（1）地域及饮食生活因素。

（2）幽门螺杆菌感染。

（3）癌前病变 ⎰ 胃腺瘤性息肉，＞2cm 者有恶变倾向
　　　　　　　　 上皮重度不典型增生者
　　　　　　　　 萎缩性胃炎及残胃

（4）遗传和基因。

2. 病理

（1）大体分型

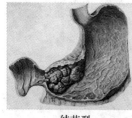

Type 0-Ⅰ

Type 0-Ⅱa

Type 0-Ⅱb

Type 0-Ⅱc

Type 0-Ⅲ

早期胃癌：胃癌仅限于黏膜或黏膜下层者，不论病灶大小或有无淋巴结转移。分型如左图。

小胃癌：癌灶直径 6～10mm

微小胃癌：癌灶直径小于 5mm

进展期胃癌：为中、晚期胃癌的统称

（advanced gastric cancer）

Borrmann 分型法

Ⅰ型：结节型
Ⅱ型：溃疡限局型
Ⅲ型：溃疡浸润型
Ⅳ型：弥漫浸润型（"皮革胃"）

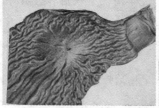 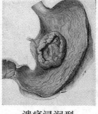 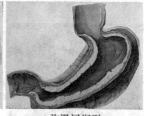

结节型　　　　溃疡限局型　　　　溃疡浸润型　　　　弥漫浸润型

（2）组织学分型：乳头状腺癌，管状腺癌，低分化腺癌，黏液腺癌，印戒细胞癌，未分化癌等。

3. 胃癌的转移途径

（1）直接浸润：向胃壁四周或深部浸润，可直接侵入腹壁、邻近脏器和组织。

（2）淋巴转移：最主要的转移方式，进展期胃癌的淋巴转移率高达 70%。早期癌也可有淋巴结转移。

一般由近到远转移，也有跳跃式转移。胸导管——→左锁骨上（Virchow）；肝圆韧带——→脐周

不同部位胃癌各站淋巴结的划分

淋巴结站别	全胃	窦部	体部	贲门部
第一站（N₁）	1,2,3,4,5,6	3,4,5,6	1,3,4,5,6	1,2,3,4
第二站（N₂）	7,8,9,10,11	1,7,8,9	2,7,8,9,10,11	5,6,7,8,9,10,11
第三站（N₃）	12,13,14	2,10,11,12,13,14	12,13,14	12,13,14

（3）血行转移：肝，肺，骨，脑。

（4）腹腔种植：癌肿穿透腹壁脱落。

转移至卵巢（Krukenberg 瘤）。

4. 临床表现

（1）早期：类似消化性溃疡或慢性炎症。

（2）进展期：胃痛，腹胀，食欲下降，消瘦，出血及梗阻。

（3）晚期：上腹肿块，转移的症状。

（4）体检：早期无特殊。注意左锁骨上淋巴结和直肠指诊。

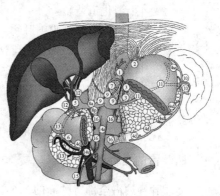

胃周淋巴结分组

5. 诊断

（1）＞40 岁有消化道症状。溃疡病史近来加重。疼痛规律改变。

（2）有癌前病变应定期检查治疗。

（3）辅助检查 $\begin{cases} 大便隐血、肿瘤标志物 \\ X线钡餐造影 \\ 胃镜和超声内镜（EUS）：可以取活检明确病理结果；EUS可以帮助术前分期 \\ B超、CT \end{cases}$

6. 治疗

（1）根治术（radical resection）是首选：按肿瘤部位整块切除胃的全部或大部，以及大、小网膜和区域淋巴结，重建消化道。

根据清扫淋巴结范围分为4种方式 $\begin{cases} D_0：未完全清扫第一站淋巴结 \\ D_1：完全清扫第一站淋巴结，用于早期胃癌 \\ D_2：完全清扫第二站淋巴结，常用术式 \\ D_3：完全清扫第三站淋巴结 \end{cases}$

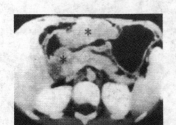

胃淋巴瘤CT

（2）姑息手术（palliative resection）$\begin{cases} 胃部分切除 \\ 胃空肠吻合 \end{cases}$

（3）化疗。

（4）放疗、生物治疗。

7. 预后

$\begin{cases} 早期胃癌：5年生存率达95\%，10年生存率达90\% \\ 侵犯浆膜层：5年生存率8\% \end{cases}$

二、胃淋巴瘤

胃的黏膜相关淋巴样组织（mucosa-associated lymphoid tissue，MALT）淋巴瘤：与幽门螺杆菌感染密切相关，低度恶性胃黏膜相关淋巴瘤90%以上合并幽门螺杆菌感染。

治疗 $\begin{cases} 早期低度恶性胃黏膜相关淋巴瘤可采用抗幽门螺杆菌治疗 \\ 手术治疗＋化疗（CHOP方案） \end{cases}$

三、胃肠道间质瘤

胃肠道间质瘤（gastrointestinal stromal tumors，GIST）：是消化道最常见的间叶源性肿瘤，其中60%～70%发生在胃，20%～30%发生在小肠。这类肿瘤起源于胃肠道未定向分化的间质细胞，具有c-kit基因突变和KIT蛋白（CD117）表达的生物学特性。

1. 诊断 $\begin{cases} 上消化道造影 \\ 胃镜：可见黏膜下肿物 \\ 超声内镜（EUS）：可精确测量肿瘤大小，判断预后 \\ CD117和CD34过度表达 \\ 病理学是最终诊断：肿瘤长径（>5cm）和核分裂数是判断良恶性的重要指标 \end{cases}$

2. 治疗 $\begin{cases} 首选手术治疗 \\ 可给予甲磺酸伊马替尼（格列卫）以控制术后复发、改善预后 \end{cases}$

四、胃的良性肿瘤

良性肿瘤约占全部胃肿瘤的2%左右。

$\begin{cases} 上皮细胞瘤：胃腺瘤和腺瘤性息肉，占良性肿瘤的40\%左右 \\ 间叶组织瘤：脂肪瘤、平滑肌瘤、纤维瘤、血管瘤、神经显微瘤等 \end{cases}$

治疗：手术切除是主要治疗方法。

第四节 先天性肥厚性幽门狭窄

先天性肥厚性幽门狭窄是新生儿期幽门肥大增厚而致的幽门机械性梗阻,是新生儿常见疾病之一,男女比例为 4:1。

1. 诊断:出生后 2～3 周内出现进行性加重的频繁呕吐,呕吐物为不含胆汁的胃内容物。

上腹部见有胃蠕动波,剑突与脐之间触到橄榄状的肥厚幽门。

超声:幽门肌厚度≥4mm,幽门管长度≥16mm,幽门管直径≥14mm

上消造影:胃扩张、蠕动增强、幽门管腔细长、幽门通过受阻、胃排空延缓。

2. 治疗:幽门环肌切开术是治疗本病的主要方法。

第五节 十二指肠憩室

十二指肠憩室是部分肠壁向腔外凸出所形成的袋状突起。75％发生在十二指肠乳头周围 2cm 范围之内,故有乳头旁憩室之称。壶腹周围憩室病人胆道结石发生率高,可致胆管炎、胰腺炎发作。

1. 诊断:上消化道造影检查特别是低张性十二指肠造影,可见圆形或椭圆形腔外光滑的充盈区,立位可见憩室内呈气体、液体及钡剂三层影。电子十二指肠镜检查诊断率比较高。

2. 治疗:有憩室炎症状可行抗炎、制酸、解痉等治疗。

手术适应证 ⎱ 内科治疗无效的憩室炎
有穿孔、出血或憩室内肠石形成
因憩室引发胆管炎、胰腺炎等

常用术式:憩室切除术、憩室内翻缝合术及消化道转流手术(旷置十二指肠)

第六节 良性十二指肠淤滞症

良性十二指肠淤滞症是十二指肠水平部受肠系膜上动脉压迫导致的肠腔梗阻,也称为肠系膜上动脉综合征。

1. 诊断 ⎱ 反复发作呕吐胆汁及胃内容物,体位改变症状减轻
上消造影:钡剂在十二指肠水平部脊柱中线处中断,有整齐的类似笔杆压迫的斜行切迹("笔杆征");近端十二指肠及胃扩张,有明显的十二指肠逆蠕动;侧卧或俯卧时钡剂可迅速通过十二指肠水平部进入空肠
超声检查:肠系膜上动脉与腹主动脉之间的夹角<13°
CT 结合动脉造影或螺旋 CT 三维图形构建可以显露病变

2. 治疗:梗阻轻可内科治疗;内科治疗无效可手术治疗

常用术式 ⎱ 十二指肠空肠吻合术
十二指肠悬韧带松解术

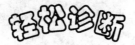

Case 1

男性，40岁，司机，反复发作上腹痛5年余，突发剧烈腹痛3小时。

现病史： 患者5年来常感上腹痛，寒冷、情绪波动时加重，有时进食后稍能缓解。3小时前进食并饮少许酒后，突然感到上腹刀割样剧痛，随即波及全腹，呼吸时加重。家族成员中无类似病患者。

查体： T 38℃，P 96次/分，R 20次/分，BP 120/80mmHg。急性病容，侧卧屈膝位不断呻吟，心肺未见异常，全腹平坦，未见肠型，全腹压痛、反跳痛阳性，呈板状腹，肝浊音界叩诊不满意，肠鸣音弱。

实验室检查： Hb 120g/L，WBC 13×10^9/L，K^+ 4.0mmol/L，Na^+ 135mmol/L，Cl^- 105mmol/L。

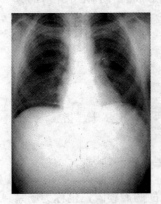

立位腹部X线平片（参见附图）。

诊断及诊断依据： 本例急诊，根据病例材料初步诊断为急性弥漫性腹膜炎。

胃十二指肠溃疡穿孔（消化性溃疡穿孔）。

诊断依据：

（1）在慢性上腹痛的基础上有突然剧烈腹痛，推断为在溃疡病基础上发生的穿孔，并且根据其病史推断其为十二指肠溃疡的可能性大。

（2）全腹压痛及反跳痛、板状腹，肠鸣音弱，为典型的腹膜炎体征。

（3）立位腹部X线摄片可见右膈下有游离气体，是胃肠道穿孔的表现。

鉴别诊断：

（1）急性胰腺炎：本例饮酒后发生腹痛，应予鉴别，可查血淀粉酶及影像学检查鉴别。

（2）胆石症，急性胆囊炎：可有间歇发作的上腹痛，进油腻后加重的病史，右上腹也可有明显的压痛，需鉴别，可行腹部B超检查鉴别。

（3）急性肠梗阻：可有全腹痛，但体检及腹部平片均不支持。

进一步检查：

（1）必要时行诊断性腹腔穿刺，可协助鉴别诊断及确诊。

（2）B超检查腹腔及肝、胆、胰、肾以除外胆石症、胰腺炎和尿路结石等急腹症。

治疗原则：

（1）禁食、胃肠减压、抗炎、抗休克治疗。

（2）纠正水电解质失衡，抑制胃酸分泌。

（3）因为其是进食后穿孔，需做好术前准备，进行手术治疗，术中根据具体情况可行穿孔修补术，如术中发现为胃溃疡穿孔并怀疑有恶变，应取活检明确，如腹腔内污染不严重，也可行急诊胃大部切除术。

Case 2

男性，65 岁，上腹部隐痛不适 3 个月。

现病史：患者于 3 个月前出现上腹部隐痛，进食后明显，伴饱胀感，食欲差，无明显恶心、呕吐，无呕血及黑便。未诊治。近 1 个月来症状加重，疲乏无力，大便发黑，体重下降 5kg。来医院就诊，查便隐血（＋＋），血 WBC $8 \times 10^9/L$，Hb 90g/L。现为进一步诊治收入院。

既往无消化性溃疡病史，无家族遗传病史。

查体：T 36.5℃，P 90 次/分，R 20 次/分，BP 110/70mmHg，皮肤巩膜无黄染，锁骨上及其他浅表淋巴结未触及。结膜苍白，心肺未见异常，腹平坦，未见胃肠型或蠕动波，上腹部轻度压痛，无反跳痛和肌紧张，腹部未触及包块，肝脾肋下未及，无移动性浊音，肠鸣音正常。直肠指诊无异常。

辅助检查：

B 超示：肝、胆、脾、胰、肾未见异常，胃肠部分显示不清。

上消化道造影如下图：

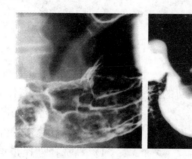

诊断及诊断依据：

（1）初步诊断：本例病人临床表现符合胃恶性病变，最可能是胃癌，伴有出血性贫血。

（2）诊断依据：

①腹痛、乏力、食欲下降、体重下降，呈慢性渐进性病程。

②结膜苍白，上腹部轻度压痛，大便潜血阳性，提示有慢性上消化道出血病变。

③血红蛋白下降也是贫血的表现。

④上消化道造影：胃窦小弯侧直径 2.5cm 壁内龛影，周围黏膜僵硬有中断。

鉴别诊断：

（1）胃溃疡：可有类似的表现，虽然影像学检查不完全符合，但无组织病理证据。

（2）慢性胃炎：可有上腹痛或胃部不适等症状，而需鉴别。

（3）胃间质瘤：既往常诊断为胃平滑肌瘤，现病理证实多为间质瘤，可有上消化道出血、柏油便的表现。

进一步检查：

（1）电子胃镜：取活体组织送病理，是最后确诊所必需的检查。

（2）可行腹部 CT 检查，了解肝及腹腔淋巴结转移情况，为制订治疗方案提供依据。

（3）胸片检查，除外肺部炎症或转移。

治疗原则：

（1）完善术前各项准备后，开腹探查，行胃癌根治术，是治疗胃癌的主要方法。

（2）术后进行辅助化疗，提高疗效。

轻松应试

一、选择题

【A型题】

1. 男性30岁，晚餐进食较多，餐后突然上腹部刀割样疼痛迅速波及全腹，不敢直腰行走，2小时后急诊求治。急性痛苦病容，腹式呼吸消失，腹肌强直，有腹膜刺激征，肝浊音界消失，肠鸣音消失，最可能的诊断是
   - A. 阑尾炎穿孔
   - B. 溃疡病穿孔
   - C. 胆囊穿孔
   - D. 绞窄性肠梗阻
   - E. 急性胰腺炎

2. 上消化道出血时对病因诊断最有帮助的检查方法是
   - A. 选择性腹腔动脉造影
   - B. 内镜检查
   - C. X线钡餐检查
   - D. 胃黏膜活检
   - E. 核素检查

3. 胃十二指肠溃疡大出血合并下列何种情况**不属于**必须积极进行手术治疗的范围
   - A. 出血急剧，短期内出现休克
   - B. 不久前曾发生过类似的大出血
   - C. 伴有动脉硬化症的60岁以上老人
   - D. 正在进行胃十二指肠药物治疗的病人
   - E. 同时存在幽门括约肌反射性痉挛

4. 下列关于胃溃疡的叙述，正确的是
   - A. 95%的胃溃疡位于胃小弯
   - B. Ⅱ型胃溃疡癌变的可能性最大
   - C. 胃溃疡病人不易引起胆汁反流
   - D. 胃溃疡的幽门螺杆菌检出率不到50%
   - E. 伴胃炎者少，抗酸药物治疗效果好

5. 关于胃、十二指肠溃疡病，下列哪项叙述**不正确**
   - A. 胃溃疡好发年龄平均比十二指肠溃疡大
   - B. 十二指肠溃疡的起病与精神神经因素有关
   - C. 药物（阿司匹林、皮质类固醇等）所引起的多为十二指肠溃疡
   - D. 十二指肠溃疡不会恶变成癌
   - E. 胃溃疡用抗酸剂止痛的效果不好

6. 根据部位，下列哪种胃溃疡最为多见
   - A. 高位溃疡
   - B. 小弯溃疡
   - C. 后壁溃疡
   - D. 幽门前溃疡
   - E. 复合溃疡

7. 对顽固的胃溃疡病首选的手术方式是
   - A. 胃大部切除术
   - B. 迷走神经干切断术
   - C. 选择性迷走神经切断术
   - D. 高选择性迷走神经切断术
   - E. 胃全切术

8. 下列哪项**不是**高选择性迷走神经切断术的优点
   - A. 不需附加引流手术
   - B. 消除神经性胃酸分泌，不引起胃滞留
   - C. 保留了幽门括约肌功能
   - D. 保留了正常的胃容积
   - E. 手术效果稳定，术后无溃疡复发率

9. 下列哪项是毕Ⅰ式胃大部切除术的优点
   - A. 适用于各种情况的胃十二指肠溃疡
   - B. 吻合口张力较小
   - C. 即使十二指肠溃疡未能切除，术后也能愈合
   - D. 术后胃肠道功能紊乱较少
   - E. 术后溃疡复发率较低

10. 男性，42岁，毕Ⅱ式胃大部切除术后两年，上腹部有烧灼痛，抗酸剂治疗无效，有时呕吐，内含胆汁，吐后腹痛无缓解，体重减轻，胃镜下黏膜充血、水肿、易出

血。最可能的诊断是

A. 输入段综合征

B. 输出段梗阻

C. 碱性反流性胃炎

D. 吻合口梗阻

E. 吻合口溃疡

11. 患者，男，35 岁。6 天前因溃疡病出血行毕Ⅱ式胃大部切除术，2 天来上腹胀满，进食后半小时尤甚，常恶心、呕吐，吐出胆汁样液体，量较多，不含食物，呕吐后症状缓解。查体：轻度脱水，上腹略饱满，轻度压痛。最可能的诊断是

A. 吻合口梗阻

B. 输入襻梗阻

C. 输出襻梗阻

D. 倾倒综合征

E. 低血糖综合征

12. 关于胃癌的淋巴转移，下列哪项是正确的

A. 胃癌浸润深度与淋巴结转移无相关关系

B. 淋巴转移不是胃癌的主要转移途径

C. 无跳跃式淋巴结转移

D. 恶性程度较高或较晚期的胃癌可转移至锁骨上淋巴结

E. 区域淋巴结转移部位与原发肿瘤的部位无关

13. 下列哪种疾病与胃癌发病**无关**

A. 萎缩性胃炎

B. 胃溃疡

C. 胃息肉

D. 胃平滑肌瘤

E. 胃大部切除术后残胃

【B 型题】

(1～2 题共用备选答案)

A. Cushing 溃疡

B. 十二指肠溃疡

C. Curling 溃疡

D. 复发性溃疡

E. 吻合口溃疡

1. 大面积烧伤后，突然出现上消化道出血或急腹痛和腹膜炎症状，可能是并发了

2. 胃大部切除术后，经常上腹痛、黑便，药物治疗无效，可能是并发了

(3～4 题共用备选答案)

A. 右上腹突发剧痛，局部有腹膜刺激征

B. 上腹饱胀，呕吐食物和胆汁

C. 上腹部突发剧痛，频繁呕吐、不含胆汁

D. 进食后心悸、出汗、恶心、腹泻

E. 剑突下持续烧灼痛，进食后加重，抗酸剂无效

3. 胃大部切除术后，输出段梗阻可有

4. 胃大部切除术后，碱性反流性胃炎可有

(5～6 题共用备选答案)

A. 早期胃癌

B. 小胃癌

C. 微小胃癌

D. 进展期胃癌

E. 晚期胃癌

5. 癌灶直径≤5mm

6. 局限于黏膜或黏膜下层的胃癌

【X 型题】

1. 幽门梗阻患者术前应做的准备有

A. 禁食，胃肠减压

B. 纠正水电解质失调和低蛋白血症

C. 应用广谱抗生素

D. 温盐水洗胃

2. 十二指肠球部溃疡并幽门梗阻病人可选择的手术方式有

A. 胃大部切除术

B. 高位迷走神经切断术

C. 胃空肠吻合术

D. 迷走神经干切断术加胃窦部切除术

3. 关于胃十二指肠溃疡病手术治疗的叙述中，下列哪些是正确的

A. 胃大部切除术是切除胃远侧的 2/3～3/4

B. 毕Ⅱ式胃大部切除术易使吻合口张力增加，术后溃疡复发率高

C. 毕Ⅰ式胃大部切除术一般适用于十二指肠溃疡

D. 高选择性胃迷走神经切断术不需附加引流手术

4. 胃大部切除术后碱性反流性胃炎的典型临床表现是
   A. 剑突下持续烧灼痛，进食后加重，抗酸剂无效
   B. 胆汁性呕吐，呕吐后疼痛依旧
   C. 脂肪泻
   D. 体重减轻

5. 消化道出血病人，下列哪些检查可能对诊断和治疗有帮助
   A. 急诊胃镜检查
   B. 急诊肠镜检查
   C. 选择性血管造影
   D. 核素扫描

6. 男性，62岁，胃溃疡多年，2个月来上腹痛发作频繁，无规律，食欲下降。该病人需要进行的检查有
   A. 大便潜血检查
   B. 胃酸测定
   C. 胃镜检查并取活检
   D. 腹部平片

7. 应激性溃疡的发病部位主要有
   A. 胃底
   B. 胃体
   C. 幽门部
   D. 胃窦部

选择题参考答案

【A型题】
1. B 2. B 3. E 4. A 5. C 6. B 7. A 8. E 9. D 10. C
11. B 12. D 13. D

【B型题】
1. C 2. E 3. B 4. E 5. C 6. A

【X型题】
1. ABD 2. AD 3. AD 4. ABD 5. ABC 6. ABC 7. AB

（戎 龙）

第三十五章　小肠疾病

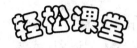

第一节　解剖和生理概要

小肠解剖
- 分布
  - 十二指肠（胃幽门—十二指肠空肠曲）
  - 空肠（小肠上段 2/5）
  - 回肠（小肠上段 3/5，末端—回盲瓣—盲肠）
- 血供
  - 肠系膜上动脉—胰十二指肠下动脉、回结肠动脉、空肠、回肠动脉
  - 汇入肠系膜上静脉—与肠系膜上动脉伴行
- 神经支配（肠系膜上神经丛）
  - 交感神经—小肠蠕动减弱，血管收缩
  - 迷走神经—肠蠕动增强，肠腺分泌增加

生理功能
- 消化—分解食糜为葡萄糖、氨基酸、脂肪酸
- 吸收—食物及水、电解质、维生素
- 分泌—激素（生长激素、促胃液素、缩胆素等）

第二节　肠感染性疾病

一、肠结核

1. 病因和病理
- 多继发于肺结核
- 好发部位为回肠末端和回盲部
- 病理形态
  - 溃疡型：急性穿孔少见，多形成腹腔脓肿或肠瘘
  - 增生型：易导致肠腔狭窄和肠梗阻

2. 临床表现

（1）结核全身症状。

（2）溃疡型肠结核：慢性腹痛，腹泻便稀。

（3）增生型肠结核：低位部分肠梗阻症状，右下腹可扪及固定肿块，有轻度压痛。

（4）腹腔局限脓肿、肠外瘘。

3. 诊断措施

（1）X线钡餐或钡灌肠：肠黏膜皱襞紊乱、溃疡或环形狭窄等。

（2）纤维结肠镜：病变处活检，标本可显示干酪样肉芽肿。

（3）粪便浓缩找结核菌。

4. 治疗

（1）主要内科治疗。

（2）外科手术适应证：并发肠梗阻、急性肠穿孔、局限性脓肿或肠外瘘、肠道大出血。

（3）除急诊情况外，手术前应先进行一段抗结核治疗和全身支持疗法。

二、肠伤寒穿孔

1. 临床表现和诊断 ｛ 确诊伤寒病人，突发右下腹痛，多发生于病程的第2～3周
全腹腹膜炎，X线示气腹
全身反应：体温初降后升、脉率增快，白细胞计数升高
血伤寒杆菌培养和肥达反应试验
病变主要位于回肠末端，需和急性阑尾炎等急腹症鉴别

2. 治疗 ｛ ①急诊手术治疗：原则是施行穿孔修补术
②术后抗菌药物和支持治疗

第三节　肠炎性疾病

一、克罗恩病

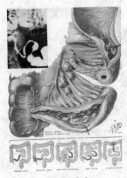
克罗恩病变

1. 病理 ｛ 好发部位为回肠末端
节段性分布
累及肠壁全层

2. 临床表现 ｛ 腹泻、腹痛、低热、体重下降等
腹部包块（多见于慢性溃疡穿透、肠内瘘和粘连形成）
不全性肠梗阻

3. 诊断与鉴别

（1）X线钡餐 ｛ 小肠环状皱襞增粗，排列不规整，呈"卵石征"
后期肠腔狭窄，黏膜皱襞消失，肠壁僵硬呈管状

（2）纤维结肠镜：可见跳跃式分布的纵行溃疡，溃疡间黏膜正常或增生，呈卵石样表现。

（3）鉴别：肠结核、溃疡性结肠炎以及阑尾炎等。

4. 治疗 ｛ 一般采用内科治疗
手术适应证：肠梗阻、狭窄、腹腔脓肿、肠瘘、出血、及需排除癌肿者

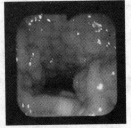
卵石样

二、急性出血性肠炎

急性出血性肠炎是好发于小肠的局限性急性出血坏死性炎症。

1. 临床表现 ｛ 常发病于夏秋季，可有不洁饮食史，儿童和青少年多见
起病急骤：腹痛、发热、恶心、呕吐、腹泻和腥臭血便
腹部查体可有腹膜炎表现
严重者出现休克

2. 治疗 ｛ 主要采用非手术治疗（胃肠减压、全身支持疗法、抗生素治疗）
外科手术适应证：肠穿孔或坏死、肠道大出血；肠梗阻不能缓解者

第四节　肠梗阻

1. 定义：肠道内容物不能正常运行顺利通过肠道称为肠梗阻（intestinal obstruction）。

2. 病因和分类

(1) 按发生的基本原因分
- 机械性
  - 肠腔堵塞（寄生虫、粪块、异物等）
  - 肠管受压（先天性肠道闭锁、肿瘤、炎症性狭窄等）
  - 肠壁病变（粘连带、嵌顿疝、肠扭转等）
- 动力性：神经反射或毒素刺激——→肠壁肌功能紊乱——→肠蠕动丧失 或肠管痉挛——→肠梗阻
- 血运性：肠系膜血管栓塞或血栓形成——→血运障碍——→肠麻痹

(2) 按肠壁有无血运障碍分
- 单纯性
- 绞窄性

(3) 按梗阻部位分
- 高位
- 低位

(4) 按梗阻程度分
- 完全性
- 不完全性

(5) 按发展快慢分
- 急性
- 慢性

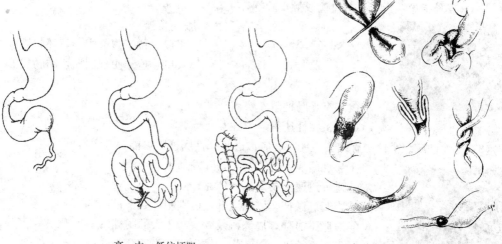

高、中、低位梗阻　　　　　　　　各种病因的机械性肠梗阻

3. 病理和病理生理

(1) 肠管局部

单纯性肠梗阻：梗阻以上肠管蠕动增加，克服肠内容物通过阻力

绞窄性肠梗阻：梗阻近端肠内容物积滞——→肠管内压力上升——→肠管血运障碍——→肠管缺血、坏死、穿孔

(2) 全身变化
- 体液丢失，液体积滞在胃肠道内，无法利用——→严重脱水
- 感染和中毒
- 休克，循环、呼吸功能衰竭

4. 临床表现（痛、吐、胀、闭）

(1) 腹痛
- **单纯性**：阵发性，可缓解
- **绞窄性**：剧烈持续

(2) 呕吐 ⎰ **早期**：反射性

高位：早而频、胃及十二指肠内容物

低位：迟而少、粪样

绞窄：棕褐色、血色

麻痹：溢出性

(3) 腹胀 ⎰ **高位**：不明显，可有胃型

低位、麻痹：明显

闭袢性：不均匀、不对称

(4) 停止排便排气 ⎰ **完全性**：有此症状

早期梗阻：可有少量气、便，如为血性黏液便应警惕绞窄性肠梗阻

5. 检查

(1) 体格检查

全身情况：心率、血压、体温、皮肤弹性。

腹部 ⎰ 肠型和蠕动波，有时可见嵌顿疝

腹块，压痛

肠鸣音：机械性肠梗阻时亢进、气过水音、金属音；麻痹性时减弱、消失

直肠指诊：指套可有血迹或触及肿物等

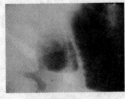

环状皱襞

(2) 影像学检查 ⎰ 气液平面，胀气肠袢

大小肠区别 ⎰ 小肠：位于腹部中心，环状皱襞

大肠：位于腹部四周，结肠袋形

6. 诊断

(1) 有无肠梗阻？

(2) 机械性还是动力性？

(3) 单纯性或绞窄性？有以下表现者，应考虑绞窄性肠梗阻可能：

①急性腹痛，持续剧烈，阵发加重；

②进展迅速，早期出现休克；

③腹膜刺激征，体温上升，白细胞计数↑；

④腹胀不对称，局部可及肿块（胀大的肠袢）；

⑤发现血性液：呕吐物、排出物或腹腔穿刺液；

⑥积极保守治疗无效；

绞窄性肠梗阻（下方小肠）

⑦X线检查见孤立、胀大的肠袢，假肿瘤征，肠间隙增宽。

(4) 高位或低位（大肠、小肠）？

(5) 完全或不完全？

(6) 梗阻原因？

①粘连性肠梗阻（最常见）：既往手术史，腹部损伤，炎症等；

②嵌顿性或绞窄性腹外疝也是常见病因；

③新生儿：肠道先天性畸形多见；

④2岁内小儿：肠套叠多见；

⑤儿童：蛔虫团多见；

⑥老人：肿瘤及粪块堵塞多见；

⑦结肠梗阻：肿瘤多见。

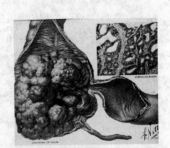

盲肠癌

7. 治疗原则：治疗原则：矫正全身紊乱，解除梗阻。

（1）基础疗法 {胃肠减压；纠正水和电解质紊乱；防治感染和中毒

（2）手术适应证：非手术治疗无效者；各种类型的绞窄性肠梗阻、肿瘤及先天性肠道畸形。

（3）手术原则：最短时间内，最简单、有效方法解除梗阻，恢复肠腔通畅。

（4）手术方式 {解除引起梗阻的原因：粘连松解或切断粘连带等；肠切除肠吻合：肠管失活；短路手术：梗阻近远端肠道吻合术；肠造口或肠外置术：病情危重、无法切除之低位梗阻、结肠梗阻

一、粘连性肠梗阻

1. 发生率较高。

2. 病因 {先天性：发育异常或胎粪性腹膜炎所致；后天性：腹部手术、炎症或创伤等引起

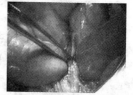

粘连带压迫

3. 主要表现为小肠机械性肠梗阻。

4. 手术后近期发生的粘连性肠梗阻注意与手术后肠麻痹恢复期的肠蠕动功能失调相鉴别。

5. 单纯性不完全性梗阻可用非手术治疗。

6. 绞窄者需手术治疗。

7. 反复发作者也应考虑手术治疗：粘连松解或切断；肠切除肠吻合；短路手术等。

二、肠蛔虫堵塞

1. 由于蛔虫团、胆石、粪便或其他异物等肠内容物堵塞肠腔称肠堵塞，是一种单纯性机械性肠梗阻，其中以蛔虫团引起的较多见。

2. 驱虫不当常为诱因，儿童多见。

3. 临床表现：脐周阵发性疼痛和呕吐，可有便蛔虫或吐蛔虫病史。

4. 腹部体征：腹胀不明显，腹部可扪及变形、变位的条索样团块，随肠管收缩而变硬。

5. 单纯性蛔虫堵塞采用非手术疗法：禁食、补液、驱虫。

6. 手术适应证：非手术治疗无效、并发肠扭转、出现腹膜刺激征等。

7. 手术方式：切开肠壁取虫，尽量取尽。术后继续驱虫治疗

三、肠扭转

1. 肠扭转既是闭袢性肠梗阻也是绞窄性肠梗阻。

2. 小肠扭转 {多见于青壮年，常有饱食后剧烈活动史；表现为突发剧烈脐周绞痛，常牵扯至腰背部，呕吐频繁；患者不敢平卧，喜取膝胸位或蜷曲侧卧位；腹部有时可扪及压痛的扩张肠袢；腹部X线检查符合绞窄性肠梗表现，可见空肠和回肠换位等特有征象

3. 乙状结肠扭转 {多见于老年男性；常有便秘习惯，或以往有多次腹痛发作经排便、排气后缓解病史；临床表现：腹部绞痛，明显腹胀，呕吐不明显；腹部X线平片示马蹄状巨大的双腔充气肠袢，钡灌肠可见"鸟嘴征"

4. 治疗：应及时手术治疗，扭转复位术或肠切除术。

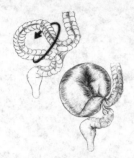

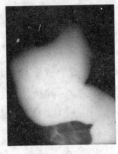

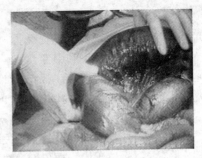

乙状结肠扭转　　　　　　"鸟嘴征"　　　　　　　　扭转复位

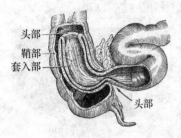

头部
鞘部
套入部
头部

回盲部套叠

四、肠套叠

1. 一段肠管套入其相连的肠管腔内称为肠套叠。

2. 可分为：回盲部套叠、小肠套叠和结肠套叠。

3. 临床表现

(1) 肠套叠是小儿肠梗阻的常见病因，80％发生于 2 岁以下的儿童，最多见的是回肠末端套入结肠。

(2) 肠套叠三联征：腹痛、血便、腹部肿块。

(3) 腹部查体常可扪及腊肠形、表面光滑、压痛的肿块、右下腹扪诊有空虚感。

(4) X 线空气或钡剂灌肠检查："杯口状""弹簧状"阴影。

(5) 慢性复发性肠套叠多见于成人，起病原因常与肠息肉、肿瘤病变有关。

4. 治疗

(1) 早期可试行灌肠复位。

(2) 手术适应证：套叠不能复位、怀疑有肠坏死者。

(3) 手术方法：手术复位，肠切除肠吻合术。

(4) 成人肠套叠多有引起套叠的病理因素，应手术治疗。

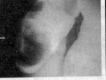

"杯口状"和"弹簧状"阴影

第五节　肠系膜血管缺血性疾病

1. 病因 { 肠系膜上动脉栓塞（房颤、心梗后壁栓等）
肠系膜上动脉血栓形成
肠系膜上静脉血栓形成

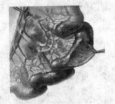

动脉、静脉血栓形成

2. 临床表现

(1) 肠系膜上动脉栓塞

{ 发病急骤，早期表现为突然发生的腹部剧烈绞痛；恶心、呕吐频繁，腹泻，腹部平坦，柔软，可有轻压痛；其特点是严重的症状与轻微体征不相称
随着肠坏死和腹膜炎的发展，出现腹膜刺激征，呕血或血便，腹穿抽出血性液

(2) 肠系膜上动脉血栓形成

{ 常先有慢性肠系膜上动脉缺血的征象，如饱餐后腹痛、慢性腹泻等症状
血栓形成引起急性完全性血管阻塞时，表现与肠系膜上动脉栓塞相似

(3) 肠系膜上静脉血栓形成

{ 症状发展较慢，多有腹部不适、便秘或腹泻等前驱症状
数日后可突然剧烈腹痛，持续性呕吐，或呕血和便血，腹穿可抽出血性液

3. 诊断 {
　诊断主要靠病史和临床表现
　选择性动脉造影对诊断有重要意义
}

4. 治疗 {
　提高警惕，早诊早治，误诊时预后凶险
　手术治疗（取栓术、搭桥术、肠切除术等）
　术后抗凝治疗
}

第六节　短肠综合征

1. 定义：为小肠广泛切除后，小肠吸收面积不足导致的消化、吸收功能不良的临床综合病征。

2. 病因：常见的为肠扭转、肠系膜血管栓塞或血栓形成和克罗恩病行肠切除术所致。

3. 临床表现 {
　早期水样腹泻
　后期严重营养障碍
　胃酸分泌亢进——→吻合口溃疡
　胆盐肝肠循环障碍——→胆囊结石
　钙、镁缺乏——→神经肌肉兴奋性增高
　草酸盐吸收增加——→泌尿系结石
　长期缺钙——→骨质疏松
}

4. 治疗 {
　首先治疗由于严重腹泻而导致的脱水、低血容量、电解质紊乱及酸碱失调
　待生命体征稳定后，尽早开始肠外营养
　病情稳定后，开始逐渐经口摄食
　手术治疗（小肠移植术、小肠倒置术、结肠间置术）
}

第七节　小肠肿瘤

发病率低，诊断困难。

1. 肿瘤类别 {
　良性肿瘤：腺瘤、平滑肌瘤、脂肪瘤、血管瘤等
　恶性肿瘤：恶性淋巴瘤、腺癌、类癌等
}

2. 临床表现 {
　腹痛
　肠道出血
　肠梗阻
　腹内肿块
　肠穿孔

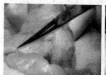

肠套叠、肠梗阻，平滑肌瘤导致

　类癌综合征：由于类癌细胞产生 5-羟色胺和血管舒缓素的激活物质缓激肽引起，主要表现为阵发性面、颈部和上躯体皮肤潮红，腹泻，哮喘和心瓣膜病。常因进食、饮酒、情绪激动、按压肿瘤而激发。大多见于类癌而有肝转移的病人
}

3. 诊断 {
　临床表现
　X 线钡餐及选择性动脉造影术
　纤维十二指肠镜，纤维小肠镜。胶囊内镜
　怀疑类癌者，测定尿中 5-羟色胺的降解物 5-羟吲哚乙酸
}

手术治疗：根据病变范围及性质行部分肠切除、根治性切除、短路手术等

4. 治疗 { 恶性肿瘤者术后选用化疗和放疗

抗组胺及氢化可的松可改善类癌综合征

第八节　先天性肠疾病

一、先天性肠闭锁和肠狭窄

以空回肠多见，十二指肠次之，结肠最少见。

1. 临床表现 { 肠闭锁均为完全性肠梗阻

肠狭窄为慢性不全肠梗阻

2. 诊断 { 临床表现：梗阻症状

X 线片、钡餐或钡灌肠

3. 治疗：手术治疗恢复肠道连续性。

二、先天性肠旋转不良

1. 病因和病理 { 肠旋转异常或中止于任何阶段均可造成肠旋转不良

压迫肠管或引起肠系膜血循环障碍

2. 临床表现 { 阵发性腹痛

频繁呕吐

3. 诊断 { 临床表现：梗阻症状

X 线片、钡灌肠

4. 治疗：手术治疗解除梗阻恢复肠道通畅。

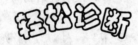

病史： 男性，25 岁。主因腹痛伴呕吐 2 天急诊住院。

患者于 48 小时前突然发作全腹痛，以右下腹更明显，为阵发性绞痛，伴有肠鸣，多次呕吐，开始为绿色物，以后呕吐物有粪臭味。两天来未进食，亦未排便排气，尿少，不觉发热。

3 年前曾作过阑尾切除术。

查体： 血压 100/60mmHg，脉搏 132 次/分，体温 37.5℃。急性病容，神志清楚，皮肤无黄染，干燥，弹性差。心肺正常，腹膨隆，未见肠型，全腹触诊柔软，广泛轻压痛，无反跳痛，未触及肿块，肝脾不大，肠鸣音高亢，有气过水音。

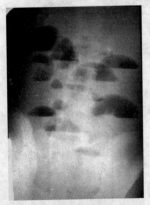

X线腹部平片

辅助检查： 血红蛋白 160g/L，白细胞 10.6×10^9/L，尿常规阴性。

诊断： 急性肠梗阻（机械性，粘连性，低位）

诊断依据：

1. 急性阵发性腹痛，伴肠鸣音亢进。

2. 腹胀，呕吐；停止排便与排气。

3. 有腹部手术史。

4. 腹部透视：全腹胀满，可见多个气液平面。

鉴别诊断：

1. 急性胃肠炎：患者有腹痛，呕吐，腹胀，但无腹泻，而急性胃

肠炎多有腹泻。

2. 输尿管结石：肾绞痛一般持续时间不会太长，且尿中多有红细胞。而该患者尿常规（—）。

3. 其他外科急腹症：消化道穿孔、胆囊炎等。

治疗原则：

1. 禁食，胃肠减压，抗生素预防感染。

2. 输液，纠正脱水及酸中毒。

3. 手术治疗，松解粘连，解除梗阻。

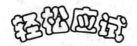

【A 型题】

1. 下列关于肠扭转的叙述，**错误**的是
   A. 以逆时针扭转者多见
   B. 突然改变体位可诱发
   C. 肠内容物骤增时易发生
   D. 常存在肠管及其系膜解剖异常因素
   E. 多见于青壮年，常有饱食后剧烈活动史

2. 下列哪项**不是**绞窄性肠梗阻的临床表现
   A. 便隐血阳性
   B. 腹痛剧烈而持续
   C. 腹部有固定压痛和腹膜刺激征
   D. 移动性浊音阳性或腹穿有血性液体
   E. 呕吐呈反射性，吐出物为食物或胃液

3. 肠套叠的三大典型症状是
   A. 腹痛、发热、黄疸
   B. 腹痛、脓血便、发热
   C. 腹痛、血便、里急后重
   D. 腹痛、血便、腹部肿块
   E. 血便、腹部肿块、发热

4. 下列哪项**不是**引起机械性肠梗阻的原因
   A. 肠管扭转
   B. 肿瘤
   C. 肠道闭锁
   D. 铅中毒
   E. 嵌顿疝

5. 乙状结肠扭转时钡灌肠 X 线检查可见扭转部位钡剂受阻，呈现
   A. "中断"
   B. "杯口"
   C. "鸟嘴"
   D. "线状"
   E. "倒 3 征"

6. 急性持续性腹痛阵发性加剧并休克，最可能的疾病是
   A. 急性阑尾炎
   B. 绞窄性肠梗阻
   C. 泌尿系结石，肾绞痛
   D. 外伤性肝破裂
   E. 急性单纯性肠梗阻

【B 型题】

(1~2 题共用备选答案)
   A. 嵌顿性股疝
   B. 肠蛔虫团堵塞
   C. 急性乙状结肠扭转
   D. 急性肠套叠
   E. 肠系膜上动脉栓塞

1. 常以单纯机械性不完全性肠梗阻为表现的是

2. 以严重的症状和轻微的腹部体征不相称为其特点的是

选择题参考答案

【A型题】

1. A   2. E   3. D   4. D   5. C   6. B

【B型题】

1. B   2. E

（姜 勇）

第三十六章　阑尾疾病

轻松课堂

第一节　解剖生理概要

1. 阑尾的位置：阑尾起于盲肠根部，三条结肠带的汇合点，体表投影约在脐与右髂前上棘连线中外 1/3 交界处，称为麦氏点（McBurney 点）。

2. 阑尾的血管

{ 阑尾动脉位于阑尾系膜的游离缘，为终末动脉，当血运发生障碍时，易导致阑尾坏死
阑尾静脉回流入门静脉，当阑尾炎性菌栓脱落时，可引起门静脉细菌性肝脓肿

3. 阑尾的神经：阑尾神经传入在第 10、11 胸节，所以当阑尾炎发病开始时，常有脐周围牵涉痛。

4. 阑尾的生理功能

{ 免疫功能：参与 B 淋巴细产生和成熟，抑制外来致病细菌
嗜银细胞：发生阑尾类癌的病理学基础

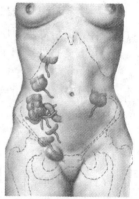

阑尾位置变异

第二节　急性阑尾炎

急性阑尾炎（acute appendicitis）是外科常见病，居各种急腹症的首位。

1. 病因 { 阑尾管腔阻塞：①淋巴滤泡增生，②粪石
细菌入侵阑尾

2. 病理类型 { 急性单纯性阑尾炎
急性化脓性阑尾炎亦称蜂窝组织性阑尾炎
坏疽性及穿孔性阑尾炎
阑尾周围脓肿

3. 转归 { 炎症消退
炎症局限化：阑尾周围脓肿
炎症扩散：弥漫性腹膜炎、化脓性门静脉炎、感染性休克

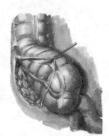

盲肠后位

4. 其他体征 { 结肠充气试验（Rovsing 试验）
腰大肌试验
闭孔内肌试验
直肠指诊

5. 治疗

（1）早期外科手术 { 急性单纯性阑尾炎和急性化脓性或坏疽性阑尾炎，行阑尾切除术
阑尾周围脓肿视病情决定是否手术

（2）非手术治疗：早期单纯性阑尾炎又有手术禁忌证者。

（3）并发症的处理 $\left\{\begin{array}{l}\text{腹腔脓肿：手术切开引流}\\\text{内、外瘘形成：扩大引流或切除瘘管}\\\text{门静脉炎：抗感染}\end{array}\right.$

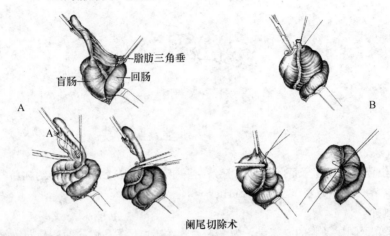

脂肪三角垂

盲肠——回肠

A

A'

B

阑尾切除术

6. 阑尾切除术

（1）要点 $\left\{\begin{array}{l}\text{切口：McBurney 切口或右下腹横切口或右下腹直肌旁切口}\\\text{寻找和暴露阑尾}\\\text{处理阑尾系膜、阑尾动脉}\\\text{处理阑尾根部}\end{array}\right.$

（2）特殊情况下的阑尾切除术 $\left\{\begin{array}{l}\text{逆行切除方法}\\\text{间断缝合浆肌层内翻包埋阑尾残端}\\\text{盲肠壁的荷包缝合加间断丝线浆肌层内翻缝合}\end{array}\right.$

（3）阑尾切除术的并发症 $\left\{\begin{array}{l}\text{出血}\\\text{切口感染}\\\text{粪瘘}\\\text{腹腔脓肿}\\\text{阑尾残株炎}\\\text{粘连性肠梗阻}\end{array}\right.$

第三节　特殊类型阑尾炎

一、新生儿急性阑尾炎

1. 特点 $\left\{\begin{array}{l}\text{比较少见}\\\text{厌食、呕吐、腹泻和脱水等}\\\text{发热及白细胞计数升高均不明显}\\\text{误诊率、穿孔率、死亡率高}\end{array}\right.$

2. 治疗原则：早期切除阑尾。

二、小儿急性阑尾炎

1. 特点 {
病情发展较快且较重，早期即出现高热、呕吐等
右下腹体征不明显
穿孔率、死亡率及并发症发生率均也较高
}

2. 治疗原则：早期切除阑尾。

三、妊娠期急性阑尾炎

1. 特点 {
难于诊断，易致流产和早产
盲肠阑尾被子宫推压上移
大网膜难以包裹炎症的阑尾
压痛和肌紧张等体征不够明显
腹膜炎不易局限而在上腹部扩散
}

2. 治疗原则 {
阑尾切除术为主、手术切口须偏高
围术期加用黄体酮
减少对子宫的刺激
应用广谱抗生素
临产期可考虑行剖宫产术
}

四、老年人急性阑尾炎

1. 特点 {
症状及体征不典型
临床表现和病理变化的不一致
病情趋复杂、严重
延误诊治率、并发症率均较高
}

2. 诊治原则 {
B超、诊断性腹穿等方法协助诊断
及时手术治疗
处理内科疾病
}

第四节　慢性阑尾炎

1. 病因和病理 {
大多数为急性阑尾炎转化而来
少数为异物或先天性扭曲、粘连、淋巴滤泡过度增生引起
淋巴细胞和嗜伊红细胞为主的慢性炎性细胞浸润
}

2. 临床表现和诊断 {
常具有典型的急性阑尾炎发作病史
反复发作的右下腹隐痛和不适感
胃肠道功能紊乱
右下腹固定的局限性压痛
X线钡餐检查异常
}

3. 治疗 {
手术切除阑尾
要时探查附近脏器有无病变
病理检查
}

第五节 阑尾肿瘤

1. 阑尾类癌 { 起源于嗜银细胞，是消化道类癌最常见的部位
临床表现与急性阑尾炎相似
治疗原则：右半结肠切除术，远处转移可用化疗 }

2. 阑尾腺癌：来源于黏膜腺上皮，临床表现和处理与阑尾类癌相同。

3. 阑尾囊性肿瘤：包括阑尾黏液囊肿（囊腺瘤和囊腺癌）和假性黏液瘤。

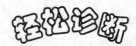

主诉：女性，32岁，转移性右下腹疼痛9小时。

现病史：患者9小时前进食后突然发生上腹部阵发性隐痛，伴恶心、呕吐，自服消炎药物后症状无明显缓解，约3小时前腹痛转移至右下腹部，伴发热、腹胀，排便有里急后重感。

查体：T 39℃，P 98次/分，R 20次/分，BP 110/70mmHg，下腹部有压痛、反跳痛及肌紧张，尤以右下腹为重。移动性浊音阴性，肠鸣音减弱。

辅助检查：血白细胞$16.0×10^9$/L，中性粒细胞90%。腹部X线透视可见中腹部有2个小气液平面。

腹腔穿刺抽出少量脓性液体。

1. 诊断及诊断依据：根据病例材料分析后，初步诊断为急性化脓性阑尾炎、局限性腹膜炎。

诊断依据：

（1）转移性右下腹疼痛病史。

（2）T 39℃，右下腹部肌肉紧张、压痛、反跳痛的体征。

（3）腹腔穿刺抽出脓性液体。

（4）血白细胞计数上升，中性粒细胞比例增高。

2. 鉴别诊断

（1）消化性溃疡穿孔：有突然发生的腹痛，但为隐痛，而非剧痛。诊断性腹腔穿刺为少量脓性液，未见食物残渣。

（2）右侧输尿管结石：为绞痛，可伴有血尿或尿中有红细胞。

（3）急性胃肠炎：常伴有恶心、呕吐或腹泻。

（4）肠梗阻：初期有阵发性腹痛，透视有气液平面故需鉴别，但肠鸣音减弱不符合。

（5）急性输卵管炎和盆腔炎。

（6）回盲部肿瘤。

3. 进一步检查

（1）尿、粪便常规检查：协助与胃肠炎、尿路结石鉴别。

（2）腹部B超检查：观察回盲部情况，并可与胆囊炎、尿路结石等鉴别。

（3）X线平片检查：必要时可作，以除外肠梗阻。

4. 治疗方案

（1）应用抗感染药物，做好术前准备；

（2）手术治疗，行阑尾切除术。

轻松应试

一、选择题

【A 型题】

1. 下列与阑尾相关的叙述，**错误**的是
   A. 阑尾动脉是终末动脉
   B. 阑尾组织中含有丰富的淋巴滤泡
   C. 阑尾炎发病时的脐周痛属内脏性疼痛
   D. 成人切除阑尾将损害机体的免疫功能
   E. 阑尾黏膜深部有嗜银细胞，与类癌发生有关

2. 下列可协助诊断急性阑尾炎的体征中，哪项**不正确**
   A. 右下腹固定压痛是阑尾炎的主要体征
   B. 右下腹腹膜刺激征提示阑尾炎症已不是早期阶段
   C. 腰大肌试验阳性提示阑尾位置较深
   D. 闭孔内肌试验阳性提示阑尾位置较低
   E. 结肠充气试验阴性可排除阑尾炎诊断

3. 急性阑尾炎发病已四天，腹痛稍减轻，但仍发热，右下腹可触及有压痛的肿块，应
   A. 立即手术，切除阑尾
   B. 立即手术，切除肿块
   C. 立即手术，腹腔引流
   D. 暂不手术，用广谱抗生素治疗

E. 用广谱抗生素治疗，不需手术

4. 急性阑尾炎可发生的并发症**不包括**下列哪项
   A. 腹腔脓肿
   B. 腹腔内出血
   C. 内瘘形成
   D. 外瘘形成
   E. 门静脉炎

5. 下列哪项叙述**不符合**小儿急性阑尾炎的临床特点
   A. 有右下腹明显压痛和肌紧张的典型体征
   B. 病情发展快且较重，早期即出现高热、呕吐等症状
   C. 穿孔率可达 30%
   D. 并发症和死亡率较高
   E. 治疗原则是早期手术

6. 处理妊娠期急性阑尾炎的措施，下列哪项**不正确**
   A. 以非手术治疗为主
   B. 妊娠后期应及早手术
   C. 围术期加用黄体酮
   D. 手术切口需偏高，以减少对子宫的刺激
   E. 术后使用广谱抗生素

选择题参考答案

【A 型题】
1. D　　2. E　　3. D　　4. B　　5. A　　6. A

（史继荣）

第三十七章 结、直肠与肛管疾病

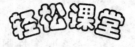
第一节 解剖生理概要

一、结、直肠与肛管解剖

1. 结肠
(1) 包括盲肠、升结肠、横结肠、降结肠和乙状结肠，下接直肠。
(2) 三个解剖标志：结肠带、肠脂垂和结肠袋
(3) 回盲瓣具有括约功能

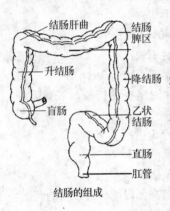

结肠的组成

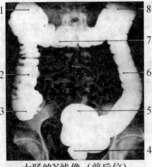

大肠的X线像（前后位）
1. 结肠右曲 2. 升结肠 3. 盲肠
4. 直肠 5. 乙状结肠 6. 降结肠
7. 横结肠 8. 结肠左曲

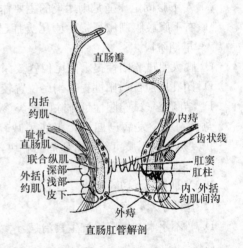

直肠肛管解剖

2. 直肠：直肠位于消化道末端，长约 12～15cm。以腹膜返折为界分为：上段直肠前面和两侧有腹膜覆盖，形成直肠膀胱陷凹或直肠子宫陷凹。下段全部在腹膜外。

直肠下段黏膜形成 8～10 个隆起的纵行皱襞，称为肛柱；肛柱基底之间有半月形皱襞，称为肛瓣；肛瓣与肛柱间的黏膜形成小窝，称为肛窦。

肛瓣边缘和肛柱下端形成一锯齿状的环行线，称齿状线，是直肠与肛管分界的解剖标志。

	齿状线以上	齿状线以下
神经支配	是黏膜，受自主神经支配，无疼痛感	是皮肤，受阴部内神经支配，痛感敏锐
动脉供应	直肠上、下动脉	肛管动脉
静脉回流	通过直肠上静脉回流至门静脉	通过肛管静脉回流至腔静脉
淋巴回流	入腹主动脉旁或髂内淋巴结	入腹股沟及髂外淋巴结

3. 肛管：肛管上自齿状线，下至肛门缘，长 1.5～2cm；肛管为肛管内、外括约肌环绕。

4. 直肠肛管肌

肛管内括约肌：属于不随意肌，有协助排便的功能，但无括约肛门的功能

肛管外括约肌：围绕肛管的环形横纹肌，属于随意肌分：皮下部、浅部、深部

肛提肌：直肠周围形成盆底的一层肌肉，起承托盆腔内脏，帮助排便的作用

肛管直肠环
- 是括约肛管的重要结构；损伤或切断可造成肛门失禁
- 是由肛管内括约肌、直肠壁纵肌的下部、肛管外括约肌的深部和邻近的部分肛提肌（耻骨直肠肌）纤维共同组成的肌环

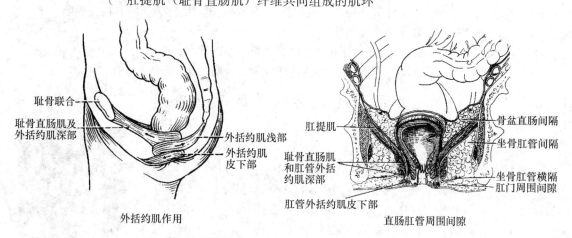

外括约肌作用

直肠肛管周围间隙

5. 直肠肛管周围间隙
- 肛门周围间隙
- 坐骨肛管间隙
- 骨盆直肠间隙
- 直肠后间隙

直肠肛管的生理功能
- 排便：排便反射主要发生在直肠下端，手术应特别注意
- 吸收：少量水、盐、葡萄糖和部分药物
- 分泌

第二节　结、直肠及肛管检查方法

常用检查体位
- 左侧卧位：老年人、一般情况差时使用
- 膝胸位：检查直肠、肛管最常用的体位
- 截石位：直肠、肛管手术的常用体位
- 蹲位：增加直肠、肛管压力；检查内痔、脱肛和直肠息肉
- 弯腰前俯位：肛门视诊最常用

肛门视诊：有无红肿、血、脓、粪便、黏液；瘘口、外痔、炎性肿块、溃疡、脱垂、肛裂、内痔脱出

直肠指诊：简单而重要，对直肠癌的早期诊断至关重要

肛门镜检查

直肠镜与乙状结肠镜检查

纤维电子结肠镜检查：可除外全结肠范围内多发病变

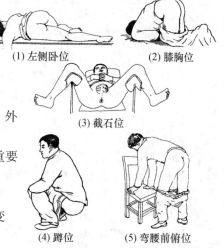

(1) 左侧卧位　(2) 膝胸位
(3) 截石位
(4) 蹲位　(5) 弯腰前俯位
常用直肠肛管检查体位

第三节　乙状结肠扭转

是乙状结肠以系膜为中轴的扭转，多见于60岁以上，有便秘习惯的老年人。

第四节　溃疡性结肠炎的外科治疗

1. 概念 { 结、直肠黏膜弥漫性病变：水肿、充血、糜烂和溃疡形成
可发生在结直肠任何部位，与克罗恩病（Crohn病）统称为非特异性炎性肠病
血性腹泻、脓血便。痉挛性腹痛

2. 手术适应证：中毒性巨结肠、穿孔、出血、严重的肠外症状、癌变。

3. 手术方式：全结肠切除、回肠造口术或回肠储袋肛管吻合术。

第五节　肠息肉及肠息肉病

1. 病理分类 {
腺瘤性息肉 { 管状腺瘤
绒毛状腺瘤
管状绒毛状腺瘤（混合型）
炎性息肉：黏膜炎性增生、良性淋巴样息肉
错构瘤性息肉：Peutz-Jeghers综合征
其他：化生性息肉、黏膜肥大赘生物

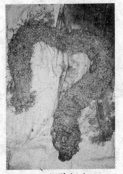

FAP切除标本

2. 肠息肉病：肠道出现数目多于100颗的息肉，并具有特殊的临床表现，称为息肉病。分为：

{ 色素沉着息肉综合征（Peutz-Jeghers综合征）
家族性腺瘤性息肉病（FAP）
肠息肉合并多发性骨瘤和多发性软组织瘤（Gardner综合征）

3. 直肠息肉

（1）病理 {
肿瘤性息肉——管状腺瘤、绒毛状腺瘤、混合性腺瘤、家族性腺瘤性息肉病
非肿瘤性息肉——增生性息肉、炎性息肉、幼年性息肉（错构瘤）

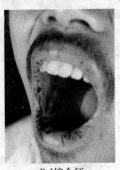

P-J综合征

（2）临床表现：息肉增大后可致间歇性排便后出血；可并发感染，出现黏液脓血便。

（3）诊断：直肠指诊和直肠、乙状结肠镜、纤维结肠镜。

（4）治疗 {
电灼切除：位置较高、带蒂者
经肛门切除：直肠下段息肉
开腹手术：位置较高的癌变息肉、直径大于2cm广基息肉

第六节　结肠癌

1. 流行病学特点

{ 胃肠道常见的肿瘤，40～50岁发病率最高
好发于乙状结肠、直肠交界处，其次为盲肠、升结肠、降结肠和横结肠
结肠癌高危因素 {
饮食
癌前病变（如肠息肉病、结肠腺瘤、溃疡性结肠炎）
遗传因素等（如遗传性非息肉性结肠癌，HNPCC）

2. 病理与分型

（1）大体形态
- 肿块型：向肠腔内生长，转移较晚，预后较好，好发于右侧结肠
- 浸润型：肿瘤沿肠壁浸润生长，转移早，多发生于左侧结肠
- 溃疡型：肿瘤向肠壁深层生长并向周围浸润，是最常见的类型

（2）组织学分类
- 腺癌：最常见
- 黏液癌：预后较腺癌差
- 未分化癌：预后最差

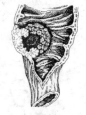

（3）临床病理分期

Dukes 分期
- A 期：癌仅限于肠壁内
- B 期：穿透肠壁无淋巴结转移
- C 期：有淋巴结转移
- D 期：有远处转移或腹腔转移，或广泛侵及邻近脏器无法切除者

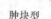

肿块型　　浸润型　　溃疡型

TNM 分期
- T 代表原发肿瘤
- N 为区域淋巴结
- M 为远处转移

（4）转移方式
- 淋巴转移：最主要
- 血行转移：多见于肝；其次是肺、骨
- 直接浸润：邻近器官
- 种植转移：癌细胞脱落至腹膜

3. 临床表现
- ①排便习惯与粪便性状的改变：排便次数增加、腹泻、便秘、粪便中带血、脓液或黏液
- ②腹痛：是较早症状之一，常为中下腹定位不确切的隐痛，出现肠梗阻时腹痛加重
- ③腹部肿块：多为瘤体本身，肿块坚硬，结节状，有时可为梗阻近侧肠腔内的积粪
- ④肠梗阻症状：为晚期表现，肿瘤堵塞肠腔所致，多表现为慢性低位不完全肠梗阻
- ⑤全身症状：因慢性失血、癌肿溃烂、感染、毒素吸收等，可出现贫血、消瘦、低热
- ⑥晚期：肝大，黄疸，水肿，腹水，直肠前凹肿块，锁骨上淋巴结肿大，恶液质

重点掌握：因肿瘤病理类型和部位不同，临床表现各有特点：
- 右侧结肠：全身症状、贫血、腹部肿块为主
- 左侧结肠：肠梗阻、便秘、腹泻、便血等症状为主

4. 诊断

（1）40 岁以上有以下任一表现者列为高危人群：
- 一级亲属有结直肠癌史者
- 有肠道腺瘤或息肉史
- 大便隐血试验阳性者

以下表现具有两种以上者：黏液血便、慢性腹泻、慢性便秘、慢性阑尾炎及精神创伤史。

（2）诊断方法
- ①大便隐血、血常规、CEA 用于判断预后和复发
- ②X 线钡剂灌肠或气钡双重对比造影：可以确定病变的部位和范围
- ③纤维结肠镜：可取活检作病理检查
- ④B 超、CT：了解腹部肿块和腹部淋巴结，有无肝转移

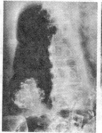
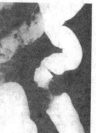

X线钡剂灌肠

5. 治疗：以手术治疗为主的综合治疗。

（1）手术治疗：可选择开腹手术或腹腔镜手术。

结肠癌根治性手术：应切除包括肿瘤在内的相关肠段及其系膜，清扫动脉区域的淋巴结。

①右半结肠切除术：适用于盲肠、升结肠、结肠肝曲癌

②横结肠切除术：适用于横结肠癌

③左半结肠切除术：适用于结肠脾曲和降结肠癌

④乙状结肠癌切除术：根据乙状结肠的长短和肿瘤所在部位切除肠段

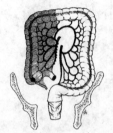 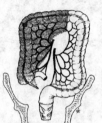 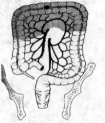 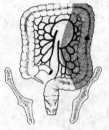 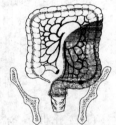

| 右半结肠癌切除术 (保留结肠中动脉) | 右半结肠癌切除术 (切断结肠中动脉) | 横结肠癌切除术 | 左半结肠癌切除术 | 乙状结肠癌切除术 |

结肠癌若并发急性肠梗阻多为闭袢性，不易缓解，应早期施行手术：

右侧结肠癌，可作右半结肠切除一期回肠结肠吻合术

左侧结肠癌，一般应在梗阻部位近侧作横结肠造瘘，二期行根治术

（2）化学治疗：目前治疗首选药物为 5 -氟尿嘧啶（5-FU）。

（3）放射治疗：不敏感，多不用。

第七节　直肠癌

1. 中国人流行病学特点

腹膜返折以下的低位直肠癌所占比例高

直肠癌比结肠癌发生率高

青年人（＜30 岁）直肠癌的发病率高

2. 临床表现

直肠刺激症状：便意频繁、肛门坠胀、里急后重及排便不尽感等

出血：肿瘤发生糜烂、溃疡，甚至破裂而发生便血，脓血便或黏液便

梗阻症状：可出现腹痛、腹胀、排便困难等不全肠梗阻表现

3. 诊断

便隐血、CEA

直肠指诊：是最简便而又最重要的方法，可以发现 80％的直肠癌

内镜检查：内镜超声和活组织病理检查

X线钡剂灌肠、CT、MRI

4. 治疗

（1）手术治疗为主，治疗原则同结肠癌，根据肿瘤的部位、范围，选取不同的手术方法：

Dixon 手术：即直肠低位前切除术，适用于距齿状线 5cm 以上的肿瘤

Miles 手术：又称经腹会阴联合直肠癌切除术，适用于腹膜返折以下的直肠癌

Hartmann 手术：经腹直肠癌切除、近端造口、远端封闭手术

后盆腔（合并切除子宫）和全盆腔（合并切除膀胱、前列腺或子宫）清扫术

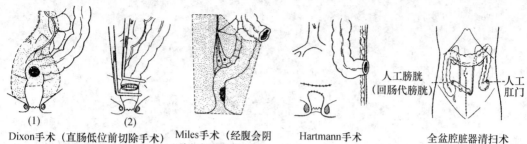

（1）　　　　　　　（2）
Dixon手术（直肠低位前切除手术）　　Miles手术（经腹会阴　　Hartmann手术　　　　　全盆腔脏器清扫术
　（1）切除范围；（2）吻合方法　　　　联合直肠癌切除术）

（2）放射治疗和化学治疗：同"结肠癌"。

（3）直肠癌的新辅助放化疗：术前放化疗能使直肠癌体积缩小，达到降期的作用，提高手术切除率及降低局部复发率。

肛管癌多为鳞癌，Miles手术或联合放化疗。

第八节　直肠肛管先天性疾病

一、先天性直肠肛管畸形

是小儿肛肠外科的常见病，均需手术治疗。

二、先天性巨结肠

{ 肠壁神经节细胞缺如──→肠管持续痉挛，功能性肠梗阻──→近端结肠继发扩大
{ 以手术治疗为主

第九节　肛　裂

1. 概念 { 肛裂是齿状线以下肛管皮肤层裂伤后形成的小溃疡，方向与肛管纵轴平行
{ 多见于年轻人，绝大多数发生在肛管的后正中线上，也可发生在前正中线上
{ 长期便秘、粪便干结引起的排便时机械性创伤是直接原因

2. 病理：裂口上端的肛门瓣和肛乳头水肿，形成肥大乳头；下端皮肤因炎症、水肿和静脉、淋巴回流受阻，形成袋状皮垂向下突出于肛门外，称"前哨痔"。

肛裂、"前哨痔"、肛乳头肥大同时存在，称为肛裂"三联征"。

3. 临床表现

{ 疼痛、便秘和便血是肛裂的典型表现
{ 疼痛多为与排便有关的周期性疼痛
{ 便秘引起恶性循环
{ 粪便表面或便纸上少量新鲜血迹

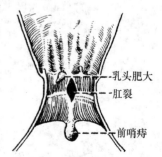

乳头肥大
肛裂
前哨痔

肛裂的病理改变（三联征）

4. 诊断：根据典型的排便疼痛病史及肛门检查发现的肛裂三联征，则诊断明确。

5. 治疗：首先应选择保守疗法，软化大便，保持通畅，解除疼痛和括约肌痉挛，打断恶性循环，促使创面愈合。

口服缓泻剂
坐浴
扩张肛管
手术治疗：用于经久不愈、保守治疗无效的慢性肛裂

第十节 直肠肛管周围脓肿

1. 概念 { 直肠肛管周围软组织内或其周围间隙内发生急性化脓性感染后形成的脓肿
脓肿是急性期表现；肛瘘为慢性期表现

2. 病因和病理：继发于肛腺的感染，引发肛窦炎、括约肌间感染，沿直肠肛管周围间隙蔓延、扩散。

肛提肌以下 { 肛门周围脓肿
坐骨直肠间隙脓肿

肛提肌以上 { 骨盆直肠间隙脓肿
直肠后间隙脓肿
高位肌间脓肿

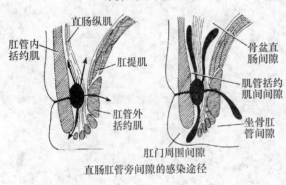

直肠肛管旁间隙的感染途径

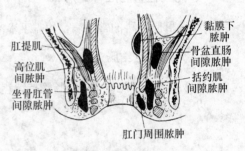

直肠肛管周围脓肿的位置

3. 临床表现

肛门周围脓肿：最常见，经皮下部向外扩散。肛周持续性跳痛，脓肿形成有波动感
坐骨直肠间隙脓肿：患侧持续性胀痛，全身感染症状明显。局部触诊，肛门指诊
骨盆直肠间隙脓肿：向上穿破肛提肌，全身症状重，局部症状不明显，诊断靠穿刺

4. 治疗
(1) 手术切开引流是治疗直肠肛管周围脓肿的主要方法，一旦诊断明确，即应切开引流。
(2) 全身应用抗生素、局部理疗或坐浴、口服缓泻剂或石蜡油可以作为对症的辅助治疗。

第十一节 肛 瘘

1. 概念
肛瘘是肛管或直肠与肛周皮肤相通的肉芽肿性管道，由内口、瘘管、外口三部分组成
大部分肛瘘由直肠肛管周围脓肿引起，是化脓性感染慢性期表现
任何年龄均可发病，多见于男性青壮年

2. 分类
(1) 按瘘管位置高低分：以外括约肌深部为界。

低位肛瘘

高位肛瘘

（2）按瘘管与括约肌的关系分：

肛管括约肌间型：最常见

经肛管括约肌型

肛管括约肌上型

肛管括约肌外型

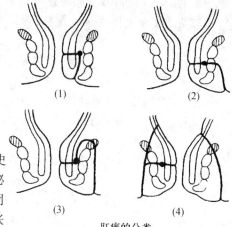

(1)   (2)

(3)   (4)

肛瘘的分类

(1) 肛管括约肌间型 (2) 经肛管括约肌型

(3) 肛管括约肌上型 (4) 肛管括约肌外型

3. 临床表现

常有直肠肛管周围脓肿自行破溃或切开引流的病史

主要症状为外口流出少量脓性、血性、黏液性分泌
　　物，导致肛门周围的潮湿、瘙痒外口暂时封闭
　　后，在瘘管内形成脓液积聚，局部可红肿、胀
　　痛，并出现发热、寒战、乏力等全身感染症状

反复发作上述症状

局部检查在肛周皮肤可见到单个或多个外口，压之有脓液或脓血性分泌物排出，肛周皮肤
　　增厚、发红

4. 治疗

不能自愈，必须手术治疗：瘘管切开、挂线、肛瘘切除

手术治疗：将包括内口在内的瘘管全部切开，形成敞开的创面，充分引流，使其自基底向
　　上逐渐愈合

关键在于确认内口，减少肛管括约肌的损伤，防止肛门失禁，避免复发

第十二节　痔

1. 概念：痔为直肠下段黏膜和肛管皮肤下的静脉丛淤血、扩张屈曲形成的静脉团。

2. 病因

肛垫下移学说

静脉曲张学说

3. 分类

内痔：由直肠上静脉丛形成，位于齿状线上方，为直肠黏膜覆盖

外痔：由直肠下静脉丛形成，位于齿状线下方，由肛管皮肤所覆盖

混合痔：直肠上下静脉丛相互吻合，均发生曲张。可为"环形痔"或"嵌顿痔"

4. 临床表现：便时出血、痔块脱出、肛门瘙痒及疼痛。

5. 诊断

主要依靠肛管直肠检查

应注意与直肠癌鉴别

6. 治疗

无症状的痔无需特殊治疗；有症状的痔无需根治

一般治疗：保持大便通畅、坐浴、润滑、局部消炎

注射疗法：注射硬化剂，黏膜下层注射

激光、红外线治疗、胶圈套扎法

手术：痔单纯切除术、环形切除术、血栓外痔剥离术、吻合器痔切除术（PPH）

第十三节　直肠脱垂

1. 定义：直肠壁部分或全层向下移位。分为不完全脱垂（黏膜脱垂）和完全脱垂。

2. 临床表现：肿物自肛门脱出，逐渐加重，引起不同程度的肛门失禁和直肠功能紊乱。

3. 治疗：幼儿多保守；成人完全脱垂需手术。

第十四节 便秘的外科治疗

病因 {
结肠传输能力受损
肛管括约肌功能失调
消化道疾病

慢性便秘 {
慢性传输型便秘：肠道运输能力减弱引起，年轻女性多见

出口梗阻型便秘 {
直肠前突：直肠向阴道突出引起，直肠指捡可触及薄弱处
直肠黏膜脱垂：直肠指检可见直肠下端黏膜松弛
耻骨直肠肌综合征：耻骨直肠肌痉挛性肥厚引起，直肠指检可感到肛管紧张度增加
盆底痉挛综合征：耻骨直肠肌和肛管外括约肌排便时不能松弛引起，直肠指检可及肥厚、痉挛的内括约肌

外科治疗 {
①结肠切除术：主要用于结肠慢性传输型便秘
②直肠前突修补术：用于直肠前突的治疗
③部分直肠黏膜切除、固定术：用于直肠前突、直肠黏膜脱垂
④直肠固定术：用于直肠脱垂
⑤耻骨直肠肌部分切除术：用于耻骨直肠肌综合征的治疗

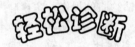

Case 1

男性，61 岁，因大便次数增多带黏液 3 个月，伴腹痛、腹胀、停止排便排气 2 天入院。

患者近 3 个月来无明显诱因出现大便次数增多，每天 4～6 次，便中带黏液，有时腹泻便秘交替出现，伴间断性腹部隐痛、腹胀，且逐渐出现食欲不振、乏力、低热等症状。体重下降 2.5kg。

体格检查： T 36℃，P 82 次/分，BP 98/65mmHg，贫血貌。下腹部中度膨隆，可见肠型。腹软，左下腹稍饱满，未扪及具体包块；移动性浊音阴性，肠鸣音亢进，偶闻及气过水声。直肠指诊未见异常。

血常规： WBC 11.0×10^9/L，Hb 80g/L，粪便隐血试验（＋＋）。

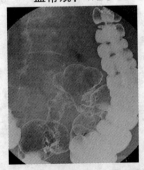

X 线气钡灌肠检查（见附图）

1. 诊断及诊断依据：初步诊断为结肠癌并发急性肠梗阻

诊断依据：

（1）病史：大便次数增多带黏液 3 个月，伴腹痛、腹胀、停止排便排气 2 天，有大肠癌家族史。

（2）体征：贫血貌，腹部膨隆，可见肠型，肠鸣音亢进，为肿瘤导致失血和肠梗阻的表现。

（3）实验室检查：血红蛋白下降，粪便隐血试验（＋＋），显示有

慢性失血。

（4）影像学检查：气钡灌肠可见乙状结肠下端有明显的充盈缺损。

2. 鉴别诊断

（1）肠炎性疾病：慢性痢疾、肠结核等，可有腹痛、腹泻或便秘腹泻交替的症状，须鉴别。

（2）非特异性炎性肠病：溃疡性结肠炎及克罗恩病，可有大便习惯改变和腹痛的表现。

（3）结肠息肉：可出血后便血，而与结肠癌相混淆，需鉴别。

3. 进一步检查

（1）结肠镜＋病理检查：借以明确诊断。

（2）B超和CT检查：了解腹部肿块和腹腔淋巴结，了解肝内有无转移。

（3）血清癌胚抗原（CEA）：作为诊断参考和术后随访，协助判断预后和复发。

4. 治疗原则

（1）支持治疗：营养支持、水电平衡和术前肠道准备等。

（2）手术治疗：首选结肠癌根治术，若梗阻较重，肠道等条件限制，可分期手术，先行结肠造口术，缓解后再行肿瘤切除术。

（3）辅助治疗：以化学药物治疗为主，配合中医中药治疗、免疫治疗、放射治疗等。

Case 2

男性，55岁，黏液血便、乏力、消瘦半年。患者半年前开始出现大便表面带血及黏液，并有大便次数增多、伴里急后重。感觉全身乏力，食欲减退，半年来体重减轻10kg，无腹痛，无恶心、呕吐，无发热。

查体：P 85次/分，BP 120/80mmHg，睑结膜苍白，心肺无异常。腹部平软，未触及包块，肠鸣音正常。直肠指诊：距肛门4cm，直肠左侧可触及质硬肿物，指套染血。肛门镜检：仅进入4cm，可见菜花样肿物，表面糜烂。

实验室检查：RBC 3.17×10^{12}/L，Hb 87g/L，WBC 6.9×10^{9}/L。

1. 诊断及诊断依据：经分析病历后，本例病人初步诊断为直肠癌，继发失血性贫血

诊断依据：

（1）病史：①排便习惯改变，黏液血便，是直肠癌的典型表现。

②乏力、近期体重明显下降，恶性肿瘤常有的症状。

（2）体征：直肠可及菜花样质硬肿物。

（3）实验室检查：血红蛋白下降，继发贫血的旁证。

2. 鉴别诊断

（1）内痔：均便鲜血，本例直肠指诊不符合，肛门镜检即可确诊。

（2）直肠息肉：也可引致血便，有炎性息肉和腺瘤性息肉等，除形态差别外，病理活检可明确诊断。

（3）慢性细菌性痢疾：可有黏液血便，粪便检查和培养有阳性所见，抗生素治疗有效，不伴有直肠肿物。

（4）溃疡性结肠炎：为炎性肠病的一种，可有腹泻和黏液血便的表现，结、直肠内可有溃疡或炎性息肉，结肠镜检查及病理活检可鉴别。

3. 进一步检查

（1）纤维肠镜检查，并取活体组织病理检查，为确诊所必须。

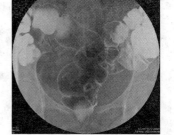

（2）钡剂灌肠，了解全结肠情况，除外多发病灶。

附钡剂灌肠充气造影片示：结肠未见病变，直肠中段狭窄、充盈缺损。

（3）腹部及盆腔 B 超及 CT 检查：观察肿瘤周边情况及有无肝或淋巴结转移。

（4）肿瘤标记物，特别是 CEA 测定，作为辅助诊断，并可作为根治手术后随诊的观察方法。

4. 治疗方法

（1）手术治疗：腹会阴联合直肠癌切除术。

（2）不能切除时：行乙状结肠造瘘。

（3）辅助治疗：放化疗和免疫治疗等。

Case 3

女性，45 岁，间断少量便血 3 个月，肛门异物感 1 周。

患者 3 个月前开始，每当便秘或大便干燥期间，排便时粪便外常带血，有时便后滴鲜血，一般量不多，排便通畅后即好转。近 1 周来上述症状又出现，并伴有肛门异物和排便不尽的感觉。

查体：发育、营养良好，心肺腹未见异常，血红蛋白 148g/L。

肛门直肠检查：肛周皮肤正常，未见肛裂或前哨痔，仅于截石位 7 点处可见静脉团块样物突出。直肠指诊，直肠黏膜光滑、未及肿物、无触压痛。肛门镜检查，于齿状线上方可见静脉样团块，其中 7 点处团块大而松弛，11 点处团块表面黏膜有破损、出血。

分析步骤：

1. 诊断及诊断依据：根据病例材料分析后，初步诊断为内痔，伴有出血、脱垂。

诊断依据：

（1）典型的病史：无痛性血便，滴少量鲜血。

（2）肛门直肠检查所见：可见静脉团块样物从齿状线上方垂下，表面黏膜有破损、出血。

2. 鉴别诊断

（1）直肠癌，有便血、便不尽感等类似症状；直肠指诊有可能触及肿物，结肠镜检查可见菜花状或环形肿物。

（2）肛门直肠良性肿瘤，如直肠息肉等，亦可有无痛性血便，需鉴别。直肠指诊可能触及肿物，肠镜检查可见息肉。

（3）直肠黏膜脱垂，也可有黏膜脱出（部分脱出），一般较平滑，无静脉团块样物。

3. 进一步检查

（1）乙状结肠镜或纤维结肠镜检查：用以排除其他肠道出血性疾患和肿瘤。

（2）实验室检查：血尿常规和肿瘤标志物等，以协助判断有无贫血、肿瘤。

4. 治疗原则

（1）一般治疗：增加纤维性食物，保持大便通畅，防治便秘。

（2）止血治疗：如应用 5％鱼肝油酸钠注射等。

（3）手术治疗：痔单纯切除术，必要时采用。

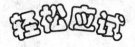

一、名词解释

肛裂三联征

二、选择题

【A 型题】

1. 结肠癌的好发部位，最多见为
   A. 盲肠
   B. 升结肠
   C. 横结肠
   D. 降结肠
   E. 乙状结肠

2. 关于结肠癌下列哪项判断是**错误**的
   A. 结肠癌淋巴结首先转移至结肠旁淋巴结
   B. 结肠癌的血行转移，多转移到肝
   C. 左半结肠癌以全身中毒症状为主
   D. 根据肿瘤大体形态可分为菜花型、缩窄型和溃疡型
   E. 盲肠癌可伴有贫血和发热

3. 有关结肠癌的描述中，下列哪项是正确的
   A. 结肠癌是胃肠道常见的肿瘤
   B. 结肠癌大多数为鳞状上皮癌
   C. 结肠癌以血运转移为主
   D. 右半结肠在临床常出现梗阻症状
   E. 左半结肠癌在临床上常出现贫血

4. 男性，32 岁，肛门坠痛，逐渐加重，伴畏寒发热 3 天。查体：左侧肛周皮肤稍红，指诊发现距肛门 4cm 偏后有明显压痛、肿胀。首先应考虑的是哪种直肠肛管周围脓肿
   A. 肛门周围脓肿
   B. 骨盆间隙直肠脓肿
   C. 直肠壁内脓肿
   D. 括约肌间脓肿
   E. 坐骨直肠间隙脓肿

5. 男性，70 岁，粪便中带血 2 年，逐渐消瘦。查体：面色苍白，腹软，右侧腹部可触及一约 5cm×4cm 大小肿物，较硬伴压痛，则该患者可能为
   A. 右半结肠癌
   B. 克罗恩病
   C. 肠结核
   D. 阿米巴肠病
   E. 溃疡性结肠炎

6. 男性，72 岁，主诉：乏力，消瘦 1 年。查体：贫血貌、消瘦，右下腹可扪及一 4cm×3cm 大小的肿块，边界清楚，质硬，无明显压痛，纤维结肠镜检查提示为盲肠癌，对该患者行根治性右半结肠切除术应包括下述范围，**除了**
   A. 右半横结肠
   B. 升结肠
   C. 盲肠
   D. 左半横结肠
   E. 长约 15～20cm 的末段回肠

7. 直肠肛管手术时的常用体位是
   A. 左侧卧位
   B. 膝胸位
   C. 截石位
   D. 蹲位
   E. 弯腰前倾位

8. 肛裂"三联征"是指
   A. 疼痛、便秘、出血
   B. 肛裂、出血、前哨痔
   C. 疼痛、出血、前哨痔
   D. 便秘、出血、前哨痔
   E. 肛裂、前哨痔、肛乳头肥大

9. 女性，40 岁。近 1 个月来粪便中有黏液和脓血，每日大便 5～6 次，肛门坠胀感，此时首要做的检查为
   A. 大便常规和大便培养

B. 直肠指诊

C. 纤维结肠镜检查

D. 超声波检查

E. X线钡剂灌肠检查

10. 混合痔的概念是指

    A. 痔和瘘同时存在

    B. 两个以上的内痔

    C. 内痔和外痔分别在不同位置存在

    D. 内痔多发，遍布一周

    E. 扩张的直肠上下静脉彼此融合而形成的痔

11. 对一名 50 岁的便血男性病人，门诊检查中首选的检查方法是

    A. 直肠镜检查

    B. 直肠指诊

    C. 肛门镜检查

    D. 纤维结肠镜检查

    E. 腹部 B 超

12. 目前公认的在大肠癌诊断和术后检测方面有意义的肿瘤标志物是

    A. CEA

    B. AFP

    C. CA19-9

    D. PSA

    E. CA125

13. 直肠癌 Dukes 分期，**不正确**的是

    A. A 期：癌肿未超出浆肌层，无淋巴结转移

    B. B 期：癌肿未超出浆肌层，伴淋巴结转移

    C. C_1 期：癌肿侵犯肠壁全层，伴肠旁系膜淋巴结转移

    D. C_2 期：癌肿侵犯肠壁全层，伴肠系膜动脉根部淋巴结转移

    E. D 期：癌肿伴远处器官转移

【B 型题】

（1～4 题共用备选答案）

A. 左半结肠癌

B. 右半结肠癌

C. 小肠肿瘤

D. 克罗恩病

E. 溃疡性结肠炎

1. 腹部不适，无力，消瘦，发热伴贫血，粪便带脓血或黏液

2. 腹痛，腹胀，便秘或腹泻，不完全性低位肠梗阻

3. 腹泻，脓血便及黏液，腹痛轻，多在左下腹

4. 腹泻，1 天多次，粪便不成形但无脓血，有时为正常便，伴低热，营养不良，贫血乏力

（5～8 题共用备选答案）

A. 肛门周围脓肿

B. 坐骨肛管间隙脓肿

C. 骨盆直肠间隙脓肿

D. 肛瘘

E. 肛裂

5. 肛门周围局部持续行跳痛性疼痛，排便时加重

6. 肛门周围局部从持续性胀痛而逐渐加重为显著跳痛，合并排尿困难，里急后重，排便时加重，伴有全身乏力、发热、不思饮食

7. 全身感染症状显著而局部症状体征不明显，有会阴坠胀感，便意不尽，排尿不适

8. 排便时和排便后剧烈疼痛，且流鲜血，便秘

（9～12 题共用备选答案）

A. 直肠癌

B. 肛瘘

C. 直肠息肉

D. 肛裂

E. 内痔

9. 直肠指诊可扪及索条状物可能为

10. 直肠指诊时肛门剧烈疼痛可能为

11. 直肠指诊时指套上染有脓血可能为

12. 直肠指诊时基本正常的是

【X 型题】

1. 可以癌变的结、直肠息肉有

    A. 息肉性腺瘤

    B. 绒毛状息肉

    C. 幼年性息肉

    D. 遗传性多发性息肉

    E. 炎性息肉

2. 直肠癌早期的临床表现可以包括

    A. 大便次数增多

B. 粪便混有黏液

C. 肛门内不适

D. 间歇性少量血便

E. 腹部隐痛、下坠感

3. 直肠癌的主要诊断方法是

A. X 线上消化道造影

B. 直肠指诊

C. 粪便隐血试验

D. 直肠镜检查

E. 活组织检查

选择题参考答案

【A 型题】

1. E   2. C   3. A   4. E   5. A   6. D   7. C   8. E   9. B   10. E
11. B   12. A   13. B

B 型题：

1. B   2. A   3. E   4. D   5. A   6. B   7. C   8. E   9. B   10. D
11. A   12. E

【X 型题】

1. ABD   2. ABCDE 3. BDE

（陈国卫）

第三十八章　肝疾病

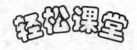

第一节　解剖生理概要

1. 肝的解剖特点

解剖基础 {
肝是人体内最大的实质性脏器，位于右侧膈下和季肋部
肝窦：中间毛细血管网，连接中央静脉和肝动脉与门静脉分支（在 Disse 间隙内进行血液物质交换）
肝血液供应 25%～30% 来自肝动脉，70%～75% 来自门静脉，但氧供应 50%：50%
}

解剖要点 {
第一肝门：门静脉、肝动脉和胆总管。与淋巴管、淋巴结和神经一起，共称肝蒂
第二肝门：肝静脉（左、中、右）
第三肝门：肝短静脉
}

双血供三肝门，
再生强怕缺氧。

轻松
记忆

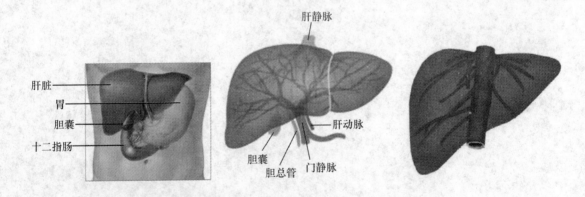

2. 肝的生理功能

分泌：每日分泌胆汁约 600～1000ml。脂溶性维生素 A、D、E、K
代谢：糖类、蛋白质和脂肪，维生素，激素
凝血：合成纤维蛋白原、凝血酶原，产生凝血因子，储存维生素 K
免疫
解毒
造血

3. 肝的生理特性

肝的再生能力很强。正常肝切除 70%～80% 后，仍可维持正常的生理功能，并能在约 1 年左右修复生长到接近原来的重量

肝对缺氧非常敏感。常温下，一次阻断注入肝的血流应不超过 15～20 分钟

第二节　偶发肝肿块的诊断与鉴别诊断

肝肿块（liver mass）又称占位性病变（space occupy lesion）。偶发肝肿块（liver mass）多在健康体检或进行影像学检查时发现，分为良性及恶性两大类。

肝占位性病变

良性	恶性
①肝囊肿	①原发性肝癌（肝细胞癌或胆管细胞癌）
②肝海绵状血管瘤	②转移性肝癌
③局灶性结节状增生	③肝肉瘤
④肝细胞腺瘤、肝囊腺瘤	④胆囊癌
⑤肝脓肿、炎性肉芽肿	⑤类癌肝转移

诊断程序：

询问病史（有无症状、有无肿瘤病史）→体格检查→实验室检查（肝功能、AFP、CEA、CA199）→影像学检查（BUS、CT、MRI、肝血管造影等）。

注意：首先要鉴别良性或恶性，必要时可作肝穿刺活检，甚至腹腔镜检查。

明确诊断者，按相应病变处理；不能肯定者，定期复查。

第三节　肝脓肿

一、细菌性肝脓肿

1. 病因、病理

侵入途径 { 胆道 / 肝动脉 / 门静脉 / 邻近感染病灶 / 开放性损伤

并发症 { 膈下脓肿 / 脓胸 / 急性腹膜炎 / 胆道来源的上消化道出血

2. 症状、体征 { 寒战 / 高热 / 肝区疼痛 / 肝大

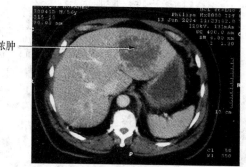

肝脓肿

CT示肝脓肿

辅助检查 { 化验：白细胞计数高，贫血
              B超，必要时CT
              X线示右膈肌抬高

3. 诊断和鉴别诊断

诊断 { 病史、临床表现、辅助检查
      必要时行诊断和治疗性穿刺

鉴别诊断 { 右膈下脓肿
            胆道感染
            肝癌
            细菌性肝脓肿和阿米巴性肝脓肿的鉴别

细菌性肝脓肿和阿米巴性肝脓肿的鉴别诊断

	细菌性肝脓肿	阿米巴性肝脓肿
病史	继发于胆道感染或其他化脓性疾病	继发于阿米巴痢疾后
症状	病情急骤严重，全身中毒症状明显，有寒战、高热	起病较缓慢，病程较长，可有高热，或不规则发热、盗汗
血液化验	白细胞计数及中性粒细胞明显增加 血液细菌培养可阳性	白细胞计数可增加，如无继发细菌感染，血液细菌培养阴性 血清学阿米巴抗体检测阳性
粪便检查	无特殊表现	部分病人可找到阿米巴滋养体或包囊
脓液	多为黄白色脓液，涂片和培养可发现细菌	大多为棕褐色脓液，无臭味 镜检有时可找到阿米巴滋养体 若无混合感染，涂片和培养无细菌
诊断性治疗	抗阿米巴药物治疗无效	抗阿米巴药物治疗有好转
脓肿	较小，常为多发	较大，多为单发，多见于肝右叶

4. 治疗 { 全身支持治疗
      抗生素治疗 { 经验治疗，细菌培养，抗生素敏感试验
                    细菌培养：以原发化脓病灶的脓液或血液作培养
      经皮肝穿刺脓肿置管引流术（B超引导）
      切开引流 { 合并脓胸，须同时引流胸腔
              胆道感染引起肝脓肿，须同时引流胆道
              血源性引起肝脓肿，应积极治疗原发灶
      中医中药

二、阿米巴性肝脓肿

1. 病因、病理：肠道阿米巴感染的并发症，多为单发。

2. 治疗 { 首先考虑非手术治疗：抗阿米巴药物（甲硝唑、氯喹、依米丁）
      手术治疗：经皮肝穿刺置管闭式引流术和切开引流

第四节　肝棘球蚴病

1. 病因、病理：绦虫的蚴或包囊感染所致。人与人之间不传染。

2. 感染途径：细粒棘球绦虫

成虫（寄生在狗体内）——→虫卵——→蚴虫（羊和牛等作为中间宿主）——→成虫（狗作为终宿主）

包虫囊（感染人，中间宿主）

呼吸道——→肺包虫病
消化道

肝——→可随血液流向全身

肝包虫病

肝包虫囊 {
外囊：可钙化，但不一定意味着包虫囊死亡
内囊 {
外层为角质层
内层为生发层
}
}

3. 临床表现 {
右上腹钝痛和消化道症状
肝大
可伴黄疸和发热
}

4. 并发症 {
包虫囊破裂（入腹腔、胆道、结肠、横膈而肺）
感染
过敏症
肾小球有囊虫抗原沉淀，引起膜性肾小球肾炎
}

5. 诊断 {
病史
血清学检查 {
包虫囊液皮内试验（Casoni skin test）
补体结合试验
}
B超检查，X线，CT，MRI
}

6. 治疗 {
手术治疗：清除内囊，防止囊液外溢，消灭外囊残腔，预防感染 {
①内囊摘除术
②包虫囊肿合并感染，子囊和头节均死亡者，可切开外囊壁引流
③肝部分切除或肝叶切除术
}
药物治疗：阿苯达唑
经B超引导下穿刺抽液，注射25%的乙醇，反复抽吸
}

第五节 肝肿瘤

一、原发性肝癌

1. 病因、病理

相关因素 {
肝硬化
病毒性肝炎
黄曲霉素污染食物
水土因素
}

2. 大体分型 { 结节型 / 巨块型 / 弥漫型

3. 病理分型 { 肝细胞型 / 胆管细胞型 / 混合型

4. 大小分类 { 微小肝癌（直径≤2cm） / 小肝癌（直径＞2cm，≤5cm） / 大肝癌（直径＞5cm，≤10cm） / 巨大肝癌（直径＞10cm）

5. 转移途径 { 经门静脉肝内转移 / 肝外血行转移 / 淋巴转移 / 直接浸润

6. 临床表现 { 肝区疼痛 / 全身和消化道症状 / 肝大 / 远处转移部位症状

7. 诊断和鉴别诊断 { 血清甲胎蛋白（AFP）测定：AFP≥400μg/L，考虑诊断 / 影像学检查 { B超、CT、CTA、MRI、X线 / 选择性腹腔动脉和肝动脉造影

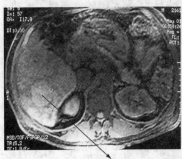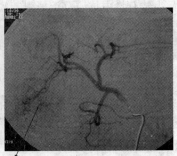

MRI（左）和血管造影（右）显示肝肿瘤

8. 治疗 { 手术治疗：肝切除、肝移植、肝动脉结扎、射频、冷冻、激光、微波 / 非手术治疗：化疗、放疗、生物治疗、中医中药

二、转移性肝癌

又称继发性肝癌。

1. 病理生理 { 有长期生存的可能（原发灶根治性切除术后）　结、直肠癌仅有肝转移者 / 小肠类癌和胃、胰腺的神经内分泌癌肝转移 / 常以肝外原发肿瘤所引起的症状为主要表现。也可有肝区症状

2. 治疗 { 手术切除：同期手术，分期手术 / 综合治疗

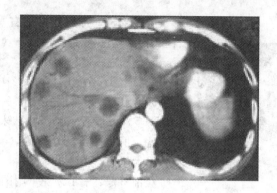

三、肝良性肿瘤

肝海绵状血管瘤
- 多见中年，多为单发
- 可有压迫邻近脏器症状
- 最危险并发症是肿瘤破裂出血
- 诊断：B超，CT，MRI，肝动脉造影放射性核素肝血池扫描等
- 治疗以手术切除为最有效：直径大于 10cm

肝细胞腺瘤和肝肉瘤：少见

第六节　肝囊肿

1. 病因、病理

寄生虫性（如肝棘球蚴病）

非寄生虫性
- ①先天性
  - 单发性
  - 多发性（多囊肝）
- ②创伤性
- ③炎症性
- ④肿瘤性囊肿

2. 临床表现与诊断
- 邻近脏器压迫症状
- 大者可及右上腹肿块和肝大，随呼吸运动
- B超，CT，X线检查

3. 治疗
- B超引导下囊肿穿刺抽液术
- 囊肿"开窗术"，或囊肿"去顶术"（开腹，或经腹腔镜）
- 囊肿切除术，或肝部分切除术
- 囊肿开窗并行置管引流术（囊肿并发感染、囊内出血或囊液染有胆汁者）
- 肝移植，或合并肾移植

轻松诊断

Case 1

男性，48岁，右季肋胀痛伴低热3个月。

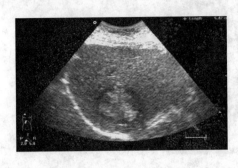

患者于 3 个月前开始感右季肋下胀痛，偶有低热，自服消炎利胆片效果不明显，食欲不佳，体重减轻 4kg。否认其他病史。

查体：T 37.4℃，P 84 次/分，R 20 次/分，BP 100/60mmHg，慢性病容，自主体位，浅表淋巴结未及肿大，皮肤黏膜无黄染。心肺未见异常。肩及颈部可见蜘蛛痣，肝肋下 5cm，质硬，有结节。脾肋下 2.0cm，质中，无压痛，无腹水体征。

腹部 B 超：右肝所见（附图）。

分析步骤：

1. 诊断及诊断依据：本例病人初步诊断为原发性肝癌。

诊断依据：

（1）中年男性患者，右季肋胀痛伴低热，体重减轻明显，肝大近肝被膜时可有胀痛。

（2）体表有蜘蛛痣，肝大质硬，有结节。

（3）B 超所见，示右肝实性占位病变，脾大。

2. 鉴别诊断

（1）肝血管瘤：亦为占位性病变，一般无症状。

（2）继发性肝癌：即转移性肝癌，一般无肝硬化，肝内病灶常为多发，甲胎蛋白阴性。

（3）肝脓肿：细菌性肝脓肿常为多发病灶，以急性炎症表现为主；而阿米巴肝脓肿常有阿米巴痢疾病史。

3. 进一步检查

（1）血清甲胎蛋白测定：原发性肝细胞肝癌 AFP 上升，＞400ng/ml 即有诊断意义。

（2）影像学检查：①CT 或 MRI：协助定性、定位。

②血管造影及核素肝扫描：除定位外还可与血管瘤相鉴别。

（3）必要时在 B 超或 CT 引导下穿刺活检。

4. 治疗原则

（1）外科手术切除：病人一般情况尚可，肿瘤局限应争取手术切除。

（2）选择性肝动脉化疗栓塞：即所谓介入治疗，近年来取得较好疗效，不能手术根治时可应用。

（3）综合治疗：包括化疗、放疗、免疫治疗和中医中药治疗等，应根据病情选用。

Case 2

男性，56 岁，因右上腹痛 3 个月，加重伴食欲不振，上腹包块 2 周。

患者 3 个月前无明显诱因出现右上腹钝痛，为持续性，有时向右肩背部放射，无恶心、呕吐或其他不适，自服去痛片可缓解，未予注意。2 周来，腹痛加重，服止痛药效果不好，并觉右上腹饱满，似有包块，伴腹胀、食欲不振、恶心。发病以来，无呕吐、腹泻，偶有发热（体温最高 37.8℃），大小便正常，体重下降约 5kg。

19 年前有乙型肝炎病史，无烟酒嗜好，家族中无类似疾病或遗传性疾病史。

查体：T 36.8℃，P 79 次/分，R 19 次/分，BP 114/70mmHg。发育正常，营养可，合作，皮肤无黄染，未触及浅表肿大淋巴结，巩膜轻度黄染，结膜略苍白，无水肿，口唇苍白无发绀，颈无抵抗，甲状腺不大，气管居中，心肺（一）。腹软，无腹壁静脉曲张，右上腹饱满，轻度压痛，无肌紧张，肝大，肋下 3cm，边缘钝、质韧，有触痛，Murphy 征（一），脾未及，腹叩鼓音，无移动性浊音，肝上界叩诊在第 5 肋间，肝区叩痛，听诊肠鸣音可闻，8 次/分，双锁骨上窝未触及肿大淋巴结，肛门指诊未发现异常。

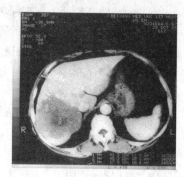

　　辅助检查：Hb 88g/L，WBC 5.5×10⁹/L，ALT 84IU/L，TBIL 30.0 IU/L，DBIL 10.0 IU/L，ALP 188 IU/L，GGT 64 IU/L，AFP 880μg/L，CEA 24μg/L。

　　腹部 CT 片（如附图）。

　　分析步骤：

　　1. 诊断及诊断依据：本例初步诊断为原发性肝癌（肝细胞性）。

　　诊断依据：

　　（1）右上腹痛逐渐加重，伴有腹胀，食欲不振，体重下降，近期出现上腹部包块，有乙型肝炎病史。

　　（2）体格检查：巩膜轻度黄染，肝大。

　　（3）实验室检查：Hb↓，TBIL、GGT↑，AFP>400μg/L。

　　（4）CT 增强扫描：肝右叶实性占位病变。

　　2. 鉴别诊断

　　（1）转移性肝癌：由于 CEA 值也上升，故需与大肠癌肝转移相鉴别。

　　（2）肝腺瘤。

　　（3）肝血管瘤。

　　（4）肝硬变结节。

　　3. 进一步检查

　　（1）必要时可行 X 线钡餐，钡灌肠检查，以除外胃肠道肿瘤肝转移。

　　（2）肝穿刺活检，在难以鉴别时可穿刺活检以确诊。

　　4. 治疗原则

　　（1）手术治疗：目前肝癌仍以手术切除治疗为主。

　　（2）介入治疗：选择性肝动脉插管化疗药物注入与栓塞治疗，疗效也较好。

　　（3）肝移植：对肝硬变有可能是多中心的肝癌，也是一种供选择的方法。

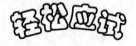

一、选择题

【A 型题】

1. 肝十二指肠韧带中**不包含**下列哪项
   A. 门静脉
   B. 肝动脉
   C. 肝静脉
   D. 胆总管
   E. 淋巴管、淋巴结和神经

2. 下列哪项**不是**阿米巴肝脓肿的典型特点
   A. 多有阿米巴痢疾的历史
   B. 起病缓，病程长，症状轻
   C. 肝穿刺脓液常为棕褐色
   D. 结肠镜检可见结肠黏膜有慢性溃疡
   E. 脓肿常多发

3. 关于细菌性肝脓肿，下列哪项叙述正确
   A. 大部分是胆源性肝脓肿
   B. 致病菌多为革兰阴性球菌
   C. 脓液多为棕褐色，涂片可能无细菌
   D. 多见于右叶，单发
   E. 手术引流是唯一有效的方法

4. 肝癌实验室检查项目中，诊断意义最大的是
   A. 癌胚抗原
   B. γ-谷氨酰转肽酶
   C. 甲胎蛋白
   D. 碱性磷酸酶
   E. 乳酸脱氢酶同工酶

5. 原发性肝癌极易转移的脏器是
   A. 肝内
   B. 肺
   C. 骨
   D. 脑
   E. 胰腺周围、腹膜后

6. ALT 增高的病人，在鉴别诊断时，下列哪种情况可以**不必**考虑
   A. 病毒性肝炎
   B. 化脓性胆管炎
   C. 急性胆囊炎
   D. 肝血管瘤
   E. 药物性肝炎

【X 型题】

1. 细菌可经下列哪些途径进入肝引起细菌性肝脓肿
   A. 胆道
   B. 肝动脉
   C. 门静脉
   D. 开放性肝损伤的伤口

二、问答题

1. 简答肝的生理特性。

选择题参考答案

【A 型题】
1. C　　2. E　　3. A　　4. C　　5. A　　6. D
【X 型题】
1. ABCD

（吴问汉）

第三十九章 门静脉高压症

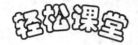

第一节 概 论

一、定义

当门静脉系统血流受阻，发生淤滞时引起门静脉系统压力增高，并在临床上出现脾大和脾功能亢进，食管胃底静脉曲张、破裂出血及腹水等表现，即为门静脉高压症（portal hypertension）。

二、解剖生理

1. 全肝血流量 $\begin{cases} 门静脉血流量占 75\% \\ 肝动脉血流量占 25\% \end{cases}$

2. 供氧比例：门静脉供氧：肝动脉供氧＝1：1

3. 门静脉压力

$\begin{cases} 正常：1.27～2.35kPa（13～24cmH_2O） \\ 门脉高压时：2.9～4.9kPa（30～50cmH_2O） \end{cases}$

4. 门-腔静脉间交通支 $\begin{cases} 胃底、食管下段交通支 \\ 直肠下端、肛管交通支 \\ 前腹壁交通支 \\ 腹膜后交通支 \end{cases}$

三、分型和病因

$\begin{cases} 肝前型 \begin{cases} 肝外门静脉血栓形成（脐炎、腹腔感染） \\ 先天性畸形（闭锁、狭窄或海绵样变等） \\ 外在压迫（转移癌、胰腺炎等） \end{cases} \\ 肝内型 \begin{cases} 窦前 \\ 窦后 \\ 窦型 \end{cases} 肝炎后肝硬化 \\ 肝后型 \begin{cases} 巴德-吉亚利综合征（Budd-Chiari syndrome，也称布-加综合征） \\ 缩窄性心包炎 \\ 严重右心衰竭 \end{cases} \end{cases}$

四、病理变化

脾大、脾功能亢进：门静脉血流受阻后，首先出现充血性脾大

交通支扩张 {
胃底、食管下段静脉曲张（图示）：破裂出血
直肠下端、肛管静脉曲张：痔
前腹壁静脉曲张："海蛇头"
}

腹水 {
门静脉系统毛细血管床滤过压↑
低蛋白血症，血浆胶体渗透压↓
肝内淋巴液生成↑，回流不畅
醛固酮分泌↑，水、钠潴留
}

并发症 {
门静脉高压性胃病：约 20% 病例并发，导致胃出血
肝性脑病
}

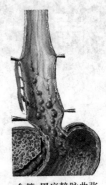

食管-胃底静脉曲张

第二节　临床表现和诊断

一、症状与体征

脾大、脾功能亢进：伴外周血细胞↓
呕血、黑便：半数病例有消化道出血，量大且急，因肝功能差＋脾功能亢进，凝血功能↓
腹水：约 1/3 病人有腹水
体征：脾大、黄疸、腹水征，前腹壁静脉曲张，蜘蛛痣、肝掌、男性乳房发育、睾丸萎缩等

二、辅助检查

1. 实验室检查 {
血象：全血细胞↓，WBC＜3×10^9/L，PLT＜（70～80）×10^9/L
肝功能检查：肝功能↓，血浆白蛋白↓，球蛋白↑，A/G 倒置
肝炎病原学检查：HBV 或 HCV 常为阳性
}

2. 影像学检查 {
食管 X 线钡剂检查：显示食管下段和胃底的曲张静脉
腹部 B 超和多普勒超声：显示肝质地、腹水和门静脉扩张
CT/MRI 和血管造影：确定受阻部位
}

三、诊断

根据肝炎和血吸虫病等肝病病史和上述临床表现。

第三节　治　疗

外科治疗主要目的是控制食管胃底曲张静脉破裂出血。

1. 非手术治疗

适应证 {
有黄疸、大量腹水、肝功能严重受损的病例，发生大出血
作为手术前的准备工作
}

方法 {
建立静脉通道，输血、输液扩容
药物止血：加压素和生长抑素类药
三腔管压迫止血：可使 80% 食管胃底曲张静脉出血病例得到控制
内镜治疗 { 经内镜注射硬化剂止血（EVS）
食管曲张静脉套扎术（EVL）
经颈静脉肝内门体分流术（TIPS）：在肝静脉与门静脉主要分支间，建立通道，置入支架
}

附：三腔二囊管的操作方法

（1）准备：分别向胃和食管气囊充气，胃气囊为圆形，一般充气量为 150～200ml；食管气囊为圆柱形，充气量为 100～150ml。气囊充盈后检查是否膨胀均匀、弹性良好，并置于水中，观察是否漏气。证实无漏气后，即抽空气囊，涂上石蜡油备用。

a. 胃减压管　b. 进胃气囊　c. 进食管气囊

（2）置管：病人先吞咽 3～5ml 石蜡油，从鼻孔缓缓把管插入；边插边让病人做吞咽动作，直至管已插入 50～60cm，抽出胃内容物为止。先向胃气囊充气后，用直蚊式钳夹住其管口，再将管向外提拉，感到管子不能再被拉出并有轻度弹力时予以固定，或利用滑车装置，在管端悬挂约 0.25～0.5kg 重物，作牵引压迫。

（3）观察：注意患者反应及止血效果，如仍有出血，再向食管气囊充气。经通胃腔的管抽出胃内容物，并间断用生理盐水灌洗，观察胃内有无鲜血吸出。如无鲜血，同时血压、脉搏渐趋稳定，表明出血已基本控制。

（4）注意事项：① 患者应侧卧或头部侧转，便于吐出唾液，并加强护理，经常吸尽病人口腔及咽部分泌物，以防发生吸入性肺炎。②严密观察患者情况，慎防气囊上滑，堵塞咽喉导致窒息。③三腔二囊管一般放置 24 小时，如出血停止，可先排空食管气囊，后排空胃气囊，再观察 12～24 小时，如确定已止血，吞咽 5ml 石蜡油后，将管慢慢拔出。④放置三腔二囊管的时间不宜持续超过 3～5 天，每隔 12 小时应将气囊放空 10～20 分钟。如有出血再充气压迫。否则，食管或胃底黏膜受压时间太长，会发生溃烂、坏死。

2. **手术治疗**

适应证 {
没有黄疸、无明显腹水的大出血病例
经非手术治疗 24～48h 无效者
}

方法： {
分流手术（shunt operation）：
非选择性（完全转流）——如门静脉-下腔静脉侧侧分流术
　　　　　　　　　　　缺点是术后肝性脑病发病率较高
选择性（保存入肝血流）——如远端脾-肾静脉分流术
通过门-体分流，降低门静脉压力，制止食管胃底曲张静脉出血
断流手术（devascularization operation）：
为脾切除＋阻断门奇静脉间的反常血流，以达到止血目的
各种术式中以脾切除加贲门周围血管离断术效果最好
}

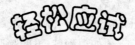

男，45岁，主因反复黑便3周，再发伴呕血1天急诊入院。

3周前患者自觉上腹不适，偶有嗳气、反酸，按胃病治疗，口服西咪替丁有所好转，但发现大便色黑，次数大致同前，1~2次/天，仍成形，未注意。1天前，进食辣椒及烤馒头后，觉上腹部不适，伴恶心，并有便意如厕，排出柏油便约600ml，并呕出鲜血500ml，晕倒，家人急送来院。

既往有"胃溃疡"史10年，常服用制酸药。15年前发现HBsAg（＋）。否认高血压、心脏病、结核病史。

查体：T 37℃，P 118次/分，BP 90/70mmHg，重病容，皮肤苍白，未见出血点，面颊可见蜘蛛痣，结膜苍白，巩膜可疑黄染，颈软；心界正常，心率118次/分，律齐，未闻杂音；两肺清，未闻啰音；腹饱满，无压痛或肌紧张，肝未触及，脾可及，于肋下锁骨中线10cm，并过腹正中线2cm，质硬，叩诊肝浊音上界位于锁骨中线Ⅶ肋间，移动性浊音（＋），肠鸣音3~5次/分。

化验检查：WBC $2.3×10^9$/L，Hb 60g/L，PLT $65×10^9$/L，尿比重1.025。

初步诊断：上消化道大出血：

肝硬化门静脉高压症，食管胃底曲张静脉破裂。

诊断依据：（1）呕血、黑便上消化道大出血及乙肝表面抗原（＋）病史。

（2）脾大、肝小、腹水、蜘蛛痣及贫血体征。

（3）血象显示脾功能亢进。

鉴别诊断：（1）胃十二指肠溃疡，常有上腹疼痛、反酸、烧心等较典型的症状。

（2）出血性胃炎（包括门脉高压性胃病），上腹胀痛的症状更明显，出血量相对较少。

治疗方案：

（1）建立静脉通道，输血、输液适当扩容。

（2）应用药物：如特立加压素、奥曲肽等。

（3）根据条件选用：①内镜治疗；②三腔二囊管压迫止血。

（4）必要时或条件具备后，可考虑行脾切除加贲门周围血管离断术。

轻松应试

一、选择题

【A型题】

1. 门脉高压症行分流术或断流术的主要目的是
   A. 改善肝功能
   B. 预防和控制食管胃底曲张静脉破裂大出血
   C. 治疗腹水
   D. 治疗肝性脑病
   E. 治疗脾功能亢进

2. 下列关于门静脉的描述，哪项是**错误**的
   A. 未阻断的情况下，门静脉压的正常值约在13~24cmH$_2$O之间
   B. 门静脉压力增高时，首先出现的是交通

支扩张

C. 门静脉主干是由肠系膜上静脉和脾静脉汇合而成

D. 门静脉与腔静脉之间的交通支最主要的是食管下段、胃底交通支

E. 门静脉无瓣膜

3. 男，55岁，突然呕血1200ml，既往有门脉高压症病史。查体：BP 80/50mmHg，全身皮肤黄染，肝脾肋下未触及，腹水征（＋）；化验：白蛋白20g/L，AST 200IU，应采取的治疗措施是

A. 输血、垂体加压素、内镜治疗及三腔管压迫

B. 脾肾静脉分流术

C. 经颈静脉肝内门体分流术（TIPS）

D. 脾腔静脉分流术

E. 贲门周围血管离断术

【X型题】

1. 下列哪些是门脉高压症腹水形成的因素

A. 门静脉毛细血管床的滤过压增加

B. 肝内淋巴液回流不畅，自肝表面漏入腹腔

C. 肝功能减退，血浆白蛋白合成障碍，致血浆胶体渗透压降低

D. 肾上腺皮质的醛固酮和垂体后叶的抗利尿激素增多，致钠和水的潴留

二、填空题

1. 门静脉高压症手术治疗的主要目的是_____问题，基本术式为_____和_____两类。

三、问答题

1. 简述门静脉高压症时，门腔静脉之间开放的交通支及其临床意义。

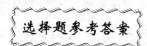

选择题参考答案

【A型题】

1. B　　2. B　　3. A

【X型题】

1. ABCD

（严仲瑜）

第四十章 胆道疾病

轻松课堂

第一节 解剖生理概要

胆道系统解剖
- 肝内胆管
- 肝外胆管：左右肝管、肝总管、胆总管
- 胆囊
- 胆囊管
- 胆囊三角（Calot 三角）：胆囊管、肝总管、肝下缘构成的三角区

胆道系统生理
- 胆汁的生成、分泌和代谢：肝细胞分泌胆汁每日 800～1200ml
- 胆管的生理功能：输送胆汁
- 胆囊的生理功能：浓缩、贮存和排出胆汁

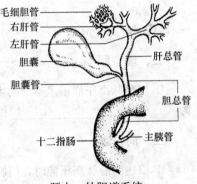

肝内、外胆道系统

第二节 特殊检查

特殊检查
- 超声、腹部平片
- 静脉法胆道造影
- 经皮肝穿刺胆道造影（PTC）
- 内镜逆行胰胆管造影（ERCP）
- 术中及术后胆管造影
- CT、MRI 或 MRCP
- 核素扫描检查
- 胆道镜检查

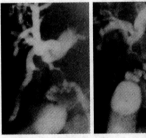

ERCP片

第三节 胆道畸形

一、胆道闭锁

临床表现与诊断
- ①黄疸
- ②营养及发育不良
- ③肝脾大
- ④实验室检查：血清胆红素上升，以直接胆红素为主。
- ⑤影像学检查：BUS、ERCP、MRCP 显示胆管闭锁

治疗：外科手术 {①胆囊或肝外胆管-空肠 Roux-en-Y 吻合
②肝门-空肠吻合

二、先天性胆管扩张症

好发于胆总管，曾称先天性胆总管囊肿（congenital choledochal cyst）。

临床表现与诊断 {①腹痛：位于右上腹
②腹部肿块：于右上腹可扪及表面光滑的囊性肿块
③黄疸：呈间歇性
④影像学检查：BUS 或放射性核素扫描、PTC、ERCP、MRCP 可检出

治疗：外科手术 {①切除囊肿，胆肠 Roux-en-Y 吻合
②严重感染者：囊肿造瘘外引流

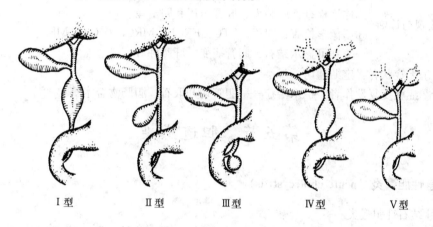

I 型　　　II 型　　　III 型　　　IV 型　　　V 型

第四节　胆石症

一、胆囊结石（cholecystolithiasis）

临床表现与诊断 {①胆绞痛：右上腹，进油腻食物后
②上腹隐痛：进食过多时
③胆囊积液
④其他：黄疸、胰腺炎、胆囊慢性穿孔等
⑤Mirizzi 综合征：胆囊颈部结石压迫肝总管引起胆道炎症和黄疸
⑥影像学检查：首选 BUS，腹部 X 线、CT、MRI 也可显示

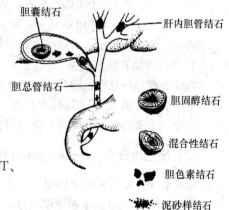

治疗：胆囊切除术 {①有症状或有并发症者
②有下列情况者：结石＞2cm；胆囊壁钙化或增厚＞3mm；伴有胆囊息肉

二、肝外胆管结石

病因：胆道梗阻、胆道蛔虫、胆囊结石排入胆总管等

临床表现与诊断
- ①Charcot 三联征
  - 腹痛
  - 寒战高热
  - 黄疸
- ②体格检查：腹膜炎体征
- ③影像学检查：首选 BUS，MRCP 也可显示

治疗：外科手术
- ①应用抗生素，维持体液平衡，做好术前准备
- ②胆总管切开取石、T 管引流术

三、肝内胆管结石

病因：胆道感染、胆道寄生虫、胆管解剖变异等

临床表现与诊断
- ①急性胆管炎：寒战高热、腹痛
- ②体格检查：肝肿大、肝区压痛和叩击痛
- ③影像学检查：BUS、PTC、ERCP、MRCP 及 CT、MRI 分别可显示结石、胆管病变、肝脓肿等

治疗
- ①无症状者：定期随访、观察
- ②症状反复发作者：手术治疗——胆管切开取石、胆肠吻合术等

第五节　胆道感染

一、急性胆囊炎（acute cholecystitis）

1. 急性结石性胆囊炎

临床表现与诊断
- ①上腹痛：进油腻食物后，向右肩背部放射，伴恶心、呕吐。
- ②发热、黄疸：轻度
- ③体格检查：右上腹压痛，Murphy 征阳性
- ④实验室检查：WBC↑，血清胆红素↑
- ⑤BUS 检查：胆囊增大、囊壁增厚或"双边征"，并可显示结石

治疗：争取择期手术治疗——胆囊切除术

2. 急性非结石性胆囊炎

临床表现：与急性胆囊炎相似，多见于老年男性病人。

辅助诊断：BUS、CT 或核素扫描。

治疗：手术治疗——胆囊切除或胆囊造口术。

二、慢性胆囊炎（chronic cholecystitis）

临床表现：多有胆绞痛病史，进油腻食物后腹胀、腹痛。

辅助诊断：BUS 显示胆囊壁增厚，胆囊排空障碍或胆囊内结石（>90％病人有胆囊结石）。

治疗：胆囊切除，首选腹腔镜胆囊切除。

三、急性梗阻性化脓性胆管炎

急性梗阻性化脓性胆管炎（acute obstructive suppurative cholangitis，AOSC）的发病基础是胆道梗阻及细菌感染，是胆管炎的严重阶段，亦称急性重症胆管炎（acute cholangitis of severe type，ACST）。

临床表现与诊断
①Reynolds 五联征＝Charcot 三联征 { 腹痛 寒战 高热 黄疸 } ＋休克、神经系统症状
②体格检查：神志不清或烦躁不安及休克、腹膜炎体征
③实验室检查：WBC↑、核左移，肝功能↓，水电平衡紊乱（脱水、酸中毒）
④影像学检查：BUS、MRCP 可显示胆道梗阻情况

治疗
①应用抗生素，维持体液平衡，做好术前准备
②紧急胆管减压引流手术：胆总管切开减压、T 管引流为主。或 ENBD、PTCD

第六节　原发性硬化性胆管炎

病因：与感染、遗传、自身免疫有关。
临床表现：间歇黄疸、右上腹隐痛、疲乏无力。
辅助诊断：
①实验室检查：胆红素↑，ALP↑
②影像学检查：ERCP、PTC、MRCP 可显示胆管狭窄
治疗：
①药物治疗：抗生素、皮质激素
②手术治疗：胆汁引流

第七节　胆道蛔虫病

临床表现：
①突发剑突下钻顶样绞痛，阵发性加剧　"症征不符"
②右上腹或剑突下轻度压痛
辅助诊断：首选 BUS，多能确诊。ERCP 可见蛔虫，并可钳夹取出。
治疗原则：
①解痉止痛：阿托品、山莨菪碱（654-2）等
②利胆驱虫：食醋、乌梅汤；经胃管注氧等
③抗感染
④十二指肠镜取虫

第八节　胆道疾病常见并发症

胆道疾病常见并发症

	胆道出血	胆道炎性狭窄	胆管损伤
临床表现	①胆绞痛、上消化道出血和黄疸，呈反复性发作 ②右上腹可触及有压痛的胆囊 ③术后有 T 形管者，有多量血液自胆道引流管中流出	反复发作胆管炎：①腹痛、寒战高热、黄疸（Charcot 三联征）②加休克、昏迷（Reynolds 五联征）	①术中误扎肝总管或胆总管，表现为梗阻性黄疸 ②胆管损伤未处理或结扎线脱落，或外伤损伤胆管，表现为胆瘘、胆汁性腹膜炎 ③胆管损伤后形成胆管狭窄表现为间歇性黄疸

| 辅助检查 | ①内镜检查：可见鲜血或凝血块自乳头处排出
②选择性肝动脉造影或术中做门静脉造影：明确出血部位和血管病变
③胆道造影：包括术中胆道造影、T管造影、PTC或ERCP等，诊断出血部位和原因
④CT和B超：帮助判断引起出血的原因 | B超、ERCP、MRCP：狭窄上方胆管扩张 | ①B超：肝内胆管扩张表示胆管有梗阻
②ERCP：可见损伤处造影剂中断或变细
③PTC检查观察胆管损伤部位、是完全性还是部分损伤 |
| 治疗 | ①先行非手术治疗
②无效时行手术治疗 | 手术或支架植入 | ①术中发现胆总管损伤可做横形缝合、胆管空肠吻合或端端吻合
②术后发生的胆管狭窄，采用扩张的胆管与空肠做端侧 Roux-en-Y 吻合 |

第九节　胆道肿瘤

一、胆囊息肉和腺瘤

1. 胆囊息肉（gallbladder polyps）泛指向胆囊腔内隆起的病变，多为良性。分为：①肿瘤性息肉：腺瘤、血管瘤、脂肪瘤；②非肿瘤性息肉：胆固醇息肉、炎性息肉

临床表现 ┤①多无症状，体检 BUS 发现
②少数有右上腹痛、恶心的症状

治疗原则 ┤①无症状、小息肉：随诊观察
②有症状或息肉直径＞1cm，基底部宽大者：胆囊切除术

2. 胆囊腺瘤：为胆囊良性肿瘤，但可恶变（1.5%），确诊后，宜手术切除

二、胆囊癌

临床表现与诊断 ┤①多见于＞50岁，有胆囊结石的女性病人
②早期多无症状，中晚期有右上腹痛和肿块
③辅助检查：CA19-9↑，BUS、CT、MRI 可显示胆囊肿块血供丰富

治疗：首选手术切除——胆囊切除术、胆囊癌根治性切除术等

三、胆管癌

临床表现与诊断 ┤①症状：黄疸：逐渐加深；胆道感染：胆管炎表现
②体格检查：肝大、胆囊肿大
③实验室检查：胆红素↑、CA19-9↑
④影像学检查：首选 BUS 可显示肝内胆管扩张或见胆管肿物

治疗——胆管癌根治性切除手术或减黄手术

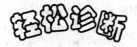

Case 1

主诉：腹痛、腹部包块 3 个月。

现病史：患者，女性，15 岁，腹痛，发现腹部包块 3 个月入院。3 个月来反复发作右上腹疼痛，并发现上腹部包块，曾出现发热、黄疸，经抗感染治疗后好转。

查体：体温 36.5℃，脉搏 80 次/分，呼吸 18 次/分，血压 120/70mmHg，无肌紧张，全腹压痛（一），上腹部偏右侧可及直径 5cm 包块，移动性浊音（一），肠鸣音 4 次/分，直肠指诊（一），病理征（一）。

辅助检查：血常规：WBC：5.1×10^9/L，RBC：3.4×10^{12}/L，Hb：112g/L，MRCP 示胆总管囊状扩张。

诊断：先天性胆管扩张症

鉴别诊断：急性梗阻性化脓性胆管炎（AOSC），胆道蛔虫症，胆管癌

	先天性胆管扩张症	急性梗阻性胆管炎	胆道蛔虫症	胆管癌
症状	腹痛、黄疸	腹痛、寒战高热、黄疸	腹痛剧烈	进行性加重的黄疸
体征	右上腹部包块	右上腹压痛	右上腹轻压痛	胆囊肿大
化验	白细胞正常	白细胞、胆红素升高	白细胞正常	胆红素升高，CA19-9 升高
B 超	胆管扩张	胆管扩张，可见结石	胆管内蛔虫影	胆管扩张或可见肿物
CT 或 MRI	胆总管扩张	胆总管扩张，可见结石	胆管内蛔虫影	胆管扩张或可见肿物
治疗	切除囊肿	手术取石，T 管引流	非手术治疗	手术切除

治疗：切除囊肿，胆肠 Roux-en-Y 吻合术。

Case 2

主诉：右上腹痛 2 天。

现病史：患者，女性，51 岁，右上腹痛伴发热 2 天入院。2 天前进食油腻食物后发作右上腹疼痛，伴恶心、呕吐，1 天前出现发热。

查体：体温 38.5℃，脉搏 90 次/分，呼吸 18 次/分，血压 120/70mmHg，无肌紧张，右上腹压痛（＋），反跳痛（一），Murphy 征（＋），移动性浊音（一），肠鸣音 4 次/分，病理征（一）。

辅助检查：血常规：WBC：12.1×10^9/L，RBC：3.4×10^{12}/L，Hb：112g/L，B 超示胆囊增大，壁厚，内有直径 1cm 结石。

诊断：急性胆囊炎，胆囊结石。

鉴别诊断：急性非结石性胆囊炎，胆管结石，胆囊息肉，胆囊癌。

	急性结石性胆囊炎	急性非结石性胆囊炎	胆管结石	胆囊息肉	胆囊癌
症状	右上腹痛，右肩背部放射，发热	右上腹痛，右肩背部放射，发热	剑突下或右上腹痛，黄疸，可有寒战高热	无症状	早期无症状，晚期右上腹痛，腹胀、黄疸等
体征	右上腹压痛，Murphy 征阳性	右上腹压痛，Murphy 征阳性	右上腹压痛	无体征	右上腹肿物
化验	白细胞升高	白细胞升高	白细胞、胆红素升高	白细胞正常	肿瘤标记物升高
B超	胆囊增大，内有结石	胆囊增大，内无结石	胆管扩张，可见结石	胆囊无增大，可见息肉	胆囊壁增厚，腔内肿物
CT MRI	胆囊增大，内有结石	胆囊增大，内无结石	胆总管扩张，可见结石	胆囊无增大，可见息肉	胆囊壁增厚，腔内肿物
治疗	胆囊切除术	胆囊切除术	手术取石，T 管引流	<1cm，观察；>1cm，胆囊切除术	单纯或根治性胆囊切除术

治疗：开腹胆囊切除术。

Case 3

主诉：男性，55 岁，上腹部持续性疼痛伴呕吐 2 天。

现病史：患者 2 天前晚饭时突然出现上腹部疼痛，为持续性疼痛，难以忍受。疼痛向右肩部放射，伴恶心呕吐两次，呕吐物为胃内容物及黄色苦味液体，曾用阿托品治疗，腹痛无缓解。

查体：体温 37.3℃，脉搏 90 次/分，血压 120/85mmHg，痛苦面容，巩膜无黄染，心肺听诊无异常。腹部平坦，右上腹压痛、反跳痛、肌紧张。肠鸣音正常。

实验室检查：血 RBC 4.77×10^{12}/L，Hb 114g/L，WBC 12.7×10^9/L。

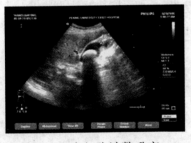

腹部 B 超：参见附图。

分析步骤：

1. 诊断及诊断依据：本病例初步诊断是急性胆囊炎、胆囊结石。

诊断依据：

(1) 上腹部持续性疼痛，进食后发病；

(2) 右上腹腹膜炎，有腹膜刺激体征；

(3) 血白细胞计数升高；

(4) 超声显示胆囊内有强回声光团，约 3cm×2cm 大，伴有声影，胆囊壁增厚。

2. 鉴别诊断

(1) 急性胃十二指肠溃疡穿孔：可有急性上腹痛及腹膜炎的表现，应予鉴别。

(2) 急性胰腺炎：有类似进食后急性腹痛的症状，亦可同时发病，需鉴别。

(3) 与其他急腹症如急性阑尾炎、肠梗阻鉴别，因均可有急性腹痛伴恶心、呕吐的症状。

(4) 除外内科疾病如心绞痛等，可有反射性上腹痛，易混淆。

3. 进一步检查

(1) 血尿淀粉酶：了解病情及胰腺情况。

(2) 腹部立位平片：除外消化道穿孔。

(3) 胰腺超声及 CT：胰腺炎时可有水肿、坏死的影像学表现。

（4）心电图：鉴别心脏疾病，除外心绞痛等引起的反射性上腹痛。

4. 治疗原则

（1）禁食，输液、应用抗生素治疗。

（2）急诊手术治疗，行胆囊切除术。

（3）若病情稳定，暂时不手术，条件具备后可择期手术。

Case 4

女性，58岁，反复发作性右上腹绞痛3年，寒战、高热伴皮肤黄染1天。

6年前因"胆囊结石、胆囊炎"行胆囊造瘘术，3个月后切除胆囊，术后胆绞痛症状消失。3年前开始出现右上腹绞痛，多于进食油腻后引起，无发热及黄疸。近2年腹痛发作频繁，偶有寒战、发热，无黄疸。半年前右上腹绞痛，伴轻度皮肤黄染，尿色深，经输液治疗后缓解。1天前突感右上腹绞痛，伴寒战、高热，体温39℃，且皮肤巩膜黄染，急诊入院。

既往无心脏、肾疾患，无肝炎或结核史。

查体：T 39℃，P 98次/分，BP 140/80mmHg。神志清，合作，皮肤巩膜黄染，心肺未见异常。腹平坦，可见右肋缘下及上腹旁正中切口瘢痕，未见肠型及蠕动波，右上腹压痛，无肌紧张或反跳痛，未及肿物或肝脾，肠鸣音可闻。

实验室检查：Hb 150g/L，WBC 29.7×10^9/L，总胆红素 30μmol/L，直接胆红素 24.90μmol/L，余肝功、电解质均在正常范围。

1. 诊断及诊断依据：本例病人考虑患有由胆总管结石阻塞引起的胆管炎，故初步诊断为急性梗阻性化脓性胆管炎，胆总管结石（肝外胆管结石）。

诊断依据：

（1）反复发作右上腹绞痛，近期出现Charcot三联征。

（2）DBIL（直接胆红素）及WBC升高。

（3）有胆囊结石二次手术史。

2. 鉴别诊断

（1）医源性胆道损伤：因有胆道手术史，手术并发症导致的狭窄、梗阻，也可引起黄疸和胆管炎，需鉴别。

（2）胆道下段肿瘤：如胆管癌、十二指肠乳头癌及胰头癌等，均可导致胆道梗阻，需鉴别。

3. 进一步检查

（1）腹部B超、CT或MRCP（磁共振胰胆管造影），用以观察肝内外胆管是否扩张，胆总管内有无结石。

（2）血、尿常规和凝血功能检查，用以做好术前准备，因黄疸会影响凝血功能。

（3）为了防止感染扩散、加重病情，发作期避免应用ERCP（内镜逆行胰胆管造影）或PTC（经皮肝穿刺胆管造影）。

4. 治疗原则

（1）采取抗感染措施，积极做好术前准备工作。

（2）急诊开腹探查，胆总管切开、探查、引流，这是最有效的治疗方法。

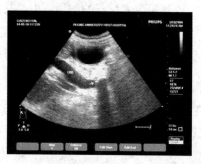

（本病例术前B超显示：肝大小、形态正常，肝内胆管可见扩张，内径0.7cm，胆总管内经2.1cm，壁增厚，于其下端探及一1.6cm×1.2cm结石。手术证实了术前诊断，取出结石、T管引流后顺利康复。）

轻松应试

一、名词解释

Mirizzi 综合征

二、选择题

【A 型题】

1. 梗阻性黄疸病人，下列哪项检查对诊断价值不大
   A. 经皮经肝穿刺胆道造影
   B. B 超
   C. 静脉法胆道造影
   D. 经内镜逆行胰胆管造影
   E. 低张十二指肠钡餐检查

2. 下列哪项疾病**不适合**行胆囊切除术
   A. 胆囊结石
   B. 胆总管结石
   C. 胆囊癌
   D. 慢性胆囊炎，胆囊积水
   E. 胆囊息肉

3. 胆总管探查术后所置的 T 形引流管拔除指征中，下列哪项**不正确**
   A. 术后一周
   B. 血胆红素正常
   C. 病人体温正常
   D. 病人无腹痛、腹胀等症状
   E. T 管造影示肝内外胆管显影正常

4. 关于胆石症，哪项是正确的
   A. 肝内胆管结石，右肝管多于左肝管
   B. 胆囊结石多为胆固醇结石或混合结石
   C. 胆色素结石的剖面，中心是放射状而外周呈层状
   D. 胆道蛔虫所致的结石多为混合结石
   E. 肝外胆管结石占全部胆石的 10％，多位于肝总管或胆总管上段

5. 经皮肝穿胆道造影（PTC）的描述，哪项是**错误**的
   A. PTC 是一种胆管直接造影方法

B. 肝内胆管扩张时，成功率可达 90％左右
C. 本检查不适合于黄疸较重、肝功能差的病人检查
D. PTC 是一项损伤性检查技术
E. PTC 可能会出现胆汁漏、出血等并发症

6. 下列哪种胆囊息肉的征象支持良性息肉的诊断
   A. 单发
   B. 多发
   C. 不规则状
   D. 直径＞1cm
   E. 生长迅速

7. 下列哪类胆囊结石在行 X 线腹部平片检查时常显影
   A. 胆固醇结石
   B. 胆色素结石
   C. 混合性结石
   D. 泥沙样结石
   E. 黑结石

8. 急性梗阻性化脓性胆管炎的治疗原则，最主要的是
   A. 纠正水、电解质紊乱
   B. 使用足量有效的广谱抗生素
   C. 恢复血容量
   D. 改善和维持主要脏器功能
   E. 紧急手术

9. 壶腹部癌的预后比胰头癌好，其原因是
   A. 肿瘤的恶性程度低
   B. 肿瘤居于十二指肠腔内，不易向周围侵犯
   C. 黄疸出现较早，较易早就医，早发现，早治疗
   D. 肿瘤居于肠腔内，易发生坏死脱落
   E. 不易向淋巴结及肝转移

10. 关于胆管癌，下列哪项叙述**不正确**
    A. 上段胆管癌比下段发病率高
    B. 病理组织大多是腺癌
    C. 局限型生长较多
    D. 主要转移方式是血行转移
    E. 先天性胆管扩张症发生癌变机会较高

11. 关于胆囊癌的叙述，下列哪项是正确的
    A. 约 1/3 胆囊癌并存胆囊结石
    B. 多发生在胆囊颈部
    C. 以硬性腺癌较多见
    D. 男性多发
    E. 预后较好

【B 型题】

（1～2 题共用备选答案）
    A. 呕大量鲜血，可伴有血块
    B. 强烈呕吐，先胃液后鲜血与血块
    C. 柏油便伴腹痛、寒战、高热与黄疸
    D. 柏油样大便
    E. 鲜血样大便

1. 胆道出血多有
2. 贲门胃底黏膜撕裂综合征（Mallory-Weiss syndrome）可有

三、问答题

1. 简述无症状胆囊结石的手术指征。
2. 简述 Reynolds 五联征。

（3～4 题共用备选答案）
    A. 突发剑突下剧烈疼痛、阵发性伴钻顶感，间歇期不痛
    B. 上腹部或右上腹部阵发加剧的持续疼痛
    C. 上腹持续剧痛伴左肩、腰、背牵拉痛
    D. 食后上腹胀痛、伴呕吐
    E. 与饮食有关的慢性周期性节律性上腹痛

3. 急性胰腺炎可有
4. 急性胆囊炎可有

【X 型题】

1. 腹腔镜胆囊切除术的适应证是
    A. 急性胆囊炎
    B. 慢性胆囊炎、胆囊结石
    C. 胆囊息肉
    D. 胆管结石

2. 关于胆囊结石症，下列叙述哪些是正确的
    A. 可继发感染，引起急性胆囊炎
    B. 可导致胆囊积液
    C. 可导致急性化脓性胆管炎和全身感染
    D. 静止性胆囊结石可无需处理

选择题参考答案

【A 型题】
1. C　　2. B　　3. A　　4. B　　5. C　　6. B　　7. C　　8. E　　9. C　　10. D
11. C
【B 型题】
1. C　　2. B　　3. C　　4. B
【X 型题】
1. BC　　2. ABCD

（刘占兵）

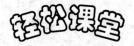

消化道出血分为上消化道出血和下消化道出血，两者以 Treitz 韧带为界。

1. 病因
    - 胃十二指肠溃疡
    - 门脉高压症
    - 出血性胃炎（应激性溃疡）
    - 胃癌
    - 胆道出血

2. 临床分析

（1）上消化道大出血临床表现取决于出血的速度和出血量的多少，而出血的部位高低则是次要的。

（2）50～100ml 的出血量常表现为黑粪症，出血 1000ml 即有便血。

（3）部位分析
- 食管或胃底出血（曲张静脉破裂）：出血急，500～1000ml，呕血为主，常休克
- 胃和十二指肠球部出血（溃疡、出血性胃炎、胃癌）：500ml 以下，可表现为呕血或便血，休克较少
- 球部以下出血（胆道出血）：200～300ml，便血为主，休克少见，周期性发作

（4）病史分析
- 消化性溃疡：制酸药可缓解疼痛、既往溃疡病史
- 门脉高压：酗酒、肝炎、血吸虫病史
- 肿瘤：体重下降、厌食
- 出血性胃炎：服用非甾体类或固醇类药物史，或创伤、大手术、感染等应激状态

（5）体检
- 鼻咽部检查除外鼻咽部咽下的血液
- 门脉高压：蜘蛛痣、肝掌、脾大、黄疸等
- 胆道出血：胆绞痛、寒战、高热、黄疸等

（6）实验室检查
- 血常规（血红蛋白、血细胞比容等）
- 凝血功能
- 肝功能
- 血生化（血尿素氮）

(7) 辅助检查 {
鼻胃管或三腔管检查：常可判断出血部位、速度
内镜检查：诊断的首选方法，尽早进行
选择性腹腔动脉或肠系膜上动脉造影：可用于诊断和治疗
X 线钡餐检查
核素检查：出血速度每分钟 0.1ml 即可确诊，敏感性高，定位精确性低

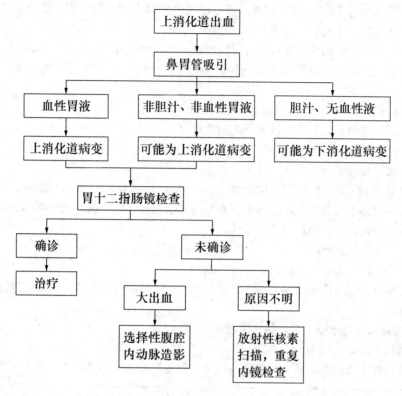

上消化道出血诊断步骤

3. 处理原则

（1）初期评估与处理

{
注意血流动力学状况（血细胞比容不应视为急性出血严重程度的可靠指标）
放置鼻胃管
建立两条静脉通道，监测中心静脉压
血型、配血；血常规；凝血；血生化检查
留置尿管，观察每小时尿量
输液晶胶比例 3：1，维持血细胞比容不低于 30％

（2）病因处理

{
出血性胃炎：非手术治疗、介入治疗、胃大部切除术或全胃切除术
胆道出血： {
非手术治疗（抗感染和止血药物）
选择性肝动脉栓塞
胆道探查（胆道镜或胆道造影）
肝叶切除

（3）急诊手术首要目标：止血，条件允许，对原发病作治愈性手术

轻松诊断

主诉：黑便 2 周，呕咖啡样物 1 周。

现病史：患者，男 79 岁。主因黑便 2 周，呕咖啡样物 1 周入院。患者 2 周前无明显诱因开始黑便，为柏油样便，不成形。量约 500ml，不伴腹痛，恶心，呕吐，无乏力，意识丧失。当地医院予以补液，支持对症治疗。其后患者间断黑便 3 次，每次量约 50ml。1 周前患者再次黑便，总量约为 100ml。当日中午患者无明显诱因呕咖啡色物 500ml，伴乏力晕眩，大汗，但无意识丧失。

既往史：前列腺炎多年，3 个月前诊为心肌缺血。

个人史：否认毒物，放射线接触史，无烟酒嗜好。

婚育史：已婚，家人体健。

家庭史：无遗传病史。

查体：T 36.8 度，P 110 次/分，R 25 次/分，BP 107/60mmHg。患者神志清，全身皮肤巩膜无黄染，浅表淋巴结未扪及肿大，心率快，心肺查体余阴性。腹平软，无压痛，无反跳痛，肋下肝脾未触及，无肝肾区叩击痛，肠鸣音活跃。

辅助检查：血常规：WBC 5.2×10^9/L，中性粒细胞 78.3%，Hb 57g/L。

肿瘤标记物 AFP 2.61mg/ml，CEA 1.2mg/ml。

急诊胃镜检查：胃体巨大溃疡，约 4cm×3cm 大小，胃癌可能性大（5 天后胃镜活检病理回报为黏液腺癌）。

CT：胃体窦部胃壁增厚，结合临床考虑为胃癌。

诊断：消化道出血，胃癌。

鉴别诊断：胃十二指肠溃疡，门静脉高压症，应激性溃疡，胆道出血。其鉴别要点如下：

胃十二指肠溃疡	既往有溃疡病病史，进食或服用制酸药可缓解腹痛；或曾经内镜或 X 线检查证明有胃十二指肠溃疡；症状可以呕血为主也可以便血为主
门静脉高压症	既往有嗜酒、肝炎或血吸虫病引起肝硬化病史；体检可有蜘蛛痣、肝掌、肝脾肿大、腹水、腹壁浅表静脉曲张、巩膜黄染等；出血急，常引起休克，以呕血为主
应激性溃疡	多有酗酒、服用非甾体类抗炎药（阿司匹林等）或肾上腺皮质激素药物史；也可发生在严重创伤、大手术、重度感染和休克等应激状态下；表现为胃黏膜表浅的、大小不等的、多发的糜烂，常见于胃底或胃体
胃癌	患者可有进行性体重下降或厌食等表现。有时左锁骨上窝可扪及肿大淋巴结，症状隐匿，多表现为上腹部不适感；症状可以呕血为主也可以便血为主
胆道出血	常见病因为胆道感染、肝外伤，胆道结石、肝胆肿瘤等；胆道出血三联症是胆绞痛、梗阻性黄疸和消化道出血；出血常呈周期性发作，间隔期一般为 1~2 周

治疗：先试行保守治疗，待出血停止后限期行胃癌根治术。如果保守治疗无效，患者继续出血，生命体征不稳时，急诊手术止血。

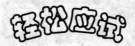

选择题

【A 型题】

1. 下述应激性溃疡的名称中哪个与烧伤有关
   A. 急性消化性溃疡
   B. 糜烂性胃炎
   C. 出血性胃炎
   D. Curling 溃疡
   E. Cushing 溃疡

【B 型题】

（1～2 题共用备选答案）
   A. Cushing 溃疡
   B. 十二指肠溃疡
   C. Curling 溃疡
   D. 复发性溃疡
   E. 吻合口溃疡

1. 大面积烧伤后，突然出现上消化道出血或急腹痛和腹膜炎症状，可能是并发了

2. 胃大部切除术后，经常上腹痛、黑便，药物治疗无效，可能是并发了

（3～4 题共用备选答案）
   A. 呕大量鲜血，可伴有血块
   B. 强烈呕吐，先胃液后为鲜血与血块
   C. 柏油便伴腹痛、寒战、高热与黄疸

   D. 柏油样大便
   E. 鲜血样大便

3. 胆道出血多有

4. 贲门胃底黏膜撕裂综合征（Mallory-Weiss syndrome）可有

【X 型题】

1. 上消化道大出血时，表现是呕血还是便血，取决于
   A. 出血部位
   B. 出血速度
   C. 出血量
   D. 出血时间

2. 消化道出血病人，下列哪些检查可能对诊断和治疗有帮助
   A. 急诊胃镜检查
   B. 急诊肠镜检查
   C. 选择性血管造影
   D. 核素扫描

3. 应激性溃疡的发病部位主要有
   A. 胃底
   B. 胃体
   C. 幽门部
   D. 胃窦部

选择题参考答案

【A 型题】
1. D
【B 型题】
1. C　　2. E　　3. C　　4. B
【X 型题】
1. BC　　　2. ACD　　3. AB

（姜　勇）

第四十二章　急腹症的诊断与鉴别诊断

轻松课堂

1. 定义：是一类以急性腹痛为突出表现，需早期诊断和及时处理的腹部疾病。

2. 临床资料收集

(1) 症状 ⎰ 腹痛六要素：诱因、缓急、部位、性质、程度、缓解方式
　　　　 ⎱ 伴随症状：发热、恶心、呕吐、腹泻、胀闭、黄疸、尿痛

(2) 既往史、婚育史：类似发作史、月经、手术。

(3) 体征
　　全身情况：循环状态、黄疸、贫血、强迫体位、精神状态、发热
　　视：呼吸方式、腹型、手术瘢痕、胃肠型、静脉曲张、腹股沟
　　听：肠鸣音、血管杂音
　　叩：肺肝浊音界、移动性浊音
　　触：压痛、肌紧张、肿物
　　肛：肛门指检、肛镜检查
　　殖：生殖及阴道检查
　　量：量肝、脾大小，腹围大小
　　穿：腹腔穿刺及灌洗

(4) 辅助检查
　　实验室：WBC、Hb、尿常规、淀粉酶、HCG、胆红素
　　X线：肺炎、游离气体、液气平面、结石
　　B超、CT：积液、结石、脏器、肿瘤

3. 诊断思路

鉴别诊断：内科（心肌梗死、肺炎）、泌尿科（结石）、妇科（宫外孕、盆腔炎、卵巢肿瘤蒂扭转）

定位：腹痛开始部位，压痛最明显部位

病因：①脏器穿孔破裂；②炎症或感染；③血运障碍

手术指征：急性弥漫性腹膜炎（除外原发性）、剧烈腹痛伴有败血症或休克、膈下游离气体、WBC 超过 25×10^9/L、腹穿阳性

4. 常见急腹症诊断和鉴别诊断

	诊断要点		
	症状	体征	辅助检查
胃十二指肠溃疡急性穿孔	突发上腹剧烈腹痛，弥散至全腹，持续性	腹膜刺激征，肝浊音界缩小	腹平片：膈下游离气体
急性胆囊炎	急性右上腹绞痛，肩背部放射	Murphy 征阳性	B超：胆囊结石，胆囊壁水肿

续表

诊断要点		
	症状	体征	辅助检查
急性胆管炎	腹痛，黄疸，发热	休克，神志障碍	B超：胆管扩张，结石
急性胰腺炎	上腹偏左腹痛，持续剧烈，束带状放射，腹胀	腹胀，腹膜刺激征	血尿淀粉酶升高，胰腺肿大
急性阑尾炎	转移性右下腹痛	右下腹压痛	WBC升高，阑尾肿大
急性肠梗阻	痛、吐、胀、闭	腹胀，胃肠型，肠鸣音活跃	腹平片：小肠扩张，液气平面
急性盆腔炎	下腹痛，发热	阴道分泌物，宫颈举痛	后穹窿穿刺出脓液，淋球菌
异位妊娠破裂	突发下腹痛	腹膜刺激征，休克	尿HCG阳性，腹穿为不凝血
卵巢肿瘤蒂扭转	左或右下腹突发剧痛	双合诊触及附件肿物	B超示卵巢肿物

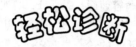

患者孙某，女性，53岁。

主诉：突发上腹痛20小时，伴发热15小时。

现病史：患者20小时前饮酒后突发上腹持续性剧烈疼痛，向背部放射，伴恶心，并呕吐为内容物2次，外院予以"654-2"肌注后无明显缓解，15小时前出现寒战、发热，体温最高38.5℃，为进一步诊治住院，自发病以来黄色稀便一次，尿量少。

既往史："胆囊结石"20年，"高血压病"10年，无其他病史和手术史。

体检：体温37.8℃，心率102次/分，血压140/95mmHg。急性病容，口唇干燥，巩膜轻度黄疸，心肺阴性，腹膨隆，上腹部压痛，无肌紧张，移动性浊音阳性，肠鸣音2次/分。

辅助检查：WBC 15.2×10^9/L，TBIL 53U/L，DBIL 35U/L，血Amy 1200U/dl。B超示胆囊多发结石，CBD直径1.2cm，胰腺肿大，胰周积液。

诊断：急性胆源性胰腺炎，胆囊结石，高血压病。

诊断依据：①急性上腹痛伴背部放射；②胆石症病史；③血淀粉酶明显升高；④B超示胰腺肿大伴胰周积液。

进一步检查：血糖、血钙、血气分析、肝、肾功能有助于临床分型，腹部CT鉴别水肿性和出血坏死性。

鉴别诊断：

急性肠梗阻	阵发性腹痛，停止排气、排便，肠鸣音活跃或亢进，腹平片肠道液气平面
消化性溃疡穿孔	溃疡病史，急性腹膜炎，膈下游离气体
急性胆囊炎	右上腹痛，胆囊增大，壁厚
急性胆管炎	腹痛、发热、黄疸，胆管结石，胆道梗阻

治疗 ┤ 非手术治疗：液体治疗，抑制胰腺分泌，对症处理
手术治疗：CT提示胆总管结石梗阻后，解除梗阻，达到通畅引流，包括：十二指肠镜行Oddi括约肌切开、鼻胆管引流或开腹胆囊切除、胆总管探查、"T"管引流术

轻松应试

一、名词解释

1. 急腹症

2. 转移性腹痛

二、选择题

【A 型题】

1. 男性 30 岁，晚餐进食较多，餐后突然上腹部刀割样疼痛迅速波及全腹，不敢直腰行走，2 小时后急诊求治。急性痛苦病容，腹式呼吸消失，腹肌强直，有腹膜刺激征，肝浊音界消失，肠鸣音消失，最可能的诊断是
   A. 阑尾炎穿孔
   B. 溃疡病穿孔
   C. 胆囊穿孔
   D. 绞窄性肠梗阻
   E. 急性胰腺炎

2. 下列关于急性化脓性腹膜炎的体征中，哪项是**错误**的
   A. 腹式呼吸减弱
   B. 有腹肌紧张
   C. 腹壁肿胀及静脉曲张
   D. 全腹压痛及反跳痛
   E. 肠鸣音减弱或消失

3. 下列有关腹痛性质与疾病的关系中，哪项是**错误**的
   A. 间歇性刺痛——胆总管结石
   B. 阵发性绞痛——输尿管结石
   C. 阵发性钻顶痛——胆道蛔虫症
   D. 剧烈刀割样痛——十二指肠溃疡穿孔
   E. 持续性胀痛——实质性脏器发炎

4. 诊断出急性化脓性腹膜炎后，进一步要明确的重要环节是
   A. 病人有无脱水
   B. 是否合并酸碱平衡紊乱
   C. 引起腹膜炎的原因
   D. 感染的主要细菌

E. 有无贫血

5. 急性化脓性腹膜炎病人术后，采取半卧位的目的，哪项是**错误**的
   A. 减少毒素吸收，防止感染性休克发生
   B. 增加肺活量，减少肺部并发症
   C. 渗出物流至盆腔，吸收快，避免形成盆腔脓肿
   D. 腹肌松弛，减少切口疼痛
   E. 减少膈下脓肿发生的机会

6. 继发性腹膜炎时，腹痛的特点是
   A. 疼痛剧烈而持续
   B. 阵发性腹痛，逐渐加重
   C. 改变体位可使腹痛缓解
   D. 原发病变部位疼痛不明显
   E. 先发热后腹痛

7. 急性持续性腹痛，阵发性加剧并伴休克，最大可能是
   A. 输尿管结石肾绞痛
   B. 绞窄性肠梗阻
   C. 急性阑尾炎
   D. 溃疡病急性发作
   E. 急性胆囊炎

8. 男性，50 岁，突发上腹痛 8 小时，剧烈，伴恶心呕吐。查体：末梢循环差，血压 95/60mmHg，巩膜无黄染，全腹腹膜刺激征（＋），以上腹为重，移动性浊音（＋），肠鸣音弱，腹穿抽出血性液。为明确诊断，哪项检查最有效
   A. B 超
   B. CT
   C. MRI
   D. ERCP
   E. 腹穿液淀粉酶

三、问答题

1. 简述急性腹痛现病史包含的内容。
2. 急腹症患者腹部检查包括哪些内容。
3. 举出 5 种急腹症的诊断和鉴别诊断要点。

选择题参考答案

【A 型题】

1. B　　2. C　　3. A　　4. C　　5. C　　6. A　　7. B　　8. E

（高红桥）

第四十三章 胰腺疾病

轻松课堂

第一节 解剖生理概要

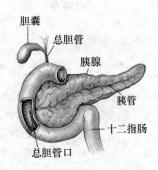

胆囊
总胆管
胰腺
胰管
十二指肠
总胆管口

1. 胰腺分为胰头、胰颈、胰体和胰尾。
2. 共同通道：胰管、胆总管汇合形成共同通道，下端膨大部分称 Vater 壶腹，开口于十二指肠乳头。
3. 胰头血供

胃十二指肠动脉和肠系膜上动脉：胰十二指肠动脉前、后动脉弓
脾动脉：胰背、胰大动脉

4. 胰腺功能

外分泌功能：消化酶
内分泌功能：胰岛素、胰高血糖素、生长抑素、胃泌素

第二节 胰 腺 炎

一、急性胰腺炎

1. 病因

胆道疾病：胆源性胰腺炎在我国占 50%。结石、蛔虫等──→胆道梗阻──→"共同通道"胆汁反流入胰管──→胰腺消化坏死──→急性胰腺炎
饮酒：西方占 60%，酒精──→乳头水肿、Oddi 括约肌痉挛──→胰管压力↑、破裂──→胰腺自我消化──→急性胰腺炎
其他：十二指肠液反流、创伤、微循环障碍

2. 病理生理：胰酶激活──→自身消化──→胰腺充血、水肿、出血、坏死──→毒素、内源性介质入血──→SIRS──→休克、感染──→多器官功能衰竭。

3. 病理

急性水肿性胰腺炎：轻，胰腺充血肿胀、脂肪皂化斑
急性出血坏死性胰腺炎：胰腺出血坏死，腹腔内血性混浊渗出

4. 临床表现

腹痛：主要症状。上腹部向腰背部束带状放射
腹胀：肠麻痹、腹腔积液所致
恶心、呕吐
腹膜炎：急性出血坏死性胰腺炎出现
发热、黄疸、休克、脑病、呼衰、出血
Grey-Turner 征（腰肋部、下腹部瘀斑）、Cullen 征（脐周瘀斑）

5. 辅助检查
- 淀粉酶：血清淀粉酶发病数小时后开始升高，24小时达高峰；尿淀粉酶24小时开始升高，48小时到高峰，1~2周恢复
- WBC、血糖、血钙、血气分析
- B超：首选，胰腺肿大、胰周积液、胆道病变
- CT：鉴别水肿性和出血坏死性胰腺炎

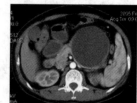
CT示胰腺水肿

6. 临床分型
- 轻型急性胰腺炎：体征轻，液体治疗后短期好转
- 重症急性胰腺炎：腹膜炎，腹胀重，Grey-Turner 或 Cullen 征，休克，脏器功能障碍，WBC$\geq16\times10^9$/L，血糖>11.1mmol/L，血钙<1.87mmol/L，酸中毒，死亡率高

7. 急性胰腺炎局部并发症
- 胰腺或胰周坏死
- 胰腺或胰周脓肿
- 胰腺假性囊肿
- 胃肠道瘘
- 出血

CT示胰腺假性囊肿

8. 治疗
- 非手术治疗：适于急性水肿性及无感染的出血坏死性胰腺炎，包括禁食、胃肠减压、液体治疗、抑制胰腺分泌（生长抑素）、对症、抗感染等治疗
- 手术治疗：适于合并胆道疾患、坏死感染、暴发性胰腺炎、不排除其他急腹症者。手术方式为坏死组织清除加引流术，附加胃造瘘、空肠造瘘、胆道引流术

二、慢性胰腺炎

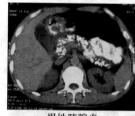
慢性胰腺炎

1. 病因：酗酒、胆道疾患、高钙血症等。
2. 临床表现和诊断：腹痛最常见，体重下降、糖尿病、脂肪泻。影像学表现胰腺钙化或结石、胰管扩张、假性囊肿形成。
3. 治疗：
- 非手术治疗
  - 目的：缓解症状
  - 方法：戒酒、镇痛、控制血糖
- 手术治疗目的：减轻疼痛、处理合并症（胆道、消化道梗阻），延缓疾病进展

胰管引流术：胰管空肠侧侧吻合。
胰腺切除术：胰体尾切除、Whipple 术、保留幽门胰十二指肠切除术等。

第三节　胰腺囊肿

一、胰腺假性囊肿

1. 诊断：胰腺炎或外伤后，症状迁延，血清淀粉酶水平持续升高，影像学检查提示胰腺或胰周囊性肿物。
2. 治疗
- 手术指征：腹痛重、囊肿直径>6cm、出血、感染、破裂、压迫等并发症
- 手术方法：内引流术（囊肿空肠吻合术）；外引流术

二、先天性胰腺囊肿

先天性胰腺囊肿是胰管系统先天畸形所致的胰腺真性囊肿，常为多发性，可合并肝、肾先天性囊肿。

三、潴留性囊肿

潴留性囊肿为后天性胰腺真性囊肿，多由于胰腺炎、胰管上皮化生、结石、寄生虫等，阻塞胰管所致。可手术切除或行内引流术。

第四节 胰腺癌和壶腹周围癌

一、胰腺癌

1. 病理：按部位可分为胰头癌（70%～80%）和胰体尾部癌。90%为导管细胞癌，少数为囊腺癌、腺泡细胞癌。

2. 胰头癌诊断
- 临床表现：腹痛、黄疸、体重下降
- 实验室检查：梗阻性黄疸（直接胆红素升高为主）、CA19-9↑
- 影像学检查：定位和定性，B超、CT、EUS、ERCP、PTC、DSA
- 病理检查：FNA

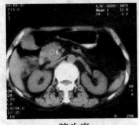

胰头癌

3. 胰腺癌治疗
- 胰头癌手术：标准胰十二指肠切除术（Whipple 手术）
- 胰体尾部癌手术：胰体尾加脾切除
- 姑息手术：胆肠吻合、胃空肠吻合
- 化疗：吉西他滨、5-FU
- 放疗

二、壶腹周围癌

1. 包括壶腹癌、胆总管下端癌和十二指肠乳头附近腺癌（参见右图）。

淋巴结转移比胰头癌出现晚，切除率和生存率优于胰头癌。

2. 临床症状为黄疸、消瘦和腹痛，检查方法同胰头癌。

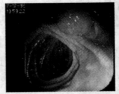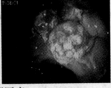

壶腹周围癌

3. 鉴别诊断

	壶腹癌	胆总管下端癌	十二指肠腺癌
黄疸	早，波动性	早，进行性加重	晚，轻
胆道感染	常有	无	无
大便潜血	可为阳性	阴性	阳性
内镜	乳头菜花状肿物	十二指肠黏膜正常	乳头菜花状肿物
ERCP	胆胰管汇合中断，上方扩张	胆管不显影或下端中断，胰管正常或扩张	胆胰管正常或扩张

4. 治疗：标准胰十二指肠切除术（Whipple）、保留幽门胰十二指肠切除（PPPD）。

第五节　胰腺内分泌肿瘤

	定性诊断	定位诊断	治疗
胰岛素瘤	Whipple 三联征：血糖＜2.2mmol/L、低血糖症状、补糖后缓解；血清胰岛素＞25μU/ml	B超、CT、MRI，经皮经肝门静脉插管分段取血	手术切除
胃泌素瘤（Zollinger-Ellison Sydrome）	消化性溃疡、腹泻；BAO＞15mmol/L，空腹胃泌素＞1000pg/ml	超声内镜、肝静脉血胃泌素测定、放射性核素标记、术中B超	药物治疗：抑制胃酸手术切除，不能切除肿瘤时行全胃切除

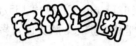

Case 1

患者白某，男性，68 岁。

主诉：皮肤巩膜无痛性黄染伴体重下降 2 周。

现病史：患者 2 周前无诱因出现皮肤巩膜黄染，进行性加重，无腹痛，伴皮肤瘙痒，尿色加深呈浓茶样，大便颜色灰白，无发热，腹泻和呕吐，按"肝炎"保肝治疗后无好转而来我院。自发病以来食欲不振，体重下降 10kg。

既往史："胆囊结石" 20 年，"慢性支气管炎" 10 年，无其他病史和手术史。

体检：体温 36.8℃，心率 76 次/分，血压 130/85mmHg。皮肤巩膜黄疸，皮肤抓痕，浅表淋巴结无肿大，心肺阴性，腹平坦，右上腹可及 5cm×10cm 囊性肿物，剑突下轻压痛，无肌紧张，移动性浊音阴性，肠鸣音 2 次/分，直肠指诊阴性。

辅助检查：Hb 110g/L，TBIL 253U/L，DBIL 185U/L，CA19-9＞1000U/L。B超示胆囊 5cm×11cm，内含多发结石，肝内外胆管扩张，CBD 直径 1.8cm，胰头 2cm×3cm 低回声肿物。

诊断：梗阻性黄疸，胰头癌；胆囊结石；慢性支气管炎。

诊断依据：①进行性加重无痛性黄疸，体重下降；②B超提示肝外胆道梗阻，胰头区肿物；③血清 CA19-9 明显升高。

进一步检查：腹部增强螺旋 CT 了解肿瘤局部进展和腹腔转移情况。

鉴别诊断：鉴别梗阻性黄疸原因。

胆管结石	多有腹痛发热，影像学发现胆管结石表现。
胆管癌	胆囊管开口以上部位梗阻，胆囊不大，胆管壁厚或肿瘤。
壶腹周围癌	十二指肠镜发现十二指肠或十二指肠乳头菜花状肿物，活检病理可证实。

治疗：

1. 手术切除，标准胰十二指肠切除术，必要时联合 PV-SMV 切除重建。

2. 不能根治性切除，姑息减黄手术或 PTCD、胆道支架。

3. 化疗，吉西他滨为主的化疗方案。

Case 2

男性，71岁，腹部不适、纳差、乏力2个月，皮肤黄染2周。

2月前无明显诱因腹部不适，饭后饱胀、隐痛，食欲逐渐下降，伴恶心、乏力、消瘦。2周前发现尿色深，呈茶色，皮肤黄染。大便干、色发黑。

既往：高血压、糖尿病史20年，无肝炎或结核史。

查体：T 37℃，P 80次/分，BP 160/96mmHg。神志清，体检合作，皮肤巩膜黄染，心肺未见异常。腹平坦，未见肠型及蠕动波，上腹轻度压痛，触诊饱满感，无肌紧张或反跳痛，肝脾未及，肠鸣音可闻。

辅助检查：Hb 11.2g/L，WBC 5.33×10⁹/L；尿胆红素（＋）；TBIL 321μmol/L，DBIL（直接胆红素）209μmol/L，CA19-9 662U/ml，CA24-2 155/ml。

B超：肝内胆管轻度扩张，肝外胆总管扩张，胰头区可疑肿块，胆囊增大

腹部CT片：

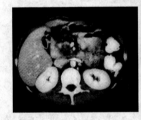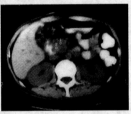

1. 诊断

（1）梗阻性黄疸

（2）胰头癌

2. 诊断依据

（1）典型的临床表现：渐进性上腹隐痛、乏力、消瘦、黄疸。

（2）实验室检查：DBIL及CA19-9升高，尿胆红素（＋）。

（3）B超所见为典型的胰头肿瘤和胆道下端梗阻的表现。

（4）CT片显示：胰头区肿块，胆总管扩张。

3. 鉴别诊断

（1）黄疸性肝炎

（2）胆管结石

（3）肝癌或肝门部转移癌

（4）壶腹周围癌

4. 进一步检查

（1）腹部CT或MRI检查

（2）必要时可行胃镜检查，观察十二指肠乳头

（3）肝功能、肝炎病原学、凝血功能检查

5. 治疗原则

（1）手术切除肿瘤：胰十二指肠切除术

（2）姑息治疗：①手术减黄（胆肠吻合）

②介入减黄（PTCD、ERCP内支架）。

（3）辅助治疗：放、化疗和免疫治疗。

轻松应试

一、名词解释

1. Grey-Turner 征
2. Cullen 征
3. 胰腺假性囊肿

4. PPPD
5. Whipple 三联征
6. Zollinger-Ellison syndrome

二、选择题

【A 型题】

1. 梗阻性黄疸病人，下列哪项检查对诊断价
值不大
   A. 经皮经肝穿刺胆道造影
   B. B超
   C. 静脉法胆道造影
   D. 经内镜逆行胰胆管造影
   E. 低张十二指肠钡餐检查

2. 壶腹部癌的预后比胰头癌好，其原因是
   A. 肿瘤的恶性程度低
   B. 肿瘤居于十二指肠腔内，不易向周围
   侵犯
   C. 黄疸出现较早，较易早就医，早发现，
   早治疗
   D. 肿瘤居于肠腔内，易发生坏死脱落
   E. 不易向淋巴结及肝转移

3. 男性，50 岁，上腹不适、食欲不振 3 个月。
1 个月来出现黄疸进行性加重，体重减轻，
全身明显黄染，肝未触及，深吸气时可触
到肿大胆囊底部，无触痛。血胆红素
15mg/dl，尿检胆红素阳性。最可能是
   A. 肝炎
   B. 胆石症
   C. 胰头癌
   D. 慢性胰腺炎
   E. 肝癌

4. 急性胰腺炎发病 12 小时以内，哪一项实验
室检查诊断比较准确
   A. 血钙
   B. 血糖

   C. 血淀粉酶
   D. 血脂肪酶
   E. 尿淀粉酶

5. 出血坏死性胰腺炎最常见的并发症是
   A. 化脓性腹膜炎
   B. 败血症
   C. 消化道出血
   D. 胰周围脓肿
   E. 休克

6. 急性胰腺炎时，血清淀粉酶变化的特点，
下列哪项**不正确**
   A. 发病 24 小时内即可被测得
   B. 淀粉酶＞500U/dl（索氏法）可诊断
   C. 尿淀粉酶升高持续时间比血淀粉酶长
   D. 淀粉酶值的高低与病变程度成正比
   E. 淀粉酶的测值越高，诊断的准确率也
   越高

7. 在我国，急性胰腺炎的病因主要是
   A. 胆结石
   B. 过量饮酒
   C. 暴饮暴食
   D. 高脂血症
   E. 高钙血症

8. 下列关于急性胰腺炎病因的叙述，**错误**
的是
   A. 胆汁逆流入胰管
   B. 乙醇对胰腺有直接毒性作用
   C. ERCP 检查可引发胰腺炎
   D. 与高脂血症关系不清
   E. 消化性溃疡易导致胰腺炎

9. 女性 40 岁，有胆囊结石病史。2 小时前，无

诱因突发上腹剧痛,向腰背部放散。伴恶心、呕吐。查体:体温 37.5℃,巩膜无黄染,上腹部压痛,反跳痛,以中腹偏左为重。血淀粉酶 1024U/dl。尿胆红素(＋＋)。B 超示:胆囊 3cm×7cm 大小,多发强回声伴声影,0.5～0.8cm 大小,胆总管直径 0.9cm,胰腺增大,胰周渗出。入院后非手术治疗 3 日,腹痛缓解。复查 B 超示:胆总管直径 0.5cm,尿胆红素(－),尿淀粉酶 64U/dl。最可能的原因是

A. 胆囊结石在颈部嵌顿

B. 胆总管结石下段嵌顿

C. 十二指肠憩室炎

D. 急性胆囊炎

E. 结石一过性通过胆总管下段

10. 下列 CT 影像中,最支持胰腺癌诊断的是

A. 胰周及腹腔渗出,胰腺实质内有不规则低密度区,强化后低密度区增强不明显

B. 胰头有 3cm×4cm 不均匀低密度区,强化后有不均匀增强

C. 胰头部增大,密度与其他部位胰腺组织密度一致,胰周界限模糊

D. 胰头均匀低密度区,CT 值 10Hu,不被强化,胰体尾萎缩,胰管扩张

E. 胆管扩张明显,胆总管下端可见 2cm×1cm 的极强密度区

三、问答题

1. 急性胰腺炎临床如何分型?

2. 急性胰腺炎手术适应证是什么?

3. 简述慢性胰腺炎手术的方式。

4. 胰头癌临床诊断依据包括哪些?

11. B 超诊断梗阻性黄疸的最直接证据是

A. 肝内胆管普遍扩张,胆总管直径 1.5cm。肝内多发中低回声

B. 胰头部有 3cm×4cm×5cm 大小的中低回声区

C. 胆囊大小 3.5cm×6.5cm

D. 胆囊内强回声伴声影

E. 胰管直径 0.4cm

【X 型题】

1. 诊断急性胰腺炎时,常依靠下列哪几项检查

A. 发病 3～4 小时血清淀粉酶高于 128 温氏单位(或 300 索氏单位)

B. 腹腔穿刺液中淀粉酶升高,外观呈血性混浊

C. B 超检查发现胰腺增大,网膜囊及腹腔有积液

D. CT 检查显示胰腺肿大,胰管扩张,胰内、胰周积液

2. 关于急性胰腺炎,哪些是**错误**的

A. 常继发于胆道疾患

B. 腹痛一般呈持续性且剧烈

C. 重型胰腺炎血糖下降,血钙增高

D. 胰腺出血坏死越广泛,血和尿中淀粉酶越高

选择题参考答案

【A 型题】

1. C   2. C   3. C   4. C   5. E   6. D   7. A   8. E   9. E   10. B
11. A

【X 型题】

1. ABCD   2. CD

(高红桥)

第四十四章 脾疾病

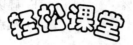

一、脾切除适应证

1. 外伤性脾破裂（splenic rupture）
2. 门静脉高压症

3. 脾原发性疾病
- 游走脾（wandering spleen）
- 脾肿瘤（tumor of spleen）
- 脾囊肿（splenic cyst）
- 脾脓肿（splenic abscess）

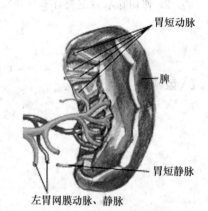

4. 造血系统疾患
- 遗传性球形红细胞增多症
- 遗传性椭圆形红细胞增多症
- 丙酮酸激酶缺乏、地中海贫血
- 自体免疫性溶血性贫血
- 免疫性血小板减少性紫癜
- 慢性粒细胞性白血病
- 慢性淋巴细胞性白血病、霍奇金病

二、脾切除术后并发症

- 腹腔内大出血：24～48 小时内，可导致休克
- 膈下感染：损伤胰尾导致胰瘘
- 血栓-栓塞性并发症：术后血小板 $>1000 \times 10^9$/L 时，应用肝素抗凝
- 脾切除术后凶险性感染（overwhelming postsplenectomy infection，OPSI）：远期并发症，主要发生于婴幼儿，突发高热，可重至昏迷、休克、DIC，死亡。50% 病人的致病菌为肺炎球菌。

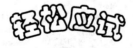

一、名词解释

OPSI

二、选择题

【A 型题】

1. 有关脾破裂，哪项是**错误**的
   A. 发病率占腹部损伤的 $40\%\sim50\%$
   B. 真性破裂约占脾破裂的 85%
   C. 脾破裂的治疗原则是紧急手术处理
   D. 成人脾切除术后，暴发型感染的发病率一般认为不超过 1%
   E. 脾切除术后暴发型感染以大肠杆菌为主要病原菌

三、问答题

1. 需要脾切除的原发脾疾患有哪些？
2. 脾切除术后主要有哪些并发症？

选择题参考答案

【A 型题】

1. E

（高红桥）

第四十五章 周围血管和淋巴管疾病

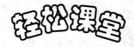

第一节 概　论

1. 病理改变：狭窄、闭塞、扩张、破裂、静脉瓣膜关闭不全。

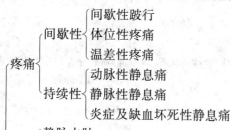

2. 症状
- 疼痛
  - 间歇性
    - 间歇性跛行
    - 体位性疼痛
    - 温差性疼痛
  - 持续性
    - 动脉性静息痛
    - 静脉性静息痛
    - 炎症及缺血坏死性静息痛
- 水肿
  - 静脉水肿
  - 淋巴水肿
- 感觉异常
- 皮色改变
- 形态改变——屈曲、硬结、曲张、包块
- 营养性改变——肢体、皮肤及附属物改变

第二节 周围血管损伤

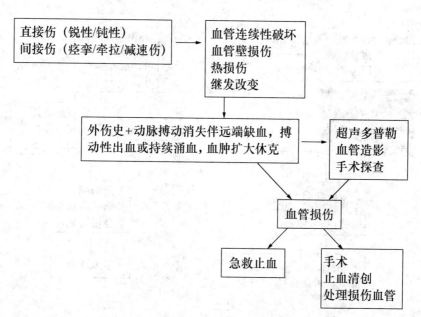

第三节　动脉疾病

一、动脉硬化闭塞症和血栓闭塞性脉管炎的鉴别

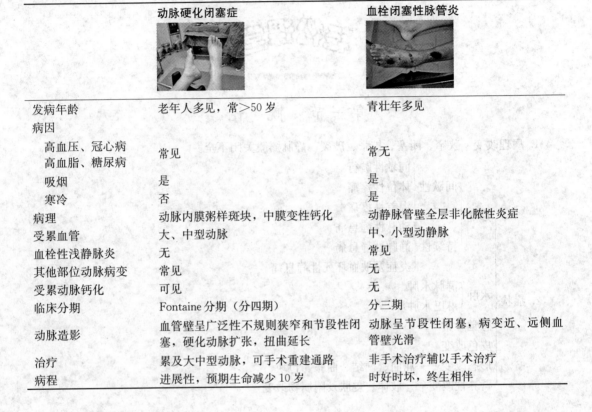

	动脉硬化闭塞症	血栓闭塞性脉管炎
发病年龄	老年人多见，常＞50 岁	青壮年多见
病因		
高血压、冠心病 　高血脂、糖尿病	常见	常无
吸烟	是	是
寒冷	否	是
病理	动脉内膜粥样斑块，中膜变性钙化	动静脉管壁全层非化脓性炎症
受累血管	大、中型动脉	中、小型动静脉
血栓性浅静脉炎	无	常见
其他部位动脉病变	常见	无
受累动脉钙化	可见	无
临床分期	Fontaine 分期（分四期）	分三期
动脉造影	血管壁呈广泛性不规则狭窄和节段性闭塞，硬化动脉扩张，扭曲延长	动脉呈节段性闭塞，病变近、远侧血管壁光滑
治疗	累及大中型动脉，可手术重建通路	非手术治疗辅以手术治疗
病程	进展性，预期生命减少 10 岁	时好时坏，终生相伴

二、动脉栓塞

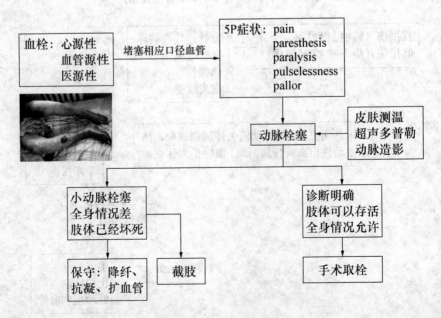

三、多发性大动脉炎

定义：又称 Takayasu 病、无脉症，是主动脉及其分支的慢性、多发性、非特异性炎症，造成罹患动脉狭窄或闭塞，引起病变动脉供血组织的缺血性临床表现。

病因		①自身免疫 ②雌激素水平过高 ③遗传因素
病理		动脉壁全层炎性反应，呈节段性分布
流行病学		青年，女性
临床表现	头臂型	脑缺血 眼部缺血 椎-基底动脉缺血 上肢缺血
	胸、腹主动脉型	上半身高血压，下半身低血压
	混合型	兼有头臂型和胸腹主动脉型表现
	肺动脉型	体检发现肺动脉杂音，重者可以活动后气急，阵发性干咳及咯血
诊断		年轻患者，尤其女性，曾有低热、乏力、关节酸痛＋下列之一： ①一侧或双侧上肢无力，上肢无脉或血压低，下肢血压脉搏正常 ②一侧或双侧颈动脉缺血，伴颈部杂音 ③股动脉及远侧动脉搏动减弱，上腹部血管杂音 ④持续性高血压，上腹部或背部血管杂音 辅助检查： ①活动期红细胞沉降率增速和免疫功能异常 ②超声多普勒 ③动脉造影 ④其他：如心电图、超声心动图、脑血流、眼底检查、肾图、肺扫描
治疗		保守治疗：皮质激素和免疫抑制剂，扩血管药、祛聚药 手术治疗：旁路转流术或球囊导管和/或支架成型

四、雷诺综合征

定义：是指小动脉阵发性痉挛，受累部位程序性出现苍白及发冷、青紫及疼痛、潮红后复原的典型症状。常于寒冷刺激或情绪波动时发病。

病因	不明，相关因素有：女性激素、交感兴奋、遗传、免疫
病理	动脉内膜增厚、弹性纤维断裂及管腔狭窄、继发血栓
临床表现	女性，双侧发病，手指好发可累及趾、面颊和外耳 典型症状：遇冷顺序出现苍白、青紫、潮红
检查诊断	冷激发试验，实验室检查
治疗	保暖、戒烟、药物（抗交感、扩血管、抵制血小板聚集），免疫治疗 胸交感神经切除或交感神经末梢切除

五、动脑瘤

定义：由于动脉壁病变或损伤，形成局限性膨出，称动脉瘤。临床上以搏动性包块为主要表现。可以发生在动脉系统的任何部位，以肢体主干动脉、腹主动脉和颈动脉较为常见。

（一）周围动脉瘤

主动脉以外的动脉区域发生的局限性扩张
- 四肢动脉 —→ 股/腘动脉瘤最常见，占90%
- 颈动脉
- 锁骨下动脉

按结构分为
- 真性动脉瘤：瘤壁由完整动脉壁（内膜、中膜、外膜）构成
- 假性动脉瘤：瘤壁由动脉旁的纤维组织构成（动脉壁全层破裂）
- 夹层动脉瘤：动脉内膜/中膜部分撕裂，外膜完整

1. 病因
- 动脉粥样硬化：老年人多见
- 损伤
- 感染
- 先天性动脉中层缺陷，如 Marfan 综合征和 Ehlers-Danlos 综合征 ⎱ 青年人多见
- 动脉炎性疾病，如大动脉炎、川崎病、白塞综合征

2. 临床表现
- 搏动性包块——扩张性搏动/杂音/震颤，压迫近端动脉则减弱或消失
- 压迫症状
  - 压迫神经：声音嘶哑、Horner 综合征、肢体感觉或运动障碍
  - 压迫气管：呼吸困难
  - 压迫食管：吞咽困难
  - 压迫静脉：远端肢体肿胀和浅静脉怒张
- 肢体远端缺血：瘤内附壁血栓或斑块脱落导致动脉栓塞
- 瘤体破裂
- 其他症状：疼痛、发热、周身不适等

3. 诊断
- 症状＋体征
- 影像学——超声多普勒、DSA、CTA、MRA

4. 治疗
- 手术治疗原则：动脉瘤切除和动脉重建，包括裂口修补、动脉补片、动脉吻合和血管移植
- 动脉瘤腔内修复

（二）内脏动脉瘤

指腹主动脉所属内脏动脉及其分支所发生的动脉瘤。脾动脉瘤占60%，肝动脉瘤20%，肠系膜上动脉瘤4%。

1. 脾动脉瘤

多见于脾动脉远1/3及近脾门处，多单发。

（1）病因
- 妊娠：多产妇多见，破裂率20%～50%
- 门静脉高压
- 胰腺炎
- 损伤

（2）临床表现
- 上腹部不适、腹痛、左肩部或左背部疼痛、间歇性恶心呕吐
- 破裂时突发急性腹痛伴肩背放射痛和休克表现，可伴消化道出血、胰腺炎

（3）诊断 $\begin{cases}腹部 X 线：瘤区钙化 50\%\sim70\% \\ CT/MRI \\ 腹部 B 超 \\ 造影\end{cases}$

（4）治疗 $\begin{cases}手术切除\longrightarrow瘤体直径\geqslant2cm，有增大趋势、准备妊娠/妊娠期 \\ 介入治疗\longrightarrow栓塞或覆膜支架\end{cases}$

2. 肝动脉瘤

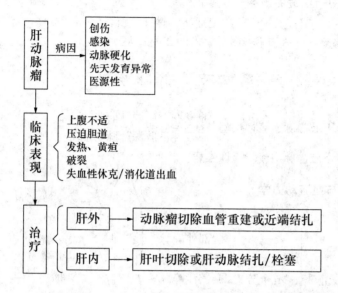

3. 肾动脉瘤

	非夹层肾动脉瘤	肾动脉夹层动脉瘤
病因	动脉硬化 先天发育异常 创伤 医源性损伤	胸腹主动脉夹层延续 先天发育异常 创伤 医源性损伤
临床表现	高血压 肾功能异常 肾绞痛 失血性休克	高血压 肾绞痛 血尿
辅助诊断	超声、CT、MRI、DSA	超声、CT、MRI、DSA
治疗	动脉瘤切除、肾动脉重建 自体肾移植 肾切除	夹层动脉瘤切除、肾动脉重建 自体肾移植 腔内修复

（三）腹主动脉瘤

最常见的动脉瘤，发生于肾动脉以下的动脉瘤称腹主动脉瘤。

1. 病因：动脉壁弹力纤维和胶原纤维的降解、损伤。

2. 临床表现 $\begin{cases}腹部搏动性包块——自身症状 \\ 疼痛——先兆破裂症状 \\ 压迫症状 \\ 栓塞症状 \\ 破裂症状\end{cases}$ 并发症症状

特殊类型腹主动脉瘤 ⎱ 炎性腹主动脉瘤
　　　　　　　　　 ⎰ 感染性腹主动脉瘤
　　　　　　　　　　 破裂性腹主动脉瘤 ⎱ 破入下腔：下腔静脉瘘、高压
　　　　　　　　　　　　　　　　　　 ⎰ 破入消化道：消化道出血

3. 诊断：病史＋体检＋影像检查（超声、CT、MRI、DSA）

4. 治疗 ⎱ 手术适应证 ⎱ 瘤体直径≥5cm，或＜5cm 但有增长趋势
　　　　 ⎰　　　　　　⎱ 先兆破裂——疼痛
　　　　　　　　　　　 ⎰ 并发症——压迫症状、感染、破裂
　　　　　 腔内修复——适于不能耐受手术的高危病人

第四节　静脉疾病

下肢静脉疾病 ⎱ 下肢静脉逆流性疾病 ⎱ 原发性下肢静脉曲张
　　　　　　 ⎰　　　　　　　　　　⎰ 原发性下肢深静脉功能不全
　　　　　　　 下肢静脉回流障碍性疾病

一、解剖结构与血流动力学

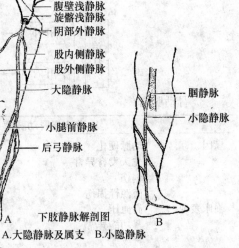

下肢静脉解剖图
A.大隐静脉及属支　B.小隐静脉

1. 下肢静脉 ⎱ 浅静脉 ⎱ 大隐静脉——入股静脉前
　　　　　　⎰　　　　 ⎰ 五个分支 ⎱ 阴部外静脉
　　　　　　　　　　　　　　　　　 ⎪ 腹壁浅静脉
　　　　　　　　　　　　　　　　　 ⎪ 旋髂浅静脉
　　　　　　　　　　　　　　　　　 ⎪ 股外侧静脉
　　　　　　　　　　　　　　　　　 ⎰ 股内侧静脉
　　　　　　　　　　　　 小隐静脉——入腘静脉
　　　　　　 深静脉
　　　　　　 交通静脉
　　　　　　 肌肉静脉

2. 血流动力学

下肢静脉血流向心回流依靠 ⎱ 静脉瓣膜向心单向开放
　　　　　　　　　　　　　 ⎪ 肌关节泵的动力驱动
　　　　　　　　　　　　　 ⎰ 其他：胸腔吸气期与心脏舒张负压/腹压及动脉搏动

3. 病理生理

主干 → 静脉压力增高 → 浅静脉扩张
　　 ↘ 毛细血管压力增高 → 毛细血管扩大、毛细血管周围炎及通透性增加

纤维蛋白、红细胞渗出　　血清蛋白渗出
　　　　↓　　　　　　　　　　↓
皮肤营养障碍　　　　　　　下肢水肿

二、下肢慢性静脉功能不全

下肢慢性静脉功能不全（CVI）是一组由静脉逆流引起的病症，除有下肢沉重、疲劳、胀痛等症状外，临床表现可分为七类（1994 年美国静脉学会 CEAP 分类）：

- C—clinical features

> 0 级：无可见或触及的静脉疾病体征
> 1 级：有毛细血管扩张、网状静脉、踝部潮红
> 2 级：有静脉曲张
> 3 级：有水肿，但无静脉疾病引起的皮肤改变，如色素沉
>   着、湿疹和皮肤硬化等
> 4 级：有静脉疾病引起的皮肤改变
> 5 级：有静脉疾病引起的皮肤改变和已愈合的溃疡
> 6 级：有静脉疾病引起的皮肤改变和正发作的溃疡

- E—etiology

原发性 P、继发性 S、先天性 C

- A—anatomic distribution

浅静脉 S、深静脉 D、交通支 P

- P—pathophysiology

血液倒流 R、回流障碍 O、或两者均存在 R/O

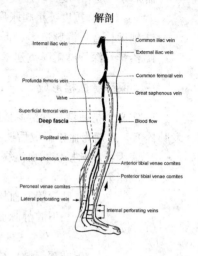

解剖

（一）原发性下肢静脉曲张——仅涉及隐静脉

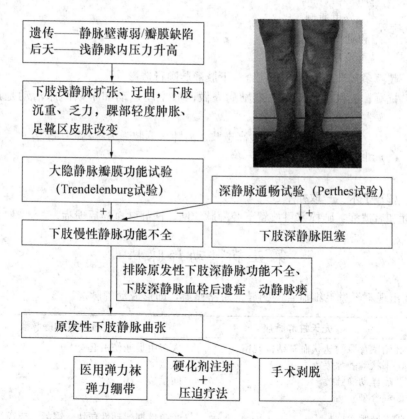

（二）原发性下肢静脉瓣膜功能不全

1. 病因：①瓣膜结构薄弱；②持续超负荷回心血量；③深静脉瓣膜发育异常活缺如；④小腿肌关节泵软弱。

2. 临床表现和诊断

临床分三度
- 轻度：久站后下肢沉重不适，踝部轻度水肿
- 中度：轻度皮肤色素沉着，单个小溃疡。沉重感明显，中度肿胀
- 重度：小腿胀痛或沉重感，水肿伴广泛色素沉着、复发性溃疡

3. 辅助检查：静脉造影、下肢活动静脉压测定、超声多普勒。

4. 治疗：深静脉瓣膜重建术。

三、深静脉血栓形成

1. 定义：指血液在深静脉腔内不正常凝结，阻塞静脉腔，导致静脉回流障碍。急性期可并发肺栓塞，后期为血栓形成后遗症。

2. 病因：静脉损伤、血流缓慢和血液高凝状态。

3. 临床分型

(1) 按部位
- 上肢深静脉血栓形成
- 上、下腔静脉血栓形成
- 下肢深静脉血栓
  - 中央型
  - 周围型
  - 混合型

(2) 根据病程
- 闭塞型
- 部分再通型
- 再通型
- 再发型

4. 检查：超声多普勒、放射核素检查、下肢静脉顺行造影。

5. 预防：抗凝、抗血小板聚集、鼓励病人做四肢主动运动和早期离床活动是预防的主要措施。

6. 治疗：(1) 非手术治疗
- 卧床、抬高患肢、消肿，下肢弹力袜/弹力绷带
- 抗凝
- 溶栓

　　　　(2) 手术——取栓术

7. 并发症和后遗症：肺栓塞可放置下腔静脉滤网，深静脉血栓后遗症。

第五节　动静脉瘘

动静脉间出现不经过毛细血管网的异常短路通道，即形成动静脉瘘。

	先天性静脉瘘	损伤性动静脉瘘
病因和分类	胚胎发育原始丛状血管结构残留 ①干状动静脉瘘 ②瘤样动静脉瘘 ③混合型	大多由贯通伤引起 直接瘘 间接瘘
临床表现	①患肢肥大增长 ②患肢皮温升高、多汗，皮肤血管瘤 ③浅静脉曲张、湿疹、溃疡	①急性期搏动性包块、震颤、杂音 ②慢性期静脉扩张、皮温升高、杂音、震颤，远侧肢体动脉供血减少，静脉淤血表现，心衰

续表

	先天性静脉瘘	损伤性动静脉瘘
检查和诊断	①周围静脉压增高，血氧含量增高 ②X线骨骼增长增粗 ③动脉造影动脉主干增粗；分支增多，静脉早期显影	创伤史＋临床表现＋ ①指压瘘口试验 ②静脉压测定 ③静脉血氧含量测定 ④超声多普勒 ⑤动脉造影
治疗	手术切除或瘘口结扎 患肢骨骺抑制术 弹力袜	瘘口切除，修补动静脉瘘口 结扎并重建动脉、修补静脉裂口 四头结扎术

第六节　淋巴水肿

1. 定义：是一种慢性进展性疾病，由淋巴循环障碍及富含蛋白质的组织间液持续积聚引起。

2. 病因和分类
 - 原发性淋巴水肿
   - 先天性：1岁前、有家族史——Milroy病
   - 早发性：1～35岁、有家族史——Meige病
   - 迟发性：35岁后
 - 继发性淋巴水肿
   - 淋巴结切除术
   - 放疗后纤维化
   - 肿瘤浸润
   - 炎症后纤维化

3. 临床表现：①水肿；②皮肤改变；③继发感染；④溃疡；⑤恶变。

4. 分期
 - 潜伏期
 - Ⅰ期：凹陷性水肿
 - Ⅱ期：非凹陷性水肿，抬高肢体不能缓解，皮肤纤维化
 - Ⅲ期：不可逆水肿，反复感染、皮肤及皮下组织纤维化硬化，"象皮腿"

5. 治疗
 - 非手术治疗
   - 抬高患肢
   - 气压式循环驱动泵
   - 手法按摩
   - 烘绑压迫
 - 手术治疗
   - 切除纤维化皮下组织后植皮
   - 淋巴重建手术
   - 带蒂组织移植术

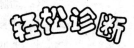

轻松诊断

主诉：突发左下肢发凉、疼痛1天。

现病史：患者男性，52岁。1天前出现左下肢疼痛、无力、发凉、发麻。

查体：生命体征平稳，神志清楚，痛苦貌，浅表淋巴结未触及肿大，心肺腹无异常。左下肢苍白，肌肉无萎缩，自左股中部以下皮温低，左股动脉搏动好，左腘动脉以下未触及动脉搏动。

辅助检查：WBC 8.9×10^9/L，中性 68.41%，PLT 356.8×10^9/L；FIB 974.921，D-dimmer 1424.461ng/ml，FDP>20μg/ml；ECG：陈旧下壁心梗。超声心动图示左室室壁瘤形成。

诊断：左下肢急性动脉栓塞，陈旧心梗。

鉴别诊断：左下肢急性动脉血栓形成。

	急性动脉栓塞	急性动脉血栓形成
起病	起病急骤，突发 5"P"症状	相对较缓
既往史	无跛行史	可以有跛行或静息痛
心脏病史	心律失常或心梗	常无心律失常
对侧肢体	脉搏正常	脉搏减弱或消失
体格检查	无慢性缺血征象	有慢性缺血征象
动脉造影	血管连续性突然中断，侧支循环少，未栓塞部位血管相对正常	多处动脉硬化狭窄，动脉管壁扭曲、僵硬，栓塞发生在动脉硬化严重狭窄处，周围侧支循环较多

治疗：抗凝抗血小板聚集、扩血管、溶栓、手术取栓，如肢体已经坏死可行截肢术。

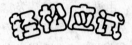

一、名词解释

1. 动脉硬化闭塞症

2. 动脉栓塞

3. 深静脉血栓形成

4. Perthes test

5. Trendelenburg test

二、选择题

【A 型题】

1. 一大隐静脉曲张患者，根据其解剖生理特点下列哪项是判断是否手术的关键
   A. Pratt 试验
   B. Trendelenburg 试验
   C. Perthes 试验
   D. Buerger 试验
   E. 毛细血管充盈试验

2. 血栓闭塞性脉管炎病变主要位于
   A. 大中动脉
   B. 中小静脉
   C. 中小动静脉，而以动脉为主
   D. 中小动静脉，而以静脉为主
   E. 小动脉，而不发生于静脉

(3~4 题共用题干)

男性，32 岁，既往健康，有烟酒嗜好。1 年前发现左上肢"红线"，伴肿硬，压痛。5 个月前感觉右下肢凉、怕冷，麻木，行走 200 米出现小腿疼痛。近 1 个月症状加重，出现夜间疼痛。查体：右下肢发绀，皮温凉，右股动脉弹性好，足背胫后动脉搏动未触及。

3. 诊断应考虑为
   A. 右下肢血栓性浅静脉炎
   B. 下肢静脉曲张
   C. 动脉硬化闭塞症
   D. 血栓闭塞性脉管炎
   E. 下肢深静脉血栓

4. 目前临床分期为
   A. 第一期
   B. 第二期
   C. 第三期
   D. 第四期

E. 第五期
5. 动脉瘤的临床表现包括
  A. 搏动性包块
  B. 压迫症状
  C. 远端肢体缺血
  D. 瘤体破裂
  E. 以上都是

【B 型题】

(1～2 题共用备选答案)
  A. 原发性下肢深静脉瓣膜功能不全
  B. 深静脉血栓后遗症
  C. 单纯性下肢静脉曲张
  D. 下肢动静脉瘘
  E. 先天性静脉畸形
下列疾病最可能的诊断是

1. 男性病人，50 岁，20 年前左下肢肿胀。查体，下肢轻度水肿，足靴区溃疡形成，深静脉功能试验（－），大隐静脉瓣膜功能试验（＋）。下肢多普勒超声检查提示下肢深

静脉血流缓慢，血液有反流。
2. 女性病人，74 岁，脑血栓病史 10 年，下肢静脉曲张 5 年，伴下肢轻度水肿。查体示深静脉功能试验（＋）。因惧怕手术曾打弹力绷带治疗，自觉下肢肿、胀痛加重。

【X 型题】

1. 血栓闭塞性脉管炎的诊断依据有
  A. 高血压和糖尿病史
  B. 青壮年男性有吸烟史
  C. 间歇性跛行
  D. 游走性血栓性浅静脉炎
  E. 患肢动脉搏动消失
2. "象皮腿"常见原因有
  A. 严重下肢静脉曲张
  B. 盆腔肿瘤浸润
  C. 反复足癣感染
  D. 丝虫病
  E. 反复发作丹毒

选择题参考答案

【A 型题】
1. C　2. C　3. D　4. B　5. E
【B 型题】
1. A　2. B
【X 型题】
1. BCDE　2. BCDE

（张学民）

第四十六章 泌尿、男性生殖系统外科检查和诊断

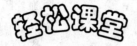

第一节 泌尿、男性生殖系统外科疾病的主要症状

一、疼痛

1. 肾和输尿管痛

(1) 由病肾所致疼痛为钝痛，呈持续性。

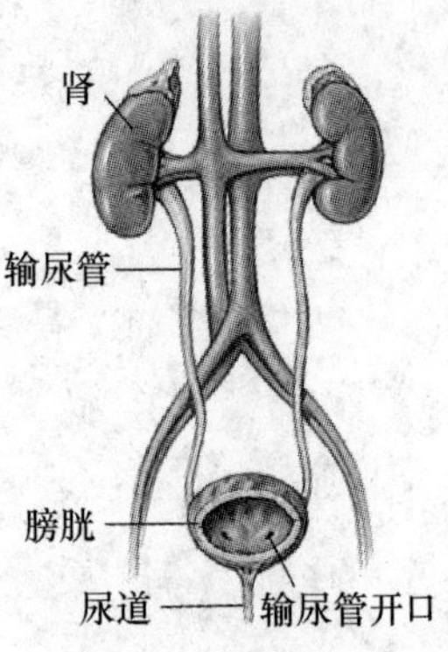

(2) 由肾盂输尿管连接部或者输尿管急性梗阻、输尿管扩张引起的疼痛，为肾绞痛。肾绞痛的特点为：呈阵发性，剧烈难忍。

2. 膀胱痛：发生于耻骨上，放射至尿道。

3. 前列腺痛：可引起会阴、直肠、腰骶部疼痛。

4. 阴囊痛：多由睾丸和附睾病变引起。

5. 阴茎痛：可在勃起和非勃起状态下发生。

二、下尿路症状

1. 刺激症状

(1) 尿频：感到有尿意的次数明显增加。

①生理性尿频：如饮水量多。

②病理性尿频 $\begin{cases} \text{炎症、结石、肿瘤、前列腺增生——尿次增加，尿量减少} \\ \text{糖尿病、尿崩症、肾浓缩功能障碍——尿次增加，尿量不减或增} \end{cases}$

(2) 尿急：常与尿频同时存在，为强烈的排尿欲望，难以被主观抑制，严重时出现急迫性尿失禁。

(3) 尿痛：为排尿时尿道疼痛，常与膀胱、尿道或前列腺感染有关。尿频、尿急、尿痛同时存在，合称为膀胱刺激征。

2. 梗阻症状

(1) 排尿困难：由膀胱以下尿路梗阻所致。

(2) 尿流中断：多由膀胱结石引起。

(3) 尿潴留：急性和慢性尿潴留的表现差异很大。

3. 尿失禁：指尿不能控制而自行流出。类型：①真性尿失禁；②充溢性尿失禁；③急迫性尿失禁；④压力性尿失禁。

4. 遗尿：为睡眠中出现的无意识排尿。

图中标注：肾、输尿管、膀胱、尿道、输尿管开口

三、尿液改变

1. 尿量：无尿——每日尿量＜100ml

少尿——每日尿量＜400ml

尿闭——完全无尿

多尿——每日尿量达 3000～5000ml

2. 尿的观察

（1）血尿

①肉眼血尿：指肉眼能看到的血色的尿。在 1000ml 尿中含有 1ml 血，即呈现肉眼血尿。

肉眼血尿 ｛初始血尿——见于起始段，提示尿道、膀胱颈部出血

终末血尿——见于排尿终末段，提示后尿道、膀胱颈部或膀胱三角区出血

全程血尿——见于排尿全程，提示膀胱或其以上部位出血

可采用尿三杯试验鉴别：

②镜下血尿：借助于显微镜见到尿液中含有红细胞，一般认为新鲜尿离心后尿沉渣每高倍视野红细胞＞3 个即有病理意义。

③病因 ｛血尿伴疼痛——膀胱炎或尿石症

无痛性血尿——提示泌尿系肿瘤

（2）混浊尿（脓尿、乳糜尿、晶体尿等）和气尿（泌尿道-胃肠道瘘存在、产气菌感染）。

（3）尿道分泌物：分辨性质，协助诊断。

四、性功能障碍

包括性欲改变、勃起功能障碍和射精障碍。

血精：多由生殖道炎症引起。

第二节　泌尿、男性生殖系统外科检查

一、体检

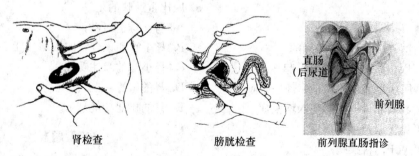

| 肾检查 | 膀胱检查 | 前列腺直肠指诊 |

前列腺直肠指诊的内容包括：前列腺的大小、质地、有无结节、压痛、中央沟是否变浅或消失。阴囊和内容物的检查内容包括睾丸、附睾、输精管和精索血管。

二、实验室检查

1. 尿沉渣：新鲜尿离心后，尿沉渣每高倍镜视野红细胞＞3 个为镜下血尿；白细胞＞5 个为白细胞尿，亦称脓尿。

2. 尿三杯试验：以排尿最初的 5～10ml 尿为第一杯，以排尿最后 10ml 为第三杯，中间部分为第二杯。收集时尿流应连续不断。其检验结果可初步判断镜下血尿或脓尿的来源及病变部位。若第一杯尿液异常，提示病变在尿道；第三杯尿液异常，提示病变在后尿道、膀胱颈部或三角区；若三杯尿液均异常，提示病变在膀胱或以上部位。

3. 尿细菌学：清洁中段尿培养结果，若菌落数 $>10^5/ml$，提示为尿路感染。对于有尿路症状的病人，致病菌菌落数 $>10^2/ml$ 就有意义。

4. 前列腺特异性抗原（PSA）：是一种含有 237 个氨基酸的单链糖蛋白，由前列腺腺泡和导管上皮分泌，具有前列腺组织特异性。血清 PSA 正常值 0～4ng/ml，其升高提示前列腺癌可能性。

三、器械和内镜检查

主要有导尿管、尿道探条、膀胱尿道镜、输尿管镜和肾镜、尿动力学测定等。

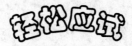

一、名词解释

1. 膀胱刺激征
2. 尿三杯试验
3. 尿失禁
4. 前列腺特异抗原

二、选择题

【A 型题】

1. 膀胱刺激征**不包括**以下哪个症状
   A. 血尿
   B. 尿频
   C. 尿急
   D. 尿痛
   E. 尿失禁

2. 尿频的描述，哪一个是**不正确**的
   A. 尿频可以由膀胱容量减少引起
   B. 只要排尿次数增加，就是病理性尿频
   C. 夜尿次数增加常见于前列腺增生症
   D. 尿频可见于尿路感染疾病
   E. 尿频可见于内科疾病

3. 尿流中断最常由下面哪个疾病引起
   A. 前列腺增生
   B. 前列腺癌
   C. 尿道结石
   D. 膀胱结石
   E. 前列腺癌

4. 当女性咳嗽时出现漏尿，属于哪种尿失禁
   A. 真性尿失禁
   B. 急迫性尿失禁
   C. 压力性尿失禁
   D. 充溢性尿失禁
   E. 混合型尿失禁

5. 尿比重反映的是
   A. 肾小球滤过功能
   B. 肾小管和集合管的浓缩功能
   C. 肾小球的灌注功能
   D. 肾的解毒功能
   E. 肾的排泄功能

【X 型题】

1. 可以了解肾功能的检查包括
   A. KUB 平片
   B. 静脉肾盂造影
   C. 内生肌酐清除率
   D. 肾动态显像
   E. 增强 CT

2. 血清 PSA 升高，见于
　　A. 前列腺癌
　　B. 前列腺增生
　　C. 急性尿潴留
　　D. 女性泌尿系感染
　　E. 前列腺炎

三、问答题

　　1. 血尿的鉴别诊断是什么？按诊断顺序描述。
　　2. 尿失禁的分型是什么？
　　3. 什么是 PSA？PSA 升高的意义是什么？

选择题参考答案

【A 型题】
1. A　　2. B　　3. D　　4. C　　5. B
【X 型题】
1. BCDE　　2. ABCE

（席志军）

第四十七章 泌尿、男性生殖系统先天性畸形

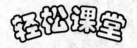

第一节 概 述

泌尿男性生殖系畸形是人体最常见的畸形。

泌尿男性生殖系器官源自中胚层，人胚肾的发育分为三个阶段，即前肾、中肾和后肾。前肾在人类无意义，中肾大部分退化，仅尾端小部分中肾小管形成男性泌尿生殖道的一部分。

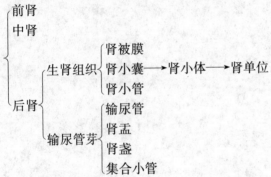

膀胱、尿道自泄殖腔发生，睾丸自中肾内侧与之平行纵列的生殖嵴发生。与之相邻的中肾管发育为附睾的输出小管、附睾管、输精管和精囊。

第二节 先天性畸形

一、肾盂输尿管连接部梗阻

肾盂输尿管连接部梗阻（ureteropelvic junction obstruction，UPJO）是引起肾积水的一种常见的上尿路梗阻性疾病，可见于各个年龄组，是儿童和青少年肾积水的常见原因，左侧多见。

1. 病因 {
管腔内在因素：肾盂输尿管连接部狭窄、瓣膜及输尿管高位开口等
管腔外在因素：迷走血管及纤维索条压迫等
动力性梗阻
}

连接部狭窄是肾盂输尿管连接部梗阻的最常见原因。

2. 临床表现
- 婴幼儿常以腹部无痛性肿块就诊
- 大量饮水后出现腰痛是本病的常见表现
- 继发结石的患者可有肾绞痛发作
- 尿路感染多发生于儿童
- 双侧病变发展到晚期可有肾功能不全表现

3. 诊断
- 超声可发现肾积水
- 尿路造影、CTU（CT 尿路成像）或 MRU（磁共振水成像）均可确诊，可了解病变是一侧还是两侧以及是否存在其他并发症
- 放射性核素肾显像可了解肾功能及梗阻程度

4. 治疗
- 主要目的是解除梗阻、保护患肾功能
- 轻微肾积水，肾盏无明显扩张者可定期随访观察，无需手术
- 积水较重或有肾功能损害合并有感染、结石者应予治疗，方法主要为肾盂成形术

二、尿道下裂

尿道异位开口于尿道腹侧，称为尿道下裂（hypospadias），是小儿泌尿系统中的常见畸形。根据尿道开口的部位，可分为 4 型。其中以阴茎头型及阴茎型占多数。患儿常伴有阴茎下弯。

1. 临床表现
- 阴茎头型尿道下裂尿道口位于冠状沟腹侧，可并发尿道狭窄，多不影响性交及排尿
- 阴茎型尿道下裂尿道口位于冠状沟至阴茎阴囊交界处的任何部位的腹侧，阴茎下弯严重者影响性交及站立位排尿
- 阴茎阴囊型尿道下裂尿道口位于阴囊的正中线上，阴囊常呈分裂状似女性大阴唇，阴茎下弯严重，需蹲位排尿
- 会阴型尿道下裂尿道口位于会阴部，阴囊分裂、发育不全，可合并隐睾，阴茎小而弯曲，极似肥大的阴蒂，整个生殖器发育似女性外阴，常被误认为女性

尿道下裂其尿道开口越靠近阴囊者并发隐睾和腹股沟斜疝的发生率越高。

2. 诊断
- 阴茎头型和阴茎型的诊断比较容易，凭外观特点即可诊断
- 阴茎阴囊型和会阴型尿道下裂则应注意与女性假两性畸形及真两性畸形相鉴别，特别是合并隐睾者。对可疑者应行染色体检查

3. 治疗
- 手术治疗：最好在入学前完成
- 手术目的：矫正阴茎下弯，使尿道口恢复或接近正常阴茎头的位置，使小儿能站立排尿和成年后进行性生活

三、隐睾症

隐睾（cryptorchidism）是指一侧或双侧睾丸下降异常，不能降至同侧阴囊内，又称睾丸下降不全，是小儿最常见的男性生殖系统先天性疾病之一。隐睾可停留在腹腔内、腹膜后、腹股沟管或阴囊入口处。隐睾易发生恶变，尤其是位于腹膜后者，隐睾恶变的概率较普通人高 20～35 倍。隐睾可导致精子发生障碍。

1. 临床表现：无自觉症状，多以自幼阴囊空虚为主诉。

2. 诊断
- 多数隐睾可通过仔细触诊扪及
- B 超、CT 及 MRI 有助于确定腹膜后或腹腔内隐睾的位置

3. 治疗 {
对出生 1 年后仍未降入阴囊的隐睾应着手治疗
肌内注射绒毛膜性腺激素（HCG）有可能促进睾丸的下降
手术治疗：睾丸下降固定术是主要方法，应在 2 岁以前完成
}

四、包皮过长和包茎

{
阴茎头完全被包皮包裹，但能上翻露出尿道口及阴茎头，称为包皮过长（redundant pre-puce）

包皮口狭小或包皮与阴茎头粘连，使包皮不能上翻露出尿道口和阴茎头，称为包茎（phimosis）

包茎和包皮过长的危害主要有引发炎症、形成包皮结石，长期慢性刺激可诱发感染、尿道狭窄、白斑病及癌变
}

1. 临床表现 {
如伴发阴茎头包皮炎，可表现为排尿次数明显增多
积聚的包皮垢于冠状沟处隔着包皮显示略呈白色的小肿块，可被误认为肿瘤
有的包皮口小如针眼，排尿时尿液先积聚在包皮腔内，使包皮如囊肿样膨大
包茎患者包皮被翻转至阴茎头上方，若未及时复位，可形成包皮嵌顿，如不及时治疗可发生阴茎头坏死
}

2. 诊断：查体即可明确诊断。

3. 治疗 {
包皮过长能上翻者可经常清洗包皮，保持包皮腔内卫生清洁，预防感染
小儿的包茎可扩大包皮口，将包皮反复上翻并复位，以利于阴茎头外露
成人的包茎则需行包皮环切术
包皮嵌顿须紧急施行手法复位，必要时做包皮背侧切开术
}

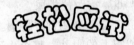

【A 型题】

1. 女，25 岁，双侧肾盂输尿管连接部梗阻，B 超示右侧肾重度积水，左肾轻度积水，静脉肾盂造影示右肾不显影，左肾轻度积水，功能正常。首先的处理是
   A. 右肾盂输尿管成型术
   B. 右肾切除术
   C. 右肾造瘘
   D. 左肾切除术
   E. 左肾造瘘术

2. 对于先天性肾盂输尿管连接部梗阻的原因，下述哪一项是**不正确**的
   A. 先天性狭窄
   B. 异位血管压迫
   C. 纤维束压迫
   D. 动力性梗阻

E. 输尿管息肉梗阻

3. 腹内隐睾恶变机会是腹股沟隐睾的
   A. 2 倍
   B. 4 倍
   C. 8 倍
   D. 16 倍
   E. 20 倍

4. 19 岁男性，门诊查体时发现右侧阴囊空虚，未发现腹股沟及阴囊上方包块，首选的辅助检查是
   A. B 超
   B. CT
   C. MRI
   D. 静脉肾盂造影
   E. 腹腔镜

5. 5 岁男性患儿，门诊查体时发现左阴囊空虚，左腹股沟可触及一包块，首先考虑的

诊断

A. 左睾丸鞘膜积液

B. 左睾丸扭转

C. 左精索静脉曲张

D. 左隐睾

E. 左睾丸肿瘤

6. 包皮口狭窄最佳治疗方案是

A. 导尿

B. 包皮环切术

C. 膀胱造瘘术

D. 肾造瘘

E. 保守治疗

选择题参考答案

【A 型题】

1. A　　2. E　　3. B　　4. A　　5. D　　6. B

（林　键　何志嵩）

轻松课堂

第一节　肾损伤

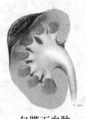

1. 病因 ┫ 闭合性：直接或间接暴力所致
开放性：常伴有胸、腹部其他脏器损伤
医源性

包膜下血肿　　　肾实质裂伤

2. 病理 ┫ 肾挫伤：损伤较轻，可有镜下血尿
肾部分裂伤：可发生在近包膜部分或近集合系统部位
肾全层裂伤：肾实质全层破裂，常引起广泛肾周血肿、血尿和尿外渗
肾蒂损伤：少见，可引起大出血、休克，后果严重

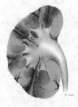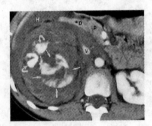

3. 临床表现 ┫ 休克
血尿：镜下或肉眼
疼痛
腰腹部肿块
发热

4. 诊断 ┫ 病史与体格检查
实验室检查：血、尿常规等
影像学检查：超声，CT，MRI，IVU，动脉造影等。一般不行逆行造影

多发肾裂伤图示及CT所见

5. 治疗

（1）紧急处理：复苏，输血补液，纠正休克，严密观察

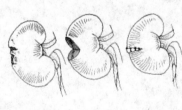

（2）非手术治疗（损伤较轻者） ┫ 绝对卧床2～4周
密切观察
补充血容量和热量
预防感染
止痛镇静

（3）手术治疗

适用于 ┫ 开放性肾损伤：几乎都要手术探查
严重肾部分裂伤、肾全层裂伤、肾破裂伤和肾蒂损伤
伴有胸腹腔脏器损伤的病例

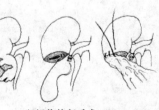

肾损伤修复手术

需尽早手术探查 ┫ 休克经治疗后未见好转
血尿持续加重，血红蛋白持续下降
腰腹部肿块范围增大
怀疑有腹腔脏器损伤

（4）处理并发症

手术方式 { 肾修补术
肾部分切除术
肾切除术

第二节　输尿管损伤

1. 病因

医源性损伤 { 腔外手术损伤：多为妇科或结、直肠手术损伤
腔内器械损伤：多为输尿管镜损伤
放射性损伤：盆腔放疗引起

外伤性损伤：少见。

2. 病理 { 挫伤
穿孔
结扎钳夹
切断或切开
撕脱
缺血、坏死

3. 临床表现 { 血尿
梗阻：造成肾积水
尿外渗：继发感染
尿瘘

4. 诊断与鉴别诊断

（1）注意术中手术野有无渗尿。

（2）静脉注射靛胭脂。

（3）静脉尿路造影、逆行肾盂造影、超声、放射性核素肾显像、CT。

（4）鉴别诊断：膀胱阴道瘘，急性肾小管坏死。

5. 治疗

（1）小损伤无需特殊处理，或留置双J管。

（2）输尿管缺损较短可行端端吻合术，下段损伤宜行输尿管膀胱吻合术。

（3）缺损段较长，考虑行自体肾移植、回肠代输尿管或输尿管皮肤造口术。

（4）处理晚期并发症。

第三节　膀胱损伤

1. 病因 { 闭合性损伤：发生于膀胱充盈时
开放性损伤
医源性损伤
自发性破裂：有病变的膀胱过度膨胀

2. 病理 { 膀胱挫伤
膀胱破裂 { 腹膜外型：尿液外渗至膀胱周围及耻骨后间隙
腹膜内型：尿液流入腹腔，急性腹膜炎

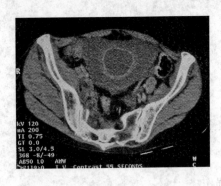

3. 临床表现：休克，排尿困难和血尿，腹痛，尿瘘。

4. 诊断 { 病史与体检
　　　　导尿试验：液体出入量差异大，提示膀胱破裂
　　　　膀胱造影或 CT：造影剂外漏

5.

治疗 { 紧急处理：抗休克、预防感染
　　　非手术治疗：适于微小损伤，留置尿管 7～10 天
　　　手术修补
　　　膀胱瘘修补

第四节　尿道损伤

尿道损伤是泌尿系统最常见的损伤，多见于青壮年男性。

尿道四部分：前尿道包括球部和阴茎（悬垂）部，后尿道包括前列腺部和膜部。

球部和膜部损伤最为多见。

一、前尿道损伤

1. 病因和病理：骑跨伤容易损伤尿道球部。

损伤程度 { 挫伤
　　　　　裂伤
　　　　　断裂

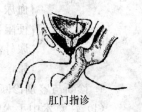

肛门指诊

2. 临床表现 { 尿道出血
　　　　　　疼痛
　　　　　　排尿困难：尿道完全断裂可发生尿潴留
　　　　　　血肿及瘀斑
　　　　　　尿外渗

3. 诊断 { 病史和体检
　　　　诊断性导尿：如进入膀胱，提示损伤不严重，留置 10～14 天；如受阻，
　　　　　表明尿道断裂
　　　　尿道造影：有造影剂外渗

4. 治疗 { 轻度损伤：一般不需处理，必要时留置尿管 1 周
　　　　严重损伤：如能插入尿管，留置 2 周；完全断裂者行尿道断端吻合术；条件不允许，
　　　　　行耻骨上膀胱穿刺造瘘，3 个月后再修补尿道
　　　　并发症处理

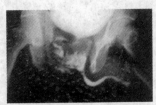

尿道造影

二、后尿道损伤

1. 病因和病理：骨盆骨折容易损伤尿道膜部。

2. 临床表现 { 休克
　　　　　　疼痛
　　　　　　尿道出血：少见
　　　　　　排尿困难：可有急性尿潴留
　　　　　　尿外渗：耻骨后间隙和膀胱周围

3. 诊断 {病史和体检：直肠指诊前列腺有浮动感
X线检查：显示骨盆骨折，必要时尿道造影

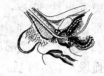

4. 治疗 {紧急处理：防治休克
插导尿管：对损伤较轻的病人试插导尿管
手术治疗：尿道会师术，如情况不允许，(1)用手指将尿道探条引入膀胱 (2)将普通导尿管套在尿道探条尖端上带出尿道
先行膀胱造瘘
并发症处理：尿道狭窄、尿道直肠瘘等

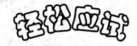

【A 型题】

1. 泌尿生殖系统外伤中，男性最易受伤的部位是
   A. 尿道
   B. 阴茎
   C. 膀胱
   D. 输尿管
   E. 肾

2. 男性，40 岁，夜间走路不慎，一条腿滑入阴沟中，会阴部骑跨沟沿上，尿道口流血，导尿失败，诊为尿道损伤，其部位是
   A. 前列腺部
   B. 尿道膜部
   C. 尿道球部
   D. 阴茎悬垂部
   E. 膀胱

3. 男，30 岁。因车祸造成骨盆骨折，不能排尿 6 小时，经检查证实尿道断裂，血尿外渗的范围最可能在
   A. 会阴部皮肤
   B. 下腹部皮肤
   C. 耻骨后膀胱周围
   D. 阴囊
   E. 腹腔内

4. 女性，45 岁，行子宫切除术后第 5 天出现发热，伤口积液并阴道内持续漏尿，考虑术中损伤输尿管，此时应采取的处理措施**不包括**
   A. 静脉尿路造影，了解损伤部位及梗阻情况
   B. 患侧逆行造影，必要时置入内支架管

C. 即刻手术，修复损伤部位
D. 彻底引流外渗尿液，抗感染治疗
E. 先行患肾造口，3 个月后再行修复术

5. 依据肾损伤的类型，哪一种对病人危害最大
   A. 肾挫伤
   B. 肾部分裂伤
   C. 肾全层裂伤
   D. 肾盂，输尿管裂伤
   E. 肾蒂血管断裂

6. 26 岁男性患者，骑跨伤后不能自行尿，尿外口滴血 3 小时入院。检查：会阴部、阴囊肿胀呈紫色，试行插导尿管不能插入膀胱。合理的治疗是
   A. 耻骨上膀胱造瘘
   B. 尿道会师术
   C. 局部热敷
   D. 会阴切开清除血肿，行尿道对端吻合术
   E. 单纯抗感染治疗

7. 男性骨盆骨折最易损伤泌尿系统的部位是
   A. 尿道球部
   B. 尿道膜部
   C. 尿道阴茎部
   D. 前列腺尿道部
   E. 膀胱颈

8. 怀疑肾损伤时，可以考虑行下列影像学检查，**除了**
   A. CT
   B. MRI
   C. B 超
   D. 逆行肾盂造影
   E. IVU

9. 患者男性 30 岁，半小时前墙倒砸伤下腹部。检查：血压 110/70mmHg，心率 85 次/分。下腹部压痛（＋），导尿有大量血尿。4 小时后，尿量仅有 100ml，为血性，同时病人腹痛加重，逐渐蔓延至全腹，移动性浊音可疑阳性，最可能的诊断是

A. 膀胱腹膜内破裂

B. 膀胱腹膜外破裂

C. 尿道膜部挫裂伤

D. 尿道膜部断裂伤

E. 尿道球部挫裂伤

10. 输尿管损伤最常见原因

A. 腰腹部直接暴力

B. 医源性

C. 枪弹伤

D. 输尿管结石

E. 刀刺伤

选择题参考答案

【A 型题】

1. A   2. C   3. C   4. C   5. E   6. D   7. B   8. D   9. A   10. B

（肖云翔）

第四十九章 泌尿、男性生殖系统感染

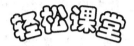

第一节 概 论

泌尿、男性生殖系统感染是致病菌侵入泌尿、男性生殖系统内繁殖而引起的炎症。

1. 分类：泌尿系感染又称尿路感染，分为

$\Big\{$ 上尿路感染：肾盂肾炎、输尿管炎
下尿路感染：膀胱炎、尿道炎

2. 病原微生物：多为肠道细菌，60%～80%为大肠埃希菌。结核分枝杆菌、淋病奈瑟菌所致感染属特异性感染。

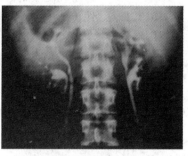

X线造影示：右输尿管梗阻

3. 发病机制 $\Big\{$ 正常人的尿路黏膜及尿液对感染有防御功能
致病菌破坏上述防御机制引起尿路感染

4. 感染诱发因素 $\Bigg\{$ 梗阻
机体抗病能力减弱
医源性因素
女性尿道较短，易导致上行感染

5. 感染途径：上行感染和血行感染最常见。

$\Bigg\{$ 上行感染：致病菌──→膀胱──→输尿管──→肾
　　女性、婴幼儿多见，致病菌多为大肠埃希菌
血行感染：较少见，免疫功能低下时易发病，多见肾皮质感染，致病菌多为金黄色葡萄球菌
淋巴感染：致病菌由邻近器官经淋巴管传播至泌尿生殖系统
直接感染：由邻近器官直接蔓延至泌尿生殖系统

6. 诊断方法：尿中找到细菌或白细胞。

$\Bigg\{$ 尿标本的采集：①中段尿，②导尿，③耻骨上穿刺取尿
尿液镜检：白细胞>5 个/HP
细菌培养和菌落计数：$>10^5$/ml 感染，10^4～10^5/ml 可疑，$<10^4$/ml 污染
感染的定位检查：明确上下尿路感染
影像学和尿动力检查：为寻找感染诱因必要时可行影像学和尿动力检查

7. 治疗原则
- 明确感染性质：依据尿细菌培养和药敏试验给予针对性治疗
- 鉴别上尿路感染还是下尿路感染
- 明确血行感染还是上行感染：血行感染症状重，常需静脉给药；上行感染症状轻，可口服给药
- 有无泌尿系梗阻
- 有无泌尿系感染诱发因素
- 测定尿 pH 值
- 正确使用抗菌药物：抗菌药物应持续使用到症状消失，尿培养转阴后 2 周

第二节　上尿路感染

一、急性肾盂肾炎

1. 定义：肾盂和肾实质的急性细菌性炎症。多为上行感染，女性多于男性。
2. 致病菌：大肠埃希菌、其他肠杆菌及革兰阳性细菌。
3. 病理：急性期肾肿大及水肿，肾盂黏膜充血水肿，化脓灶愈合后形成纤维化瘢痕。
4. 临床表现
- 发热：伴有全身症状
- 腰痛
- 膀胱刺激症状
5. 诊断：典型的临床表现，尿液检查，尿细菌培养，血白细胞计数升高。进一步查明有无诱发因素。
6. 治疗
- 全身治疗：休息、输液、多饮水
- 抗菌药物治疗：疗程 7～14 天，静脉用药在体温正常，症状改善，尿培养转阴后改口服治疗
- 对症治疗：缓解膀胱刺激症状

二、肾积脓

1. 定义：肾实质感染所致广泛的化脓性病变，或尿路梗阻后肾盂肾盏积水、感染而形成一个积聚脓液的囊腔。
2. 致病菌：革兰阳性球菌、革兰阴性杆菌或结核杆菌。多在尿路梗阻基础上发生。
3. 临床表现：高热、腰痛等全身症状为主，可有膀胱刺激症状。
4. 诊断：临床症状，超声及影像学检查。
5. 治疗：抗感染、支持治疗；肾穿刺造瘘；必要时肾切除术。

三、肾皮质多发性脓肿

1. 定义：肾皮质形成多发性小脓肿称为肾疖，小脓肿融合而形成大块化脓组织称为肾痈。
2. 致病菌：多为金黄色葡萄球菌。多数由远处感染病灶经血运播散引起。
3. 临床表现：畏寒、高热、腰痛等，无膀胱刺激症状。
4. 诊断：临床症状，白细胞升高，超声及 CT 检查。
5. 治疗：抗感染、支持治疗；穿刺或切开引流脓肿；必要时肾切除术。

四、肾周围炎

1. 定义：肾周围组织的化脓性炎症称为肾周围炎。

2. 致病菌：多为金黄色葡萄球菌和大肠埃希菌。多数由肾痈和肾表面脓肿直接感染所致。

3. 临床表现：畏寒、高热、腰痛等，局部压痛明显。

4. 诊断：临床症状，超声及 CT 检查，脓肿形成后穿刺可抽得脓液。

5. 治疗：未形成脓肿之前抗感染治疗；脓肿形成应穿刺或切开引流。

第三节　下尿路感染

一、急性细菌性膀胱炎

膀胱炎致病菌以大肠杆菌数最常见。女性尿道的解剖特点是女性膀胱炎发病率高于男性的主要原因。

1. 病理：尿道内口或三角区最明显，膀胱黏膜充血、水肿或浅表溃疡。

2. 临床表现：发病突然，排尿时尿道有烧灼痛、尿频、尿急。严重时伴急迫性尿失禁。可伴有血尿。

3. 诊断：主要根据病史、体征以及尿液检查。中段尿液检查可见多量白细胞及红细胞。中段尿细菌培养菌落计数大于 100 000 或抗生素敏感试验，为治疗提供准确依据。

4. 鉴别：应与尿道炎或阴道炎等鉴别。

5. 治疗：①多饮水，口服碳酸氢钠或枸橼酸钾等碱化尿液，减轻尿路刺激症状。②根据致病菌属，选用合适的抗生素。③绝经期女性反复感染可用雌激素改善局部环境。

二、慢性细菌性膀胱炎

慢性细菌性膀胱炎多继发于良性前列腺增生、尿道狭窄、膀胱结石、异物等。

1. 病理：膀胱黏膜苍白或增厚，偶见溃疡。

2. 临床表现：病程缓慢，反复发作或持续出现的尿频、尿急、尿痛，时轻时重。可见尿液混浊。

3. 诊断：①依据病史和临床表现。②必须考虑反复发作或持续存在的原因，否则难以彻底治疗。

4. 鉴别：①男性患者需除外前列腺精囊炎等情况；女性患者应排除阴道炎等情况。②慢性膀胱炎的患者应高度警惕泌尿系结核的可能。

5. 治疗：应用抗生素，处理原发病因。加强全身支持，增进营养。

三、尿道炎

（一）淋菌性尿道炎

由淋病奈瑟菌感染所致的泌尿生殖系统化脓性炎性疾病。淋球菌通常寄居于黏膜表面的柱状上皮细胞内，主要通过性接触直接传染。

1. 临床表现：尿道炎 ｛ 出现尿道口红肿，黏稠脓性分泌物自尿道口溢出 / 有尿频、尿急及尿痛等尿道刺激症状 / 腹股沟淋巴结可肿痛

2. 诊断 ｛ 不洁性交史 / 临床症状 / 尿道分泌物涂片找到革兰阴性双球菌

3. 治疗 { 以青霉素类药物为主，或选择头孢菌素类和氟喹诺酮类抗生素
一般以 7~14 天为一疗程
配偶应同时治疗

（二）非淋菌性尿道炎

由支原体、衣原体等引起的最常见的性传播疾病之一。在某些地区已经超过淋病，位居性病之首。

1. 临床表现：感染 1 周后发病，有尿道刺痒、疼痛或烧灼感。尿道分泌物较稀薄。
2. 诊断：主要依据不洁性交史、临床症状及尿道分泌物衣原体、支原体培养结果。
3. 治疗：常用米诺环素（美满霉素）、红霉素或喹诺酮类抗生素。配偶应同时治疗。

第四节　男性生殖系统感染

一、急性细菌性前列腺炎

为经尿道操作引起的尿道上行感染、血行感染以及急性膀胱炎等继发感染。

1. 临床表现 { 发病突然，多数患者可出现全身感染中毒症状
尿频、尿急、排尿痛，以及会阴胀痛
可发生急性尿潴留

2. 诊断：①主要根据病史和急性感染史。②直肠指诊前列腺肿胀明显伴压痛。

3. 治疗 { 卧床休息，静脉应用抗生素，积极对症治疗
发生急性尿潴留时可行耻骨上膀胱造瘘引流尿液

二、慢性前列腺炎

（一）慢性细菌性前列腺炎

主要为经尿道逆行感染。大多数患者没有急性前列腺炎的发作史。

1. 临床表现：主要表现为盆腔痛和以尿频、尿急、排尿痛为主的下尿路症状。
2. 诊断：主要根据病史和前列腺按摩液中致病菌的存在。

3. 治疗：强调综合治疗 { 应用抗生素、α 受体阻滞剂或植物制剂
建立良好的生活习惯和规律的性生活

（二）慢性非细菌性前列腺炎

大多数前列腺炎患者属于此类。致病原不清。

1. 临床表现：类似慢性细菌性前列腺炎。
2. 诊断：主要根据病史和前列腺按摩液中无致病菌的存在。
3. 治疗：治疗周期较长。应用抗生素、α 受体阻滞剂或植物制剂缓解症状。

三、急性附睾炎

常由泌尿系感染或前列腺炎扩散所致。

1. 临床表现：发病突然，可出现全身感染中毒症状。患侧阴囊肿痛明显。

　2. 诊断 {主要根据病史和查体结果
附睾肿大，压痛明显
应与睾丸扭转鉴别

　3. 治疗 {卧床休息，托高阴囊
口服或静脉应用抗生素
脓肿形成则切开引流

四、慢性附睾炎

多由急性附睾炎治疗不彻底而形成。部分病人无急性炎症过程。

1. 临床表现：患侧阴囊肿胀、不适，或可触及结节。

2. 诊断 {主要根据病史和查体结果
附睾较硬，呈结节状，有压痛
应与结核性附睾炎鉴别

3. 治疗 {托高阴囊
对症治疗
必要时手术切除附睾结节

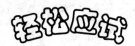

选择题

【A 型题】

1. 女性泌尿系感染最常见的途径是
   A. 血行感染
   B. 上行感染
   C. 淋巴感染
   D. 直接感染
   E. 继发感染

2. 尿路感染常见的致病菌是
   A. 金黄色葡萄球菌
   B. 链球菌
   C. 大肠埃希菌
   D. 结核菌
   E. 肺炎球菌

3. 肾积脓多由于下列哪种情况引起
   A. 尿路梗阻
   B. 尿路感染
   C. 肾结核
   D. 肾周围炎
   E. 前列腺炎

4. 急性细菌性膀胱炎患者出现血尿症状时**不应该**进行下列哪项检查
   A. 尿培养
   B. 妇科检查
   C. 膀胱镜检查
   D. 尿常规检查
   E. 腹部超声检查

5. 淋菌性尿道炎患者的治疗要点**不包括**下列哪项
   A. 积极抗感染治疗
   B. 抗感染治疗应该以青霉素类药物为主
   C. 同时治疗配偶
   D. 膀胱造瘘引流尿液
   E. 必要时行尿道扩张

6. 慢性非细菌前列腺炎的描述下列哪一项**不正确**
   A. 慢性前列腺炎的主要患者群
   B. 盆腔区域疼痛明显
   C. 下尿路症状明显
   D. 不合并性功能障碍

E. 应避免盆腔充血

选择题参考答案

【A 型题】

1. B   2. C   3. A   4. C   5. D   6. D

(李　昕　张祥华)

第五十章 泌尿、男性生殖系统结核

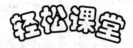

第一节 泌尿系统结核

1. 病理

（1）病理肾结核：绝大多数肾结核来自肺结核。结核杆菌经血行感染进入肾，主要在双侧肾皮质的肾小球周围毛细血管丛内，形成多发性微小结核病灶。这种早期微小结核病变可以全部自行愈合，临床上常不出现症状，称为病理肾结核。

（2）临床肾结核：当病人免疫能力低下，细菌数量大或毒力较强时，肾皮质内的病灶不愈合且逐渐扩大，因结核杆菌经肾小管到达髓质的肾小管祥处，而发展为肾髓质结核。病变在肾髓质继续发展，穿破肾乳头到达肾盏、肾盂，发生结核性肾盂肾炎，出现临床症状及影像学改变，称为临床肾结核。其绝大多数为单侧病变。

肾结核：肾皮质内多发性结核结节──→干
　　酪样脓肿──→空洞性溃疡──→脓肿或结
　　核性脓肾；结核钙化斑块──→全肾钙化
　　──→肾自截

输尿管结核：黏膜、黏膜下层结核结节、
　　溃疡、肉芽肿和纤维化──→管壁纤维化
　　增粗变硬，管腔节段性狭窄──→肾积水
　　──→结核性脓肾

膀胱结核：黏膜充血、水肿，散在结核结
　　节──→溃疡、肉芽肿──→膀胱壁广泛纤
　　维化和瘢痕收缩──→挛缩膀胱

结核结节和　　结核性空洞　　闭合性干酪　　全肾充满干酪样
干酪样病灶　　与肾盏相通　　样脓肿　　钙化物质

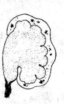
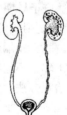
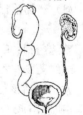

结核性脓肾　　　肾结核合并　　　肾结核合并对
　　　　　　　挛缩膀胱　　　（健）侧肾积水

2. 临床表现：常发生于 20～40 岁的青壮年，男性较女性多见。约 90％为单侧性。

尿频、尿急、尿痛：是肾结核的典型症状之一
血尿：是肾结核的重要症状，常为终末血尿
脓尿
腰痛和肿块
男性生殖系统结核：肾结核男性病人中有 50％～70％合并生殖系统结核
全身症状：肾结核病人的全身症状常不明显

3. 诊断

(1) 尿检查：尿沉淀涂片抗酸染色 50%～70% 的病例可找到抗酸杆菌。抗酸杆菌不应作为诊断肾结核的唯一依据。尿结核分枝杆菌培养时间长（4～8周），但结果可靠。

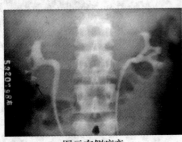

图示右侧病变

(2) 影像学诊断

超声：对于中晚期病可初步确定病变部位，发现对侧肾积水及膀胱有无挛缩

X线检查

KUB：病肾局灶或斑点状钙化影或全肾广泛钙化

IVU：分侧肾功能、病变程度与范围

逆行尿路造影：病肾空洞性破坏，输尿管僵硬、狭窄

CT 和 MRI：显示扩大的肾盏肾盂、皮质空洞及钙化灶，对侧肾积水

(3) 膀胱镜检查：膀胱黏膜充血、水肿、浅黄色结核结节、结核性溃疡、肉芽肿及瘢痕等病变，以膀胱三角区和病侧输尿管口周围较为明显。膀胱挛缩容量小于 50ml 或有急性膀胱炎时，不宜作膀胱镜检查。

延误肾结核诊断的原因：①满足于膀胱炎的诊治，长时间使用一般抗感染药物而疗效不佳时，却未进一步追查引起膀胱炎的原因。②发现男性生殖系统结核，尤其附睾结核，而不了解男性生殖系统结核常与肾结核同时存在。

4. 鉴别诊断：与非特异性膀胱炎和泌尿系统其他引起血尿的疾病进行鉴别。

结核性膀胱炎：症状常以尿频开始，膀胱刺激症状长期存在并进行性加重，一般抗生素治疗无效

非特异性膀胱炎：多见于女性，发病突然，开始即有显著的膀胱刺激症状，经抗感染治疗后症状很快缓解或消失，易反复发作

肾结核的血尿：常在膀胱刺激症状存在一段时间后才出现，以终末血尿多见

5. 治疗

(1) 药物治疗：适应于早期肾结核，如尿中有结核杆菌而影像学上肾盏、肾盂无明显改变，或仅见1～2个肾盏呈不规则虫蛀状。

首选药物：吡嗪酰胺、异烟肼、利福平和链霉素等杀菌药物。

二线药物：乙胺丁醇、环丝氨酸、乙硫异烟胺。

常用抗结核药物治疗方法：

吡嗪酰胺 1.0～1.5g/d（2个月为限，避免肝毒性）

异烟肼 300mg/d

利福平 600mg/d

维生素 C 1.0g/d

维生素 B_6 60mg/d

服药期间应同时服用保肝药物，并定期检查肝功能。

药物治疗原则：联合、足量、疗程足够，早期病例用药 6～9个月，有可能治愈。

(2) 手术治疗：凡药物治疗 6～9个月无效，肾结核破坏严重者，应在药物治疗的配合下，行手术治疗。肾切除术前抗结核治疗不应少于2周。

肾切除术的适应证 {
肾结核破坏严重，而对侧肾正常，应切除患肾

双侧肾结核一侧广泛破坏呈"无功能"状态，另一侧病变较轻，在抗结核药物治疗一段时间后，择期切除严重的一侧患肾

肾结核对侧肾积水，如果积水肾功能代偿不良，应先引流肾积水，保护肾功能，待肾功能好转后再切除无功能的患肾
}

第二节　男性生殖系统结核

1. 病理：男生殖系统结核大多数继发于肾结核：后尿道感染——→前列腺、精囊病变——→输精管——→附睾和睾丸。

{
输精管结核：管腔堵塞，输精管变粗变硬，呈"串珠"状改变

附睾结核：常侵及鞘膜和阴囊壁，脓肿破溃后可形成经久不愈的窦道
}

2. 临床表现

{
前列腺、精囊结核：临床症状多不明显

附睾结核：阴囊部肿胀不适或下坠感，附睾尾或整个附睾呈硬结状，窦道
}

3. 诊断

疑有男生殖系统结核时，需全面检查泌尿系统有无结核病变。

4. 治疗

{
前列腺、精囊结核：一般用抗结核药物治疗

附睾结核：早期应用抗结核药物治疗，多数可以治愈；病变较重疗效不好，已有脓肿或有阴囊皮肤窦道形成，应在药物治疗配合下作附睾及睾丸切除术
}

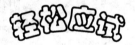

一、名词解释

1. 病理肾结核
2. 临床肾结核
3. 肾自截

二、选择题

【A型题】

1. 下列关于肾结核发病的说法哪项**不正确**
   A. 常发生于 30～50 岁的青壮年
   B. 男性较女性多见
   C. 儿童发病多在 10 岁以上
   D. 婴幼儿罕见
   E. 大约 90％为单侧性

2. 下列哪项**不是**病理性肾结核的特点
   A. 主要在肾小球周围毛细血管丛内形成多发性微小结核病灶

B. 这种早期结核病变可以全部自行愈合
C. 临床上常不出现症状
D. 不引起影像学改变
E. 在尿中查不到结核杆菌

3. 下列哪项**不是**临床肾结核的病理特点
   A. 干酪样脓肿
   B. 空洞性溃疡
   C. 脓肾
   D. 钙化形成肾结石
   E. "肾自截"或"自家肾切除"

4. 下列有关男性生殖系统结核的说法哪项**不**

正确

A. 肾结核男性患者中约有 50%~70%合并生殖系统结核

B. 含有结核杆菌的尿液可以进入生殖系统致病

C. 男生殖系统结核也可以经血行直接播散引起

D. 病变主要从前列腺、精囊开始，故临床上表现最明显的是前列腺和精囊结核

E. 输精管结核病变时，变得粗硬并呈"串珠"样改变

5. 下列有关肾结核尿液的说法哪项**不正确**

A. 一般呈酸性反应

B. 有较多红细胞和白细胞

C. 尿沉淀涂片抗酸染色约 50%~70%的病例可查到结核杆菌

D. 抗酸染色以清晨第一次尿的阳性率最高

E. 若查到抗酸杆菌即可诊断肾结核

【X 型题】

1. 肾结核患者的全身症状

A. 常有发热、盗汗等典型结核症状

B. 常见红细胞沉降率快

C. 晚期肾结核可以有贫血、虚弱，食欲

不振

D. 肾结核对侧肾积水时，可出现慢性肾功能不全的症状

E. 严重双肾结核可能突然发生无尿

2. 下列有关肾结核影像学检查的说法哪些是正确的

A. 泌尿系统平片见到局限的钙化灶应与肾结石鉴别

B. 静脉尿路造影（IVU）对肾结核治疗方案的选择必不可少

C. IVU 早期表现为肾盏失去杯形，不规则扩大或模糊变形

D. 肾结核广泛破坏肾功能丧失时，IVU 不能显示出典型的结核破坏性病变

E. CT 对诊断"肾自截"有独特意义

3. 下列关于肾结核药物治疗说法哪些正确

A. 最好用三种药物联合

B. 药量要充分、疗程要够长

C. 治疗中应每月检查尿常规和尿找结核杆菌

D. 连续 1 年尿中未找见结核杆菌称为稳定阴转

E. 轻者 5 年不复发即可认为治愈

三、问答题

1. 简述延误肾结核诊断的常见原因。
2. 简述肾结核肾切除的手术适应证。

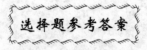

选择题参考答案

【A 型题】

1. A　　2. E　　3. D　　4. D　　5. E

【X 型题】

1. CDE　　2. ABD　　3. ABCE

（张　凯　潘柏年）

第五十一章 泌尿系统梗阻

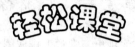

第一节 概 论

1. 梗阻病因

儿童：先天性疾病

青壮年：结石损伤、炎症

女性：盆腔疾病

老年男性：良性前列腺增生、肿瘤

2. 病理生理

基本病理改变：梗阻部位以上压力增高，尿路扩张积水，梗阻长时间如不解除，终将导致肾积水和肾衰竭。

上尿路梗阻——→肾盂积水内压升高——→肾小球滤过压降低，滤过率减少——→部分尿液通过肾盂静脉、淋巴、肾小管回流以及经肾窦向肾盂周围外渗——→肾组织缺血缺氧，肾实质逐渐萎缩变薄——→全肾成为一个无功能的巨大水囊。

急性完全性梗阻——→肾实质很快萎缩，功能丧失。

下尿路梗阻——→膀胱逼尿肌逐渐代偿增生——→形成小室或假性憩室——→肌肉萎缩变薄，容积增大——→输尿管口括约功能被破坏，尿液反流——→肾积水和肾功能损害。

泌尿系统梗阻后常见的并发症：感染、结石。

第二节 肾积水

肾积水容量超过 1000ml 或小儿超过 24 小时尿液总量时，称为巨大肾积水。

1. 临床表现：由于原发病因、梗阻部位、程度和时间长短不同，肾积水的临床表现也不一样或全无症状。急性梗阻时，可出现肾绞痛、恶心、呕吐、肾区压痛等。

2. 诊断：除确定肾积水存在及程度，还应查明引起积水的病因、梗阻部位、有无感染及肾功能损害情况。

影像学检查：超声——→是实性肿块还是肾积水、积水程度和肾皮质萎缩情况；泌尿系统平片——→尿路结石影及积水增大的肾轮廓；静脉尿路造影——→早期可见肾盏、肾盂扩张，肾盏杯口消失或呈囊状显影；当肾功能减退时，肾实质显影时间延长，显影不清楚；逆行肾盂造影——→较清晰的肾积水影像，有引起严重感染的危险；MRI 水成像——→可以代替逆行肾盂造影；CT——→清楚地显示肾积水程度和肾实质萎缩情况，对输尿管行三维成像可以确定梗阻的部位及病因。

利尿肾图——→对判定上尿路有无梗阻及梗阻的性质有一定帮助。

内镜检查对部分腔内病变引起的梗阻可明确诊断，有些病变可同时治疗。

3. 治疗：最根本的治疗措施是除去病因，肾功能损害较轻者常可恢复。

如果病人病情较危重，不允许作较大手术或梗阻暂时不能除去时，可在 B 超引导下经皮肾穿刺造瘘或放置双 J 形输尿管导管；重度肾积水，肾实质显著破坏、萎缩、引起肾性高血压或合并严重感染，肾功能严重丧失，而对侧肾功能正常时，可切除病肾。

第三节　尿潴留

尿潴留：指膀胱内充满尿液而不能排出，常常由排尿困难发展到一定程度引起，分为急性与慢性两种。急性者发病突然，病人十分痛苦，需急诊处理。慢性者发病缓慢，病人无明显痛苦。

尿潴留的病因：可分为机械性和动力性梗阻两类，机械性梗阻病变最多见。

诊断：根据病史及典型临床表现；体格检查时耻骨上区常可见到半球形膨胀的膀胱，用手按压有明显尿意，叩诊为实音；B 超可以明确诊断。

治疗：急性尿潴留的治疗原则是解除病因，恢复排尿。如病因不明或梗阻一时难以解除，应先引流膀胱尿液解除病痛，急诊处理可行导尿术，不能插入导尿管时，可行耻骨上膀胱穿刺造瘘。慢性尿潴留若为机械性梗阻病变引起，有上尿路扩张肾积水、肾功能损害者，应先行膀胱尿液引流，待肾积水缓解、肾功能改善，经检查病因明确后，针对病因择期手术或采取其他方法治疗，解除梗阻。

第四节　良性前列腺增生

1. 病因：老年和有功能的睾丸，是前列腺增生症发病的两个重要因素。

2. 病理：前列腺增生主要发生于前列腺尿道周围移行带。增生腺体突向后尿道，使前列腺尿道伸长、弯曲、受压变窄，尿道阻力增加，引起排尿困难。前列腺内尤其是围绕膀胱颈部的平滑肌内含有丰富的 α 肾上腺素能受体，这些受体的激活使该处平滑肌收缩，可明显增加前列腺尿道的阻力。

前列腺增生及 α 肾上腺素能受体兴奋──→膀胱出口梗阻──→①逼尿肌代偿性肥大，膀胱壁出现小梁小室或假性憩室；②逼尿肌不稳定收缩，患者有明显尿频、尿急和急迫性尿失禁──→逼尿肌萎缩──→膀胱不能排空而出现残余尿──→膀胱壁变薄，膀胱无张力扩大──→充溢性尿失禁或无症状慢性尿潴留──→尿液反流──→上尿路积水及肾功能损害。

继发感染和结石形成。

3. 临床表现：前列腺增生症多在 50 岁以后出现症状。症状与前列腺体积大小不完全成比例。

尿频是前列腺增生患者最常见的早期症状，夜间更为明显。尿频的原因：早期是因增生的前列腺充血刺激引起；膀胱有效容量减少，尿频逐渐加重；膀胱顺应性降低或逼尿肌不稳定，尿频更为明显。

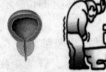

排尿困难是前列腺增生最重要的症状，发展缓慢。可出现急性或慢性尿潴留。

4. 诊断
- 直肠指诊
- 超声：显示前列腺大小、形态、测定膀胱残余尿
- 尿流率检查：排尿量在 150～200ml，如最大尿流率<15ml/s 表明排尿不畅；如<10ml/s 则表明梗阻较为严重，常是手术指征之一
- 前列腺特异抗原（PSA）：血清正常值为 4ng/ml，对排除前列腺癌有帮助

5. 治疗

（1）观察等待：症状较轻，不影响生活与睡眠，一般无需治疗，但需密切随访。

（2）药物治疗：α_1 受体对症状较轻、前列腺增生体积较小的患者有良好的疗效；5α 还原酶抑制剂可使前列腺体积部分缩小，改善排尿症状。一般在服药 3 个月之后见效，对体积较大的前列腺与 α 受体阻滞剂同时服用疗效更佳。

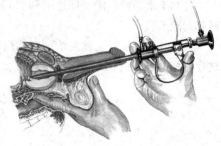

TURP

（3）手术治疗：前列腺增生梗阻严重、残余尿量较多、症状明显而药物治疗效果不好，身体状况能耐受手术者，应考虑手术治疗。

经尿道前列腺切除术（TURP）适用于绝大多数良性前列腺增生患者。

（4）其他疗法：主要是经尿道各种激光治疗等。

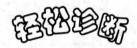

男性，65 岁。进行性排尿困难，伴尿频、尿急 5 年，加重 3 个月。患者 5 年前起排尿费力，尿线变细，伴有尿频、尿急，夜尿约 2～3 次。近 3 个月来，症状加重，出现排尿滴沥，尿频、尿急明显，伴有尿痛，夜尿 5～6 次。无肉眼血尿、无发热。

既往史：糖尿病史 10 年，药物控制血糖良好。5 年前曾出现一次脑卒中，经治疗未出现语言、肢体等后遗症。

查体：发育正常，营养良好，皮肤、巩膜无黄染，浅表淋巴结不大；心、肺、腹未见异常。

直肠指诊：前列腺增大，中央沟消失，表面光滑，质地不均匀，无硬结，无压痛。肛门括约肌张力正常。

尿常规：RBC 100 个/HP，WBC 20 个/HP。

分析步骤：

1. 诊断及诊断依据：本例经分析后初步诊断为良性前列腺增生（BPH）。

诊断依据：

（1）症状：进行性排尿困难，伴尿频、尿急已 5 年。

（2）直肠指诊：前列腺增大，中央沟消失，表面光滑。

2. 鉴别诊断

（1）膀胱颈挛缩：前列腺体积不大，膀胱镜检查可确诊。

（2）前列腺癌：本例前列腺无硬结，但仍应鉴别、排除。

（3）尿道狭窄：本例无尿道损伤及感染病史。

（4）神经源性膀胱功能障碍：病人曾有中枢神经系统损害的病史，现已恢复。

3. 进一步检查

（1）影像学检查：①泌尿系统 B 超检查：可显示前列腺体积、有无结节等（本例 B 超显示：双侧肾未见异常，膀胱壁未见异常，膀胱内未见肿物及结石，前列腺 5.0cm×5.0cm×4.0cm，突入膀胱，残余尿 100ml）。②腹部平片：可观察有无尿路结石。

（2）实验室检查：①尿流率检查可确定排尿的梗阻程度。②前列腺特异抗原（PSA）测定，有助于排除前列腺癌。

（3）尿道镜、膀胱镜检查，前列腺针吸活检：必要时可应用。

4. 治疗原则

（1）药物治疗：α受体阻滞剂、5α还原酶抑制剂

（2）手术治疗：①经尿道前列腺切除术（TURP）；②开放性手术耻骨上经膀胱或耻骨后前列腺切除术。

（3）其他疗法：①激光治疗；②经尿道球囊高压扩张术；③前列腺尿道网状支架；④经尿道热疗，如微波、射频等。

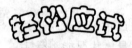

一、名词解释

1. 上尿路梗阻
2. 下尿路梗阻
3. 尿潴留

二、选择题

【A 型题】

1. 下列前列腺增生的手术适应证，**不正确**的是
   A. 双侧肾积水，肾功能不全
   B. 反复肉眼血尿
   C. 合并膀胱结石
   D. 合并神经源性膀胱功能障碍
   E. 残余尿量大

2. 下列哪项**不是**上尿路梗阻的病生理变化
   A. 肾盂积水内压升高
   B. 肾小球滤过压升高
   C. 部分尿液通过肾盂静脉、淋巴、肾小管回流
   D. 部分尿液经肾窦向肾盂周围外渗
   E. 肾小球泌尿功能得以暂时维持

3. 前列腺增生引起下尿路梗阻、膀胱功能失代偿时，以下哪项是**错误**的
   A. 膀胱逼尿肌增生，肌束纵横交叉形成小梁
   B. 形成膀胱假性憩室
   C. 输尿管口括约功能被破坏
   D. 尿液可反流到输尿管、肾盂
   E. 引起肾积水和肾功能损害

4. 诊断肾积水首选的影像学检查是
   A. 泌尿系统平片（KUB）
   B. 静脉尿路造影（IVP）
   C. KUB+IVP
   D. 超声
   E. 逆行造影

5. 前列腺增生最常见的早期症状是
   A. 排尿困难
   B. 尿频
   C. 尿急
   D. 尿痛
   E. 排尿时间延长

6. 下列哪项**不是**前列腺增生的合并症
   A. 尿毒症
   B. 血尿
   C. 感染
   D. 肾和膀胱结石
   E. 腹股沟疝

【X 型题】

1. 巨大肾积水指
   A. 成人肾积水容量超过 1000ml
   B. 成人肾积水容量超过 1500ml
   C. 成人肾积水容量超过 2000ml
   D. 小儿肾积水容量超过 1000ml
   E. 小儿肾积水容量超过 24 小时尿液总量

2. 女性，60 岁。直肠癌术后一年复发，广泛转移，盆腔内形成巨大包块。近 24 小时无

尿，寒战，体温 39℃。B 超发现双肾明显
积水。可供选择的合理治疗包括

A. 输液抗感染

B. 利尿

C. 在超声引导下经皮双侧肾穿刺造瘘

D. 经膀胱镜放置双侧输尿管"J"形导管

E. 手术解除输尿管梗阻

三、问答题

1. 简述上尿路梗阻的病理生理变化。

2. 简述 BPH 的治疗。

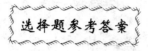
选择题参考答案

【A 型题】

1. D　　2. B　　3. A　　4. D　　5. B　　6. D

【X 型题】

1. AE　　2. ACD

（张　凯　潘柏年）

第五十二章　尿石症

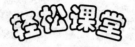

第一节　概　述

尿路结石在肾和膀胱内形成。

1. 尿路结石 { 上尿路结石：肾结石、输尿管结石，占80%
下尿路结石：膀胱结石、尿道结石

2. 结石成分和特点：含钙结石（主要成分草酸钙、磷酸钙）、感染性结石（主要成分磷酸镁铵）、尿酸结石、胱氨酸结石。

尿酸结石和胱氨酸结石在酸性条件下容易产生，可以通过碱化尿液来治疗和预防。

纯尿酸结石X线片不显影，称为阴性结石。

结石种类	外观	硬度	X线密度	形成条件
含钙结石	褐色，桑葚状突起结晶	+++	+++	中性
感染结石	灰白色，可呈鹿角状	+	++	碱性
尿酸结石	黄色或棕红色	++	—	酸性
胱氨酸石	黄色，蜡样	++	+	酸性

3. 病因复杂，重点寻找以下因素：

{ 饮水和营养状况
尿路梗阻情况：如输尿管狭窄、前列腺增生等
尿路感染和异物
代谢疾病：痛风、甲状旁腺功能亢进等
药物相关因素

4. 病理生理：上尿路结石可造成梗阻和感染，损害肾功能。最常见的感染菌为大肠埃希菌。梗阻、感染、结石可互为因果。结石还可以引起尿路直接损伤和恶性变。

第二节　上尿路结石

1. 临床表现

（1）症状：腰痛和血尿为主要表现，还可表现为排石、发热、恶心呕吐、无尿，也可以无任何症状。症状及程度与结石部位、大小、是否造成梗阻、感染、恶变等有关。

腰痛：典型表现为肾绞痛，也可为钝痛。肾绞痛为突发一侧肾区剧烈疼痛，向同侧下腹、腹股沟放射，同时伴有恶心、呕吐、冷汗等表现。引起肾绞痛的结石通常比较小

血尿：大部分为镜下血尿，部分为全程肉眼血尿

膀胱刺激症状：结石伴感染或输尿管膀胱壁段结石

（2）体征：发作时肾区叩击痛，输尿管走行区深压痛，一般不伴腹膜炎表现。

2. 诊断

（1）腰痛＋血尿，高度怀疑上尿路结石。

（2）超声筛查：可发现肾结石，典型结石表现为强回声后伴声影。常不能发现输尿管结石，但可发现输尿管结石造成的肾盂扩张。可同时评价肾大小、肾实质厚度和肾积水程度。

（3）泌尿系统平片＋静脉尿路造影，或泌尿系统 CT，可以确诊上尿路结石。单纯平片不能发现尿酸结石和较小的结石。

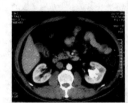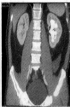

左肾铸型（鹿角形）结石

（4）实验室检查：包括代谢方面的检查和结石分析。

（5）与其他急腹症鉴别。

3. 治疗

（1）治疗原则：缓解症状、去除结石、解除梗阻、保护肾功能。

（2）肾绞痛：需急诊处理。解除痉挛：阿托品或山莨菪碱。镇痛：非甾体类抗炎药或吗啡。

（3）急诊解除梗阻：如结石造成无尿或严重感染，需急诊留置输尿管支架或肾穿刺造瘘管，引流尿液。

（4）去除结石的治疗，需要根据结石大小部位等决定。

5mm 以下：保守治疗，解痉止痛、排石药物

输尿管结石（尤其上段结石）及肾结石＜2cm：体外冲击波碎石（ESWL）

输尿管结石（尤其中下段结石）：输尿管镜手术取石

肾结石≥2cm：经皮肾镜手术取石

如上述方法不能施行或失败，可选择腹腔镜手术或开放手术取石

双侧上尿路结石的处理原则：

如肾功能正常，先处理梗阻严重的一侧

如肾功能异常，先处理肾功能较好的一侧

一侧肾结石对侧输尿管结石，先处理输尿管结石

如肾功能异常不利于手术，可以先引流尿液，待肾功能改善再治疗

（5）溶石治疗：增加尿量。尿酸结石和胱氨酸结石可以通过碱化尿液来治疗。

（6）病因治疗：解除输尿管梗阻（如肾盂输尿管连接部狭窄）、控制感染、纠正结石形成的代谢因素（如切除甲状旁腺腺瘤）等。

第三节　下尿路结石

1. 临床表现

（1）膀胱结石：典型表现为排尿突然中断，可有尿痛、血尿。

（2）尿道结石：排尿困难滴沥、尿道滴血、尿潴留。

2. 诊断

（1）膀胱结石：典型症状＋超声或骨盆 X 线片或膀胱镜可诊断膀胱结石。

(2) 尿道结石：症状，触诊可发现前尿道结石。

尿道探子可触及后尿道结石。

骨盆X线片有助于诊断，膀胱尿道镜可确诊。

3. 治疗

(1) 膀胱结石：膀胱镜碎石取石，较大结石可行膀胱切开取石。

(2) 尿道结石：前尿道结石用润滑剂辅助取出，后尿道结石用膀胱镜碎石取石；急诊情况下可用尿道探子推入膀胱，再按膀胱结石处理。

(3) 治疗病因：良性前列腺增生、尿道狭窄、憩室等。

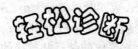

Case 1

女性，32岁，运动后突然发作右腰刀割样剧痛3小时。伴右下腹疼痛，恶心、呕吐、冷汗，无发热、肉眼血尿、尿急、尿频、尿痛。

体格检查：腹软，无肌紧张反跳痛，肝脾肋下未触及。右上腹深压痛，右下腹无压痛。右肾区明显叩击痛。

尿常规：RBC 15～20个/Hp，WBC 0～2个/Hp。

血常规：WBC $9.5×10^9$/L。

腹部B超：肝、胆、胰、脾、左肾未见异常，右肾盂扩张2.0cm。

1. 诊断：右输尿管上段结石伴左肾积水。

诊断依据：

(1) 中年女性，运动后突发右腰绞痛，伴镜下血尿，无腹膜炎表现。

(2) B超右肾盂输尿管上段扩张。

2. 鉴别诊断：

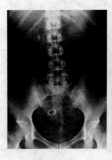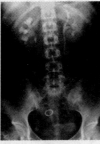

(1) 胆囊炎：右上腹深压痛需要鉴别，但无腹膜炎表现；血WBC正常；B超示肝胆未见异常可以排除。

(2) 阑尾炎：无右下腹压痛和腹膜炎表现，血WBC正常，可以排除。

3. 初步处理：解痉镇痛，对症治疗。

4. 进一步检查：泌尿系统X线片及造影，如左图，提示右输尿管上段结石伴右肾积水，结石大小1cm。血钙、磷、尿酸、肌酐（肌酸酐）均正常。

5. 治疗：首选体外冲击波碎石，配合排石药物，多饮水，适当运动。

Case 2

男性，50岁，左腰胀痛、高热寒战2天入院，伴尿急、尿频、尿痛。

体格检查：腹软，左上腹痛，无肌紧张反跳痛，肝脾肋下未触及。左肾区叩击痛。

尿常规：RBC 5～8个/Hp，WBC 40～50个/Hp。

血常规：WBC $18.9 \times 10^9/L$，中性粒细胞比例 91%。

腹部 B 超：肝胆胰脾右肾未见异常，左肾盂强回声团 4cm 后伴声影，左肾盂肾盏明显扩张。

泌尿系统平片及静脉尿路造影：右肾正常，左肾不显影，左肾区致密影 4cm。

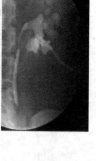

1. 诊断：左肾铸型结石合并肾积脓。

诊断依据：

（1）中年男性，左腰胀痛、高热寒战，伴脓尿、镜下血尿，左肾区叩击痛。

（2）血 WBC $18.9 \times 10^9/L$，明显升高，伴核左移。

（3）B 超左肾结石积水，造影左肾不显影、左肾铸型结石 4cm。

2. 鉴别诊断：

（1）左肾结核：可伴左肾钙化、肾不显影、发热等表现，但结核影像学表现为肾实质破坏和钙化，该患者致密影位于肾盂，可排除。

（2）左肾肿瘤：结石长期刺激可合并肿瘤，B 超基本排除，需要进一步行肾 CT 检查排除。

3. 初步处理：左肾穿刺造瘘，见图。并针对革兰阴性杆菌经验用药。

4. 进一步检查：泌尿系统 CT，尿培养加药物敏感试验，查血钙、磷、尿酸、肌酐，控制感染后行经肾造瘘管造影。

5. 下一步治疗：感染控制后，经皮肾镜取石术。

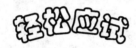

一、名词解释

1. 上尿路结石

2. 肾绞痛

二、选择题

【A 型题】

1. 哪种结石易在碱性尿中形成
   A. 尿酸结石
   B. 磷酸镁铵结石
   C. 草酸钙结石
   D. 胱氨酸结石
   E. 磷酸钙结石

2. 泌尿系结石引起泌尿系统感染，其大多感染的细菌是
   A. 大肠埃希菌
   B. 变形杆菌
   C. 产气杆菌
   D. 铜绿假单胞菌
   E. 金黄色葡萄球菌

3. 有关上尿路结石的临床表现，下列哪项是**错误**的
   A. 大多数病人有腰部疼痛
   B. 结石越大，疼痛越剧烈
   C. 可引起肉眼或镜下血尿
   D. 可并发寒战、高热等感染症状
   E. 双侧或孤立肾上尿路结石完全梗阻可无尿

4. 上尿路结石典型的症状是
   A. 血尿＋尿痛
   B. 腰痛＋尿痛
   C. 腰痛＋脓尿
   D. 尿频＋血尿
   E. 腰痛＋血尿

5. 在腹部平片**不易**显影的结石是

A. 磷酸盐结石

B. 草酸盐结石

C. 尿酸结石

D. 碳酸盐结石

E. 混合结石

6. 膀胱结石直径 2cm，尿检白细胞 3～5 个/

HP，最适宜的治疗方法

A. 经膀胱镜碎石

B. 膀胱切开取石

C. 留置导尿消炎后，膀胱切开取石

D. 体外震波碎石

E. 药物排石

三、问答题

1. 尿路结石的常见成分及特点是什么？

2. 尿路结石的治疗原则是什么？

3. 双侧上尿路结石的取石原则是什么？

选择题参考答案

【A 型题】

1. B　　2. A　　3. B　　4. E　　5. C　　6. A

（王　刚）

第五十三章 泌尿、男性生殖系统肿瘤

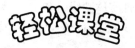

第一节 肾肿瘤

一、肾细胞癌（简称肾癌）

肾癌占原发性肾恶性肿瘤的 85% 左右。

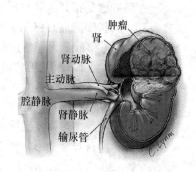

1. 病理
- 透明细胞癌，占肾癌 70%～80%
- 乳头状细胞癌
- 嫌色细胞癌
- 肾集合管癌
- 未分类肾细胞癌

2. 扩散与转移
- 向外侵及肾周筋膜和邻近器官组织
- 向内侵及肾盂肾盏引起血尿
- 直接扩展至肾静脉、下腔静脉形成癌栓
- 经血液和淋巴转移至肺、肝、骨、脑，淋巴转移最先到肾蒂淋巴结

3. 临床表现
- 血尿、疼痛和肿块：出现任何一项都是病变发展到较晚期的表现，肾癌"三联征"
- 副瘤综合征（肾外表现）：发热、高血压、红细胞沉降率增快、高钙血症、高血糖、红细胞增多症、肝功能异常、消瘦、贫血、体重减轻及恶病质等
- 转移症状，如病理骨折、咳嗽、咯血、神经麻痹及转移部位出现疼痛

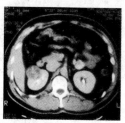

CT：右肾癌

4. 诊断——有赖于医学影像学，约半数病人在体检时由超声或 CT 发现
- 超声：表现为不均质的中低回声实性肿块
- X线检查：KUB 可见肾外形增大，偶可见肿瘤散在钙化；IVU 肾盏肾盂出现不规则变形、移位或充盈缺损
- CT 对肾癌的确诊率高，表现为肾实质内不均质肿块
- MRI 对肾癌诊断的准确性与 CT 相仿

5. 治疗
- 根治性肾切除术——是肾癌最主要的治疗方法
- 肾部分切除术——位于上、下极或肾周边直径小于 4cm 的肾癌
- 免疫治疗——应用生物制剂白细胞介素-2（IL-2）、干扰素-α（INF-α）等
- 分子靶向药物治疗——用于晚期肾癌

二、肾母细胞瘤

肾部分切除

肾母细胞瘤又称肾胚胎瘤或 Wilms 瘤，是小儿最常见的恶性肿瘤，约占小儿恶性实体肿瘤的 8%～24%。

80% 在 5 岁以前发病，腹部肿块是最常见也是最重要的症状，约1/3病人有血尿。

超声、X 线检查、CT 及 MRI 对诊断有决定意义。肾母细胞瘤需与巨大肾积水、肾上腺神经母细胞瘤鉴别。

肾母细胞瘤是应用手术、化疗和放疗综合治疗效果最好的小儿恶性实体肿瘤。

三、上尿路肿瘤

上尿路肿瘤是指肾盂及输尿管尿路上皮肿瘤，约占尿路上皮肿瘤 5%，其中 90% 以上为移行上皮肿瘤，鳞状细胞癌和腺癌罕见。

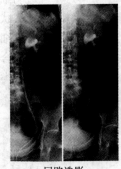

1. 临床表现
- 间歇无痛性肉眼血尿
- 1/3 病人有腰部钝痛

2. 诊断
- 尿细胞学检查：新鲜尿液标本或逆行插管收集患侧肾盂尿
- 尿路造影：肾盂内充盈缺损
- 膀胱镜：可发现同时存在的膀胱肿瘤
- 逆行肾盂造影：肾盂充盈缺损改变
- 超声、CT、MRI、输尿管肾镜

3. 治疗：标准手术方法是体积小、分化好的肿瘤可内镜电灼或激光切除患肾及全长输尿管，包括输尿管开口部位的膀胱壁切除。

尿路造影

第二节　膀胱肿瘤

膀胱肿瘤是泌尿系统中最常见的肿瘤，绝大多数来自上皮组织，90% 以上为移行上皮肿瘤。鳞癌和腺癌各占 2%～3%。

1. 病理：细胞分化程度和浸润深度对预后的影响最大。

（1）分化程度
- 乳头状瘤
- 乳头状低度恶性倾向的尿路上皮肿瘤
- 低级别乳头状尿路上皮癌
- 高级别乳头状尿路上皮癌

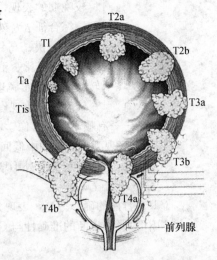

（2）浸润深度
- Tis 原位癌
- Ta 无浸润的乳头状癌 ⎱ 表浅膀胱癌
- T_1 浸润黏膜固有层
- T_2 浸润肌层
- T_3 浸润膀胱周围脂肪组织
- T_4 浸润前列腺（及）子宫、阴道及盆壁等邻近器官

（3）肿瘤的扩散
- 向膀胱壁内浸润，直至累及膀胱外组织及邻近器官
- 淋巴转移是最主要的转移途径——→盆腔淋巴结
- 晚期血行转移至肝、肺、骨

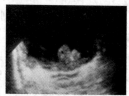

BUS：膀胱癌

2. 临床表现
- 血尿：无痛性肉眼血尿是最常见和最早出现的症状
- 尿频、尿急、尿痛多为膀胱肿瘤的晚期表现

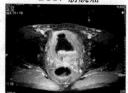

CT：膀胱癌

3. 诊断
- 尿液检查：尿细胞学检查等
- 影像学检查
  - 超声：肿瘤部位、大小、数目及浸润深度
  - IVU：了解肾盂、输尿管有无肿瘤
  - CT 和 MRI：肿瘤浸润膀胱壁深度及转移肿大的淋巴结
- 膀胱镜检查：直接观察到肿瘤（部位、大小、形态、数目）并作活检

4. 治疗：以手术治疗为主
- Ta、T_1 期肿瘤，可采用保留膀胱的手术经尿道膀胱肿瘤电切术。术后可采用膀胱内药物灌注治疗
- 较大、多发及分化不良的 T_2 期和 T_3 期肿瘤需行膀胱全切除术
- 根治性膀胱全切除术：是膀胱浸润性癌的基本治疗方法
- T_4 期浸润性癌常失去根治性手术机会，采用姑息性放射治疗或化学治疗

第三节 前列腺癌

1. 病理

（1）类型：前列腺癌 98% 为腺癌。

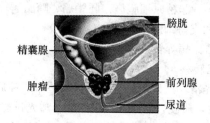

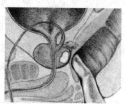

肛门指诊

（2）部位：前列腺的外周带是癌最常发生的部位，大多数为多病灶，易侵犯前列腺尖部。

（3）转移：可经血行、淋巴扩散或直接侵及邻近器官，以血行转移至脊柱、骨盆最常见。

(4) TNM 分期系统 {
T$_1$ 期：偶发肿瘤，单纯 PSA 升高，穿刺活检发现肿瘤，直肠指诊及经直肠 B 超正常

T$_2$ 期：肿瘤局限单叶或侵犯两叶，但仍局限于前列腺内

T$_3$ 期：肿瘤侵犯并突破前列腺一叶或两叶包膜；或已侵犯精囊

T$_4$ 期：肿瘤侵犯膀胱颈、尿道外括约肌、直肠、肛提肌和（或）盆壁

(5) 前列腺癌组织学分级最常用的是 Gleason 评分。

2. 临床表现：前列腺癌是男性老年人常见疾病，多数无明显临床症状，少数表现为下尿路梗阻症状。

3. 诊断 {
直肠指检：可以发现前列腺结节，质地坚硬

前列腺特异性抗原（PSA）：前列腺癌常伴血清 PSA 升高

影像学检查 {
经直肠超声：可以显示前列腺内低回声病灶

MRI：对前列腺癌的诊断优于其他影像学方法

X 线：有骨转移时，X 线平片可显示成骨性骨质破坏

全身核素骨扫描：可早期发现骨转移病灶
}

确诊依靠经直肠超声引导下前列腺系统穿刺活检

4. 治疗 {
偶然发现的局限性癌，病灶小，细胞分化好可以不作处理，严密观察随诊

局限在前列腺包膜以内癌可以行根治性前列腺切除术

T$_3$、T$_4$ 期前列腺癌以内分泌治疗为主，睾丸切除配合抗雄激素制剂治疗

放射性核素粒子（如 ^{125}I）植入治疗适用于 T$_2$ 期以内的前列腺癌

外放射治疗适用于局部有扩散的前列腺癌，内分泌治疗无效的病人

内分泌治疗失败的病人也可行化疗
}

第四节　睾丸肿瘤

睾丸肿瘤是 20～40 岁青壮年男性最常见的实体肿瘤，几乎都属于恶性。

1. 病因：有隐睾者，发生睾丸肿瘤的机会，是正常睾丸的 3～14 倍。

2. 病理

(1) 分类 {
原发性 {
生殖细胞肿瘤（占 90%～95%） { 精原细胞瘤 / 非精原细胞瘤：胚胎癌、畸胎瘤等

非生殖细胞肿瘤：间质细胞瘤和支持细胞瘤等
}

继发性——单核-吞噬细胞系统肿瘤和白血病等转移瘤
}

(2) 转移：多数睾丸肿瘤早期可发生淋巴转移。

3. 临床表现：睾丸肿瘤逐渐增大，表面光滑，质硬而沉重，有轻微坠胀或钝痛。

4. 诊断 {
体格检查：睾丸增大或扪及肿块，质硬，与睾丸界限不清，透光试验阴性

血肿瘤标记物：甲胎蛋白（AFP）和人绒毛膜促性腺激素（β-HCG）

BUS、CT：协助睾丸肿瘤的诊断与鉴别，了解腹膜后淋巴结有无转移
}

5. 治疗 {
首选施行根治性睾丸切除术

根据睾丸肿瘤组织类型和临床分期选择不同的治疗方法

精原细胞瘤对放射治疗比较敏感，术后可配合放射治疗

胚胎癌和畸胎瘤切除患睾，做腹膜后淋巴结清除术，并配合化学药物治疗
}

第五节 阴茎癌

1. 病因：阴茎癌绝大多数发生于有包茎或包皮过长的病人。人乳头瘤病毒（HPV）感染及吸烟可能是重要因素。

2. 病理

(1) 绝大多数是鳞状细胞癌，基底细胞癌和腺癌少见。

(2) 阴茎癌主要通过淋巴转移，还可经血行扩散。

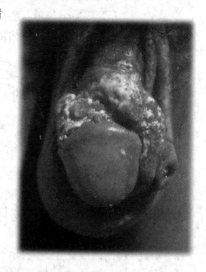

3. 诊断

> 40岁以上有包茎或包皮过长，发生阴茎头部肿物或包皮阴茎头炎、慢性溃疡、湿疹等经久不愈，有恶臭分泌物者，不易鉴别时需做活组织检查
>
> 转移至腹股沟淋巴结肿大，质硬、无压痛、较固定；不能鉴别时需行淋巴结活检
>
> 超声、CT和MRI等检查有助于确定盆腔有无淋巴结转移，转移灶大小及范围

4. 治疗

> 肿瘤较小局限在包皮者，可仅行包皮环切术
>
> 瘤体较大行阴茎部分切除术，至少在癌肿缘近侧2cm以上切断阴茎
>
> 如残留阴茎较短影响站立排尿，可将阴茎全切除，尿道移位于会阴部
>
> 有淋巴结转移者应在原发病灶切除术后2～6周，行两侧腹股沟淋巴结清除术
>
> 化学治疗常用于配合手术和放射治疗

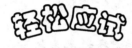

【A 型题】

1. 下列有关泌尿系统肿瘤的说法哪项**不正确**

 A. 肾肿瘤是成人常见肿瘤

 B. 肾母细胞瘤是婴幼儿中最常见的恶性实体肿瘤之一

 C. 膀胱肿瘤是泌尿系统中最常见的肿瘤

 D. 前列腺癌在欧美发病率极高，但在我国比较少见

 E. 睾丸肿瘤是20～40岁青壮年男性最常见的实体肿瘤

2. 下列有关前列腺癌的说法哪项**不正确**

 A. 98%为腺癌

 B. 最常发生的部位是前列腺外周带

 C. 易侵犯前列腺尖部

 D. Gleason 8～10分属于分化良好癌

 E. 以血行转移至脊柱、骨盆为最常见

3. 对阴茎癌有一定疗效的化疗药物是

 A. 环磷酰胺

 B. 顺铂

 C. 博来霉素

 D. 丝裂霉素

 E. 阿霉素

【X 型题】

1. 下列有关肾癌影像学诊断的说法正确的是

 A. 肾癌超声常表现为不均质的中低回声实性肿块，但体积小的肾癌有时表现为高回声

 B. 静脉尿路造影（IVU）可见肾盏肾盂出现不规则变形、狭窄、拉长、移位或充盈缺损

C. CT 对肾癌的确诊率极高，是目前诊断肾癌最可靠的影像学方法

D. 肾血管平滑肌脂肪瘤的脂肪成分表现为强回声，CT 扫描呈负值，容易鉴别

E. 超声、CT 不能确诊的肾癌作肾动脉造影检查

2. 下列关于肾母细胞瘤的说法哪项正确

A. 是小儿泌尿系统中最常见的恶性肿瘤

B. 90% 在 7 岁以前发病

C. 腹痛哭闹是最常见的症状

D. 肉眼血尿多见

E. 应用手术、化疗和放疗综合治疗效果好

3. 下列关于肾盂癌的说法哪项正确

A. 鳞状细胞癌罕见，多与长期尿石、感染等刺激有关

B. 间歇无痛性肉眼血尿为晚期症状

C. 新鲜尿液标本或逆行插管收集患侧肾盂尿可以发现癌细胞

D. 膀胱镜是选择性检查

E. 根治手术应切除患侧肾和输尿管上段

4. 下列关于膀胱癌的说法哪项正确

A. 血尿是膀胱癌最常见和最早出现的症状

B. 出血量多少与肿瘤大小、数目及恶性程度成比例

C. 非上皮性肿瘤血尿较重

D. 膀胱刺激症状多为膀胱肿瘤的晚期表现

E. 膀胱肿瘤可能导致肾积水与肾功能不全

5. 下列有关前列腺癌诊断的说法哪些是正确的

A. 前列腺癌常伴血清 PSA 升高

B. CT 和 MRI 对早期前列腺癌的诊断很大价值

C. 有骨转移时，X 线平片可显示溶骨性骨质破坏

D. MRI 可早期发现骨转移病灶

E. 前列腺癌的确诊依靠经直肠针吸细胞学或超声引导下系统前列腺穿刺活组织检查

三、问答题

1. 简述膀胱癌 TNM 分期中有关肿瘤浸润深度的规定（T）。

2. 简述前列腺癌的治疗原则。

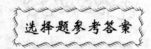

选择题参考答案

【A 型题】

1. A   2. D   3. C

【X 型题】

1. ABCDE 2. ABE   3. AC   4. ADE   5. ADE

（张　凯　潘柏年）

第五十四章 泌尿、男性生殖系统的其他疾病

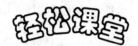

第一节 肾下垂

肾下移范围超过一个椎体（约2～5cm）称为肾下垂。

1. 病因和病理生理

病因 ⎰ 多见于女性
⎱ 体型瘦长
⎱ 肾周脂肪减少
⎱ 腹壁肌肉薄弱
⎱ 怀孕分娩后腹压突然降低

病理生理 ⎰ 血管扭曲，导致肾充血，出现少尿、蛋白尿、血尿等
⎱ 输尿管扭曲，导致肾积水，继发感染和结石
⎱ 刺激腹膜后神经丛，导致消化道症状、肾区疼痛

2. 临床表现

⎰ 肾局部症状：腰部钝痛或牵扯痛，与体位有关。肾蒂扭曲时出现 Dietl 危象。
⎱ 继发结石或感染时有相应症状
⎱ 消化系统症状
⎱ 神经精神症状
⎱ 体格检查：能扪及随呼吸系统而上下活动的肾

3. 诊断与鉴别诊断

诊断 ⎰ 病史与体格检查
⎱ 平卧与站立位超声与 IVU

鉴别诊断 ⎰ 异位肾
⎱ 肾下极肿瘤
⎱ 腹膜后肿物

4. 治疗 ⎰ 非手术治疗：平卧、托肾
⎱ 手术治疗：肾悬吊固定术

第二节 精索静脉曲张

精索静脉曲张是由于精索的静脉回流受阻或瓣膜失效，血液反流引起淤滞，导致蔓状静脉丛的异常延长，迂曲扩张。常见于青年。

1. 病因和病理生理

病因：静脉壁和周围组织薄弱、提睾肌发育不全、静脉瓣膜缺损或功能不全。

左侧更易发生精索静脉曲张的原因 { 行程长，呈直角汇入左肾静脉
乙状结肠压迫
胡桃夹现象

继发原因：后腹膜病变阻碍精索静脉血液回流

肾及肾上腺代谢产物对睾丸损害
睾丸缺氧 } 可能影响生精功能，影响生育
阴囊温度高

2. 临床表现

多数无明显症状
阴囊下坠感，睾丸钝痛，行走时加重，平卧后缓解

3. 诊断和鉴别诊断

(1) 诊断 { 体格检查 { 轻度：触诊不明显，Valsalva 试验阳性
中度：可触及，外观正常
重度：触诊明显，外观即可见曲张静脉团
多普勒超声

(2) 鉴别诊断：原发，继发

4. 治疗　症状较重，伴有精子异常者应手术治疗。

精索静脉高位结扎术 { 开放
腹腔镜

第三节　鞘膜积液

1. 定义：鞘膜腔内积聚的液体超过一定量而形成囊性病变称为鞘膜积液（hydrocele of tunica vaginalis）。

2. 分类

(1) 依据部位和鞘状突是否闭锁 { 睾丸鞘膜积液
精索鞘膜积液
混合型（上述两者）
婴儿型鞘膜积液
交通性鞘膜积液

(2) 依据病因 { 原发性：原因不明
继发性：炎症、外伤、肿瘤、丝虫病等

3. 病理 { 原发性：积液为渗出液
继发性：积液多为浑浊、血性、脓性

4. 诊断与鉴别诊断

诊断 { 多无症状
阴囊囊性肿大
透光试验（＋）
超声协助确诊

鉴别诊断 { 疝 / 精液囊肿 / 睾丸肿瘤

5. 治疗 { 非手术治疗：针对病因治疗 / 手术治疗 { 切除多余鞘膜＋翻转剩余鞘膜 / 在内环处高位结扎鞘状突（交通性鞘膜积液）

第四节　肾血管性高血压

由于肾动脉病变引起肾动脉狭窄造成的高血压称为肾血管性高血压（renovascular hypertension，RVH）。占所有高血压病例的 5%～10%。

1. 病因 { 动脉粥样硬化 / 血管壁纤维肌肉增生 / 多发性大动脉炎（我国最常见）

2. 诊断

（1）病史与体检 { 小于 30 岁或大于 50 岁 / 高血压发作突然 / 长期高血压急剧升高 / 高血压伴腰背部疼痛 / 腰背部血管杂音 / 一般降压药无效

（2）辅助检查 { 肾动脉造影：最经典、最重要方法 / 多普勒超声：简便易行 / CT 与核磁：可逐渐替代肾动脉造影 / 核素肾图：反映分肾功能 / 肾素测定：协助定性诊断、手术适应证判断及随访 / 药物试验：协助诊断

3. 治疗 { 内科治疗：降压药物 / 介入治疗 { 经皮腔内血管成形术 / 经皮血管内支架置放术 } / 手术治疗 { 血管重建手术：大多数患者应考虑血管重建 / 自体肾移植 / 肾切除术

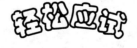

轻松应试

选择题

【A 型题】

1. 检查精索静脉曲张患者，应采取

A. 左侧卧位
B. 站立位
C. 右侧卧位

D. 平卧位

E. 俯卧位

2. 精索静脉曲张，左侧多于右侧的主要原因**不包括**

　　A. 左侧呈直角注入左肾静脉

　　B. 乙状结肠压迫

　　C. 入肾静脉处瓣膜发育不全

　　D. 静脉壁的平滑肌薄弱

　　E. 左肾下垂

3. 男，26 岁，右侧阴囊增大不适半年。检查肿块约 2.0cm×2.5cm 大小，有囊性感，无压痛，平卧位不消失，透光试验阳性。双侧睾丸附睾可清楚触及，大小位置正常。应诊断为

　　A. 睾丸鞘膜积液

　　B. 睾丸肿瘤

　　C. 腹股沟疝

　　D. 精索鞘膜积液

　　E. 阴囊象皮肿

4. 4 岁男孩，右侧阴囊包块，质软，透光试验阳性，平卧后可消失，正确的诊断是

　　A. 右侧睾丸鞘膜积液

　　B. 右侧交通性鞘膜积液

C. 右侧斜疝

D. 右侧睾丸肿瘤

E. 右侧附睾结核

5. 我国肾血管性高血压患者的最常见病因为

　　A. 动脉粥样硬化

　　B. 血管壁纤维肌肉增生

　　C. 多发性大动脉炎

　　D. 肾下垂

　　E. 腰部外伤

6. 诊断 RVH 最经典、最重要的方法是

　　A. 肾血管彩超

　　B. 肾动脉造影

　　C. 肾素测定

　　D. 核素肾图

　　E. 抗高血压药物试验

7. 治疗 RVH 的首选方法为

　　A. ACEI 类药物的内科保守治疗

　　B. 病变肾的切除，以便彻底控制血压

　　C. 根据肾动脉狭窄的位置不同及病变程度，采用相应的外科血管重建手术

　　D. 经皮腔内血管成形术

　　E. 控制水分和钠盐的摄入

选择题参考答案

【A 型题】

1. B　　2. E　　3. D　　4. B　　5. C　　6. B　　7. D

（肖云翔　吴士良）

轻松课堂

第一节　原发性醛固酮增多症

原发性醛固酮增多症以醛固酮分泌增加和肾素分泌被抑制为特点，又称 Conn 综合征。

1. 病因
 - 肾上腺皮质腺瘤：占原醛症的 80%，多为单侧单发
 - 特发性肾上腺皮质增生：仅次于腺瘤型原醛症，病因不明，双侧肾上腺增生
 - 肾上腺皮质腺癌：少见，瘤体较大，可同时分泌过多性激素
 - 原发性肾上腺皮质增生：罕见，单例或以一侧肾上腺结节状增生为主
 - 糖皮质激素可抑制的原发性醛固酮增多症：家族性疾病，常染色体显性遗传
 - 肾上腺外分泌醛固酮的肿瘤：极罕见，唯一的完全自主性分泌醛固酮的病变

2. 临床表现
 - 高血压和低血钾是原发性醛固酮增多症患者的最主要表现
 - 其他
   - 烦渴、多饮、多尿，特别是夜尿多
   - 肌无力，周期性麻痹，心室肥大

3. 诊断

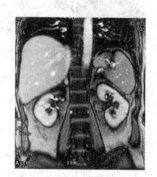

 (1) 确诊的基本点
 - 低血钾和高尿钾排出并存
 - 血浆肾素活性低，高醛固酮血症
 - 糖皮质激素分泌和排出量正常
 - 螺内酯试验

 (2) 病因诊断
 - 体位试验
   - 腺瘤型醛固酮立位比卧位无明显增加
   - 特发性皮质增生型醛固酮立位比卧位明显增加
 - 18-羟皮质酮（18-OHB）测定：腺瘤型 >100ng/dl

 (3) 定位诊断
 - 影像学检查：超声、CT、MRI
 - ^{131}I 标记的胆固醇肾上腺核素显像

4. 治疗

 (1) 手术治疗
 - 原发性肾上腺增生：一侧肾上腺切除或肾上腺次全切除
 - 肾上腺皮质腺瘤：腹腔镜肾上腺腺瘤切除术
 - 皮质癌及异位产生醛固酮的肿瘤：肿瘤切除术

 (2) 药物治疗适应证：特发性肾上腺皮质增生，不能手术切除的病例。

常用药物是螺内酯。糖皮质激素可抑制的原发性醛固酮增多症用激素治疗。

第二节　库欣综合征

1. 定义：库欣综合征（hypercortisolism，Cushing's syndrome）为肾上腺皮质长期分泌过量皮质醇引起的综合征，多见于青壮年。

2. 分类
- ACTH 依赖性
  - 垂体性皮质醇症，Cushing 病：F＞M，垂体瘤或下丘脑-垂体功能紊乱
  - 异位 ACTH 综合征：M＞F
- ACTH 非依赖性：F＞M
  - 肾上腺皮质腺瘤
  - 肾上腺皮质腺癌
  - 肾上腺皮质结节状增生

3. 临床表现

(1) 向心性肥胖（90％）：满月脸，水牛背，悬垂腹，锁骨上窝脂肪垫。

(2) 高血压和低血钾：皮质醇的潴钠排钾作用。

(3) 负氮平衡：皮肤薄，宽大紫纹，瘀斑，肌肉萎缩，骨质疏松，伤口不易愈合。

(4) 糖尿病或糖耐量减低。

(5) 生长发育障碍。

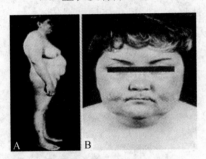

(6) 性腺功能紊乱：月经紊乱，性功能低下，痤疮，多毛。

(7) 精神症状。

4. 诊断

(1) 定性诊断
- 血尿皮质醇及其代谢产物测定
- 小剂量地塞米松抑制试验

(2) 病因诊断
- 大剂量地塞米松抑制试验
- 血 ACTH 及其相关激素测定

(3) 定位诊断
- 肾上腺：CT，MRI，超声，^{131}I-标记胆固醇同位素扫描
- 垂体：蝶鞍 X 线片，蝶鞍冠状位薄层 CT，MRI
- 骨骼系统：肋骨、胸腰椎 X 线片

5. 治疗

对不同病因的皮质醇增多症患者需采取完全不同的治疗方法。由于这部分患者的伤口愈合能力和抗感染能力较差，采取手术时需应用抗生素，术后伤口拆线亦不宜过早。

1. 手术治疗

(1) 垂体性皮质醇症：经蝶窦垂体瘤摘除术：首选方法，治愈率达 80％以上。

(2) 肾上腺腺瘤或腺癌：首选腹腔镜手术治疗，术后应补充糖皮质激素。

(3) 肾上腺皮质结节状增生：按腺瘤治疗原则处理，双侧病变尽量保留肾上腺正常组织。

(4) 异位 ACTH 综合征：手术切除原发肿瘤。

2. 药物治疗：术后复发和手术无法切除的病例。

第三节　儿茶酚胺症

儿茶酚胺症是嗜铬细胞瘤或肾上腺髓质增生的嗜铬细胞，分泌大量儿茶酚胺，引起高血压、高代谢、高血糖等临床表现。

一、嗜铬细胞瘤

主要发生在肾上腺髓质，交感神经系统其他部分也可发生。

1. 临床表现
   - 高血压：表现为阵发性高血压；或持续性高血压伴有发作性血压增高
   - 代谢异常：基础代谢率增高，糖耐量降低，发热、消瘦、高血糖
   - 儿茶酚胺心肌病

2. 定性诊断：尿 VMA 测定；血、尿儿茶酚胺测定及酚妥拉明（Regitine）试验

3. 定位诊断：超声，CT，MRI；^{131}I-MIBG（间位碘苄胍）显像

4. 治疗
   - 手术切除（开放手术或腹腔镜手术）
   - 术前药物准备（酚苄明、普萘洛尔、钙通道阻滞剂）；术中、术后正确处理

二、肾上腺髓质增生

罕见，双侧肾上腺髓质体积增大，临床表现与嗜铬细胞瘤相似。药物治疗为主，必要时可手术治疗。

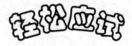

选择题

【A 型题】

（1～3 题共用题干）

女性，36 岁。发现高血压 2 年，周期性乏力近 1 年，伴夜尿次数增多。查体：血压 180/100mmHg，测血清钾 2.85mmol/L，CT 示右肾上腺有一直径 1.8cm 结节。

1. 该患者可能的诊断是
   A. 皮质醇增多症
   B. 原发性醛固酮增多症
   C. 嗜铬细胞瘤
   D. 肾上腺皮质癌
   E. 肾上腺无功能腺瘤

2. 该患者需要进一步做何种检查
   A. 24h 尿游离皮质醇测定
   B. 小剂量地塞米松抑制试验
   C. 大剂量地塞米松抑制试验
   D. 尿儿茶酚胺测定
   E. 血浆肾素、血管紧张素、醛固酮测定

3. 该患者需要何种治疗
   A. 放疗

B. 全身化疗
C. 单纯药物治疗
D. 手术治疗
E. 血管栓塞治疗

（4～6 题共用题干）

男性，45 岁，血压升高 3 年，血压最高 200/130mmHg，伴头晕、视觉模糊，CT 发现左肾上腺有一个直径约 6cm 的肿物。

4. 该患者可能的诊断是
   A. 嗜铬细胞瘤
   B. 原发性醛固酮增多症
   C. 皮质醇增多症
   D. 肾上腺皮质癌
   E. 肾上腺无功能腺瘤

5. 该患者需要何种进一步检查
   A. 24h 尿游离皮质醇测定
   B. 小剂量地塞米松抑制试验
   C. 大剂量地塞米松抑制试验
   D. 尿儿茶酚胺测定
   E. 血浆肾素、血管紧张素、醛固酮测定

6. 该患者需要何种治疗
   A. 放疗
   B. 全身化疗
   C. 单纯药物治疗
   D. 手术治疗
   E. 血管栓塞治疗

选择题参考答案

【A 型题】

1. B   2. E   3. D   4. A   5. D   6. D

（宋　毅）

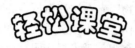

第一节　男性性功能障碍

一、分类

性欲减退（decreased libido）：性生活欲望或兴趣降低
勃起功能障碍（erectile dysfunction）
射精功能障碍（ejaculatory dysfunction）{ 射精困难　不射精　逆行射精
性高潮障碍（orgasm disorder）

二、最常见的性功能障碍

1. 勃起功能障碍：指持久性不能达到或不能维持充分的阴茎勃起以获得满意的性生活。
2. 早泄：表现为性生活时阴茎插入阴道或插入阴道很短的时间内（1～2分钟）即射精，影响本人及配偶的性生活满意度。

三、勃起功能障碍

1. 阴茎勃起的应用解剖
阴茎勃起器官 { 一对阴茎海绵体（corpus cavernosum）　一个尿道海绵体（urethra spongiosum）　相应的动脉、静脉和神经

2. 勃起功能障碍的定义、发病原因、危险因素：勃起功能障碍是指持续性不能达到或维持充分的阴茎勃起以获得满意的性生活。根据这一定义，阴茎勃起硬度不足以插入阴道，或勃起维持时间不足以圆满地完成性交，而且其发生频度超过性生活频度的50%，即可诊断为勃起功能障碍。

病理生理
- ED发病率随年龄增加和伴随的疾病而增加。发病率高，成年男性50%左右
- ED是许多潜在的全身疾病和状态的症状，如糖尿病、心血管疾病
- 任何影响阴茎神经、动脉、内皮、平滑肌或白膜的情况都可引起ED
- 高脂血症、糖尿病、高血压和慢性肾衰竭的患者内皮功能障碍
- 许多药物包括抗雄激素药物、抗抑郁剂和抗高血压药物可以引起ED

3. 勃起功能障碍的分类

(1) 器质性勃起功能障碍 ── 血管性勃起功能障碍
　　　　　　　　　　　　　　　神经性勃起功能障碍
　　　　　　　　　　　　　　　内分泌性勃起功能障碍

(2) 心理性勃起功能障碍

4. 勃起功能障碍的危险因素
　　躯体疾病：如心血管疾病、糖尿病和神经源性疾病
　　精神心理性因素：精神分裂症、抑郁症等
　　药物因素：抗高血压、心血管、抗抑郁药物等
　　外伤、手术以及其他医源性疾病：脊髓骨盆外伤、下腹部和
　　　会阴部手术损伤阴茎血管神经
　　吸烟、酗酒、吸毒、肥胖、失眠等
　　不良的性生活经历、文化背景、家庭社会因素等

5. 勃起功能障碍的诊断：依靠主诉、现病史、既往史包括药物使用史、物理检查、实验室检查以及必要的特殊勃起功能检查。

6. 勃起功能障碍的治疗

(1) 口服药物治疗：选择性 PDE_5 抑制剂万艾可（西地那非，Sildenafil，每片 100mg）、伐地那非（Vardenafil，每片 20mg）、他达拉非（Tadalafil，每片 20mg）为治疗勃起功能障碍的第一线治疗药物。口服亚硝酸类药物者以及高危心血管疾病患者为口服 PDE_5 抑制剂的禁忌证。

(2) 阴茎海绵体药物注射法：血管活性药物（罂粟碱 30mg、酚妥拉明 0.5mg、前列腺素 E $120\mu g$）阴茎海绵体注射疗法，目前作为第二线治疗方法。

(3) 真空负压装置：该装置通过机械性负压提高阴茎海绵体静脉流出阻力而诱发阴茎勃起。只作为第二线治疗方法。

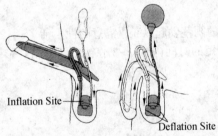

Inflation Site

Deflation Site

(4) 阴茎勃起器植入手术：人工勃起装置是利用现代高科技，根据阴茎海绵体结构使用与人体组织相容性良好的硅橡胶圆柱体，通过手术安放到阴茎海绵体内，扶持阴茎勃起。适用于其他治疗均未取得满意疗效的患者。安装阴茎起勃器后不会影响正常的排尿与射精，为治疗勃起功能障碍的第三线标准治疗方法。

(5) 阴茎动脉重建术或阴茎静脉结扎术：此类血管手术疗法由于远期效果不佳，目前仅作为选择性治疗方法。

第二节　男性不育症

定义：性生活正常的育龄夫妇，婚后同居一年以上，不采取任何避孕措施而女方未获得怀孕者为不育症，由男方造成的不育症称为男性不育（male infertility）。从未使女方怀孕者为原发性男性不育；曾使女方怀孕和生育，之后因影响生育的疾病和危险因素致女方 3 年内未避孕而不能生育者为继发性男性不育。完全没有生育能力者称为绝对男性不育，生育能力低于怀孕所需的临界阈值称为相对男性不育。

1. 男性不育症的病因

先天性疾病	前列腺缺如、精囊畸形、无睾症、隐睾症、附睾发育异常、输精管缺如或闭锁、射精管发育异常、无尿道、尿道闭锁、上下裂；无阴茎、小阴茎等
内分泌疾病	Kallmann 综合征、选择性 LH 缺陷症、高泌乳素血症、甲亢、肾上腺皮质增生、糖尿病等
免疫性疾病	病毒性睾丸炎、损伤或感染致睾丸萎缩等
遗传性疾病	性染色体异常、常染色体畸变和遗传性酶缺陷等
生殖系统感染	结核、梅毒、淋球菌感染和非特异性生殖系感染等
精索静脉曲张	
性功能异常	勃起功能障碍、严重的早泄、逆行射精和不射精
系统性疾病	肝衰竭、肾衰竭、慢性呼吸道疾病等
药物	化疗药物、激素类、氟烷、恩氟烷、西咪替丁等
营养因素	热量摄入限制、蛋白质摄入少、维生素缺乏和肥胖等
金属元素	硼、镉、铬、铅、锰、汞、铜、银、锚等
电离和非电离辐射	γ 射线、X 射线、电视通讯、理疗的电磁辐射
化学因素	DDT、二溴氯丙烷、二溴乙烷、二硫化碳、有机化合物等
精神心理因素	
特发性不育症	

2. 男性不育症检查及诊断

(1) 病史和体格检查：详细的病史询问和体格检查是诊断男性不育的重要基础。主要了解婚育史。体格检查应注意第二性征和青春期发育程度。了解精索静脉有无曲张。注意有无鞘膜积液、腹股沟斜疝、尿道上下裂。还应进行肛诊检查了解前列腺和精囊情况。

(2) 实验室检查

①精液分析

正常精液参数 (WHO 2010 年 第 5 版)

精液量	大于等于 1.5ml
pH	大于等于 7.2 或更高
精子浓度	大于等于 $15 \times 10^6 / ml$
精子总数	每次射精大于等于 39×10^6
精子活力	"a ＋ b" 级精子大于等于 32%
形态学	大于等于 4% 为正常精子
精子活率	大于等于 58% 的精子为活精子
白细胞	小于 $1 \times 10^6 / ml$

※ "a" 级：明显地快速前向活动；"b" 级：缓慢地前向活动

异常精液参数 (WHO 1999)

少精症	每次射精精子少于 $15 \times 10^6 / ml$
弱精症	"a ＋ b" 级精子少于 32%
畸精症	正常形态的精子少于 4%
少弱畸精症	同时有上述三种异常
无精子症	精液中不含精子
无精液症	无射精

②内分泌检查：能够评估下丘脑、垂体和睾丸男性性腺轴功能。

③免疫学检查：用于免疫性不育的检测方法有：直接或间接凝集反应、补体依赖试验、免疫荧光法、酶标记免疫法、放射免疫分析等。

④交媾试验：用于未发现明显不育原因的夫妇。

⑤细胞遗传和分子生物学检查：染色体畸变和基因突变是原发性无精症和少、弱、畸形精子症的主要病因，需进行染色体及基因突变检查。

（3）特殊检查

①睾丸活检。

②输精管精囊造影。

③阴囊探查。

④其他：超声、阴囊热像仪和内镜检查等。

3. 诊断及分类：世界卫生组织推荐将男性不育诊断分类为：性功能障碍、免疫性不育、原因不明不育、单纯性精浆异常、医源性不育、全身疾病所致不育、先天性异常、后天性睾丸损伤、精索静脉曲张、男性副性腺感染、特发性少精子症、特发性弱精子症、特发性畸形精子症、梗阻性无精症、特发性无精症。

4. 男性不育症的治疗

（1）男性不育症患者有三种治疗选择：

$\left\{\begin{array}{l}\text{治疗男性患者改善生育能力}\\\text{应用配偶精子进行辅助生育}\\\text{应用供者精子人工授精或领养}\end{array}\right.$

（2）目前的技术可使以前被诊断为不能生育的男性成为父亲。

（3）在特殊的病例必须进行遗传学检测，因为遗传因素可影响患者及其后代。

（4）如果可能，尽量改善不育男性的生育能力，尽可能地使夫妇通过性交怀孕。

第三节　男性节育

目前人们主要通过抑制精子生成、干扰附睾功能及精子成熟、阻止精子与卵结合和外用杀死精子剂而达到节育的目的。

1. 抑制精子生成

$\left\{\begin{array}{l}\text{用激素类药物干扰下丘脑-垂体-睾丸轴系功能常用的药物有：雄激素、孕激素、促性腺激}\\\quad\text{素释放激素（GnRH）类似物、抑制素等}\\\text{直接抑制精子发生的药物：棉酚、双二氯乙酰双胺类和 3-吲唑羧酸类。但这两种药物均未}\\\quad\text{应用于临床}\end{array}\right.$

2. 干扰附睾功能和精子生成：在睾丸生成的精子，经附睾成熟后才能获得运动和受精功能，因而干扰附睾功能和精子成熟是一种较为理想的男性节育方法，仍处于研究阶段。

3. 阻止精子与卵结合

（1）男性绝育术

手术方式包括 $\left\{\begin{array}{l}\text{直视钳穿法输精管结扎术}\\\text{经皮输精管注射粘堵术}\\\text{输精管夹绝育术}\\\text{可复性输精管经皮穿刺注射栓堵法}\end{array}\right.$

（2）避孕套。

（3）体外排精避孕法。

4. 外用杀精子药：用杀精子药物在阴道内直接杀伤精子，以达到避孕的目的。

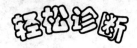

Case1

主诉：外伤后阴茎勃起困难1年。

现病史：患者男性，26岁，1年前结婚，婚后性欲正常，阴茎可勃起，1年前会阴部外伤后出现勃起维持困难，硬度差，多难以插入阴道，可射精，射精前阴茎疲软多见。患者晨勃少，硬度差，无尿频、尿急、尿痛等。就诊于外院，口服西地那非治疗，症状未见明显改善。

查体：阴毛呈正常男性分布，包皮环切术后改变，内板轻度肿胀，无触痛，阴茎长度正常，海绵体无硬结，尿道外口无红肿及异常分泌物流出，双侧睾丸约15ml，附睾未触及异常，精索无增粗。直肠指诊前列腺大小正常，中央沟存在，未及硬节，指套退出时无血迹。

辅助检查：CDDU提示：左侧阴茎海绵体深动脉 PSV 27.4cm/s，7.4cm/s；右侧阴茎海绵体深动脉 PSV 21.3cm/s，EDV 5.7cm/s；阴茎勃起Ⅱ度；阴茎背神经体感诱发电位：P0 GPSEP 31.7ms，P0 DNSEP 30.6ms，P40 GPSEP 39.8ms，P40 DNSEP 39.2ms；IIEF-5评分：5分；阴茎海绵体造影提示：阴茎海绵体静脉漏。

诊断：阴茎勃起功能障碍。

治疗：1. 药物治疗（PDE$_5$抑制剂），效果不佳；

2. 阴茎海绵体内药物注射/真空负压装置，效果不佳；

3. 阴茎起勃器植入手术治疗。

Case 2

主诉：婚后1年半未育。

现病史：患者男性，27岁，于1年半前结婚，夫妻同居一地，性生活正常，未采取避孕措施，半年后妻子未孕。就诊于我院。

查体：阴毛呈正常男性分布，包皮过长，尿道外口无红肿及异常分泌物流出，双侧睾丸各约13ml，双侧附睾可及。双侧精索未及异常。直肠指诊前列腺不大，中央沟存在，质中等，未及结节，无压痛。

辅助检查：生殖超声检查："双侧附睾尾回声不均，呈网格化改变"。精液常规"镜下未见精子"，果糖实验阳性。我院睾丸活检："曲细精管生精细胞发育尚可，排列紊乱，阻塞管腔。可见较多精子"。

诊断：男性不育，梗阻性无精症。

治疗：显微外科手术治疗解除输精管梗阻。

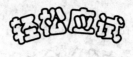

一、名词解释

1. 男性不育（male infertility）

2. erectile dysfunction

二、选择题

【A 型题】

1. 下列哪项**不属于**男性不育的病因
   A. 先天性疾病
   B. 生殖系统感染
   C. 精索静脉曲张
   D. 包皮过长
   E. 遗传性疾病

2. 下列哪项**不属于**异常精液参数
   A. 每次射精子少于 $2\times10^7/ml$
   B. 精量大于等于 2.0ml
   C. "a＋b" 级精子少于 50％
   D. "a" 级精子少于 25％
   E. 正常形态的精子少于 30％

三、问答题

1. 男性不育的定义和主要分类。
2. 精索静脉曲张程度的分级。
3. 男性不育的主要治疗方法。
4. 男性性功能障碍的主要分类。
5. 勃起功能障碍的主要治疗方法。
6. 临床常见的男子节育方法。

选择题参考答案

【A 型题】
1. D   2. B

（廉文杰　辛中成）

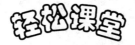

第一节　先天性畸形

一、先天性肌性斜颈

1. 病因：各种原因引起胸锁乳突肌纤维化、挛缩，与产伤有关。
2. 临床表现

出生	胸锁乳突肌肿块
2～3周	肿块变硬
半年	肿块缩小、消失，胸锁乳突肌挛缩、斜颈
随生长发育	面部不对称，患侧变小
严重者	颈椎侧弯

3. 诊断：患侧胸锁乳突肌呈条索状挛缩，头面部偏斜。

4. 鉴别诊断 ⎰ 骨性斜颈
　　　　　　⎨ 颈部炎症
　　　　　　⎱ 视力性斜颈

5. 治疗 ⎰ 早发现、早治疗
　　　　⎨ 手法矫正治疗
　　　　⎱ 手术疗法：1岁以上患儿

先天性肌性斜颈

二、先天性并指、多指畸形

⎰ 先天性并指：手术治疗，指间软组织切开植皮
⎱ 先天性多指：手术去除副指、保留正指

三、发育性髋关节脱位

1. 病因：遗传因素、胎位异常、生活习惯及原发性髋臼发育不良等多因素。
2. 病理

		站立前期	脱位期
原发性病变	髋臼	臼缘发育不良、浅而平坦	髋臼更浅而平坦，臼窝内充满纤维脂肪组织
	股骨头	较小、可脱位、半脱位或脱位，易回纳	向髋臼后上方脱位，小而扁平或不规则
	股骨颈	前倾角略增大	前倾角明显增大
	关节囊	松弛，关节不稳	拉长增厚呈葫芦形
继发性病变			腰椎侧凸或过度前凸，腰肌劳损，骨关节病

3. 诊断

（1）站立前期

体征
- 患侧大腿内侧皮皱加深增多
- 会阴增宽
- 患髋活动受限
- 患肢短缩
- 牵拉患肢有弹响

特征性检查
- 髋关节屈曲外展试验
- Allis 征
- Ortolani（弹入）试验
- Barlow（弹出）试验
- 患侧股内收肌紧张挛缩

超声：股骨头在髋臼外

X线
- 髋臼发育不良、半脱位或脱位
- 髋臼角增大
- Perkin 象限
- h-f 测量法
- Shenton 线中断
- 关节四区划分法，股骨头骨化中心不在内下区
- 股骨头骨化中心小
- 股骨颈前倾角增大

（2）脱位期
- 跛行
- 鸭步步态
- 打气筒征
- Trendelenburg 征（单足站立试验）

4. 治疗：关键是早期诊断、早期治疗。

6 个月以内	带蹬吊带法，双髋外展屈曲位（蛙式位）
6～18 个月	手法整复，人字位石膏固定
18 个月～6 岁	Salter 骨盆截骨术
6 岁以上	Pemberton 髋臼截骨术 Chiari 骨盆内移截骨术 Steel 三联截骨术
成人	人工全髋关节置换术

四、先天性马蹄内翻足

1. 病理
- 跗骨间关节内收
- 踝关节跖屈
- 足前部内收内翻
- 跟骨略内翻下垂

2. 临床表现
- 出生后足内翻下垂畸形
- 学走路后，步态不稳，足外缘着地，畸形逐渐加重

3. 诊断：畸形明显，诊断不难。

4. 鉴别诊断 {
先天性、多发性关节挛缩症
脑性瘫痪
脊髓灰质炎后遗马蹄内翻足
}

5. 治疗 {
1 岁以内：手法矫正
1～3 岁：分期手法矫正，石膏固定
3～10 岁：软组织松解手术 {
后侧松解术
跖底松解
后内侧松解
后内、外侧松解
胫前肌移位术
}
10 岁以上：三关节融合术
}

第二节　姿态性畸形

一、平足症

1. 定义：平足症是一种先天性或姿势性导致足弓低平或消失的足畸形。

足部应用解剖 {
足部分为纵弓和横弓
足弓功能：负载体重，缓冲震荡
}

2. 病因：分为先天性因素和后天性因素。

3. 病理 {
易变性：姿势性平足症
僵硬性：痉挛性平足症
}

4. 诊断：站立位足跟外翻，足内缘饱满，足纵弓低平或消失，舟骨结节向内侧突出，足印肥大。

5. 治疗：预防为主。

易变性平足症：功能锻炼，穿矫形鞋。

僵硬性平足症：全麻下手法矫正，石膏固定，失败及严重者行三关节融合术。

二、踇外翻

1. 概念：第一跖骨内翻，踇趾斜向外侧，称踇外翻。

{
踇趾外翻
第 1 跖骨头内侧是骨赘及踇囊炎
横弓塌陷，前足变宽，第 2、3 跖骨头胼胝形成
第 2 趾受踇趾挤顶抬高，骑在踇趾上，形成锤状趾，踇趾嵌甲
踇趾内旋（踇收肌牵拉）、踇趾内侧着地、形成胼胝
严重者踇-跖关节半脱位状，关节间隙狭窄，呈现明显骨关节炎表现
}

2. X 线检查

第 1 跖趾夹角（M-T）：正常<16°。

{
轻度外翻：<25°
中度外翻：25°～40°
重度外翻：>40°
}

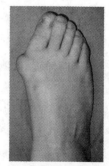
踇外翻

第 1、2 跖骨夹角（$M_1 \sim M_2$）：正常 $< 9°$

3. 治疗方法

（1）保守治疗：穿宽松鞋，第 1、2 趾间夹垫，平足矫形鞋。

（2）手术治疗 $\begin{cases} \text{软组织改形术（McBride 法）} \\ \text{第 1 跖骨远侧截骨术} \\ \text{第 1 跖骨基底截骨术} \\ \text{关节融合术} \end{cases}$

三、脊柱侧凸

脊柱侧凸（scoliosis）是指脊柱向侧方弯曲的畸形，站立位 X 线片 Cobb 角大于 10°。

1. 病因分类

（1）非结构性脊柱侧凸：包括姿势性、癔病性、下肢不等长、炎症、髋关节挛缩等。

（2）结构性脊柱侧凸

$\begin{cases} \text{特发性：包括婴儿型（<4 岁）、少儿型（4\sim10 岁）、青少年型（10\sim18 岁）、成人型（>18 岁）} \\ \text{先天性：包括半椎体和楔形椎，椎体分节不良和混合型} \\ \text{神经肌肉性：神经肌肉传导通路病变导致的脊柱侧凸} \\ \text{神经纤维瘤病性脊柱侧凸} \\ \text{间叶组织异常合并脊柱侧凸} \\ \text{其他如脊柱骨折、结核、肿瘤、慢性脓胸、胸廓改形术、强直性脊柱炎及代谢障碍等} \end{cases}$

2. 病理 $\begin{cases} \text{凹侧椎体楔形变、向凹侧旋转} \\ \text{凹侧椎间盘变窄、凸侧增宽} \\ \text{凸侧肋骨向后背突出，形成剃刀背；凹侧肋骨向前突出} \\ \text{肺受压变形，严重者肺源性心脏病} \end{cases}$

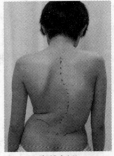

脊椎侧凸

3. 临床表现 $\begin{cases} \text{脊柱偏离中线} \\ \text{身高不及同龄人} \\ \text{双肩不等高、胸廓不对称} \\ \text{剃刀背畸形} \\ \text{神经系统牵拉或压迫症状} \end{cases}$

4. 辅助检查

（1）X 线检查 $\begin{cases} \text{站立位全脊椎正侧位像} \\ \left.\begin{array}{l}\text{仰卧位最大左右弯曲位像} \\ \text{重力悬吊位像}\end{array}\right\} \text{了解柔韧程度} \\ \text{支点反向弯曲位像} \\ \text{去旋转像} \end{cases}$

侧凸角度测量 $\begin{cases} \text{Cobb 法} \\ \text{Fergusson 法} \end{cases}$

椎体旋转度测量（Nash-Moe 法）分为 5 度。

（2）特殊影像学检查：脊髓造影、CT、MRI。

（3）肺功能检查。

（4）电生理检查：肌电图、神经传导速度测定、诱发电位。

（5）发育成熟度检查 $\begin{cases} \text{第二性征、骨龄} \\ \text{Risser 征：髂骨骨骺环成熟度} \end{cases}$

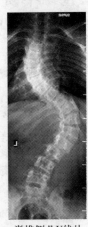

脊椎侧凸X线片

5. 诊断：畸形诊断容易，还要进行的三个方面的重要诊断。

病因诊断：通过病史、体检、X 线检查进行鉴别诊断

侧凸程度的准确诊断：通过对畸形角度测量

继发病诊断：如有无心肺功能障碍及其程度，有无不全截瘫及其程度

6. 治疗

治疗目的 { 矫正畸形、获得稳定、维持平衡

针对各种脊柱侧凸的不同病因，进行各自的病因治疗

特发性脊柱侧凸治疗原则 {

Cobb 角＜25°——严密观察

Cobb 角＞25°，年进展＞5°——支具治疗

Cobb 角 25～40°（胸椎）——支具治疗

Cobb 角＞35°（胸腰段、腰椎）——手术治疗

Cobb 角＞40°，支具治疗年进展＞6°——手术治疗

Cobb 角＞50°——手术治疗

治疗方法 {

支具治疗

手术治疗：应用 King 分型、Lenke 分型等，进行侧凸矫形、脊柱融合。有前路手术、后路手术和前后路联合手术

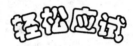

【A 型题】

1. 关于先天性肌性斜颈的原因，哪项是正确的
   A. 产伤
   B. 胎儿在宫内位置不正确
   C. 外伤
   D. 出生后睡眠姿势不正确
   E. 哺乳位置不佳

2. 关于先天性髋脱位，下列哪项是正确的
   A. 5 岁以内可以行保守治疗

   B. 病因明确：遗传
   C. 出生后怀疑该病时，即刻行 X 线检查
   D. 男孩多于女孩
   E. 治疗越早，效果越好

3. 关于脊柱侧凸，以下哪项是**错误**的
   A. 特发性居多，占 80% 左右
   B. 特发性脊柱侧凸，好发年龄在青春期
   C. X 线片对诊断有很大帮助
   D. Cobb 角大于 50°时考虑手术
   E. 行手术矫形时，一定要矫正至正常

选择题参考答案

【A 型题】

1. A   2. E   3. E

（施学东）

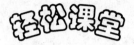

第一节　骨折的定义、成因、分类及移位

1. 定义：骨折即骨的完整性和连续性中断。

2. 成因 $\begin{cases} 直接暴力 \\ 间接暴力 \\ 积累性劳损 \end{cases}$

3. 分类

(1) 根据骨折处皮肤、黏膜的完整性分 $\begin{cases} 闭合性骨折 \\ 开放性骨折 \end{cases}$

(2) 根据骨折的程度和形态分 $\begin{cases} 不完全骨折 \\ 裂隙骨折 \\ 青枝骨折 \\ 完全骨折\begin{cases} 横形骨折 \\ 斜形骨折 \\ 螺旋形骨折 \\ 粉碎形骨折 \\ 嵌插骨折 \\ 压缩性骨折 \\ 凹陷性骨折 \\ 骨骺分离 \end{cases} \end{cases}$

(3) 根据骨折端稳定程度分 $\begin{cases} 稳定性骨折 \\ 不稳定性骨折 \end{cases}$

(4) 骨折端移位 $\begin{cases} 成角移位 \\ 侧方移位 \\ 缩短移位 \\ 分离移位 \\ 旋转移位 \end{cases}$

第二节　骨折的临床表现及影像学检查

1. 临床表现：有全身表现和局部表现。

（1）全身表现 $\begin{cases} 休克：骨折出血量大者如骨盆骨折、多发骨折或合并内脏损伤 \\ 发热：一般不超过38℃ \end{cases}$

（2）局部表现 $\begin{cases} 局部疼痛 \\ 肿胀 \\ 功能障碍等 \end{cases}$

2. 骨折的特有体征 $\begin{cases} 畸形 \\ 异常活动 \\ 骨擦音或骨擦感 \end{cases}$

3. 骨折的 X 线检查：一般应包括邻近一个关节在内的正、侧位片，必要时拍摄特殊位置的 X 线片。

4. 骨折的 CT 检查：能清晰显示椎体爆裂骨折碎片的后方骨片突入椎管。

第三节　骨折的并发症

早期并发症 $\begin{cases} 休克 \\ 脂肪栓塞综合征 \\ 重要内脏器官损伤如肝脾破裂、肺损伤、膀胱和尿道损伤、直肠损伤等 \\ 重要周围组织损伤如重要血管损伤、周围神经损伤、脊髓损伤等 \\ 骨筋膜室综合征 \end{cases}$

晚期并发症 $\begin{cases} 坠积性肺炎 \\ 压疮 \\ 下肢深静脉血栓形成 \\ 感染 \\ 骨化性肌炎 \\ 创伤性关节炎 \\ 关节僵硬 \\ 急性骨萎缩 \\ 缺血性骨坏死 \\ 缺血性肌挛缩 \end{cases}$

第四节　骨折愈合过程

骨折愈合过程通常可分为三个阶段：

1. 血肿炎症机化期：骨折后 2 周完成。

2. 原始骨痂形成期：膜内成骨和软骨内成骨并行，一般约需 4~8 周。

3. 骨板形成塑形期：一般约需 8~12 周。

第五节　影响骨折愈合的因素

1. 影响骨折愈合的全身因素 $\begin{cases} 年龄 \\ 病人的健康状况 \end{cases}$

2. 影响愈合的局部因素
- 骨折的类型和数量
- 骨折部的血液供应
- 软组织损伤程度
- 软组织嵌入骨折间隙
- 感染
- 治疗方法的影响
  - 反复多次的复位
  - 手术时过多摘除碎骨片造成骨缺损
  - 过度牵引导致骨折端分离
  - 骨折固定不牢靠
  - 过早或不恰当的功能锻炼

第六节　骨折的急救

骨折的急救原则
- 抢救休克
- 包扎伤口
- 妥善固定
- 迅速转运

第七节　骨折的治疗原则

三大原则：复位、固定、功能锻炼。

1. 复位
   - 复位标准
     - 解剖复位
     - 功能复位
   - 复位方法
     - 手法复位
     - 手术切开复位

2. 固定
   - 内固定
     - 接骨板
     - 加压钢板
     - 螺钉、可吸收螺钉
     - 带锁髓内钉
   - 外固定
     - 小夹板
     - 石膏
     - 外展架
     - 持续牵引
     - 外固定器

3. 功能锻炼：包括肌肉收缩活动，骨折邻近关节的活动等。

第八节　开放性骨折的处理

根据骨折周围软组织损伤程度可分为三度。

术前检查仔细，准备充分，尽早清创，在此基础上行组织修复，如骨折固定、重要软组织（肌腱、神经、血管）修复，尽可能一期闭合伤口。

第九节　开放性关节损伤处理原则

治疗的主要目的：防止关节感染，恢复关节功能。

处理原则与开放性骨折基本相同。

第十节　骨折迟延愈合、不愈合和畸形愈合的处理

	骨折迟延愈合	骨折不愈合
定义	骨折超过一般愈合所需的时间，骨折端未出现连续骨痂	在延迟愈合的基础上，有针对性地延长治疗时间仍达不到骨性愈合
X线表现	骨折端骨痂少，骨折线明显，断端无骨硬化	骨折端骨痂少，骨端有分离，断端萎缩光滑，髓腔闭塞
治疗	找出延迟愈合的原因对应处理即可	手术治疗

骨折畸形愈合：骨折在未达到功能复位标准的位置上愈合。可存在成角、旋转或短缩畸形。

治疗：畸形严重者，一般需二次手术截骨矫形＋内（外）固定。

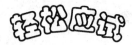

选择题

【A型题】

1. 男，25 岁，土墙倒踏，砸伤左小腿 8 小时，现场用树皮捆扎制动，途中呻吟，小腿剧痛，查体：左小腿皮肤发红、肿胀，有大小水泡，胫骨中段有骨擦感，压痛（＋），背伸踝、趾时疼痛加重，足背动脉搏动减弱，应立即采取的措施是
   A. 小腿摄片
   B. 腘窝部血管探测
   C. 深筋膜切开
   D. 静脉脱水剂
   E. 多普勒仪监测肢体血供情况

2. 开放性骨折处理的最基本要求是
   A. 彻底清创
   B. 骨折的解剖复位
   C. Ⅰ期神经修复
   D. Ⅰ期肌腱缝合
   E. 抗生素的应用

3. 男性，30 岁，车轮压伤左小腿，发生胫、腓骨上 1/3 处开放性粉碎性骨折，骨折彻底清除术去除所有游离骨片，术后牵引固定，但 3 个月后骨折仍不愈合，最大可能性为
   A. 骨折处血液供应不足
   B. 伤肢固定不确切
   C. 功能锻炼不够
   D. 未及时切开复位及固定
   E. 清创时清除过多的碎骨片

4. 女性，工作中外伤导致前臂远端畸形、不能活动。考虑发生了骨折，现场处理时用硬板临时固定，该处理所起的作用中，哪一项是**错误**的
   A. 可以骨折解剖复位
   B. 避免搬运时骨折端刺伤重要血管、神经
   C. 防止搬动时疼痛
   D. 有利于防止休克
   E. 利于转运病人至医院进一步处理

5. 农民，40 岁，汽车压伤小腿，两小时后来就诊，右小腿前方皮肤裂开 4cm×8cm，泥沙污染严重，有 1cm×3cm 长骨片游离，合理的治疗方案为
   A. 清创、保留骨片、内固定、一期闭合创口
   B. 清创、外固定支架、清除游离骨片
   C. 清创、保留清理后的游离骨片、外固定支架
   D. 清创、清除游离骨片、内固定
   E. 截肢

6. 下列骨折类型中最不稳定的是
   A. 嵌插骨折
   B. 横行骨折
   C. 压缩骨折
   D. 青肢骨折
   E. 斜行骨折

7. 下列骨折愈合的标准中，哪一项是错误的
   A. 局部无反常活动
   B. 局部无压痛及纵向叩击痛
   C. 连续观察 2 周，骨折不变形
   D. 骨折复位、固定后 3 个月
   E. X 线显示骨折线模糊，连续骨痂通过骨折线

8. 男，58 岁，因跌伤左胫腓骨中下段横形骨折，经手法整复，达功能复位，给予管型石膏外固定，4 个月后拍片复查，骨折线清晰，未见明显骨痂生长，其最主要的原因是
   A. 骨折没有达到解剖复位
   B. 周围软组织损伤的影响
   C. 由于管型石膏外固定，影响患者功能锻炼
   D. 骨折段血液供应不良
   E. 治疗方式不正确

9. 骨盆骨折早期最危险的并发症是
   A. 膀胱破裂
   B. 尿道断裂
   C. 坐骨神经损伤
   D. 直肠损伤
   E. 出血性休克

10. 患者女性，35 岁，因车祸造成耻骨骨折，检查发现骨折刺破膀胱，此骨折分类应属于
    A. 闭合性骨折
    B. 开放性骨折
    C. 裂缝骨折
    D. 压缩性骨折
    E. 骨骺分离

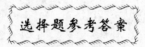

选择题参考答案

【A 型题】
1. C   2. A   3. E   4. A   5. C   6. E   7. D   8. D   9. E   10. B

（柴卫兵）

第五十九章 上肢骨、关节损伤

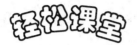
第一节 锁骨骨折

1. 解剖概要：上肢与躯干的连接和支撑装置，呈S形。

2. 病因：多由间接暴力所致。

3. 诊断

（1）肩部外伤后疼痛，肩关节活动受限。

（2）局部肿胀，锁骨畸形，压痛，异常活动及骨擦音。

（3）锁骨正位X线片对诊断有重要意义。

（4）应检查锁骨下动、静脉以及臂丛神经有无损伤。

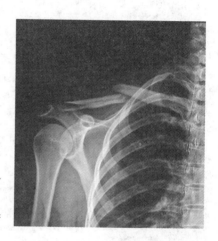

4. 治疗

（1）青枝骨折或无移位骨折：三角巾或颈腕吊带悬吊3～6周即可。

（2）有移位的中段骨折可行手法复位，以"8"字绷带固定4周。

（3）对开放骨折或合并神经、血管损伤者，以及不愈合病例，可行切开复位内固定。

第二节 肩锁关节脱位

1. 解剖概要：关节面多呈垂直方向，关节囊薄弱，由韧带维持其稳定性。

2. 病因：多由直接暴力打击所致。

3. 诊断

（1）外伤后疼痛，活动受限，锁骨外端肿胀。

（2）Ⅱ、Ⅲ型脱位时，按压锁骨外端有弹性感。

（3）肩部正位X线平片在Ⅰ型脱位时，可不甚明显。Ⅱ、Ⅲ型脱位可见锁骨外端上移，关节间隙变宽。

4. 治疗

（1）闭合复位胶布固定是常用的一种治疗方式。

（2）手术治疗：全脱位及有特殊要求者可考虑早期切开复位，内固定或缝合术。

（3）陈旧性脱位，如无明显症状可不予特殊治疗。有疼痛及肩活动受限者，可考虑将锁骨外端切除。

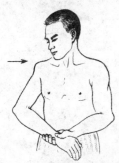

右肩关节前脱位

第三节 肩关节脱位

1. 解剖概要：肩胛盂浅，关节活动范围大。
2. 病因：多由外展位间接暴力所致。
3. 诊断：

（1）上肢外展外旋或后伸着地受伤史，肩关节主动活动丧失，被动活动受限，且伴有疼痛。

（2）肩胛盂处空虚，方肩畸形。Dugas 征阳性。

（3）肩关节正位及腋位或穿胸位 X 线平片，可明确诊断。

（4）注意有无合并神经血管损伤。

4. 治疗

（1）诊断明确后应及早施行复位。局部浸润麻醉后，闭合复位多可成功。遇肌肉特别发达者或精神异常紧张者，可应用静脉麻醉或臂丛麻醉。

（2）复位方法：Hippocrates 法：复位方式与创伤机制（外展、外旋）相反，牵引、内收、内旋即可复位。肩关节创伤性脱位后，应严格固定 3 周，以三角巾悬吊或屈肘位将上臂用绷带固定于胸壁，其后开始肩部活动。

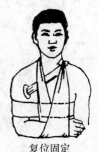

复位固定

第四节 肱骨近端骨折

1. 解剖概要：外科颈为肱骨大结节、肱骨小结节移行为肱骨干的交界部，是松质骨和皮质骨的交接处，位于解剖颈下 2～3cm，内侧有臂丛神经、腋血管经过。

2. 病因：中老年人多见，骨质疏松者发生率高。可分为无移位骨折、外展型骨折和内收型骨折、粉碎型骨折。

3. 诊断：外伤后疼痛、活动受限。

4. 治疗

（1）保守治疗

  无移位骨折，用三角巾悬吊即可，3～4 周后开始功能练习

  外展及内收型骨折，可在局麻下行手法复位，超长小夹板外固定。

  4～6 周后功能练习

（2）手术治疗：粉碎型骨折难以闭合复位，可考虑切开复位、内固定。

X线片示：右肱骨外斜颈骨折

第五节 肱骨干骨折

1. 解剖概要：肱骨外科颈下 1～2cm 至肱骨髁上 2cm 段内的骨折称为肱骨干骨折。肱骨干中下 1/3 段后外侧有桡神经沟。

2. 诊断

（1）外伤后上臂出现肿胀、压痛。

（2）可出现畸形、反常活动及骨擦音等体征。

（3）中下 1/3 骨折时应注意有无桡神经损伤。

（4）合并桡神经后出现垂腕畸形，掌指关节不能背伸，拇指不能伸直，前臂旋后障碍，手背桡侧感觉减退。

3. 治疗

（1）闭合复位、外固定为主。

（2）切开复位的指征：闭合复位不能满足功能复位的基本要求（骨折对位不良、骨折分离移位未纠正、骨折端软组织嵌入）、合并神经血管损伤、同一肢体多发骨折等。

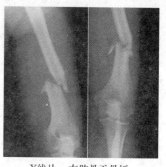

X 线片：右肱骨干骨折

第六节　肱骨髁上骨折

1. 解剖概要：肱骨髁内、前方有肱动脉、正中神经通过；内侧有尺神经通过；外侧有桡神经通过。

2. 病因：肱骨干轴线与肱骨髁轴线之间有 30°～50° 的前倾角，这是容易发生骨折的解剖因素。

3. 诊断

（1）多发生于 10 岁以下儿童。可分为屈曲型和伸直型。

（2）伸直型此型多见，骨折远端向后移位。容易合并血管损伤。

（3）应常规检查有无肱动脉、正中神经、桡神经及尺神经损伤。

（4）肱骨伸直型髁上骨折最严重的并发症是前臂缺血性肌挛缩：

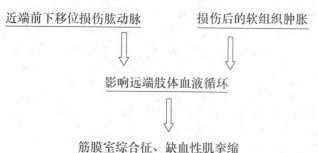

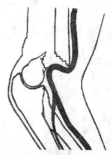

肱骨髁上骨折示意

4. 治疗

（1）无明显移位骨折，可用石膏托固定 3 周。

（2）有移位的伸直型骨折，可在麻醉下整复固定。

复位时应注意血管情况，及时检查桡动脉的搏动是否存在。

（3）手术治疗：对开放骨折及复位不满意或伴有血管损伤时，可切开复位、内固定。

（4）可伴有前臂缺血性肌挛缩，血管、神经损伤，骨化性肌炎及肘内翻等合并症。

第七节　肘关节脱位

在肩、肘、髋、膝四大关节中，肘关节发生脱位概率最高。

1. 解剖概要：肘关节由肱骨下端、尺骨鹰嘴窝、桡骨头及关节囊、韧带构成。

2. 病因：后脱位多见，多由半伸直位手掌撑地的间接暴力所致。

3. 诊断

（1）肘部明显畸形，肘关节弹性固定于半屈位。

（2）肘后三角失去正常关系，肘后空虚感。

（3）X线检查可了解脱位、骨折情况。

4. 治疗

（1）手法复位。

（2）固定：多采用石膏托固定肘关节于90°位，三角巾悬吊2～3周。

第八节　桡骨头半脱位

1. 解剖概要：桡骨头及颈位于肘关节囊内，没有韧带、肌腱附着，稳定性较差。

2. 病因：多发生于5岁以下的儿童，其桡骨头发育尚不完全，环状韧带薄弱。

3. 诊断

（1）有手、腕被他人牵拉史。

（2）患肘疼痛，活动受限。

（3）一般无肿胀或畸形，桡骨小头处有压痛。

（4）X线检查无异常发现。

4. 治疗：无需麻醉即可进行手法复位。屈肘位，轻柔地前臂旋前、旋后活动，同时轻轻推压桡骨头即可复位。复位时可听到轻微弹响。

第九节　前臂双骨折

1. 解剖概要：尺桡骨均有一定的弯曲度，使尺桡骨之间的宽度不一致。前臂处于中立位时，骨间膜最紧张。

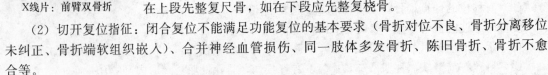

2. 病因：直接暴力、间接暴力和旋转暴力均可以导致骨折发生。

3. 诊断

（1）局部肿胀、压痛、功能障碍。

（2）局部有畸形、骨擦音及反常活动。

（3）X线检查可了解骨折情况。

（4）注意有无上下尺桡关节的脱位。

4. 治疗

（1）手法复位：尺桡骨干双骨折的移位比较复杂，手法整复时骨折在上段先整复尺骨，如在下段应先整复桡骨。

X线片：前臂双骨折

（2）切开复位指征：闭合复位不能满足功能复位的基本要求（骨折对位不良、骨折分离移位未纠正、骨折端软组织嵌入）、合并神经血管损伤、同一肢体多发骨折、陈旧骨折、骨折不愈合等。

第十节　桡骨远端骨折

1. 解剖概要

（1）桡骨下端骨折是距桡骨下端关节面3cm以内的骨折。

（2）是松质骨与皮质骨的交界处，为解剖薄弱处，容易骨折。

（3）掌倾角10°～15°，尺偏角20°～25°；桡骨茎突位于尺骨茎突平面以远1.5cm。

2. 病因：桡骨远端骨折多见于成年及老年病人，多由间接暴力所致。

过伸型骨折（Colles 骨折）：指跌倒时，腕关节背伸，手掌着地，前臂旋前时引起过伸型骨折。

3. 诊断

（1）外伤后腕关节有明显肿胀、压痛和功能障碍。

（2）典型畸形：骨折远端向背侧移位，侧面可见典型的"银叉"畸形；正面看呈"枪刺样"畸形。

（3）骨折远端向桡、背侧移位，且有缩短移位。

4. 治疗

（1）手法复位：在牵引的情况下，术者用拇指将远侧端向掌侧及尺侧挤压，同时将腕关节屈曲并向尺侧偏斜以协助复位。

（2）切开复位指征：严重粉碎骨折移位明显，关节面不平整。

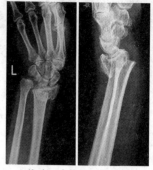

X线片示左桡骨下端骨折

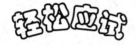

【A 型题】

1. 单纯关节脱位时可出现
   A. 骨摩擦音
   B. 反常活动
   C. 关节饱满
   D. 弹性固定
   E. 鹰嘴固定压痛

2. 某男，20 岁，右上臂撞伤中下段成角畸形，伤后腕关节不能主动背伸，各掌指关节不能主动伸直，除考虑肱骨干中下段骨折外，还应首先考虑何种合并伤

A. 臂丛神经损伤
B. 肌皮神经损伤
C. 正中神经损伤
D. 桡神经损伤
E. 尺神经损伤

3. 肱骨伸直型髁上骨折最严重的并发症是
   A. 正中神经损伤
   B. 畸形愈合内翻
   C. 前臂缺血性肌挛缩
   D. 骨化肌炎
   E. 关节僵硬

选择题参考答案

【A 型题】

1. D   2. D   3. C

（李　军）

第六十章 手外伤及断肢（指）再植

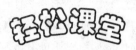

第一节 手外伤

一、应用解剖

休息位：手处于自然静止状态的姿势。当肌腱损伤后，休息位将发生改变

功能位：手可以随时发挥最大功能的位置。严重手外伤术后，在此位置固定可使伤手保持最大功能

二、损伤原因及特点

刺伤：进口小，损伤深，可将污物带入深部组织导致感染

锐器伤：伤口较整齐，污染较轻，可致血管、神经、肌腱断裂

钝器伤：可致软组织挫伤、皮肤撕脱和骨折

挤压伤：可致指端损伤，软组织伤，甚至骨折

火器伤：伤口不整齐，损伤范围广，常污染严重、坏死组织多，易感染

三、检查与诊断

1. 皮肤检查

（1）创口的部位和性质：初步推测可能损伤的组织

（2）估计皮肤缺损：确定缺损范围，能否直接缝合，是否需植皮

（3）判断皮肤活力

颜色与温度：与周围一致为正常；苍白、青紫、冰凉者，表示活力不良

毛细血管回流实验：皮色恢复快者活力好，反之差

皮肤边缘出血状况：修剪皮缘有点状鲜血缓慢流出者活力好，不出血或血为暗紫色者活力差

2. 肌腱损伤检查：表现为手的休息位改变。

（1）屈指肌腱断裂：手指伸直角度加大，不能主动屈指

指深屈肌腱断裂——固定伤指中节，远侧指间关节不能主动屈曲

指浅屈肌腱断裂——固定除伤指外的其他手指，近侧指间关节不能主动屈曲

指深、浅屈肌腱均断裂——伤指两指间关节不能屈曲

检查拇长屈肌腱——固定拇指近节，主动屈曲拇指间关节

（2）伸指肌腱断裂：手指屈曲角度加大，不能主动伸指

- 掌指关节背侧近端的伸肌腱断裂——掌指关节呈屈曲位
- 近节指骨背侧的伸肌腱断裂——近侧指间关节呈屈曲位
- 中节指骨背侧的伸肌腱断裂——手指末节屈曲呈锤状指

（3）注意
- 同一关节功能有多条肌腱参与作用的，其中一条肌腱损伤可不表现出明显的功能障碍
- 由于骨间肌的作用，指深、浅屈肌腱均断裂时不影响掌指关节屈曲

3. 神经损伤检查：手部神经支配——正中神经、尺神经、桡神经。

损伤神经	麻痹肌肉	临床表现
正中神经	拇短展肌	①拇指对掌功能障碍 ②拇、示指捏物障碍 ③手掌桡侧半，桡侧三个半手指掌面，拇指指间关节和示、中指及环指桡侧半近侧指间关节以远背侧的感觉障碍
尺神经	骨间肌和蚓状肌 骨间肌和拇收肌	①环、小指爪形手畸形 ②Froment征（＋）（即示指与拇指对指时，呈现示指近侧指间关节明显屈曲、远侧指尖关节过伸及拇指掌指关节过伸、指间关节屈曲） ③手部尺侧及尺侧一个半手指感觉障碍
桡神经		手背桡侧及桡侧两个半手指背侧近侧指间关节近端的感觉障碍

4. 血管损伤检查

（1）判断因素：手指的颜色、温度、毛细血管回流试验、血管搏动。
- 动脉损伤：皮色苍白，皮温降低，指腹瘪陷，毛细血管回流减慢，动脉搏动消失
- 静脉回流障碍：皮色青紫、肿胀，毛细血管回流加快，动脉搏动良好

（2）正常血供：尺、桡动脉
- 手掌部有掌浅、深弓互相沟通，两动脉弓完整时，尺、桡动脉单独损伤不会引起手部血液循环障碍
- 检查方法：Allen试验

5. 骨关节损伤检查

（1）基本原则：局部疼痛、肿胀、功能障碍者应怀疑骨关节损伤，应拍X线片。
（2）关节功能检查：以完全伸直为0°，注意双侧对比。

腕关节：掌屈50°～60°，背伸50°～60°，桡偏25°～30°，尺偏30°～40°

拇指
- 屈伸：掌指关节一般30°～40°；指间关节80°～90°
- 收展：0°～90°
- 对掌：以拇指指腹与小指指腹对合为标准

其他手指
- 屈伸：掌指关节屈曲80°～90°，过伸0°～20°
- 近侧指间关节屈曲90°～100°，伸0°
- 远侧指间关节屈曲70°～90°，伸0°
- 内收、外展：30°～40°

四、现场急救

1. 目的：止血，减少进一步污染，防止加重组织损伤，迅速转运。
2. 步骤

止血：局部加压包扎（不要采用腕部压迫或橡皮管捆扎止血）；大血管损伤采用止血带
（缚于上臂上 1/3 处，压力 250～300mmHg，超过 1 小时要放松几分钟）

创口包扎：无菌敷料或清洁布类包扎

局部固定：有无明显骨折均应固定；范围达腕平面以上；可就地取材

迅速转运

五、治疗

（一）治疗原则

1. 早期彻底清创：伤后 6～8 小时内进行，从浅入深；清除异物，切除被污染和失去活力的组织，把污染伤口变为清洁伤口。

2. 组织修复：尽量一期修复肌腱、神经、血管、骨关节；污染严重、组织损伤广泛、超过 12 小时的，清创后可仅闭合伤口，待二期修复；但骨折脱位必须立即复位固定，影响手部循环的血管损伤亦应立即修复。

3. 一期闭合创口

创口特点	缝合方式
整齐，无皮肤缺损	直接缝合
纵行过关节、与指蹼边缘平行或与皮纹垂直	Z 字成型，改变创口方向
皮肤缺损，但局部软组织条件良好	自体游离植皮
皮肤缺损、深部重要组织外露	局部转移皮瓣
污染严重，受伤时间久，感染可能性大	清创后生理盐水湿敷，观察 3～5 天，再次清创延期缝合或植皮

4. 正确的术后处理：

（1）处理

包扎：软敷料垫于指蹼间；游离植皮处适当加压

固定

石膏托固定患肢，于腕关节功能位、掌指关节屈曲位、指间关节微屈位、手部各关节功能位

神经、肌腱和血管修复后固定要求无张力

固定时间：血管吻合 2 周，肌腱缝合 3～4 周，神经修复 4 周，关节脱位 3 周，骨折 4～6 周

抬高患肢，防止肿胀

（2）注射破伤风抗毒素，应用抗生素

（3）10～14 天拆线，愈合后去除外固定，功能锻炼

（二）手部骨折与脱位的治疗

治疗原则：准确复位、有效固定，闭合创口防止感染，早期功能锻炼。

情况	处理
关节脱位	复位，修复侧副韧带和关节囊
掌、指骨骨折	复位，克氏针固定，或微型钢板螺钉固定
末节指骨骨折	一般不需内固定，远端粉碎性骨折可按软组织损伤处理

闭合无明显移位骨折或复位较稳定的骨折可非手术治疗，固定 4～6 周。

（三）肌腱损伤

（1）治疗原则

损伤范围小于肌腱的 50% 或受损肌腱的功能可被代替的可不予修复，其他均应予以修复

有良好的皮肤覆盖时，应一期修复

伸指、屈指肌腱（包括"无人区"）损伤均应清创后一期修复；若腱鞘完整，应修复腱鞘

（2）缝合方法：双十字缝合法、编织缝合法、Bunnell 缝合法、钢丝抽出缝合法、Kessler 缝合法、Kleinert 缝合法、显微外科缝合法。

（3）术后处理：固定 3～4 周，愈合后早期功能锻炼，辅以理疗。

（四）神经损伤

修复越早效果越好，有条件的尽量清创时一期修复，缺乏条件的可及时转院，2～3 周后无感染再行修复。

第二节　断肢（指）再植

断肢（指）｛完全性断肢（指）　不完全性断肢（指）

一、断肢的急救

1. 止血、包扎、保存断肢，迅速转送。
2. 完全性断肢近端的处理同手外伤，不完全性断肢注意肢体固定。
3. 离断的肢体用无菌敷料包扎，采用干燥冷藏法保存（不可直接冷冻）。

二、断肢再植的适应证

1. 全身情况稳定。
2. 肢体的条件

切割伤：断面整齐，污染轻，重要组织挫伤轻，成活率高，效果好

碾压伤：组织损伤重，但切除碾压部分后断面可变得整齐，故肢体缩短后再植成活率仍较高

撕裂伤：组织损伤广泛、严重，成活率和功能恢复较差

3. 再植时限：与断肢平面有关，原则上越早越好，一般以 6～8 小时为限（冷藏可适当延时），断指再植可延长至 12～24 小时。
4. 离断平面：高位断肢的平面应予特别注意，断指再植目前已无明显平面限制。
5. 年龄：青年、小儿尽量争取再植；老年人则慎重。
6. 多肢多指再植原则：先植损伤较轻的，多个手指先植拇指，并按手指重要性依次再植。

三、断肢再植的禁忌证

1. 有全身性慢性疾病不能长时间手术，或有出血倾向者；
2. 断肢（指）有多发性骨折及严重软组织挫伤，血管严重破坏，神经、肌腱高位撕脱者；
3. 断肢经刺激性液体或其他消毒液长时间浸泡者；
4. 高温季节，离断时间过长，断肢未经冷藏保存者；
5. 病人精神不正常，本人无再植要求且不能合作者。

四、断肢再植的手术原则

1. 彻底清创：寻找和修整需要修复的重要组织，并予以标记。

2. 重建骨的连续性：缩短骨骼，以血管、神经在无张力下缝合，肌腱、肌肉在适当张力下缝合，皮肤及皮下组织能够覆盖为标准；内固定要求简便、迅速、确实、少剥离。

3. 缝合肌腱：以满足手的主要功能为标准，不必缝合所有肌腱。

4. 重建血循环：手术显微镜下无张力吻合血管，应将主要血管均予吻合，动静脉比 1：2 为宜，先静脉后动脉。

5. 缝合神经：尽可能 I 期无张力缝合，可外膜缝合或束膜缝合；有缺损的行神经移植。

6. 闭合创口：完全闭合伤口，避免环形瘢痕，有皮肤缺损的应植皮。

7. 包扎、外固定。

五、断指再植术后处理

1. 一般护理：60W 侧照灯照射加温；抬高患肢；严禁吸烟。

2. 观察全身反应：防治休克；心、肾、脑中毒反应；血红蛋白尿，少尿或无尿；危及病人生命时应及时截除再植的肢体。

3. 定期观察再植肢体血循环，及时发现处理血管危象。术后 48 小时内易发生，及时应用解痉药物，必要时手术探查。

4. 防止血管痉挛，预防血栓形成。可保留持续臂丛或硬膜外管注入麻药；应用低分子右旋糖酐等抗凝解痉药物。

5. 抗生素预防感染。

6. 肢体成活、骨折愈合后，功能锻炼和物理治疗。

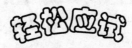

一、名词解释

Froment 征

二、选择题

【A 型题】

1. 手外伤治疗原则中**不正确**的是
   A. 于伤后 6～8 小时内清创，把污染伤口变为清洁伤口
   B. 有骨折脱位时必须立即复位固定
   C. 尽量修复深部组织，即使超过 12 小时的严重污染伤口，清创后也应一期修复
   D. 术后应石膏托固定患肢以利组织愈合
   E. 注射破伤风抗毒素，并应用抗生素预防感染

2. 右手示指指腹切削伤，有较大皮肤缺损，创底组织血液循环良好，此伤口正确的处理方法是
   A. 拉拢缝合
   B. 切除末节指骨，缩短手指后直接缝合
   C. 中厚皮片移植
   D. 带蒂皮瓣移植
   E. 凡士林纱布覆盖包扎，定期换药

3. 手腕部掌侧切割伤，查体见手掌桡侧及桡侧三个半手指掌面感觉减退，拇指和示指捏物功能有障碍，考虑受损的重要结构是

A. 指深屈肌腱
B. 指浅屈肌腱
C. 尺神经
D. 桡神经
E. 正中神经

屈曲
B. 固定除伤指外的其他手指，近侧指间关节不能主动屈曲
C. 掌指关节呈屈曲位
D. 近侧指间关节呈屈曲位
E. 手指末节屈曲呈锤状指

【B型题】

1. 指深屈肌腱断裂时查体会发现
2. 伸指肌腱在近节指骨背侧断裂时查体会发现

（1～2题共用备选答案）·
A. 固定伤指中节，远侧指间关节不能主动

三、问答题

简述断指再植的手术原则。

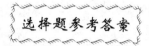
选择题参考答案

【A型题】

1. C　　2. C　　3. E

【B型题】

1. A　　2. D

（刘震宁）

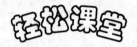

第一节 髋关节脱位

分为前、后和中心脱位，后脱位最常见。

一、髋关节后脱位

分类
- 单纯性
- 髋臼后缘有单块大骨折
- 髋臼后缘粉碎性骨折
- 髋臼缘及壁有骨折
- 合并股骨头骨折

诊断
- 外伤史
- 髋关节疼痛
- 患肢短缩、内旋内收畸形
- 臀部可触及股骨头
- 坐骨神经损伤表现
- X线

治疗
- 单纯后脱位：Allis法手法复位
- 其余各型：早期切开复位内固定

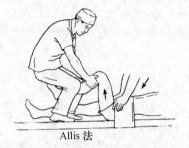

Allis 法

二、髋关节前脱位

诊断
- 外伤史
- 外展、外旋和屈曲畸形
- 腹股沟处可触及股骨头
- 影像学检查

治疗：Allis法复位。

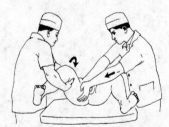

髋关节前脱位Allis法复位

三、髋关节中心脱位

分型
- 单纯性髋臼内壁骨折（耻骨部分）
- 髋臼后壁骨折（坐骨部分）
- 髋臼顶部骨折（髂骨部分）
- 整个髋臼爆破性骨折

$$\left.\begin{array}{l}\text{外伤史}\\\text{髋部肿痛}\\\text{患肢短缩}\\\text{可能合并出血性休克和腹部脏器损伤}\\\text{X线和CT}\end{array}\right\}\text{诊断}$$

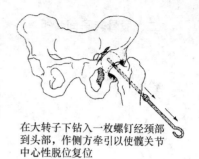

在大转子下钻入一枚螺钉经颈部到头部，作侧方牵引以使髋关节中心性脱位复位

诊断 ┤

治疗 ┤ 合并出血性休克和腹部脏器损伤的中心型脱位，尽快
手术探查
1 型脱位皮牵引或大转子侧方牵引 4～6 周
2～4 型脱位应行切开复位内固定

第二节　股骨近端骨折

一、股骨颈骨折

按骨折部位分为头下型、经颈型和基底性骨折。

按 X 线 Pauwells 角分为 Ⅰ 型（Pauwells 角小于 30°），Ⅱ 型（Pauwells 角小于 30°大于 50°）和Ⅲ型（Pauwells 角大于 50°）。

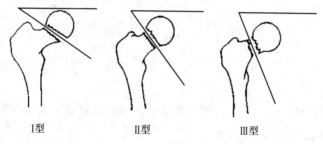

Ⅰ型　　　　Ⅱ型　　　　Ⅲ型

按骨折移位分为 Garden Ⅰ 型不完全骨折，GardenⅡ 型完全骨折、无移位，Garden Ⅲ 型完全骨折、部分移位，Garden Ⅳ 型完全移位。

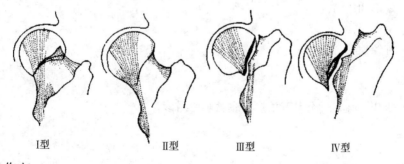

Ⅰ型　　　　Ⅱ型　　　　Ⅲ型　　　　Ⅳ型

诊断 ┤ 外伤史
髋部肿痛，活动受限
纵向叩击痛，外旋 60°畸形
X线和CT

治疗 ┤ 骨牵引或皮牵引 6～8 周，穿防旋鞋
闭合复位内固定和人工关节置换术

二、股骨转子间骨折

诊断 { 外伤史
局部肿痛
患肢短缩，外旋 90°畸形
X 线

治疗：闭合复位内固定术。

第三节　股骨干骨折

诊断 { 外伤史
骨折症状
血管和神经损伤症状
X 线

治疗 { 骨牵引 8～10 周
切开复位内固定
闭合复位内固定

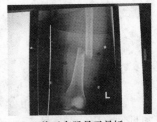

X线示左股骨干骨折

第四节　股骨远端骨折

一、定义

股骨远端骨折包括股骨髁上骨折、股骨髁间骨折和累及股骨远端关节面的股骨髁骨折，可伴有腘部血管、神经及周围软组织损伤。

二、临床表现

1. 肿胀、畸形和压痛。
2. 骨筋膜室综合征。
3. 血管、神经损伤。

三、诊断

正侧位 X 线片，必要时牵引下拍片。注意避免漏诊。

四、治疗

1. 非手术治疗：闭合复位、骨牵引、管形石膏。较少采用。
2. 手术治疗：解剖复位、坚强固定、早期康复。

{ 松质骨螺钉及支持钢板
95°角钢板
动力髁螺钉（DCS）
股骨髁解剖钢板
股骨远端逆行带锁髓内钉

第五节 髌骨骨折

分为撕脱骨折、粉碎骨折、横行骨折和纵行骨折。

诊断 { 外伤史 / 局部肿痛 / X 线

治疗 { 无移位的横行骨折和纵行骨折：石膏托固定 6～8 周 / 其余类型需切开复位内固定

第六节 膝关节韧带损伤

前交叉韧带可同时合并内侧副韧带、内侧半月板的损伤，成为"三联伤"。

诊断 { 外伤史 / 局部肿痛 / 侧方应力试验、抽屉试验、Lachman 试验、轴移试验等 / 应力位 X 线片、MRI 和关节镜

治疗 { 内侧副韧带损伤可长腿管型石膏固定 4～6 周 / 外侧副韧带断裂者应立即修补 / 前交叉韧带损伤行关节镜下前交叉韧带重建术 / 后交叉韧带损伤的修复目前也倾向于重建

第七节 膝关节半月板损伤

半月板破裂分为桶柄样撕裂，体部撕裂，前角撕裂，前 1/3 撕裂，后 1/3 撕裂和水平撕裂。

临床表现和诊断 { 外伤史 / 局部肿痛 / 关节活动有弹响或绞锁 / 过伸过屈试验，旋转挤压试验 / MRI 和关节镜 / 治疗：关节镜探查术

第八节 胫骨平台骨折

分为单纯胫骨外髁劈裂骨折、外髁骨折合并平台塌陷、单纯平台中央塌陷骨折、内侧髁骨折、内外髁同时骨折和合并胫骨干骺端骨折。

诊断 { 外伤史 / 骨折的特有症状和体征 / X 线片和 CT

治疗
- 单纯外髁劈裂骨折：有移位者需切开复位内固定
- 平台塌陷的劈裂骨折：切开复位内固定
- 平台中央的塌陷骨折：移位1cm以上者切开复位内固定
- 内侧髁骨折处理同外侧髁骨折
- 内外髁同时骨折：切开复位内固定
- 合并胫骨干骺端骨折：切开复位内固定

第九节　胫腓骨干骨折

分为单纯胫骨骨折、单纯腓骨骨折和胫腓骨双骨折。

临床表现和诊断
- 外伤史
- 骨折的特有症状和体征、注意骨筋膜室综合征
- X线

治疗：

（1）无移位和稳定性骨折可石膏固定6~8周。

（2）不稳定的双骨折、严重的粉碎骨折或多端骨折，6小时以内的开放性骨折可切开复位内固。

（3）闭合复位髓内钉内固定。

第十节　踝部骨折

分型
- Ⅰ型为内翻内收型
- Ⅱ型为三踝骨折，分为外翻外展性和内翻外旋型
- Ⅲ型为外翻外旋型
- Ⅳ型为垂直压缩型（Pilon骨折）

临床表现和诊断
- 外伤史
- 局部肿痛，畸形
- X线

治疗
- 无移位单纯内踝或外踝骨折石膏固定6~8周
- 有移位的单纯内、外踝骨折需切开复位内固定

第十一节　踝部扭伤

诊断
- 外伤史
- 局部肿痛，活动受限
- 韧带止点压痛，跖屈时内外翻疼痛加重
- X线片

治疗
- 急性期冷敷
- 撕脱骨折，石膏固定4~6周
- 骨折累及关节面时需要切开复位内固定

附：跟腱断裂

诊断 ⎰ 外伤史，断裂可听见响声
  ｜ 跟部肿痛、不能提踵
  ｜ 可触及断裂处凹陷
  ⎱ 超声波检查

治疗 ⎰ 部分断裂可跖屈位石膏固定 4～6 周
  ｜ 完全断裂需要手术缝合修补。长腿石膏固定 4～6 周
  ⎱ 陈旧性断裂需跟腱成形

第十二节　足部骨折

一、跟骨骨折

诊断 ⎰ 外伤史
  ｜ 局部肿痛、畸形
  ⎱ 踝关节正侧位、跟骨轴位 X 线片可明确

治疗 ⎰ 不波及距下关节的骨折可石膏固定 4～6 周
  ⎱ 波及距下关节的骨折都需要切开复位内固定

二、跖骨骨折

⎰ 第 2～4 跖骨骨折发生率最高
｜ 可发生在跖骨基底部、颈部和头部
｜ 跖骨干骨折，无移位者石膏固定 6～8 周，有移位者手术治疗
⎱ 跖骨颈部骨折先手法复位，失败者行切开复位内固定

三、趾骨骨折

诊断：骨折特有症状，X 线片。

治疗 ⎰ 无移位骨折石膏托外固定 2～3 周
  ⎱ 有移位者行手法复位，石膏托固定 2～3 周

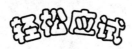

选择题

【A 型题】

1. 股骨转子间骨折畸形
 A. 内旋 90°
 B. 外旋 90°
 C. 外旋 60°
 D. 内旋 60°
 E. 中立位

2. 前交叉韧带断裂的治疗
 A. 切开修补
 B. 关节镜重建
 C. 石膏托外固定

D. 理疗

E. 不用处理

3. 可能需要人工关节置换术治疗

　　A. 股骨颈骨折

　　B. 股骨粗隆间骨折

　　C. 股骨干骨折

　　D. 髋关节脱位

　　E. 髋臼骨折

A. 不完全骨折

B. 完全骨折、无移位

C. 完全骨折、部分移位

D. 完全移位

2. 膝关节三联伤

　　A. 外侧副韧带

　　B. 内侧半月板

　　C. 内侧副韧带

　　D. 前交叉韧带

　　E. 外侧半月板

【X 型题】

1. 股骨颈骨折按骨折线分型分为

选择题参考答案

【A 型题】

1. B　　2. B　　3. A

【X 型题】

1. ABCD　　2. BCD

（文立成）

第六十二章 脊柱、脊髓损伤

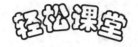

第一节 脊柱骨折

脊柱骨折（fracture of the spine）十分常见，约占全身骨折的 5%～6%，其中胸腰段脊柱（T_{10}～L_2）最常见。整个脊柱分成前、中、后三柱。中柱和后柱包裹脊髓和马尾神经，该区损伤可累及神经系统，特别是中柱的损伤。

一、病因和分类

暴力是引起胸腰椎骨折的主要原因。

$$
暴力方向可通过 X、Y、Z 轴
\begin{cases}
X 轴：屈、伸、侧方移动 \\
Y 轴：压缩、牵拉、旋转 \\
Z 轴：侧屈、前后移动
\end{cases}
$$

（一）胸腰椎骨折的分类

$$
\begin{cases}
单纯性楔形压缩性骨折：前柱损伤，X 轴旋转力量，稳定 \\
稳定性爆破型骨折：前柱和中柱损伤，Y 轴的轴向压缩，稳定 \\
不稳定性爆破型骨折：三柱同时损伤，Y 轴轴向压缩以及旋转，Z 轴旋转，不稳定 \\
Chance 骨折：水平状撕裂伤，不稳定，少见 \\
屈曲-牵拉型损伤：前柱压缩，中后柱牵拉，潜在性不稳定 \\
脊柱骨折-脱位（移动性损伤）：三柱均毁于剪力，脱位程度重于骨折，损伤重，预后差
\end{cases}
$$

（二）颈椎骨折的分类

1. 屈曲型损伤：前柱压缩、后柱牵张损伤

$$
\begin{cases}
前方半脱位（过屈型扭伤） \\
双侧脊椎间关节脱位 \\
单纯性楔形（压缩性）骨折
\end{cases}
$$

2. 垂直压缩所致损伤：暴力经 Y 轴传递，无过屈或过伸力量

$$
\begin{cases}
第一颈椎双侧性前、后弓骨折（Jefferson 骨折） \\
爆破型骨折
\end{cases}
$$

3. 过伸损伤

$$
\begin{cases}
过伸性脱位 \\
损伤性枢椎椎弓骨折
\end{cases}
$$

4. 不甚了解机制的骨折

$$齿状突骨折\begin{cases}第1型：齿状突尖端撕脱骨折 \\ 第2型：齿状突基部、枢椎体上方横行骨折 \\ 第3型：枢椎体上部骨折，累及枢椎的上关节突，一侧或双侧\end{cases}$$

二、诊断依据

1. 严重外伤史。
2. 局部疼痛、站立及翻身困难。也常有腹痛、腹胀甚至肠麻痹。
3. 受伤方式，姿势，感觉及运动障碍。
4. 注意多发伤。
5. 查体时暴露面应足够，注意有无脊髓或马尾神经损伤。
6. 影像学检查：首选 X 线片，正侧位，必要时加摄斜位片。注意老年人。注意颈椎前方半脱位。凡有中柱损伤或有神经症状者均须作 CT 检查。但 CT 不能显示脊髓的情况，必要时应作 MRI 检查。

三、治疗

急救搬运：一人抬头，一人抬脚或搂抱方式。

正确：采用担架，木板甚至门板运送。先使伤员双下肢伸直，木板放在伤员一侧，三人用手将伤员平托至门板上；或二三人采用滚动法，使伤员保持平直状态，成一整体滚动至木板上。

(一) 胸腰椎骨折的治疗

1. 单纯性压缩性骨折的治疗

$$\begin{cases}椎体压缩不到1/5者，或年老体弱不能耐受复位及固定者，脊柱过伸位仰卧硬板床3个月 \\ 椎体压缩高度超过1/5的青少年及中年伤者，两桌法过仰复位或者双踝悬吊法复位。复位 \\ \quad 后包过伸位石膏背心。固定后鼓励起床活动，固定时间3个月\end{cases}$$

2. 爆破型骨折的治疗

$$\begin{cases}无神经症状或者，CT证实无骨块挤入椎管者，可行双踝悬吊法复位 \\ 有神经症状或者有骨块挤入椎管者，手术治疗\end{cases}$$

3. Chance 骨折、屈曲牵拉型损伤、脊柱移动性骨折-脱位者，均需手术。

(二) 颈椎骨折的治疗

1. 颈椎半脱位者：石膏颈围固定 3 个月，若后期出现颈椎不稳定与畸形则可手术治疗。
2. 稳定型颈椎骨折：轻度压缩可采用颌枕带卧位牵引复位；四肢瘫者及牵引失败者须行手术复位内固定。
3. 单侧小关节脱位者：持续骨牵引，复位困难者仍以手术为宜。
4. 对爆破型骨折有神经症状者：早期手术治疗。
5. 对过伸性损伤：大多采用非手术治疗。
6. 对第 1 型、第 3 型和没有移位的第 2 型齿状突骨折：一般采用非手术治疗。
7. 第 2 型骨折如移位 4mm 者：一般主张手术治疗。

第二节　脊髓损伤

脊髓损伤是由于椎体的移位或碎骨片突出于椎管内，使脊髓或马尾神经产生不同程度的损伤。

腰段损伤使下肢的感觉与运动产生障碍——截瘫。

颈段脊髓损伤后，双上肢和双下肢的神经功能障碍——四肢瘫痪（四瘫）。

一、临床表现

1. 病理分类

脊髓震荡	最轻微，立即发生弛缓性瘫痪，暂时性功能抑制
脊髓挫伤与出血	实质性破坏，轻者水肿和点状出血，重者成片挫伤、出血，预后极不同
脊髓断裂	脊髓的连续性终端，完全性或不完全性，恢复无望，预后恶劣
脊髓受压	骨折移位，碎骨片与破碎的椎间盘挤入椎管内可以直接压迫脊髓，而皱褶的黄韧带与血肿亦可压迫脊髓，预后视压迫时间而不同
马尾神经损伤	L_2以下骨折脱位产生，受伤平面以下出现弛缓性瘫痪，完全断裂者少见
脊髓休克	各种较重的脊髓损伤均可发生损伤平面以下弛缓性瘫痪。2～4周后可根据损害程度不同而发生损伤平面以下不同程度的痉挛性瘫痪

2. 脊髓损伤

脊髓休克期，受伤平面以下出现弛缓性瘫痪（感觉、运动、反射及括约肌功能丧失）

2～4周后成痉挛性瘫痪（肌张力↑，腱反射亢进，病理性锥体束征）

胸段脊髓损伤——截瘫

颈段脊髓损伤——四肢瘫痪 {上颈椎损伤：四肢痉挛性瘫痪 / 下颈椎损伤：上肢弛缓性瘫痪，下肢痉挛性瘫痪}

脊髓半切征 （Brown-Sequard 征）	损伤平面以下同侧肢体运动及深感觉消失，对侧肢体痛温觉消失
脊髓前综合征	颈髓前方受压严重，可引起脊髓前中央动脉闭塞，四肢瘫下肢＞上肢，但下肢和会阴部仍保持位置觉和深感觉，有时甚至有浅感觉保留
脊髓中央管周围综合征	多发生于颈椎过伸性损伤，使脊髓中央管周围传导束受到损伤，四肢瘫，上肢＞下肢，无感觉分离，预后差

3. 脊髓圆锥损伤：L_1骨折可发生脊髓圆锥损伤，会阴部皮肤鞍状感觉缺失，括约肌功能丧失致使大小便功能不能控制和性功能障碍，但双下肢感觉、运动功能仍正常。

4. 马尾神经损伤：马尾神经起自L_2的骶髓，一般止于S_1下缘。损伤多为不完全性，损伤平面以下弛缓性瘫痪，有感觉及运动功能障碍及括约肌功能丧失，肌张力、腱反射下降，无病理性锥体束征。

5. 截瘫指数：一般记录肢体自主运动、感觉和大小便功能的情况。

0——完全正常或接近正常。

1——部分丧失。

2——完全丧失或接近完全丧失。

二、并发症

1. 呼吸衰竭与呼吸道感染。

2. 泌尿生殖道的感染和结石。

3. 褥疮。

4. 体温失调。

三、治疗原则

1. 固定，防止再损伤。一般采用颌枕带牵引或持续颅骨牵引。

2. 减轻水肿和继发损害

(1) 甲泼尼龙

(2) 20%甘露醇

(3) 神经营养药

(4) 高压氧治疗

3. 手术治疗

手术指征 $\begin{cases} \text{脊柱骨折：脱位有关节突交锁者} \\ \text{脊柱骨折复位不满意，或仍有脊柱不稳定因素存在者} \\ \text{影像学示有碎骨片凸出至椎管内压迫脊髓者} \\ \text{截瘫平面不断上升，提示椎管内有活动性出血者} \end{cases}$

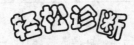

主诉：高空坠落伤 3 小时，四肢主动活动丧失。

现病史：男，58 岁，因 3 小时前不慎从两米高处坠落，头部着地。即颈部疼痛，四肢不能活动，无感觉。无意识丧失。

查体：腹部检查未见异常。颈部后方压痛，活动受限，胸式呼吸消失，腹式呼吸急促。无口唇青紫。双上肢呈屈曲状，屈肘肌力Ⅲ级，伸肘肌力Ⅰ级，双手自主活动不能，肌力 0 级。双下肢各群肌力 0 级。双上肢前臂以下、胸 4 水平以下深浅感觉消失，四肢肌张力低下，腱反射均低下，四肢病理征未引出。

X 线片：颈椎正侧位显示：颈椎曲线后凸，C_5 椎体粉碎性骨折，骨折块分离向后移位，小关节向前绞锁。

MRI 显示：C_5 椎体骨折，骨折块向后移位，压迫脊髓，脊髓水肿增粗，髓内异常信号。椎体前后均可见出血信号。

诊断：颈脊髓完全性损伤，C_5 椎体骨折脱位。

治疗原则：①颈部制动，颅骨牵引，防止脊髓进一步损伤；②保证呼吸道通畅；③甲泼尼龙大剂量冲击疗法（此方法仅限于损伤 6 小时之内应用）：按 30mg/kg 的剂量静脉输入甲泼尼龙，间歇 45 分钟后，按 5.4mg/(kg·h) 的剂量维持 23h；④在全身状况允许下，尽快手术。

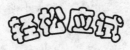

选择题

【A 型题】

1. 胸椎$_{12}$Chance 骨折病人治疗最佳方法为

A. 脊柱过伸位仰卧硬板床 3 个月

B. 过伸位石膏背心

C. 手术治疗

D. 两桌法过仰复位或者双踝悬吊法复位

E. 无需治疗

2. 神经脊髓损伤的病理分型中最轻损伤是
   A. 马尾神经损伤
   B. 脊髓断裂
   C. 脊髓挫伤与出血
   D. 脊髓休克
   E. 脊髓震荡

   A. 呼吸衰竭
   B. 泌尿生殖道的感染和结石
   C. 压疮
   D. 体温失调
   E. 呼吸道感染

【X 型题】

脊髓损伤并发症有哪些

选择题参考答案

【A 型题】
1. C　　2. E
【X 型题】
ABCDE

（邑晓东）

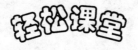

第一节 骨盆骨折

骨盆环是由髂、耻、坐骨组成的髋骨连同骶尾骨构成的坚固骨性环，后方有骶髂关节，前方有耻骨联合

直立位，重力线经骶髂关节、髂骨体至两侧髋关节，为骶股弓

坐位时，重力线经骶髂关节、髂骨体、坐骨支至两侧坐骨结节，为骶坐弓

两个连接副弓，一个经耻骨上支与耻骨联合至双侧髋关节，以连接股弓和另一个副弓；另一个副弓经坐骨升支与耻骨联合至双侧坐骨结节连接骶坐弓

骨盆的功能：保护盆腔脏器，支持脊柱

骨盆骨折（fracture of the pelvis），往往先断副弓；主弓断弓时，往往副弓已断。

一、分类

（一）按骨折位置和数量分类

1. 骨盆边缘撕脱性骨折
   - 髂前上棘撕脱骨折
   - 髂前下棘撕脱骨折
   - 坐骨结节撕脱骨折
   - 髂翼骨折

2. 骶尾骨骨折
   - 骶骨骨折
     - Ⅰ区：在骶骨翼部
     - Ⅱ区：在骶孔处
     - Ⅲ区：正中骶管区
   - 尾骨骨折

3. 骨盆环单处骨折
   - 髂骨骨折
   - 闭孔环处有1~3处出现骨折
   - 轻度耻骨联合分离
   - 轻度骶髂关节分离

4. 骨盆环双处骨折伴骨盆变形
   - 双侧耻骨上、下支骨折
   - 一侧耻骨上、下支骨折合并耻骨联合分离
   - 耻骨上、下支骨折合并骶髂关节脱位
   - 耻骨上、下支骨折合并髂骨骨折
   - 髂骨骨折合并骶髂关节脱位
   - 耻骨联合分离合并骶髂关节脱位

（二）按暴力的方向分类

1. 暴力来自侧方的骨折（LC 骨折）

LC-1 型	耻骨支横行骨折，同侧骶骨翼部压缩骨折
LC-2 型	耻骨支横行骨折，同侧骶骨翼部压缩骨折及髂骨骨折
LC-3 型	耻骨支横行骨折，同侧骶骨翼部压缩骨折；髂骨骨折，对侧耻骨骨折，骶结节和骶棘韧带断裂以及对侧骶髂关节轻度分离

2. 暴力来自前方的骨折（APC 骨折）

APC-Ⅰ型	耻骨联合分离
APC-Ⅱ型	耻骨联合分离，骶结节和骶棘韧带断裂，前方韧带已断，后方韧带仍完整，提示骶髂关节有轻度分离
APC-Ⅲ型	耻骨联合分离，骶结节和骶棘韧带断裂，骶髂关节前、后方韧带都断裂，骶髂关节分离，但半个骨盆很少向上回缩

3. 暴力来自垂直方向的剪力（VS 骨折）：前方发生耻骨联合分离或耻骨支垂直形骨折，骶结节和骶棘韧带都断裂，后方骶髂关节完全脱位，一般还带有骶骨或髂骨的骨折块，半个骨盆可向前上方或后上方移位。

4. 暴力来自混合方向（CM 骨折）：通常为混合性骨折，如 LC/VS，或 LC/APC。

二、诊断依据

1. 强大暴力外伤史，除骨盆边缘撕脱骨折与骶尾骨骨折外。
2. 严重多发伤，低血压和休克常见。
3. 体征

{
骨盆分离试验与挤压试验（＋）

肢体长度不对称

会阴部瘀斑：耻骨和坐骨骨折特有体征
}

4. X 线检查可示骨折类型及骨折块移位情况；情况许可均应作 CT 检查。

三、诊断治疗步骤

1. 监测 BP。
2. 建立静脉通道。
3. 及早完成 X 线和 CT 检查。
4. 嘱病人排尿，尿常规检查。
5. 诊断性腹腔穿刺。

四、并发症

1. 腹膜后血肿。
2. 腹腔内脏损伤。
3. 膀胱或后尿道损伤。
4. 直肠损伤。
5. 神经损伤。

五、治疗

1. 根据全身情况决定治疗步骤。

2. 首先处理危及生命的合并症。

3. 处理骨盆骨折

(1) 骨盆边缘性骨折：无移位者不必特殊处理。卧床休息。

(2) 骶尾骨骨折：非手术治疗，以卧床休息为主。

(3) 骨盆环单处骨折：卧床休息。

(4) 单纯性耻骨联合分离且较轻者：骨盆兜悬吊固定。

(5) 骨盆环双处骨折伴骨盆环断裂：手术复位内固定。

第二节 髋臼骨折

一、解剖

髋骨支撑髋臼形成前柱和后柱。①前柱（髂耻柱）：由髂嵴前部斜向内下至前方达到耻骨联合；②后柱（髂坐柱）：由坐骨大切迹角的平面到达坐骨结节，骨块体积小但骨质厚，构成髋臼的顶部。

二、临床表现

1. 髋关节疼痛及活动受限。

2. 常合并多发损伤（休克、股骨头骨折、坐骨神经损伤、血管损伤、皮肤软组织损伤、其他部位骨折）。

三、诊断

4张X线片：骨盆前后位、患髋前后位、髂骨斜位、闭孔斜位。必要时CT检查及三维重建。

四、分型

Letournel-Judet 分型：

(1) 单一骨折：①后壁骨折；②后柱骨折；③前壁骨折；④前柱骨折；⑤横断骨折。

(2) 复合骨折：①T形骨折；②后壁伴后柱骨折；③横断伴后壁骨折；④前后伴后方半横行骨折；⑤双柱骨折。

五、治疗

1. 非手术治疗：卧床、骨牵引、皮牵引。

适应证：①不耐受手术者；②局部感染者；③重度骨质疏松症患者；④无移位或移位小于3mm的骨折；⑤低位的前柱骨折或低位的横断骨折；⑥粉碎的双柱骨折经闭合复位能恢复髋臼完整性者。

2. 手术治疗：解剖复位、坚强固定、早期康复。

适应证：1) 髋关节不稳定：①髋脱位伴有移位的后柱或后壁骨折；②髋脱位伴有移位的前柱或前壁骨折；③重度骨质疏松症患者；

2）股骨头与髋臼不相适合：①骨折经过髋臼顶；②关节内卡入骨折块或软组织；③合并移位的股骨头骨折。

3. 急诊手术指征：①髋脱位无法复位；②髋脱位复位后不稳定；③合并神经损伤的程度逐渐加重；④合并有血管损伤；⑤开放性髋臼骨折。

除切开复位内固定外，对高龄、骨质条件差、骨折粉碎严重预期复位内固定效果不佳的病人，可以选择全髋关节置换术。

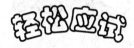

一、选择题

【A 型题】

1. 骨盆骨折首先处理
   A. 止痛
   B. 手法复位
   C. 制动
   D. 危及生命的合并症
   E. 完成 X 线和 CT 检查

【X 型题】

1. 骨盆骨折并发症有哪些
   A. 腹膜后血肿
   B. 腹腔内脏损伤
   C. 膀胱或后尿道损伤
   D. 直肠损伤
   E. 神经损伤

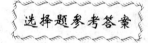

【A 型题】
1. D
【X 型题】
1. ABCDE

（邑晓东）

第六十四章　周围神经损伤

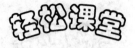

第一节　概　论

1. 周围神经组成 { 脑神经 / 脊神经 / 自主神经

2. 结构 { 轴索 / 髓鞘 / 施万鞘

3. 神经损伤的分类 {
  神经传导功能障碍：暂时失去传导功能，可自行恢复
  神经轴索中断：受钝性损伤或持续性压迫，支配区运动感觉功能丧失，但多能自行恢复
  神经断裂：功能完全丧失，需手术修复方能恢复功能

4. 损伤神经的变性和再生：神经断裂——→远端轴索及髓鞘分解——→远端施万细胞增生
——→近端轴索长出再生支芽 {
  神经末端连接——→长入远端施万鞘——→至终末器官
  神经末端不连接——→形成假性神经瘤

5. 临床表现与诊断 {
  运动功能障碍：弛缓性瘫痪——肌肉萎缩
  感觉功能障碍 { 断伤：绝对支配区感觉消失 / 部分损伤：支配区感觉减退、过敏或异常
  自主神经功能障碍：如汗腺停止分泌
  叩击试验（Tinel 征）
  神经生理检查 { 肌电图 / 体感诱发电位

6. 治疗 {
  原则：尽可能早恢复神经的连续性
  闭合性损伤：可观察 3 个月，药物、理疗、功能锻炼，多可自行恢复，如不恢复，可手术探查
  开放性损伤：手术一期或二期修复

7. 手术方法 {
  神经缝合法 { 外膜缝合（肢体近端） / 束膜缝合（肢体远端）
  神经移植术：多用自体腓肠神经移植
  神经松解术：将神经从瘢痕组织中游离出来
  神经移位术：将功能不重要的神经切断，将其近端移位到重要损伤神经远端
  神经植入术：将神经近端分成若干束，植入肌组织

374

第二节　上肢神经损伤

1. 应用解剖

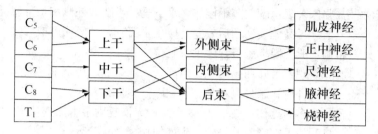

2. 臂丛神经损伤

　机制：多为牵拉伤

　临床表现
　　上臂丛：肩外展、屈肘功能障碍
　　下臂丛：手指不能伸展，手内肌麻痹
　　全臂丛：整个上肢肌呈弛缓性麻痹
　　根性撕脱伤：肩胛提肌、菱形肌、前锯肌麻痹，Horner 征

　治疗：原则同前，根性撕脱伤可采用神经移位恢复重要肌功能

3. 正中神经损伤

　机制：腕部切割伤多见
　临床表现：拇指对掌功能障碍和手的桡侧半感觉障碍
　治疗：原则同前，拇、示、中指屈曲及拇指对掌功能不恢复者可行肌腱
　　移位

4. 尺神经损伤

　机制：易在腕部和肘部损伤
　临床表现
　　腕部损伤：环、小指爪形手畸形，手指内收、外展障碍和
　　　Froment 征，手部尺侧半和尺侧一个半手指感觉障碍
　　肘部损伤：腕部损伤表现，环、小指末节屈曲无力
　治疗：早期修复，可采用神经束缝合，晚期功能重建

5. 桡神经损伤

　机制：肱骨中、下 1/3 交界处骨折所致损伤常见
　临床表现：伸腕、伸拇、伸指，前臂旋后障碍及手背侧和桡侧三个半手指
　　背皮肤麻木，垂腕畸形
　治疗：骨折所致多为牵拉伤，大部分可自行恢复（观察 2～3 个月），否则应
　　探查，晚期行肌腱移位

第三节　下肢神经损伤

1. 应用解剖

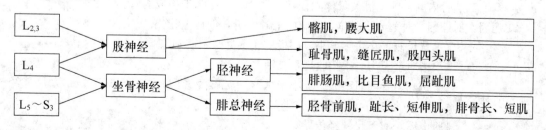

2. 股神经损伤 ┤
- 机制：较少见，多为手术伤
- 临床表现：股四头肌麻痹所致膝关节伸直障碍及股前和小腿内侧感觉障碍
- 治疗：如为手术伤应尽早修复

3. 坐骨神经损伤 ┤
- 机制：髋关节后脱位、臀部刀伤、臀肌挛缩手术伤及药物注射
- 临床表现：膝关节不能屈，足下垂，小腿后外侧和足部感觉丧失
- 治疗：高危损伤预后较差，应尽早探查，神经松解或修复

4. 胫神经损伤 ┤
- 机制：股骨髁上骨折，膝关节脱位
- 临床表现：足跖屈、内收、内翻，足趾跖屈、外展和内收障碍，小腿后侧、足背外侧、跟外侧和足底感觉障碍
- 治疗：多为挫伤，观察 2～3 个月，无恢复则手术探查

5. 腓总神经损伤 ┤
- 机制：易在腘部及腓骨小头处损伤
- 临床表现：足背屈、外翻功能障碍，呈内翻下垂畸形，伸踇、伸趾功能丧失，小腿前外侧和足背前、内侧感觉障碍
- 治疗：尽早手术探查，晚期行肌腱移位或踝关节融合矫形

第四节　周围神经卡压综合征

一、腕管综合征

是正中神经受压产生的症状、体征。

1. 解剖：正中神经和拇长屈肌腱及 2～4 指深、浅屈肌腱通过腕管。正中神经支配拇收肌外的大鱼际肌，1、2 蚓状肌，桡侧 3½ 手掌、指皮肤感觉。

2. 病因：外源压迫；管腔变小；内容物增多，体积增大；长期用力使用腕部。

3. 临床表现 ┤
- 中年女性多见，常有职业病史
- 桡侧 3½ 手掌、指皮肤麻木，持物无力
- 拇、示、中指感觉过敏或减退，大鱼际肌萎缩，拇对掌无力
- 腕部正中神经 Tinel 征（＋），Phalen 征（＋）
- 肌电图：正中神经损伤

4. 鉴别诊断：颈椎病。

5. 治疗：早期制动，局部注射肾上腺皮质激素；手术切除肿物；腕横韧带切开松解术；神经束膜切开。

二、肘管综合征

尺神经在尺神经沟内的慢性损伤。

1. 解剖：肱骨内髁，内上髁及尺侧副韧带、筋膜、弓状韧带构成肘管。

2. 病因：肘外翻，肘关节半脱位，肱骨内上髁骨折，创伤性骨化。

3. 临床表现 ┤
- 手背尺侧、小鱼际、小、环指皮肤感觉麻木或刺痛
- 小指对掌无力，手指收展不灵活
- 小鱼际、骨间肌萎缩，环小指爪形，皮肤感觉下降，夹纸试验（＋），尺神经 Tinel 征（＋）
- 肌电图：肘下尺神经传导减慢
- 基础病表现

4. 鉴别诊断：神经根性颈椎病；神经鞘膜瘤。

5. 治疗：尺神经前移术。

三、旋后肌综合征

桡神经深支受压。

1. 解剖：桡神经深支于旋后肌深浅肌之间穿过，支配旋后肌、各伸肌。

2. 病因：旋后肌炎症；旋后肌因类风湿致腱弓增生、粘连、瘢痕；良性占位病变。

3. 临床表现：拇外展、伸直障碍，2~5 指掌指关节不能主动伸直，肌电图表现。

4. 治疗：手术探查。

四、梨状肌综合征

是坐骨神经受压的一种综合征。

1. 解剖：坐骨神经 85％ 从梨状肌下缘出骨盆，支配大腿后方肌肉和小腿感觉运动。

2. 病因：外伤出血、粘连；注射药物；髋骨折、脱位；坐骨神经走行异常。

3. 临床表现：坐骨神经痛，4 字试验外力拮抗时加重或诱发症状，臀部压痛处 Tinel 征（＋）。

4. 鉴别诊断：腰椎间盘突出；神经鞘瘤。

5. 治疗：保守治疗；手术探查。

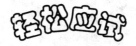

一、选择题

【A 型题】

1. 桡神经损伤可导致
   A. 猿手
   B. 爪形手
   C. 垂腕
   D. 方形肩
   E. 翼状肩

2. 支配肱二头肌的神经是
   A. 尺神经
   B. 桡神经
   C. 肌皮神经
   D. 正中神经
   E. 腋神经

3. 起于臂丛内、外侧束的神经是
   A. 肌皮神经
   B. 胸长神经
   C. 尺神经

   D. 腋神经
   E. 正中神经

4. 下列中哪一项**不会**出现尺神经损伤
   A. 胸廓出口综合征
   B. 臂丛神经牵拉伤
   C. 颈椎病
   D. 腕管综合征
   E. 肘管综合征

（5~7 题共用题干）

男性，28 岁，电脑程序设计员，主因"右手小指和环指刺痛，渐加重 2 个月就诊"。查体发现：右手尺侧一个半指皮肤痛觉减退，小指对掌无力，手指收展不灵活，夹纸试验（＋），尺神经沟 Tinel 征（＋）。

5. 此患者最可能的诊断为
   A. 颈椎病
   B. 胸出口综合征

C. 腕管综合征

D. 尺管综合征

E. 肘管综合征

6. 下列哪项辅助检查最有效

A. 颈椎片子

B. 肘管切线位 X 线片

C. 腕部 X 线片

D. 手部核磁

E. 右上肢分段肌电图

7. 出现腕管综合征是因为

A. 尺神经受压

B. 尺动脉受压

C. 正中神经受压

D. 桡神经受压

E. 桡动脉受压

【X 型题】

1. 股神经损伤可出现

A. 屈髋无力

B. 上楼困难

C. 膝反射消失

D. 大腿不能内收

E. 小腿外侧皮肤感觉障碍

二、问答题

"垂腕"、"猿手"、"爪形手"各由哪条神经损伤引起?

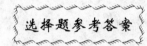

选择题参考答案

【A 型题】

1. C   2. C   3. E   4. D   5. E   6. E   7. C

【X 型题】

1. ABC

(卢海霖)

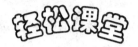

第一节　概　论

1. 分类 {
   软组织慢性损伤
   骨的慢性损伤
   软骨的慢性损伤
   周围神经卡压伤
}

2. 临床特点 {
   局部长期疼痛，无明显外伤史
   特定部位有压痛或肿痛，常伴有特殊体征
   局部炎症不明显
   近期有与疼痛部位相关的过度活动史
   部分病人有产生损伤的职业、工种史
}

3. 治疗原则 {
   减少致伤活动，限制致伤动作
   理疗、按摩
   局部注射肾上腺皮质激素
   非甾体消炎药
   手术治疗
}

4. 预防：多数慢性损伤均有可能预防其发生。

第二节　慢性软组织损伤

一、腰腿痛

1. 病因分类 {
   损伤：骨折、脱位、腰扭伤
   炎症：骨髓炎、筋膜炎、结核
   退变：腰椎骨关节炎、椎管狭窄、骨质疏松症
   发育及姿势异常：脊柱裂、脊柱侧突、脊肌瘫痪性侧弯
   肿瘤：骨巨细胞瘤、血管瘤、脂肪瘤、转移性肿瘤、腹膜后肿瘤
}

2. 治疗 {
   非手术治疗 {
      卧床休息，减少弯腰活动，佩戴腰围支具
      腰背肌锻炼
      牵引、理疗、推拿和按摩
      适当使用非甾体抗炎药
   }
   手术治疗
}

二、颈肩痛

颈肩痛的病因和分类与腰腿痛相似，本节以颈椎病和颈项部肌筋膜炎为重点，简要叙述。

1. 颈椎病

颈椎病是导致颈肩痛最常见的原因之一。

颈$_{5\sim6}$最常见，其次是颈$_{6\sim7}$、颈$_{4\sim5}$。

定义：由颈椎间盘退行性变，继发椎间关节退行性变，压迫神经根、脊髓或椎动脉产生的临床综合征。

特殊检查法 $\begin{cases} 椎间孔挤压试验 \\ 臂丛神经牵拉试验 \\ Hoffmann 征 \\ Rossolimo 征 \end{cases}$

（1）神经根型颈椎病（cervical spondylotic radiculopathy）

诊断：症状＋体征＋影像学检查 $\begin{cases} X线片：斜位片意义大，可见椎间孔的狭窄 \\ MRI：可能有发现 \end{cases}$

鉴别诊断：$\begin{cases} 胸廓出口综合征 \\ 肘管综合征 \\ 腕管综合征 \end{cases}$

（2）脊髓型颈椎病（myelopathy）

压迫脊髓所致，成年人为主，起病缓慢，严重可造成四肢瘫痪。

典型的症状：由下至上发展。

$\begin{cases} 下肢：一侧或双侧，麻木、沉重感，行走困难，痉挛步态，"踩棉感" \\ 上肢：一侧或双侧，麻木，双手无力，不灵活，写字、系扣、持筷等精细动作差。合并根性症状者可有上肢的放射性疼痛 \\ 躯干：感觉异常，胸部、腹部"束带感" \\ 括约肌功能：膀胱、直肠功能障碍，尿频、尿急、尿等待，尿不尽，严重者尿失禁或尿潴留。便秘 \end{cases}$

临床体征 $\begin{cases} 颈部体征少，双手指活动不灵活，对指、对掌不能，握力差 \\ 双下肢肌力差，呈现痉挛表现 \\ 神经系统检查表现为上运动神经元损伤：四肢肌张力高，腱反射活跃或亢进，髌阵挛、踝阵挛阳性，四肢病理征阳性（Hoffmann，Rossolimo，Babinski）。 \end{cases}$

感觉障碍：上、下肢或躯干出现节段性分布。

诊断：症状＋体征＋影像学检查

鉴别诊断 $\begin{cases} 椎管内脊髓外肿瘤 \\ 颈脊髓损伤 \\ 进行性肌萎缩性脊髓侧索硬化症 \end{cases}$

（3）交感神经型颈椎病（sympathetic）

症状复杂，多为交感神经兴奋症状，少数为交感神经抑制症状。与体位或活动有明显关系，坐位或站立时加重，卧位时减轻或消失。颈部活动多或劳累时明显，休息后好转。

头部症状：头晕，头痛，头沉，枕部痛，偶有头晕而跌倒

眼部症状：眼胀，视力变化，视物不清

耳部症状：耳鸣，听力下降

胃肠道症状：恶心，呕吐，腹胀，腹泻，咽部异物感

心血管症状：心悸，心律失常，血压变化

面部或一肢体多汗，无汗，麻木，不按神经节段分布

临床检查：无特殊。

诊断：除外相关疾病 / 颈椎有阳性发现

（4）椎动脉型颈椎病（vertebral arterial cervical spondylosis）

颈椎节段性不稳，椎间隙狭窄，造成椎动脉的扭曲、挤压；或椎体边缘骨质增生，直接压迫椎动脉，或刺激动脉周围的交感神经使动脉痉挛，导致椎-基底供血不全。

症状：发作性眩晕，复视伴有眼震，恶心、呕吐，耳鸣等，症状与颈部位置改变有关，下肢突然无力猝倒，意识清醒，可重复出现 / 偶有肢体麻木、感觉异常

诊断：眩晕与颈椎活动有关，并可重复 / 影像学检查有节段性不稳或钩椎关节增生所见 / 椎动脉造影/CTA/MRIA 成像

鉴别诊断：除外其他眩晕因素。

各型颈椎病的治疗：非手术治疗：包括颈椎牵引、理疗。适用于神经根型、椎动脉型、交感型颈椎病 / 手术治疗：适用于脊髓型颈椎病和非手术治疗无效有手术适应证者

2. 颈项部肌膜纤维织炎　是一种非特异性的无菌性炎症。

病因：急性创伤 / 慢性劳损 / 颈椎结构性异常 / 环境因素

临床表现：颈项肩背部的慢性疼痛，反复发作 / 可触及压痛点、痛性结节、束状物 / X 线拍片或红外热像检查所见

治疗：去除致病原因 / 理疗、按摩，口服非甾体抗炎药 / 肾上腺糖皮质激素局部封闭治疗 / 手术治疗用于有末梢神经卡压者

三、棘上、棘间韧带损伤

中胸段棘上韧带损伤多见；$L_5 \sim S_1$ 的棘间韧带损伤机会大。

1. 病因及病理：长期埋头弯腰，韧带紧张，损伤，腰痛。

2. 临床表现：腰痛无明确外伤史；损伤的棘上或棘间有压痛。

3. 治疗：大多可经非手术治疗治愈。

避免弯腰

局部注射肾上腺皮质激素，用腰围

理疗

第三节　骨的慢性损伤

一、疲劳骨折

好发于第二跖骨干和肋骨。

1. 病因：慢性损伤，行军骨折，老年人长期咳嗽致肋骨骨折。

2. 临床表现：逐渐加重的疼痛；局部压痛；X线片 3～4 周后可见骨折线，早期诊断用核素扫描。

3. 治疗：局部固定，正确康复；治疗原发病。

二、月骨无菌性坏死

好发于 20～30 岁青年人。

1. 病因：月骨活动度大，稳定性差，腕部活动多，关节囊、韧带血管损伤、缺血坏死。

2. 临床表现：腕部胀痛，活动加重，休息后减轻；体检腕部轻肿，月骨区压痛；核素扫描确诊。

3. 治疗：背伸 20°～30°固定 1 年左右；完全坏死变形者可以手术切除、人工假体置入，桡腕关节融合。

第四节　软骨的慢性损伤

一、髌骨软骨软化症

髌软骨面损伤破碎、脱落，股骨髁软骨碎裂，髌骨关节病。

1. 病因：先天异常，膝内、外翻；膝关节长期屈伸活动；滑液异常致髌软骨营养差。

2. 临床表现：青年运动员多见，髌骨下痛（下蹲、上下台阶疼痛）；髌骨边缘压痛；X线片示髌骨边缘骨赘；核素扫描示放射浓聚。

3. 治疗：制动 1～2 周；肿痛时冷敷 48 小时后理疗；关节腔注射透明质酸钠；关节内注射肾上腺皮质激素；手术。

二、胫骨结节骨软骨病

18 岁前易受损而产生骨骺炎，甚至缺血、坏死。

1. 病因：股四头肌牵拉致胫骨结节骨骺撕裂。

2. 临床表现：好发于 2～14 岁好动男孩，剧烈运动史，胫骨结节肿痛，活动时疼痛较重，胫骨结节隆起，质硬，压痛。

X线示：骨骺增大、致密和碎裂，软组织肿胀。

3. 治疗：18 岁后自愈，疼痛时减少膝关节活动。

三、股骨头骨软骨病

本病为股骨头骨骺缺血性坏死。

1. 病因：不明。可能为：外伤骨骺血管闭塞坏死。
2. 病理：股骨头骨骺发生缺血坏死，分为：缺血期，血供重建期，愈合期，畸形残留期。
3. 临床表现
{
好发于 3～10 岁儿童，男：女为 6：1，单侧发病多
髋部疼痛，逐渐加重，跛行
Thomas 征（＋），患髋外展、内旋、后伸受限
X 线片示股骨头骨骺密度增高，碎裂，变扁
核素扫描，在缺血期（—），但定量分析早期诊断率＞90％
}
4. 治疗：预防股骨头变形
{
非手术：外展、内旋位支架或石膏固定
手术治疗
}

第五节 其 他

一、滑囊炎

分为恒定滑囊和附加滑囊（坐骨结节滑囊炎，趾滑囊炎多见）。

1. 病因和病理：骨异常突出部分，长期摩擦，产生滑囊炎。病理表现：滑膜充血、水肿。
2. 临床表现
{
缓慢长大伴疼痛的包块
穿刺液：慢性为清晰黏液，急性可为血性
}
3. 治疗：避免摩擦及压迫，适当制动。抽液后注入醋酸泼尼松龙，加压包扎。非手术治疗无效者可手术切除。

二、狭窄性腱鞘炎

腱鞘因机械性摩擦引起的慢性无菌性炎症。

手与腕部狭窄性腱鞘炎：弹响指、弹响拇；桡骨茎突狭窄性腱鞘炎。

1. 病因：长期活动，劳累，劳损。
2. 病理：肌腱、腱鞘水肿、增生。骨纤维通道狭窄，肌腱压成葫芦状，弹响指。
3. 临床表现：疼痛、弹响、压痛、痛性结节（弹响指、拇）；腕关节桡侧疼痛，桡骨茎突压痛，Finkelstein 试验（＋）。
4. 治疗：局部制动和腱鞘内注射肾上腺皮质激素；手术切除。

三、腱鞘囊肿

关节附近的一种囊性肿块。

1. 临床表现
{
女性和青少年多见，腕背、桡侧腕屈肌腱及足背发病率最高
缓慢长大包块，张力大，硬橡皮样，穿刺抽出透明胶冻样物
}
2. 治疗
{
抽液注射肾上腺皮质激素
手术切除
}

四、肱骨外上髁炎

肱骨外上髁炎是伸肌总腱起点附近的慢性损伤性炎症，又称"网球肘"。

1. 病因和病理：伸肌长期对起点产生较大张力慢性损伤。病理表现：慢性损伤性炎症。

2. 临床表现 $\begin{cases}$ 肘关节外侧疼痛
 肱骨外上髁、桡骨头及两者之间局限性敏锐压痛
 Mills 征（＋）：握拳、伸肘、屈腕、前臂旋前，肘外侧出现疼痛 $\end{cases}$

3. 治疗 $\begin{cases}$ 制动
 局部注射肾上腺皮质激素
 弹力保护带
 剥离松解术 $\end{cases}$

五、粘连性肩关节囊炎

过去称为肩周炎或冻结肩，各种原因致肩盂肱关节囊炎性粘连、僵硬，肩关节周围疼痛，各方向活动受限。

1. 病因 $\begin{cases}$ 多发生在 50 岁左右的人，软组织退变重，对外力承受力减弱
 长期过度活动，姿势不良等慢性致伤力
 上肢外伤后制动时间过长
 肩部急性创伤治疗不当
 颈椎病、心、肺、胆道疾病的肩部牵涉痛，使肩部形成炎性病灶 $\end{cases}$

2. 病理：关节囊慢性纤维化、增厚，滑膜充血、水肿，囊腔粘连、狭窄。

3. 临床表现 $\begin{cases}$ 自限性，0.5～2 年可自愈，但 60％不能恢复正常功能
 发病率 2％～5％，40～70 岁，女性＞男性
 肩周痛以肩袖间隙区、肱二头肌长腱压痛为主
 肩外旋、外展和内旋、后伸受限
 影像学：MRI 见关节囊增厚＞4mm $\end{cases}$

4. 鉴别诊断 $\begin{cases}$ 肩袖损伤：被动活动范围基本正常；疼痛弧；落臂征；B 超、MRI 有特征性表现
 肩峰撞击综合征：肩外侧痛；外展、上举受限；X 线片，骨关节异常；B 超、MRI 排除肩袖损伤
 肩关节不稳：外伤史；肩周痛、无力；影像检查可见肱骨头或关节盂部分缺失；关节镜检查可见损伤
 颈椎病 $\end{cases}$

5. 治疗：目的为缓解疼痛，恢复功能。

$\begin{cases}$ 早期给予理疗
 痛点局限时，局部注射肾上腺皮质激素
 口服非甾体抗炎药，肌松剂
 肩关节主动活动锻炼
 严重者可行手法松解，关节腔注射透明质酸钠
 治疗原发病 $\end{cases}$

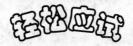

一、选择题

【A 型题】

1. 狭窄性腱鞘炎最常发生的部位是
   A. 小指
   B. 示指
   C. 拇指
   D. 中、环指
   E. 以上均是

选择题参考答案

【A 型题】
1. D

（曹永平）

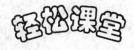

第一节　概　论

一、定义

股骨头血供中断或受损——骨细胞及骨髓成分死亡和修复——股骨头结构改变——股骨头塌陷——关节疼痛，功能障碍。

二、病因

骨梗死，脂肪栓塞学说及骨内血管损害和骨内高压学说。四处血供，旋股内侧动脉最重要。

病因分类 { 创伤性：股骨颈骨折，股骨头骨折和髋关节脱位
非创伤性：激素，酒精中毒，减压病，镰刀细胞性贫血，特发性

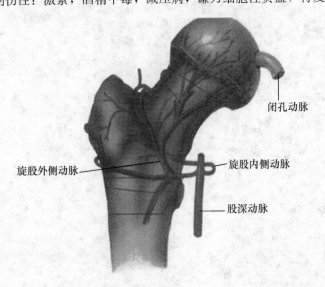

三、病理

肉眼观察：滑膜病变——软骨浮动——软骨塌陷——股骨头变形

显微镜观察：五层结构（由浅及深）
- 关节软骨
- 坏死骨组织
- 肉芽组织
- 反应性新生骨
- 正常组织

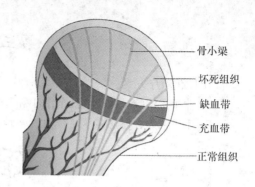

- 骨小梁
- 坏死组织
- 缺血带
- 充血带
- 正常组织

第二节　临床表现及诊断

1. 临床表现：中年男性多见，有激素应用、外伤和酗酒史，髋关节疼痛，间断发作并持续加重，跛行，行走困难和扶拐。疼痛可放射至膝关节。体征：髋关节活动受限，内旋和外展受限明显，"4"字征阳性。

2. 诊断技术：

1）X线：骨坏死8周后，正位和蛙式侧位片，分四期：

Ⅰ期：软骨下骨溶解期，软骨下骨"新月征"。

Ⅱ期：股骨头修复期，股骨头负重区软骨下骨密度增高，硬化带包绕囊性变。

Ⅲ期：股骨头塌陷期，负重区软骨下骨塌陷，股骨头外形改变。

Ⅳ期：股骨头脱位期，股骨头负重区塌陷，严重变形，关节间隙变窄，重度骨关节炎表现。

2）CT：早期发现骨质改变，评价股骨头形变和塌陷程度。

3）MRI：早期诊断方法。T1WI为条带状低信号，T2WI双线征。

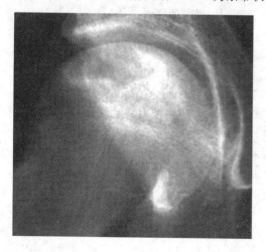

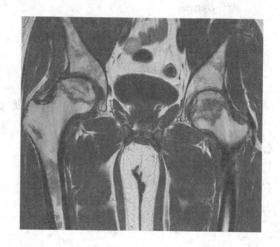

4）核素扫描和Gamma闪烁照相：热区中有冷区，可确诊。

5）组织学检查：活检。

6）股骨近端髓内压力测定。

第三节　治　疗

个体化治疗方案。

1. 非手术治疗：用于病灶范围小和青年患者，避免负重和药物治疗。
2. 手术治疗：髓芯减压，带血管蒂骨移植，截骨术，关节融合术，人工关节置换。

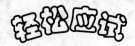

一、选择题

【A 型题】

1. 临床常用的早期诊断方法是
   A. 核素扫描
   B. MRI
   C. X 线
   D. 血管造影
   E. CT
2. 股骨头坏死典型的 X 线片表现是
   A. 新月征
   B. 股骨头塌陷
   C. 关节间隙变窄
   D. 髋臼骨赘形成
   E. 髋关节半脱位

【X 型题】

1. 股骨头坏死常见病因有
   A. 股骨颈骨折
   B. 激素应用史
   C. 酒精中毒
   D. 减压病
   E. 粗隆间骨折
2. Ⅲ～Ⅳ期的最佳治疗方法包括
   A. 髓芯减压
   B. 人工关节置换
   C. 截骨术
   D. 带血管蒂骨移植
   E. 关节融合术

选择题参考答案

【A 型题】
1. B　　2. B
【X 型题】
1. ABCD　　2. AB

（杨　昕）

第六十七章 椎间盘突出症

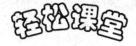

第一节 颈椎间盘突出症

1. 定义 颈椎间盘突出症是在颈椎间盘退变的基础上，颈椎间盘突出导致脊髓和神经根受压的一组症状。

2. 临床表现

（1）神经根受压时表现为颈肩痛或上肢的放射痛，可伴有麻木、无力。

（2）颈脊髓受压时表现为四肢不同程度的感觉、运动或括约肌功能障碍，甚至截瘫、四肢瘫及 Brown-Sequard 综合征。

3. 诊断

颈椎磁共振检查，其临床表现与影像学检查相符合可确诊。

4. 治疗

（1）非手术治疗：休息，颈部牵引，理疗或应用脱水药、止痛药和神经营养药。

（2）手术治疗：椎间盘切除，解除神经根及脊髓的压迫。

第二节 胸椎间盘突出症

1. 定义 胸椎间盘突出症是在胸椎间盘退变的基础上，胸椎间盘突出导致脊髓和神经根受压的一组症状。临床上较少见。

2. 临床表现

（1）神经根受压时导致的肋间神经痛。

（2）胸脊髓受压时表现为下肢不同程度的感觉、运动或括约肌功能障碍，甚至截瘫及 Brown-Sequard 综合征。

3. 诊断 胸椎磁共振检查，其临床表现与影像学检查相符合可确诊。

4. 治疗

（1）非手术治疗：仅用于症状轻型病例及年迈无法耐受手术者。休息，理疗或应用脱水药、止痛药和神经营养药。

（2）手术治疗：多数病例需要手术，行胸椎间盘切除，解除神经根及脊髓的压迫。手术入路分为前路经胸入路或者后路经关节突、肋骨横突入路。微创技术包括胸腔镜下胸间盘摘除及椎间孔镜下胸间盘摘出术。

第三节　腰椎间盘突出症

一、概述

1. 定义：腰椎间盘突出症是因腰椎间盘变性，纤维环破裂，髓核突出刺激或压迫神经根、马尾神经所表现的一种综合征。腰 4/5、腰 5 骶 1 间隙发病率最高，约 90%。

2. 病因和分型

病因	椎间盘退变
	慢性损伤
	遗传因素
	妊娠
	腰骶先天异常
分型	膨隆型、突出型、脱垂型、Schmorl 结节

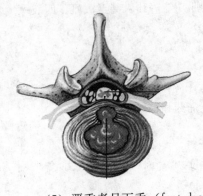

3. 坐骨神经痛的机制：机械性压迫、化学性炎症、免疫性炎症。

4. 坐骨神经组成：L_4、L_5、S_1、S_2、S_3。

5. 临床表现：

（1）腰痛和（或）腿痛：根性痛（咳嗽、喷嚏时放射）。

（2）下肢麻木，发凉。

（3）无力。

（4）大小便，性功能障碍（马尾综合征，cauda equina syndrome）。

（5）严重者足下垂（foot drop）。

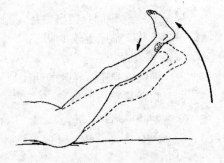

6. 体格检查：直腿抬高试验及加强试验（＋）。

（1）感觉异常：

L_5：小腿前外侧，足内侧，踇指

S_1：外踝，足外侧，足底

L_4：小腿内侧

马尾神经：鞍区

（2）运动异常：

肌力 0～Ⅴ级 $\begin{cases} L_5：踇指背伸 \\ S_1：足跖屈 \end{cases}$

（3）反射异常：

$\begin{cases} 膝反射：L_3、L_4 \\ 踝反射：S_1 \\ 肛门反射：马尾神经 \end{cases}$

7. 诊断：病史、体检、X 线三方面结合。

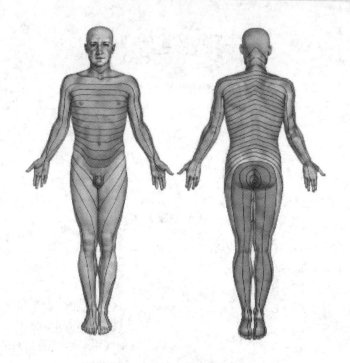

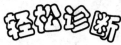

主诉：腰痛伴左下肢放射痛 2 个月，加重 1 周。

现病史：2 个月前无明显诱因出现腰痛伴左下肢放射痛，放射至足内侧，无麻木及无力。经卧床休息，症状有所缓解。1 周前因搬重物后症状加重，同时伴左下肢麻木，左蹰背伸乏力。二便正常。

查体：被动卧床，体态侧弯。腰椎旁肌痉挛，$L_{4\sim5}$ 间隙左侧椎旁深压痛，并向下肢放射。左侧直腿抬高实验 40°（＋），加强试验（＋）。左小腿外侧及左足内侧痛觉减退，左蹰背伸肌力 IV 级。左膝反射及踝反射正常引出。肛门反射正常。其余下肢神经系统检查未见异常。

辅助检查：X 线：腰椎侧弯，腰 4/5 椎间隙变窄。腰椎前凸减小。

CT：$L_{4\sim5}$ 间盘中央偏左侧突出，挤压左侧神经根。

诊断：腰椎间盘突出症（$L_{4\sim5}$）。

鉴别诊断：

（1）腰肌劳损

（2）急性腰扭伤

（3）第三腰椎横突综合征

（4）梨状肌综合征

（5）腰椎滑脱

（6）腰椎管狭窄

（7）腰椎肿瘤、马尾神经肿瘤

治疗：①保守治疗；②手术治疗。

轻松应试

一、名词解释

马尾综合征

二、选择题

【A 型题】

1. 腰椎间盘最常见的突出和退变间隙依次为
   A. $L_3 \sim L_4$，$L_5 \sim S_1$，$L_4 \sim L_5$
   B. $L_3 \sim L_4$，$L_4 \sim L_5$，$L_5 \sim S_1$
   C. $L_5 \sim S_1$，$L_4 \sim L_5$，$L_3 \sim L_4$
   D. $L_4 \sim L_5$，$L_5 \sim S_1$，$L_3 \sim L_4$
   E. $L_4 \sim L_5$，$L_3 \sim L_4$，$L_5 \sim S_1$

2. 下列哪些与 $L_5 \sim S_1$ 椎间盘突出**无关**
   A. 腰腿痛
   B. 直腿抬高受限和加强试验（＋）
   C. 膝反射异常
   D. 外踝和足背外侧痛觉减退
   E. 踝反射异常

3. 哪一项神经根**不构成**坐骨神经
   A. S_3
   B. L_5
   C. L_4
   D. L_3
   E. S_1

4. 腰椎间盘突出症的临床征象**不包括**下列哪一项
   A. 尿频、尿急
   B. 蹋趾无力
   C. 踝反射减弱
   D. 病理征（＋）
   E. Lasegues' sign（＋）

5. 下列哪一项**不出现**坐骨神经痛

   A. 梨状肌综合征
   B. 腰椎滑脱
   C. 腰椎管狭窄
   D. $L_2 \sim L_3$ 椎间盘突出
   E. $L_4 \sim L_5$ 椎间盘突出

6. 颈椎病中最多见的类型是
   A. 神经根型
   B. 脊髓型
   C. 交感神经型
   D. 椎动脉型
   E. 混合型

7. 颈椎病的治疗下列哪一项是**错误**的
   A. 神经根型颈椎病多数用非手术疗法
   B. 脊髓型颈椎病可考虑前路手术治疗
   C. 脊髓型颈椎病牵引和推拿治疗有效
   D. 椎动脉颈椎病围领制动治疗
   E. 对反复发作的神经根型颈椎病非手术疗法无效时，可手术治疗

8. 颈脊髓损伤的手术指征下列哪一项是**错误的**
   A. 小关节突交锁
   B. 骨折复位不满意或脊柱不稳定
   C. 呼吸衰竭
   D. 碎骨片压迫脊髓
   E. 截瘫平面持续上升，提示椎管内活动性出血

选择题参考答案

【A型题】

1. D   2. C   3. D   4. D   5. D   6. A   7. C   8. C

（刘宪义　李淳德）

轻松课堂

第一节　化脓性骨髓炎

感染途径 { 血源性感染
开放性骨折
邻近软组织感染

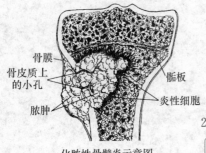

骨膜
骨皮质上的小孔
脓肿　　骺板
　　　　炎性细胞

化脓性骨髓炎示意图

一、急性血源性骨髓炎

1. 病因 { 致病菌：金黄色葡萄球菌最常见
血源性播散 { 体内其他感染灶未治愈
抵抗力下降
外伤诱因

2. 病理：骨质破坏、死骨形成、新生骨、包壳。

{ 干骺端菌栓——→骨质破坏——→脓肿增大（渗出物破坏组织）
脓肿沿哈佛管——→骨膜下失去血供——→骨坏死——→死骨
脓肿穿破骨膜——→深部脓肿——→穿破皮肤——→窦道
脓肿沿髓腔——→失去血供——→大片死骨——→包壳——→骨性死腔

3. 临床表现 { 好发于儿童，长骨干骺端、胫骨上段和股骨下段最多见
起病急骤，毒血症-寒战、高热，烦躁，呕吐惊厥——→昏迷，休克
患区剧痛，半屈位，拒活动，红肿、皮温高，邻近关节积液
骨破坏——→病理骨折
脓肿穿破皮肤——→窦道——→慢性

4. 辅助检查 { WBC↑　>10×10⁹/L，中性粒细胞>90%
ESR↑
CRP↑
血培养，药物敏感试验——→调整抗生素
局部脓肿分层穿刺——→细菌培养，药物敏感试验
X线检查，2周后可见——散在虫蛀样骨破坏，层状骨膜反应
　　　　　　　　　　　　死骨
　　　　　　　　　　　　病理性骨折
CT检查，提前发现骨破坏，脓肿
核素骨显像，48小时即可显现放射浓聚于病变部位
MRI检查，病变部位信号异常——早期诊断

4. 辅助检查 { WBC↑　$>10×10^9/L$，中性粒细胞>90%
ESR↑
CRP↑

5. 诊断：尽早诊断，及时治疗。

（1）毒血症。局部疼痛、压痛。

（2）WBC↑，中性粒细胞↑。

（3）分层穿刺见脓液和炎性分泌物。

（4）X线征象。

（5）MRI，早期诊断。

6. 鉴别诊断

（1）蜂窝织炎和深部脓肿：毒血症症状轻，不常见于干骺端，压痛浅。

（2）风湿病和化脓性关节炎。

（3）骨肉瘤和尤文肉瘤：活检

治疗
{
抗生素治疗：及早、足量，病情得到控
　　　制——连续应用3～6周
手术：抗生素治疗无效脓肿
　　　手术前应用抗生素2～3天
　　　钻孔引流，开窗减压
　　　闭式灌洗引流，单纯闭式引流，
　　　伤口不缝
全身辅助治疗：降温，补液，输血
局部辅助治疗：止痛，制动（石膏，牵引）
}

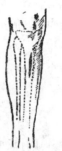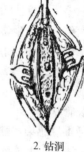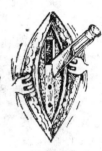

1. 切口　　　2. 钻洞　　　3. "开窗"

二、慢性血源性骨髓炎

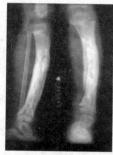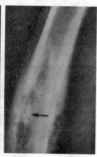

X线片：慢性骨髓炎

急性期未能彻底控制——→慢性骨髓炎

低毒细菌感染——→慢性骨髓炎

1. 病理

{
炎性死腔——周围组织充血——炎性肉芽组织
　　　——死骨（硬化，高密度影像表现）
成骨——包壳
软组织——瘢痕化
窦道
}

2. 临床表现

{
静止期没有症状和体征
急性发作——体温升高，窦道流液
骨变形：皮质增厚，皮肤色素沉着
关节畸形：功能障碍
骨骺损坏：肢体发育不等长
病理性骨折
X线片和CT可见硬化区和死骨
}

3. 诊断——临床表现，影像学。

4. 治疗

以手术治疗为主——病灶清除

手术指征——死骨、死腔、窦道

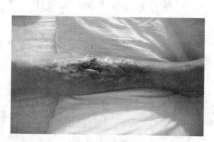

左下肢慢性骨髓炎

手术方法 ─┬─ 清除病灶
　　　　　├─ 消灭死腔 ─┬─ 碟形手术
　　　　　│　　　　　　├─ 肌瓣填塞
　　　　　│　　　　　　├─ 闭式灌洗
　　　　　│　　　　　　├─ 庆大霉素链或妥布霉素链
　　　　　│　　　　　　└─ 缺损骨修复：抗生素磷酸钙人工骨
　　　　　└─ 伤口闭合方法

三、局限性骨脓肿

1. 临床表现 ─┬─ 好发长骨干骺端
　　　　　　├─ 病史迁延数年
　　　　　　└─ X线片：囊性病变区，周围硬化

2. 治疗 ─┬─ 偶有发作——抗生素
　　　　　└─ 反复急性发作——手术治疗

四、硬化性骨髓炎

1. 临床表现 ─┬─ 长管状骨骨干
　　　　　　├─ 低毒性感染，强烈成骨反应
　　　　　　└─ X线片：大片浓白阴影

2. 治疗：凿开骨密质，开窗。

五、创伤后骨髓炎

创伤后骨髓炎最常见原因为开放性骨折术后感染。

治疗 ─┬─ 敞开创口引流
　　　├─ 抗生素
　　　├─ 石膏开窗，外固定支架——换药
　　　├─ 分次清创
　　　└─ 植皮

六、化脓性脊柱炎

致病菌：金黄色葡萄球菌多见。

1. 椎体
├ 多见于成人，腰椎最常见
├ 椎旁脓肿——→腰大肌脓肿，成骨——→骨桥，椎体间融合
├ 临床症状：腰背剧痛，卧床，不能翻身，肌肉痉挛，叩击痛
└ 治疗：足量有效抗生素，手术脓肿引流，石膏床制动

2. 椎间隙
├ 血源播散——→泌尿系感染
├ 医源性——→手术器械
├ 临床症状：腰背剧痛——→轻微震动可以触发疼痛而大叫
└ 治疗：非手术为主
　　　手术操作困难，并发症多——椎体切除减压，病灶清除

第二节　化脓性关节炎

1. 临床特点 ⎱ 多见于儿童
好发于髋、膝关节
最常见致病菌：金黄色葡萄球菌

2. 细菌进入关节途径 ⎱ 血源性
邻近组织炎性灶
开放性损伤
医源性

3. 病理 ⎱ 浆液性渗出期：充血、水肿、白细胞浸润、浆液渗出
浆液纤维素性渗出期 ⎱ 软骨崩溃、断裂、塌陷
粘连、功能障碍
脓性渗出期 ⎱ 滑膜和软骨破坏
骨性僵直

4. 临床表现 ⎱ 全身：起病急骤、寒战高热、谵妄昏迷、小儿惊厥
局部 ⎱ 红、肿、热、痛
半屈曲位、浮髌试验（＋）、瘘管

5. 临床检查 ⎱ 化验 ⎱ WBC↑、中性粒细胞↑，ESR↑
关节液 ⎱ 浆液性
纤维蛋白性
脓性
X线 ⎱ 软组织肿胀
关节间隙增宽
骨破坏
骨性强直，畸形

6. 诊断：症状、体征、关节穿刺、抽液镜检、培养＋药敏。

7. 鉴别：关节结核、类风湿性关节炎、风湿性关节炎、创伤性关节炎、痛风。

8. 治疗 ⎱ 尽早、足量、抗生素
关节内注入抗生素
关节镜灌洗
关节持续灌洗
切开引流
功能练习
手术矫形、融合、人工关节置换

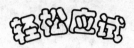

选择题

【A 型题】

1. 血源性化脓性骨髓炎，脓液从骨端进入关节腔继发化脓性关节炎，可能发生在
   A. 肩关节
   B. 肘关节
   C. 踝关节
   D. 髋关节
   E. 膝关节

2. 早期治疗膝关节化脓性关节炎最好的方法是
   A. 使用有效抗生素
   B. 有效抗生素加支持治疗
   C. 关节切开引流
   D. 有效抗生素加功能锻炼
   E. 有效抗生素加关节穿刺抽液并注入抗生素

3. 关于急性血源性骨髓炎的治疗，下列哪项是**错误**的
   A. 及早足量联合应用广谱抗生素
   B. 抗生素治疗48小时后，局部症状仍不能控制，应手术治疗
   C. 穿刺抽吸脓液，灌洗
   D. 降温、补液、纠正酸中毒，少量多次输新鲜血
   E. 患肢可用皮牵引或石膏托固定

4. 急性血源性骨髓炎抗生素治疗有效，全身及局部症状迅速消失，CRP 降至正常，则
   A. 抗生素应避免滥用，及时停止
   B. 抗生素应延长使用，至少1周
   C. 抗生素应延长使用，至少3周
   D. 抗生素应延长使用，至少5周
   E. 抗生素应延长使用，至少8周

5. 引起急性血源性骨髓炎最多见的细菌是
   A. 乙型链球菌
   B. 金黄色葡萄球菌
   C. 大肠埃希菌
   D. 铜绿假单胞菌
   E. 变形杆菌

【X 型题】

1. 急性血源性骨髓炎早期诊断根据是
   A. 起病急，高热，剧痛
   B. 患肢肌肉痉挛，拒动，可有红、肿、热、痛
   C. 局部分层穿刺抽出液检查，有脓细胞或细菌
   D. X 线片可见骨小梁破坏和骨膜反应

选择题参考答案

【A 型题】
1. D　2. E　3. C　4. C　5. B
【X 型题】
1. ABC

（林景荣　杨　昕）

第六十九章 骨与关节结核

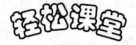

第一节 概 论

1. 定义：骨与关节结核（tuberculosis of bone and joint）是由结核分枝杆菌（bacillus tuberculosis）引起的骨与关节的继发性慢性感染性疾病，好发于儿童和青少年，30 岁以下病人占 80%。

骨与关节结核继发于 {
肺结核（95%）
消化道结核
淋巴结结核
}

好发部位 {
脊柱（50%）
髋关节（15%）
膝关节（15%）
}

2. 病理与分型

病理 {
增殖性病变：由类上皮细胞、朗格汉斯细胞（Langerhans cell）和淋巴细胞浸润形成的结核结节（tuberculous nodus）
渗出性病变：机体免疫力低下，大量渗出，渗出液及坏死组织形成骨寒性脓肿（cold abscess），脓肿增大，向远处流注对结核病灶的扩展和蔓延起重要作用
坏死性病变：感染性炎症发展至一定程度都会导致组织坏死，结核菌引起的组织坏死，有的外观上呈干酪状，称干酪样坏死（caseous necrosis）
}

分型 {
单纯骨结核（simple bone tuberculosis）
单纯滑膜结核（simple synovium tuberculosis）
全关节结核（total joint tuberculosis）
}

3. 临床表现与相关检查

临床表现 {
结核中毒症状：低热、盗汗、乏力、食欲减低、体重下降
功能障碍：跛行、下蹲困难
膝、踝等关节肿胀
各种畸形、关节强直或病理性脱位
脊柱结核：疼痛和活动障碍，姿势异常，冷脓肿，截瘫，流注性脓肿
}

实验室检查 {
血常规：轻度贫血，淋巴细胞增多
ESR：ESR 增快
脓液结核菌培养：阳性率低，约为 50%～70%
结核菌素纯蛋白衍生物（PPD）试验：PPD 试验已代替结核菌素（OT）试验
C 反应蛋白（CRP）：升高
}

影像学检查 {
X线片：可有骨质疏松、骨破坏缺失、死骨、死腔、关节间隙狭窄及寒性脓肿阴影等影像表现

CT及MRI：了解骨破坏范围和有无死骨，在脊柱结核可了解椎体附件的破坏程度、椎管内有无病灶等。MRI具有早期诊断价值（见图69-1，图69-2）

B超检查：有助于发现寒性脓肿和测量其大小

关节镜检查：对于不能确诊的大关节的单纯滑膜结核进行滑膜活检
}

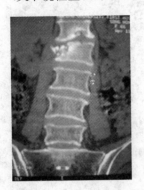

图 69-1　$L_2 \sim L_3$ 结核

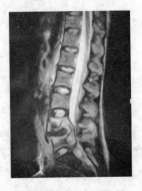

图 69-2　$L_4 \sim L_5$ 结核

4. 治疗

全身治疗 {
支持疗法：休息，卧床，加强营养、摄入足够的蛋白质和维生素，输血，混合感染者给予抗生素治疗

抗结核药物治疗：早期、联用、适量、规律和全程
}

抗结核药物 {
异烟肼：成人 0.3g/d，顿服，副作用为肝损害，末梢神经炎

链霉素：用药前应做皮肤过敏试验。成人 1g/d，i.m.，总剂量为 60～90g。主要副作用为第Ⅷ脑神经损害

利福平：成人 450～600mg/d，顿服，副作用是消化道不适和肝损害

乙胺丁醇：成人 25mg/(kg·d)，顿服，8 周后 15mg。副作用是胃肠道不适和球后视神经炎

吡嗪酰胺：成人量 1.5g/d，分 3 次口服。量大者常引起肝损害

对氨基水杨酸：8～12g/d，一般术后静脉点滴，连续 2 周

卡那霉素：可用于对链霉素过敏者。成人 1g/d，i.m.，2 周为一疗程。副作用是第Ⅷ脑神经损害和肾损害
}

三联用药：异烟肼＋链霉素＋利福平（或乙胺丁醇）或二联用药：异烟肼＋利福平（或乙胺丁醇）。术前应正规抗结核药治疗 2 周，术后疗程：中小关节术后需用药 1 年左右，而髋、膝、骶髂关节和脊柱等部位术后需用药 2 年左右。

局部保守治疗 {
制动：石膏托，皮牵引，严格卧床。缓解肌肉痉挛，减轻疼痛，充分休息，利于控制结核发展及炎症消退、病灶愈合

关节内药物注射：用于单纯滑膜结核，关节腔穿刺抽出积液后，注射抗结核药物。常用异烟肼，每次 100～200mg，可合用链霉素，每次 0.5～1.0g。一般每周注射 1～2 次。3 个月为一个疗程
}

手术治疗 {
　病灶清除术：是主要术式，彻底清除脓肿、结核性肉芽组织、干酪样组织、死骨和窦道。适应证：病灶内有较大或较多的死骨者；有较大寒性脓肿者；单纯滑膜结核非手术治疗无效、单纯骨结核有破入关节的危险者以及全关节结核者；窦道经久不愈者

　脊髓减压术：脊柱结核合并截瘫者，在行病灶清除术的同时，尚需彻底清除椎管内压迫脊髓的脓液、肉芽、干酪样组织、死骨等，为截瘫恢复提供条件

　关节融合术：全关节结核晚期，关节损毁并常伴明显畸形或纤维性强直，在病灶清除术的同时行融合术，以促使结核病灶愈合，保存部分功能

　截骨矫形术、人工关节置换术、肢体延长术：在已经治愈的骨关节结核，可选择适当的手术，以矫正畸形、改善患肢功能、平衡肢体长度
}

骨关节结核治愈的标准 {
　体温正常，食欲良好

　病灶局部皮温正常，无压痛和叩痛、无肌痉挛、无脓肿和窦道，关节活动时无疼痛

　ESR 多次复查正常

　X 线片、CT 或 MRI 显示骨破坏区骨小梁修复，无死骨和脓肿影像，有植骨者已愈合

　治疗结束，随访 3 年无复发征象
}

第二节　脊柱结核

一、脊柱结核

1. 定义：脊柱结核（tuberculosis of spine）占骨-关节结核的 $50\%\sim75\%$，青壮年居多。发病最多的部位是胸椎和腰椎，其次是腰骶椎、颈椎。病灶多位于椎体，附件结核少见。

2. 病理 {
　中心型（centric type）：多见于儿童，病灶起源于椎体中心松质骨

　边缘型（marginal type）：多见于成人，病灶起源于椎体边缘，很快侵犯到椎间盘和邻近的椎体，椎间盘的破坏导致椎间隙狭窄
}

寒性脓肿 {
　颈椎结核：椎前脓肿即咽后壁脓肿

　胸椎结核：椎旁脓肿

　腰椎结核：腰大肌脓肿，流注性脓肿，腰三角脓肿，髂窝脓肿，腹股沟区脓肿甚至大腿区域的脓肿
}

二、脊柱结核合并截瘫

脊柱结核合并截瘫（spinal tuberculosis with paraplegia）的发生率约为 $10\%\sim15\%$，以胸椎最多见，颈椎次之，腰椎极少发生，且多为不完全性截瘫。

1. 脊柱结核并截瘫的原因 {
　脓肿

　结核性肉芽组织

　干酪样坏死组织

　死骨

　后凸畸形、椎体后缘压迫脊髓
}

2. 临床表现 {
躯干和肢体感觉、运动及大小便功能障碍
生理反射消失或亢进，病理反射阳性
脊柱病变节段与感觉障碍平面相吻合
X 线检查具有脊柱结核的 X 线特征
CT 和 MRI 显示病理组织进入椎管、压迫脊髓
}

3. 治疗：脊柱结核合并截瘫者应尽早采取手术治疗，尽快解除脊髓压迫，以争取截瘫完全恢复。

手术 {
病灶清除术
脊髓减压术
脊柱重建术
}

第三节　髋关节结核

髋关节结核（tuberculosis of hip）在全身骨与关节结核发病率中居第 2 位。多见于儿童和青壮年。双髋同时发病者仅占 0.2%，髋关节结核多起始于骨结核。

1. 病理

单纯骨结核 {
髋臼中心偏前方，约占 60% 左右
股骨头、颈者约占 30% 左右
}
　　──→ 全关节结核

脓液穿破关节囊 ──→ {
臀部寒性脓肿
盆腔内脓肿
髋关节脱位
}

2. 临床表现 {
低热、盗汗、消瘦、无力、食欲不振等结核中毒症状
疼痛和跛行
患儿疼痛可有"夜啼"，部分患儿诉膝部疼痛
关节活动障碍，髋关节后伸受限
Thomas 征阳性
髋周、臀部或大腿内侧寒性脓肿
关节屈曲挛缩或脱位
}

3. 实验室检查：ESR，CRP 多有增快。

4. 影像学检查

X 线 {
早期可有关节囊阴影增大，关节间隙增宽
髋臼外上缘或股骨头颈部局限性骨质疏松或骨破坏灶
骨破坏及关节间隙狭窄
股骨头破坏、消失，髋臼变浅变大，病理性半脱位或全脱位
}

CT 和 MRI 可早期诊断，更准确地判断髋臼和股骨头、颈部骨破坏的范围和程度、了解关节积脓是否穿破关节囊、形成髋周和流注性脓肿，有助于术前制订治疗方案及预测预后。

5. 诊断和鉴别诊断：根据病史、症状、体征、实验室以及影像学检查作出诊断。需与下列疾病鉴别：

化脓性关节炎：主要是低毒性细菌感染的化脓性关节炎，全身中毒症状相对较轻，局部症状较关节结核重，病情发展也较快。可行关节穿刺及病理学检查

一过性滑膜炎：多见于学龄前儿童，多为单侧，可能与过度活动引起关节滑膜损伤有关。表现为髋关节疼痛、跛行。X 线片一般无异常发现，少数可见关节囊阴影肿大。ESR 多正常。休息和严格禁止负重行走 1 周，疼痛多可缓解

儿童股骨头骨软骨病：早期有疼痛、跛行和活动障碍，但无结核中毒症状。X 线片显示股骨头骨骺变扁，关节间隙增宽，再发展股骨头可囊性变、碎裂，愈合后呈蘑菇形。ESR 正常

6. 治疗

非手术治疗
- 全身支持疗法和规范的抗结核药物治疗
- 避免负重行走
- 单纯滑膜结核可行髋关节内注射抗结核药物 1～2 个疗程
- 合并有肌肉痉挛或关节畸形者行下肢牵引或石膏固定
- 滑膜切除术：适宜单纯滑膜结核

手术治疗
- 病灶清除术：适用于单纯骨结核及活动期的全关节结核
- 全髋人工关节置换术：髋关节已强直，结核亦痊愈
- 肢体延长术：儿童患者成年后肢体短缩者

第四节　膝关节结核

膝关节结核（tuberculosis of knee）的发病率占全身骨关节结核的第三位。好发于儿童和青少年。

1. 病理：单纯滑膜结核（滑膜的炎性浸润和渗出）——→侵犯软骨、软骨下骨（软骨游离、脱落）——→骨结核（多位于股骨下端和胫骨上端的骺端，破坏松质骨）——→形成空洞、死骨和脓肿——→病灶穿透骨端进入关节

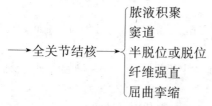
——→全关节结核——→
- 脓液积聚
- 窦道
- 半脱位或脱位
- 纤维强直
- 屈曲挛缩

2. 临床表现
- 低热、盗汗、消瘦、无力、食欲不振等结核中毒症状
- 膝关节疼痛、活动受限，轻度跛行
- 肿胀明显，浮髌试验阳性，并常有广泛压痛
- 早期关节穿刺可抽出淡黄色积液，后期则为脓液
- 关节积脓穿破关节囊和皮肤则形成窦道，并继发混合感染
- 晚期可发生膝关节屈曲挛缩或半脱位或纤维性强直

3. 影像学检查

X 线片
- 单纯滑膜结核呈现关节肿胀，骨质疏松
- 单纯骨结核表现为无特征的股骨或胫骨骺端局限性骨破坏
- 全关节结核期关节面呈现不同程度的骨破坏，关节间隙狭窄

CT 和 MRI 可显示 X 线片上不能发现的病灶，并能准确显示病灶的部位、大小、范围，关节积液或积脓以及死骨等，MRI 尚有早期诊断价值。

4. 诊断：早期膝关节滑膜结核诊断需结合病史、体检、实验室和影像学检查作出判断。

$$鉴别诊断 \begin{cases} 类风湿性关节炎 \\ 低毒性细菌感染的化脓性关节炎 \\ 创伤性滑膜炎 \\ 色素沉着性绒毛结节性滑膜炎 \end{cases}$$

必要时需通过关节镜行滑膜活检及细菌学检查明确诊断。

5. 治疗

$$非手术疗法 \begin{cases} 抗结核药物 \\ 制动和避免负重 \\ 单纯滑膜结核者可先行关节穿刺抽液并注射抗结核药物 \end{cases}$$

$$手术治疗 \begin{cases} 滑膜切除术：单纯滑膜结核非手术治疗无效或加重者 \\ 病灶清除术：单纯骨结核，大的空洞宜取髂骨植骨 \\ 膝关节置换术：病变治愈，关节强直或畸形 \\ 肢体延长术：肢体短缩者 \end{cases}$$

轻松诊断

主诉：腰背疼痛伴低热 2 个月，左髂部肿物伴胀痛 1 个月。

现病史：患者，男，39 岁，因腰背疼痛伴低热 2 个月，左髂部肿物伴胀痛 1 个月入院。患者 2 个月前无明显诱因出现腰背部疼痛，不剧烈，活动后加重，休息后减轻，伴午后低热，体温 37.4～37.8℃，近 1 个月来疼痛逐渐加剧，出现左髂部肿胀感，常感乏力，食欲差。体重无明显下降，无外伤史，无咳嗽、咳痰。既往有胸膜结核病史。

查体：一般情况可，神志清楚，步态正常，腰椎无明显畸形，L_3 及 L_4 棘突有压痛及叩痛，双下肢感觉肌力正常，膝反射及踝反射正常引出，踝阵挛（－），左髂窝可触及鸭蛋大小肿物，有波动感，轻压痛。

辅助检查：WBC $5.6×10^9$/L，ESR 57mm/h，CRP 35mg/L。X 线片：L_3～L_4 椎间隙变窄，L_3 下缘及 L_4 椎体上缘骨质破坏。

MRI：L_3～L_4 椎间盘信号改变，L_3 椎体下缘及 L_4 椎体上缘异常信号。左侧腰大肌内及髂部肿物 T_1W_1 像低信号，T_2W_1 像高信号（见图 69-3）。

CT：L_3～L_4 椎体内骨质破坏及骨质硬化，左侧腰大肌低密度肿物（见图 69-4）。

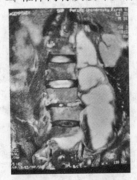
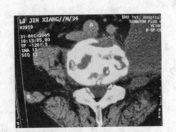

图 69-3　L_3～L_4 结核　　　　　图 69-4　L_4 椎体破坏

诊断：腰椎结核（L_3～L_4）伴腰大肌及髂窝脓肿。

鉴别诊断：脊柱肿瘤，化脓性脊柱炎。其鉴别要点如下：

	脊柱结核	脊柱肿瘤	化脓性脊柱炎
症状	疼痛不剧烈，低热	夜间痛明显	剧烈疼痛，常高热
血 WBC	一般不高	一般不高	常增高
X 线片	椎间隙狭窄	椎间隙正常	椎间隙狭窄
CT	骨质破坏，骨质硬化，可有死骨，很少侵犯附件	骨破坏明显，可侵犯软组织，常侵犯椎弓及附件	很少侵犯椎弓及附件
MRI	椎间盘为中心的椎体破坏	一般不破坏椎间盘	椎间盘为中心的椎体破坏，范围更广
穿刺活检	干酪样坏死	肿瘤细胞	细菌涂片及培养常阳性

治疗：全身支持疗法，同时进行规范的抗结核药物治疗，待全身情况稳定，可行病灶清除术，前路彻底清除脓肿、结核性肉芽组织、干酪样坏死组织、死骨、病骨、坏死椎间盘组织等，行椎间植骨融合术，术后一般需卧床 2～4 周可戴支具起床下地活动。

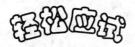

一、名词解释

1. 寒性脓肿

2. 托马斯（Thomas）征

二、选择题

【A 型题】

1. 骨与关节结核最容易发生的部位是
   A. 脊柱
   B. 膝关节
   C. 髋关节
   D. 肘关节

2. 骨与关节结核最敏感的影像学检查是
   A. X 线
   B. CT
   C. MRI
   D. B 超

3. 脊柱结核最容易发生的部位是
   A. 颈椎
   B. 胸椎
   C. 腰椎
   D. 骶尾椎

4. 以下脊柱结核与肿瘤的最重要的鉴别是
   A. 疼痛性质
   B. 是否发热
   C. 椎间盘是否受累
   D. 红细胞沉降率是否增快

5. 脊柱结核的手术指征**不包括**
   A. 大脓肿
   B. 死骨
   C. 结核中毒症状
   D. 截瘫

选择题参考答案

【A 型题】

1. A　　2. C　　3. C　　4. C　　5. C

（刘　洪）

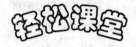

第一节　骨关节炎

骨关节炎是一种以关节软骨退行性变和继发性骨质增生为特征的慢性关节疾病。

1. 病因

(1) 原发性：多见于中老年人

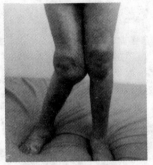

右膝骨关节炎

(2) 继发性 {
先天性关节发育异常
骨骺疾病，儿童期关节结构变化
创伤：关节内骨折、脱位
机械性磨损
骨坏死
结晶体沉积性关节病变
代谢异常使软骨变性
其他使软骨磨损的原因：感染、血友病
}

2. 分类和特点

	原发	继发
年龄	50 岁以上	可发生于成年后的任何年龄段
部位	同一时期内多关节发生	单关节发生
预后	发展较慢，转归较好	发展快，预后差
性别	女性比男性多发	女性和男性均等发生

3. 病理 {
关节软骨：软化、糜烂、磨损、脱落
软骨下骨：硬化、囊性变，边缘增生、骨赘形成
滑膜：增殖型滑膜炎、纤维型滑膜炎
关节囊与肌肉：挛缩、关节畸形
}

4. 临床表现

(1) 症状 {
疼痛：钝性、间歇性，活动疼痛、休息痛
关节活动不灵活，有摩擦感、假性绞锁
}

（2）体征 {
关节肿胀 {
浮髌试验阳性——积液
浮髌试验阴性——滑膜肥厚
}
髌骨摩擦试验阳性，关节周缘压痛
伸屈活动受限
严重者出现膝内、外翻（Genu Varus or Valgus），或屈曲挛缩（Flexion Contraction），或伸不直等畸形
}

（3）X 线表现 {
关节间隙狭窄
骨赘形成
软骨下骨硬化
囊性变
}

5. 治疗

（1）非药物治疗。

（2）药物治疗 {
解热镇痛剂
非甾体抗炎药
关节腔内注射：激素、透明质酸
}

（3）手术治疗 {
关节镜下关节清理术
胫骨高位截骨术
人工关节置换术
}

第二节 强直性脊柱炎

强直性脊柱炎（ankylosing spondylitis）属血清阴性反应的结缔组织疾病。多由骶髂关节开始，逐渐蔓延至脊柱，导致纤维性或骨性强直。

1. 病理

{
原发性、慢性、血管翳破坏性炎症
病变始于骶髂关节，可沿脊柱向上蔓延，也可向下蔓延，波及双髋、膝
}

2. 临床表现

（1）症状、体征

{
好发于 16～30 岁的青壮年，男性占 90%，有明显的家族史
腰骶部疼痛，脊柱僵硬，严重者有明显后凸畸形
晚期，髋、脊柱及双膝畸形位强直后，病人多卧床不起或爬行
}

（2）X 线表现

{
早期骶髂关节面不规则，边缘呈锯齿状，可骨质硬化，关节间隙宽窄不一
晚期骶髂关节间隙消失，骨性融合
脊椎呈"竹节"样改变
}

（3）实验室检查：RF 阴性，HLA-B27 多阳性。

3. 诊断标准

临床标准 {
腰痛晨僵持续 3 个月以上，活动后减轻，休息后无缓解
腰椎额状面和矢状面活动受限（前、后、侧屈受限）
胸廓活动度低于相应年龄、性别的正常人（可＜2.5cm）
}

放射学标准 {
骶髂关节炎，双侧≥Ⅱ级或单侧Ⅲ～Ⅳ级
肯定强直性脊柱炎：符合放射学标准和 1 项或 1 项以上临床标准者
可能强直性脊柱炎：符合 3 项临床标准，或符合放射学标准而不伴有任何临床标准者
}

4. 治疗

目的：解除疼痛、防止畸形、改善功能
药物治疗：非甾体抗炎药
手术治疗 { 严重驼背畸形——胸椎、腰椎截骨矫形
　　　　　　髋关节强直——全髋关节置换术

第三节　类风湿性关节炎

类风湿性关节炎（rheumatoid arthritis）是一种常见的能引起严重畸形的慢性全身结缔组织疾病。

1. 病因 { 自身免疫反应
　　　　　感染
　　　　　遗传因素

2. 病理 { 基本病理是滑膜炎，血管翳形成、破坏关节软骨
　　　　　肉芽组织破坏软骨下骨、纤维化、纤维性或骨性强直

3. 临床表现

（1）症状、体征：发生于青壮年，女性多见。

关节内表现 { 多发性和对称性关节受累
　　　　　　　关节疼痛、肿胀，晨僵
　　　　　　　好发部位：掌指关节或近节指间关节

关节外表现 { 全身症状
　　　　　　　皮下结节
　　　　　　　眼部病变
　　　　　　　肺部病变

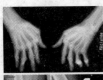
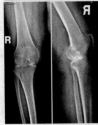

X线示双手及右膝
类风湿性关节炎

（2）X线表现

早期：软组织肿胀、关节间隙增宽

晚期 { 骨质疏松
　　　　关节间隙变窄
　　　　关节面边缘侵蚀及骨质内小囊状破坏
　　　　可发生关节畸形和骨性强直

（3）实验室检查

血液检查 { ESR 增快
　　　　　　类风湿因子试验阳性
　　　　　　IgM、IgG 和 IgA 增加

关节液检查 { 混浊、黏稠度降低、黏蛋白凝固力差
　　　　　　　可出现类风湿因子

4. 诊断

1987 美国类风湿学会标准，满足下述 7 项中 4 项可诊断：

晨僵至少 1 小时

≥3 个以上关节同时肿胀或积液

掌指关节、近端指间关节或腕关节肿胀

对称性关节肿胀

皮下类风湿结节

血清 RF 阳性

手、腕 X 线片示骨侵蚀、狭窄或骨质疏松

5. 治疗

（1）治疗目的
- 缓解关节肿痛
- 控制病情活动、防止关节继续破坏
- 恢复关节功能

（2）非药物治疗：理疗可保持和增进关节功能，防止畸形。

（3）药物治疗
- 第一线：非甾体抗炎药
- 第二线：抗疟药、金盐制剂、免疫抑制剂等
- 第三线：激素

（4）手术治疗：早期可行滑膜切除术，有关节畸形存在时可行截骨矫形、人工关节置换术。

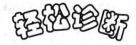

患者，女，50 岁，因左髋疼痛 5 年，加重 1 年入院。5 年前患者在行走长时间后出现髋关节疼痛，休息好转。近 1 年来逐渐加重，并自觉髋关节活动僵硬。既往无外伤史，无髋部手术史。查体：双下肢等长，髋部无压痛，右髋屈曲略受限，内外旋受限明显。Thomas 征（＋），"4"字试验（＋）。

1. 患者最可能的诊断和鉴别诊断是什么？

2. 需要做哪些检查来证实？

3. 说明最合适的治疗方案。

答案

1. 可能的诊断

（1）髋关节骨关节炎

（2）股骨头坏死

（3）髋关节类风湿关节炎

（4）髋关节结核

（5）髋关节感染

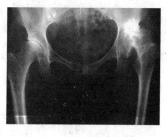

2. 所需检查：ESR、CRP、X 线片。根据 X 线片，最终诊断左髋关节骨关节炎、左髋关节发育不良。

3. 治疗：全髋关节置换。

轻松应试

【A 型题】

1. 女，48 岁。反复双手近端指间关节、膝关节痛伴晨僵 2 年，肘部伸侧可触及皮下结节，质硬、无触痛。诊断首先考虑
   - A. 脊柱关节病
   - B. 系统性红斑狼疮
   - C. 痛风
   - D. 骨关节炎
   - E. 类风湿关节炎

2. 骨关节炎最常累及的关节是
   - A. 腕关节，踝关节，远端指间关节
   - B. 膝关节，肩关节，近端指间关节
   - C. 腕关节，肘关节，近端指间关节
   - D. 膝关节，髋关节，远端指间关节
   - E. 掌指关节，远端指间关节，近端指间关节

3. 下列哪项**不是**膝关节继发性骨关节炎的原因
   - A. 膝关节半月板撕裂
   - B. 佝偻病后遗症 O 形腿
   - C. 膝关节软骨退行性变
   - D. 长期不恰当使用激素
   - E. 膝关节不稳定

4. 有关骨关节炎的治疗，下列哪项是**错误**的
   - A. 非甾体抗炎药的主要副作用是胃出血
   - B. 药物治疗可以终止骨关节炎的进程
   - C. 关节内注射激素可能对关节软骨造成损害
   - D. 人工关节置换是膝关节骨关节炎的最终治疗方法
   - E. 对患者的健康教育和早期的康复锻炼对于治疗至关重要

5. 患者，男，体力劳动者，50 岁，左膝关节疼痛 5 年，长时间行走后膝关节内侧疼痛明显。查体：膝关节活动范围正常，髌磨试验（—），浮髌试验（—），膝关节内侧间隙压痛（＋），内外侧稳定性良好。X 线片显示膝关节内侧间隙狭窄，关节面硬化。经药物、理疗等治疗效果不明显。最适宜的治疗方法是
   - A. 关节镜下关节清理术
   - B. 胫骨高位截骨术
   - C. 单髁置换
   - D. 全膝关节置换
   - E. 股骨髁上截骨术

【B 型题】

(1～4 题共用备选答案)
   - A. 软骨
   - B. 滑膜
   - C. 松质骨
   - D. 肌腱（韧带）附着处
   - E. 软骨下骨
   下列疾病的首发部位是
1. 骨关节炎
2. 类风湿关节炎
3. 强直性脊柱炎
4. 股骨头坏死

【X 型题】

1. 退行性骨关节病叙述，哪些正确
   - A. 又名增生性关节炎、骨关节炎
   - B. 分原发性和继发性
   - C. 好发于四肢大关节和脊柱
   - D. 原发性老年患者多见
   - E. 基本病理变化为关节软骨退行性变

2. 退行性骨关节病 X 线表现为
   - A. 关节间隙狭窄常不均匀
   - B. 关节面致密不平整
   - C. 关节面边缘骨赘形成
   - D. 关节面下骨端可有囊性变
   - E. 晚期可形成骨性强直

3. 类风湿性关节炎 X 线表现可以是
   - A. 关节周围软组织梭形肿胀
   - B. 骨质疏松

C. 关节间隙变窄

D. 关节边缘骨质破坏及关节面破坏

E. 常发生在大关节

4. 强直性脊柱炎主要的 X 线表现

A. 骶髂关节骨质增生，骨性强直

B. 向上蔓延至椎体，可形成竹节状

C. 向下波及髋关节间隙变窄后强直

D. 椎旁软组织主要是韧带钙化

E. 常有椎间隙狭窄

选择题参考答案

【A 型题】

1. E　　2. D　　3. D　　4. B　　5. B

B 型题:

1. A　　2. B　　3. D　　4. C

【X 型题】

1. ABCDE　2. ABCD　　3. ABCD　　4. ABCD

（卢宏章　朱天岳）

第七十一章 骨肿瘤

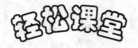

第一节 总 论

一、定义

凡发生在骨内或起源于各种骨组织成分的肿瘤，不论是原发、继发还是转移性肿瘤，统称为骨肿瘤。

二、分类

参考 2002 年 WHO 公布的第三版骨肿瘤分类法。

三、发病情况

原发骨肿瘤中，良性比恶性多见，恶性骨肿瘤中转移性肿瘤最常见。骨肿瘤发病与年龄有关，解剖部位对肿瘤的发生很有意义。

四、临床表现

1. 疼痛与压痛：疼痛是生长迅速的肿瘤最常见的症状。良性肿瘤多无疼痛，但骨样骨瘤可因反应骨的生长而产生剧痛，恶性肿瘤几乎都有局部疼痛。合并病理性骨折时，疼痛可突然加重。

2. 局部肿块和肿胀：局部肿胀和肿块迅速发展多见于恶性肿瘤。

3. 功能障碍和压迫症状：临近关节的肿瘤可使关节活动障碍，脊柱肿瘤不论良性或恶性都可引起压迫症状，甚至出现截瘫。

4. 病理性骨折：轻微外伤引起病理性骨折是某些骨肿瘤的首发症状。

五、诊断

骨肿瘤的诊断必须临床、影像学和病理学三结合。

1. 影像学检查　X线能反映骨的基本病变，可将骨内肿瘤的破坏分为溶骨性、成骨性和混合性。良性骨肿瘤具有界限清楚、密度均匀等特点，多为膨胀性生长；恶性肿瘤多为密度不均，界限不清，常可见骨膜反应。CT 和 MRI 能清楚显示肿瘤的范围及与临近组织的关系，可辅助确定肿瘤性质，评估治疗效果。骨扫描和 PET-CT 能辅助明确骨病损范围和发现转移性肿瘤的原发病灶；血管造影可明确肿瘤的血供情况及与大血管的关系；术前肿瘤供血血管的栓塞对于减少肿瘤切除手术术中出血也有重要意义。

2. 病理检查：是诊断骨肿瘤的唯一可靠检查。标本采集方法分为穿刺活检和切开活检。脊柱骨盆等部位的肿瘤常采用穿刺活检，最好由手术医生进行，可在 B 超、CT 等影像学手段引导下进行操作。

3. 生化检查：大多数骨肿瘤病人的生化检查是正常的。当出现广泛溶骨时，血钙往往升高。成骨性肿瘤如骨肉瘤患者可见血清碱性磷酸酶升高。

六、外科分期

用外科分期来指导骨肿瘤的治疗，被认为是一个合理和有效的措施。骨肿瘤的 Enneking 外科分期系统基于肿瘤分级（G）、肿瘤与解剖学间室的关系（T）和是否转移（M），它是应用最广泛的分期标准。

分级（G）

骨肿瘤按以下进行病理分级：

- G0：良性病变
- G1：低度恶性病变
- G2：高度恶性病变

位置（T）

骨肿瘤的位置和局部范围按以下进行分类：

- T0：位于真实包膜和病变起源解剖学间室内的良性肿瘤（例如良性的囊内、间室内的病变）
- T1：位于自身解剖学间室内的良性或恶性的侵袭性肿瘤（例如间室内的病变）
- T2：超出起源解剖学间室的病变（例如间室外的病变）

转移（M）

按以下进行分类：

- M0：无区域的或远处的转移
- M1：出现区域的或远处的转移

七、治疗

骨肿瘤的治疗应以外科分期为指导来选择手术界限和方法，尽量达到既切除肿瘤，又可保全肢体。

1. 良性骨肿瘤的外科治疗

（1）刮除植骨术：囊内切除意味着手术经过了假包膜或者进入了瘤体，肿瘤组织经常是被分块切除。刮除术是一种经囊切除手术，但是刮除不全导致的肿瘤残留可能使得囊内切除患者术后存在较高的复发率。囊内切除术一般用于治疗骨囊肿、动脉瘤样骨囊肿和巨细胞肿瘤等良性肿瘤。

（2）外生性骨肿瘤的切除：如骨软骨瘤切除术。

2. 恶性骨肿瘤的外科治疗

（1）保肢治疗：实践证明保肢治疗和截肢治疗的生存率和复发率相同，手术的关键是采用合理外科边界完整切除肿瘤，广泛切除的范围应包括瘤体、包膜、反应区及其周围的部分正常组织，截骨平面应在肿瘤边缘 3~5cm，软组织切除范围为反应区外 1~5cm。

保肢适应证包括肢体发育成熟、ⅡA 期及化疗敏感的 ⅡB 期肿瘤，血管神经束未受累，肿瘤能够完整切除，术后肢体功能优于义肢，病人要求保肢。

重建方法有瘤骨灭活再植、异体骨移植、人工假体置换和异体骨假体复合体重建。

（2）截肢术：对于就诊较晚，破坏广泛和对其他辅助治疗无效的恶性骨肿瘤（ⅡB 期），为解除病人痛苦，截肢术仍是一种重要有效的治疗方法。

（3）化学治疗：化疗的开展，特别是新辅助治疗概念的形成和其法则的应用，大大提高了恶性骨肿瘤病人的生存率和保肢率。

（4）放疗：可强有力地影响恶性肿瘤细胞的繁殖能力，对于某些肿瘤术前、术后配合放疗可控制病变和缓解疼痛，减少局部复发率，病变广泛不能手术者可单独放疗。

（5）其他治疗：包括血管栓塞治疗和动脉内插管化疗、温热-化学疗法等，对治疗恶性骨肿瘤也取得一定疗效。

第二节 良性骨肿瘤

良性骨肿瘤占全部骨肿瘤的55.7%，其中骨软骨瘤占首位，其次为骨巨细胞瘤、软骨瘤、骨瘤、骨化性纤维瘤、血管瘤、骨样骨瘤、软骨黏液样纤维瘤、骨母细胞瘤、软骨母细胞瘤、非骨化性纤维瘤等。好发部位以股骨下端和胫骨上端最多见，但软骨瘤多见于手掌，血管瘤和骨瘤多见于颅骨和颌骨。

良性骨肿瘤最常见的症状为局部肿块，肿块增大缓慢，无全身症状。在X线片上主要为界限清楚的病灶，常见有一反应性致密骨，骨膜反应性增生少见，不浸润到软组织。

良性骨肿瘤的治疗也按照外科分期，主要手术方式为刮除植骨术，但复发率较高。为降低复发率，肿瘤刮除一定要彻底，并用微气钻打磨瘤腔内壁，也可使用化学药物烧灼法或利用骨水泥填充时的高热来杀灭残留肿瘤。

良性骨肿瘤的治疗依据

分期	分级	部位	转移	治疗要求
1	G_0	T_0	M_0	囊内手术
2	G_0	T_0	M_0	边缘或囊内手术＋有效辅助治疗
3	G_1	$T_{1\sim2}$	$M_{0\sim1}$	广泛或边缘手术＋有效辅助治疗

G_0—良性 G_1—低度恶性 G_2—高度恶性 T_0—囊内 T_1—间室内 T_2—间室外 M_0—无转移 M_1—转移

一、骨样骨瘤

1. 诊断

好发于青壮年，多见于胫骨和股骨

疼痛具有特征性，服用水杨酸制剂常可缓解

X线：其特征是有一小于1cm的界限清晰的核心或"瘤巢"，周围有广泛的骨质硬化

病理：大体呈棕红色。镜下由骨样组织、新形成骨和血管丰富的骨组织混合组成，"瘤巢"被增厚的皮质骨包围

2. 治疗：手术治疗。采用病灶彻底刮除和硬化骨切除，或采用包括邻近骨在内的整块边缘切除。

二、骨软骨瘤

又称外生骨疣。分单发性和多发性两种，多发性骨疣多为常染色体显性遗传，又称骨干续连症或遗传性多发骨疣。骨软骨瘤病具有恶变倾向。

1. 诊断

多发生于儿童期，生长缓慢，骨骺融合后，肿瘤停止生长。如肿瘤继续生长，则有恶性变的可能。好发于四肢长管状骨的干骺端

单发性者一般无症状，可摸到无痛肿块，质硬且不活动，一般不影响骨的发育。恶变率为1％。多发性者发病较早，在儿童期有许多骨骼出现大小不等的骨性肿块，影响骨的发育，四肢常有不同程度的短缩、弯曲和关节畸形。多发遗传性骨疣可有5％～25％转变为继发性软骨肉瘤，常见于骨盆或肩胛带，中年以后多见

X线：境界清楚的骨性肿块，其基底的骨皮质和骨小梁同所在骨的骨皮质及骨小梁是连续的，表面为软骨帽。分带蒂型和无柄型两种，前者多见于长骨的干骺端，指向骨干。若肿瘤突然长大，软骨帽部有棉絮状钙化影，边缘模糊，为恶性变的表现（见图71-1）

病理：自上而下为纤维组织膜、软骨帽和松质骨，松质骨是主体，软骨帽是繁殖组织

2. 治疗：无症状者，定期观察。有症状或产生功能障碍者，应予以边缘切除，切除要完整。

三、软骨瘤

该病可分为骨膜性软骨瘤、内生软骨瘤和内生软骨瘤病，临床上以后两者多见。Ollier病习惯上是指一侧肢体或双下肢的多发的软骨瘤病变，合并有发育畸形。多发性内生软骨瘤病合并软组织血管瘤者，称为Maffucci综合征，极为少见。

1. 诊断

多为20～30岁的成年人。好发于手足短管状骨，也见于骨盆、肩胛骨、脊柱及四肢

生长缓慢，症状轻，在掌、指骨者，多呈梭形肿大，不影响关节功能，有时病理骨折是就诊原因。多发者可引起肢体畸形和功能障碍

X线：位于髓腔内，边界清楚的局限性溶骨性破坏，骨皮质膨胀，瘤内散在有砂砾样钙化斑点（见图71-2）。骨膜下软骨瘤在一侧皮质形成凹形缺损，并可有钙化影

病理：瘤组织硬脆如菱角肉，由软骨细胞和基质构成，形态与正常软骨细胞相似

2. 治疗：手术治疗。采用肿瘤刮除植骨术，也可作整块边缘切除。

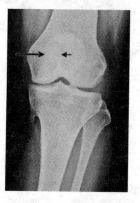

图71-1　骨软骨瘤

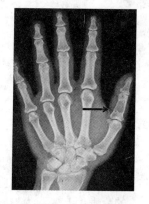

图71-2　内生软骨瘤

第三节　骨巨细胞瘤

骨巨细胞瘤（giant cell tumor of bone）的发病率在我国较高，其虽属良性，但带有侵袭性，此外，也有明确的恶性。

1. 诊断

发病年龄多在 20～40 岁之间。常见于股骨下端、胫骨上段和桡骨下端

主要症状是患部酸胀痛、钝痛与压痛

X 线：典型表现为长骨骨端偏心性、膨胀性透亮区，可有肥皂泡样分隔，骨皮质菲薄，无骨膜反应（见图 71-3）

病理：无包膜，呈棕褐色，瘤腔内壁上常有大小不等、纵横交错的骨嵴。镜下见肿瘤由单核基质细胞和多核巨细胞组成，其中单核基质细胞是肿瘤繁殖细胞，而多核巨细胞不具备肿瘤细胞特点，属宿主反应

骨巨细胞瘤在病理上分为Ⅲ级：Ⅰ级基本是良性，具低度侵袭性，可复发、恶变；Ⅲ级呈恶性肿瘤表现；介于两者之间为Ⅱ级。但Ⅰ级骨巨细胞瘤偶尔也有恶性肿瘤的生物学行为。

2. 治疗

骨巨细胞瘤Ⅰ、Ⅱ级的治疗：手术方式主要为刮除植骨术，适用于破坏较小、邻近关节面未塌陷者；也可采用整块切除，人工关节置换术，适用于破坏较广、超过骨周径 4/5 或邻近关节面已塌陷者，非负重部位也可采用此术式。为防止恶变，放疗已少用

骨巨细胞瘤Ⅲ级的治疗：应行广泛或根治性切除或截肢，人工关节置换术。术后可辅以化疗

肺转移瘤的治疗：行开胸转移瘤清扫术，辅以化疗

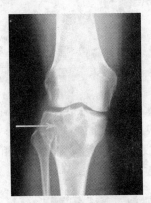

图 71-3 骨巨细胞瘤

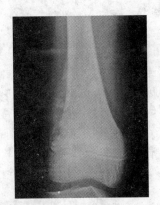

图 71-4 骨肉瘤

第四节 原发性恶性骨肿瘤

骨肿瘤的分类复杂，标准较多，目前趋向按组织来源进行分类。恶性骨肿瘤占全部骨肿瘤的 27.7%，其中，骨肉瘤占首位，其次为软骨肉瘤、纤维肉瘤、骨髓瘤、Ewing 肉瘤、恶性骨巨细胞瘤、脊索瘤、恶性淋巴瘤及恶性纤维组织细胞瘤，其余少见。以股骨和胫骨最多见。

恶性骨肿瘤常以固定性、持续性及渐进性疼痛为最早的症状，夜间痛明显。肿块增大迅速，并常伴有全身症状。在 X 线片上主要为界限不清的骨质破坏，常见骨膜反应性增生，在晚期可出现软组织内肿块，破坏区内可见瘤骨形成或钙化。其他辅助检查，如 CT、MRI 和血管造影常可帮助判断肿瘤性质，尤其是判断肿瘤的范围及其与周围组织的关系，对手术前手术方案的制订很有帮助。

自 Enneking 于 1977 年提出外科分期以来，它已被广泛应用。外科分期是将外科分级（G）、外科区域（T）和区域性或远处转移（M）结合起来，并以此制订手术方案和判断疗效（见下表）。

恶性骨肿瘤的治疗采取以手术为主的综合治疗方法。化疗、放疗、免疫方法、中药等都作为辅助措施，但并不能由于是"辅助"而放在次要位置，所有的治疗措施都占有重要地位。

恶性骨肿瘤的分期与治疗

分期	分级	部位	转移	治疗措施
ⅠA	G_1	T_1	M_0	广泛性切除
ⅠB	G_1	T_2	M_0	广泛切除或截肢（累及关节或神经血管时）
ⅡA	G_2	T_1	M_0	根治性切除或广泛切除加有效辅助治疗
ⅡB	G_2	T_2	M_0	根治性切除
ⅢA	$G_{1\sim2}$	T_1	M_1	根治性切除原发灶与手术处理转移灶或姑息
ⅢB	$G_{1\sim2}$	T_2	M_1	根治性切除原发灶与手术处理转移灶或姑息

G_0—良性　G_1—低度恶性　G_2—高度恶性　T_0—囊内　T_1—间室内　T_2—间室外　M_0—无转移　M_1—转移

手术方案应根据术前的外科分期制定，应重视切除缘的要求。

手术界限

类型	切割面	组织学所见	手术方式 保留肢体	截肢
囊内切除	病损内	边缘有肿瘤组织	囊内刮除	囊内截肢
边缘切除	反应区内、囊外	反应组织±微小卫星肿瘤	边缘整块切除	边缘截肢
广泛切除	超越反应区，正常组织	正常组织±跳跃转移灶	广泛整块切除	广泛经骨截肢
根治性切除	正常组织内，间室外	正常组织	整块根治切除	根治性关节解脱

化疗药物基本上可分为细胞周期特异性药物和细胞周期非特异性药物两类。化疗应采取联合化疗方法。综合使用多种药物，不但可取得较好疗效，也可减轻对正常细胞的伤害，并减少或延缓耐药性的出现。

放疗对部分肿瘤有较好疗效，但必须作为综合治疗中的一项措施。由于新技术的发展，放疗方法也有改进，扩大了放疗的使用范围。必须注意，过度照射会诱发某些肿瘤或使良性肿瘤恶变，如骨巨细胞瘤的恶变。

一、骨肉瘤

是最常见、恶性度最高的肿瘤，其恶性繁殖的肿瘤细胞可直接产生肿瘤性骨样组织或不成熟骨。

1. 诊断

好发于 10～20 岁，多见于长管状骨的干骺端或偏向骨干部位。股骨下端和胫骨上端多发，约占 75% 以上，其次为肱骨上端

早期为局部的间断性隐痛，渐加重，夜间尤甚，应用一般止痛剂无效。随后出现肿块，增大后，可见局部表浅静脉扩张或怒张，表面皮肤发亮，皮温较高。邻近关节功能受限。晚期出现恶液质。血清碱性磷酸酶、乳酸脱氢酶升高

X线：病灶位于长管状骨干骺端，表现为侵袭性溶骨病损，界限不清，可有瘤骨形成，常有骨膜外新骨形成，如 Codman 三角和"日光放射"状骨刺，软组织内肿块，内有瘤骨或钙化（见图71-4）

病理：瘤细胞直接成骨是诊断骨肉瘤的重要依据。有时可见跳跃转移。其分型为：骨母细胞型，软骨母细胞型，成纤维细胞型，小圆细胞型和毛细血管扩张型

2. 治疗：现代骨肉瘤的治疗是一个系列治疗，应包括大剂量联合化疗，原发瘤的治疗和肺转移瘤的治疗。

化疗药物以甲氨蝶呤、阿霉素、顺铂为主，辅以长春新碱、环磷酰胺、博来霉素、放线菌素D等。给药途径主要是静脉，也可将动脉导管插到肿瘤供血动脉内进行。

骨肉瘤大部分属于ⅡB期，在有效化疗的辅助下，采用保留患肢疗法或截肢术。手术可采用大块切除原则，即在肿瘤所有方向上都保留一层正常组织，截骨平面距肿瘤 3～5cm。骨缺损可用人工关节、自体骨灭活后再植、异体骨移植等重建，也可采用旋转成形术。

截肢适应证 {
并发病理骨折
肿瘤侵入关节
肿瘤侵犯血管、神经
肿瘤巨大，软组织条件差
已有肺转移
10 岁以内的儿童
}

保肢适应证 {
病骨已发育成熟
ⅡA 期肿瘤或对化疗敏感的ⅡB 期肿瘤
血管神经束未受累，肿瘤能够完整切除
术后局部复发率和转移率不高于截肢
病人要求保肢
}

骨肉瘤主要死于肺转移，在大剂量联合化疗的辅助下，行肺转移瘤清扫术，可使部分病人得救。其适应证为：

{
原发瘤已彻底切除
无肺以外脏器的转移
经过一段时间观察，变化不大者
预计肺转移瘤可梭形切除
预计术后肺功能能维持生理所需
}

骨肉瘤的 5 年生存率最好为 70%～80%，我国为 50%左右。

二、软骨肉瘤

发病率仅次于骨肉瘤。基本瘤组织是发育成熟的软骨组织，可有钙化和骨化，但肿瘤细胞不能直接形成肿瘤性骨样组织。

软骨肉瘤可分为原发性和继发性两大类。原发性较多见，常发生于青少年，继发性是良性软骨肿瘤恶性变所致，如软骨瘤、骨软骨瘤等。从部位上区分，软骨肉瘤又可分为中央型和外围型，中央型发生于髓腔或皮质，外围型发生于骨膜或骨膜下皮质。

1. 诊断

{
发病年龄较骨肉瘤大，范围较广，平均 40 岁。多见于骨盆、股骨和胫骨
疼痛和肿胀为主要症状，肿瘤生长缓慢，常可形成巨大肿块。骨盆者可长期存在而无症状，直到出现压迫症状。约 80%的病人可有糖耐量试验异常
X线：位于长骨的干骺端，为体积大小不等的厚壁透亮区，其中可见不规则的钙化和骨化斑点，被描述为"棉絮状"或"云雾状"，为其特征。骨皮质有不规则的破坏，可见软组织内肿块
病理：肉瘤性软骨细胞分布在成软骨细胞的基质中，增生是由于基质的合成，而不是DNA 复制
}

2. 治疗：以手术治疗为主。在明确诊断和外科分级的基础上制订手术方案，可行保留肢体手术，用人工假体重建。放疗或化疗效果不佳。

三、骨纤维肉瘤

骨纤维肉瘤是由纤维组织所构成的原发性恶性骨肿瘤，不含骨样组织、软骨或骨小梁，与原发于软组织而后产生继发性骨破坏的纤维肉瘤不同。

此瘤可原发于骨内（中央型）或骨膜（骨膜型），以前者多见，后者生长较中央型缓慢，瘤细胞分化也较好。

1. 诊断

- 好发年龄为 10～50 岁。多位于长管状骨的干骺端，以股骨和胫骨多见，其次为肱骨和骨盆
- 起病缓慢，全身症状少，主要为局部肿块和轻度压痛。中央型主要是疼痛，而骨膜型主要是肿块
- X 线：为不规则的溶骨性破坏，边界不清，累及皮质骨，可形成软组织内肿块
- 病理：肿瘤组织由肉瘤性纤维性细胞及其所产生的胶原纤维所构成

2. 治疗：按术前外科分期，确定大块切除或根治性切除。肺转移瘤应予以切除。可行化疗，但放疗无指征。

四、尤因肉瘤

1. 诊断

- 多见于 10～20 岁。好发于长管状骨，多见于股骨、肱骨和骨盆，其次为胫骨和腓骨
- 常见的症状是疼痛和肿胀，多数病人有全身症状。大的肿瘤柔软，可有搏动感。有的发病过程类似急性血源性骨髓炎。应用抗生素可暂时好转
- X 线：长骨骨干的对称梭形肿瘤。骨内出现虫蛀状破坏，骨外显示葱皮样骨膜反应。软组织常被累及
- 病理：来源不清。瘤细胞小而圆，胞浆内有大量糖原

2. 治疗：综合治疗。化疗和放疗是基本和首选的治疗方法，但手术治疗越来越多地被人们所采用。放疗一般为 30～60Gy。手术方式为肿瘤大块切除，人工关节置换术。具体治疗方案可选用：

- 化疗＋放疗
- 化疗＋手术＋放疗
- 化疗＋手术＋肺野照射
- 化疗＋手术

其 5 年生存率已达 70%～80%。

五、恶性淋巴瘤

恶性淋巴瘤亦称骨原发性非霍奇金淋巴瘤、骨原发性网状细胞肉瘤，是较少见的淋巴结以外的发生于骨的淋巴瘤，组织形态与原发于淋巴结者相同。

1. 诊断

好发于 20～40 岁。多见于股骨和骨盆

局部疼痛是最常见的症状。患骨明显破坏而病人全身状态良好是其主要特点

X 线：无特异性诊断表现，骨破坏从髓内开始，形态不一

病理：同发生于淋巴结的淋巴瘤

2. 治疗：放疗结合化疗是主要的治疗方案，可作局部广泛切除。

六、骨髓瘤

骨髓瘤是起源于骨髓造血组织，浆细胞过度增生所致的恶性肿瘤，可以是孤立性或者多发，常引起骨破坏、贫血、肾功能损伤和免疫功能异常，常见于 40 岁以上男性，好发部位为含造血骨髓的骨骼如脊椎、骨盆、肋骨等。

1. 诊断

（1）部分病人以骨痛为首发症状，可合并病理性骨折、高钙血症、贫血和恶病质。

（2）X 线表现为多个溶骨性破坏和广泛的骨质疏松。

（3）血尿蛋白电泳可发现异常球蛋白增高，40％以上的病人尿中 Bence-Jones 蛋白阳性，骨髓穿刺常可确诊。

2. 治疗

以化疗和放疗为主，出现病理性骨折和脊髓压迫者可行外科治疗，预后差。

七、脊索瘤

脊索瘤是由胚胎时期残留或异位的脊索组织形成的，比较少见。

1. 诊断

此瘤发展缓慢，多至中年以后才被发现。好发于骶尾部，其次为蝶枕部和颅骨

症状和体征因部位而异，主要症状是患部持续性隐痛，可因压迫而引起相应的症状

X 线：为溶骨性破坏，主要表现为不对称的椎体破坏，可有膨胀性改变

病理：瘤细胞大并含空泡，其间为大量黏液样物质

2. 治疗：手术切除为主。因椎体肿瘤很难彻底切除，术后多辅加放疗，以减少局部复发。化疗无肯定疗效，在转移和复发病例中可应用。

第五节　转移性骨肿瘤

转移性骨肿瘤是指原发于某些器官的恶性肿瘤，大部分为癌，少数为肉瘤，通过血液循环或淋巴循环转移到骨骼所产生的继发肿瘤。骨转移瘤是恶性肿瘤最常见的形式，以乳腺癌、前列腺癌、肺癌、甲状腺癌和肾癌最多。

骨转移瘤多有疼痛、功能障碍（如病理骨折、截瘫）及全身症状，如消瘦、贫血、低热、乏力、食欲减退、高钙血症等表现。

转移性骨肿瘤的 X 线所见分为溶骨性、成骨性及混合性三种。前者最多，形成虫蛀样、穿凿状骨质缺损，界限不清，边缘不规则，周围无硬化。

原发癌的阳性化验结果可以帮助诊断原发癌。病理活检很重要，可以帮助发现原发肿瘤，指导治疗。

骨转移瘤的治疗可遵循下列原则：

　积极治疗原发瘤

　综合治疗转移瘤

全身治疗：化疗、激素治疗、治疗高钙血症、放射性核素治疗、免疫治疗等。

局部治疗：放疗、手术等。

对症支持治疗，包括输血、输液、纠正贫血和电解质紊乱，补充营养和各种维生素，增强免疫力等。

第六节　其他病损

一、骨囊肿

骨囊肿是一种发生于髓内、通常是单腔的瘤样病损，常见于儿童和青少年，好发于长管状骨干骺端。

1. 诊断

（1）多无明显临床症状，常在病理性骨折后发现。

（2）X线表现为干骺端圆形或椭圆形界限清楚的溶骨性病灶，骨皮质有不同程度的膨胀变薄，经常毗邻生长板。

2. 治疗：单纯性骨囊肿的标准治疗为刮除植骨。有些骨囊肿骨折后可自愈。对于年龄小、病灶紧邻骨骺的骨囊肿慎选手术，用甲泼尼龙注入囊腔有一定疗效。

二、动脉瘤样骨囊肿

动脉瘤样骨囊肿是一种从骨内向骨外膨胀性生长的骨性血性囊肿，常见于青少年，好发于长骨的干骺端或脊柱。

1. 诊断

（1）主要症状是疼痛和肿胀。

（2）X线表现为骨内气球样、透亮的膨胀性、囊性改变，可为偏心，边界清楚，有骨性间隔，将囊腔分隔成蜂窝状或泡沫状。

2. 治疗：刮除植骨术是主要的治疗方法，术中可能大量出血，对于脊柱等不易手术切除的部位可行放疗。

三、骨嗜酸性肉芽肿（朗格汉斯组织细胞增多症）

嗜酸性肉芽肿一般指局限于骨的组织细胞增多症，属于组织细胞增多症 X 的一种类型。常见于青少年，好发于颅骨、肋骨、脊柱和肩胛骨等，长骨病损多见于干骺端和骨干，单发病灶较多。

1. 诊断

（1）症状主要是受累部位的疼痛和肿胀。

（2）X线表现为孤立而界限分明的溶骨性缺损，可偏于一侧而引起骨膜反应。

（3）椎体的嗜酸性肉芽肿可表现为扁平椎体。

2. 治疗：刮除植骨术和放疗均为有效的治疗方法。

四、骨纤维发育不良

亦称骨纤维异样增殖症，是一种髓内良性的纤维性-骨性病变，好发于青少年和中年，可累及单骨或多骨。

1. 诊断

（1）通常无自觉症状，病理性骨折是常见的并发症。

（2）X线表现为受累骨骼膨胀变粗，典型特征是呈磨砂玻璃样改变，界限清楚。

（3）病理可见骨的髓腔内有纤维骨，病灶内为稠密的纤维组织，排列紊乱无定向，在纤维结缔组织内有化生的骨组织，呈纤维骨或者编织骨。病灶内有时可见黏液样变性、多核巨细胞和软骨岛。

2. 治疗　可采用刮除植骨或节段性切除，对有畸形者，可行截骨矫形术。

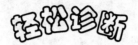

男性，18岁，左小腿疼痛3周。

患者于3周前无明显诱因出现左小腿上段钝痛，以夜间为重，并逐渐出现肿胀，表面静脉怒张。口服非甾体类抗炎药疼痛不能缓解。

查体：一般情况可，生命体征平稳。左小腿近端外侧可见一局限性隆起，约6cm×3cm，活动度差，与胫骨关系密切，有压痛，皮肤表面静脉曲张，皮温较周围略高，左膝关节活动无异常。皮肤异常改变，皮温正常，无皮肤表面静脉曲张，左膝关节活动尚正常。

X线片显示左侧胫骨上段溶骨性改变，并有骨膜反应。

1. 诊断及诊断依据

根据病例材料分析后，初步诊断为骨肉瘤。

诊断依据：

（1）青年男性，左小腿肿胀疼痛，夜间痛为主，并出现皮肤静脉怒张。

（2）左小腿近端一约6cm×3cm大小肿块，活动度差，有压痛，皮温高，静脉怒张。

（3）X线片示左胫骨上段溶骨性改变，并有骨膜反应。

2. 鉴别诊断

（1）急性化脓性骨髓炎：青少年长骨干骺端急性骨髓炎，可有骨膜反应，患者也常有红、肿、热、痛等局部炎症表现。但是急性骨髓炎起病更急，发热明显，血象高，局部分层穿刺骨膜下抽到脓液具有诊断意义。

（2）软骨肉瘤：软骨母细胞型骨肉瘤应与分化较好的软骨肉瘤相鉴别，必须行活检。同时可行ALP染色，软骨肉瘤ALP染色阴性。

（3）癌：未分化的乳腺癌、肺癌或前列腺癌转移至骨，骨折后可引起骨膜反应。但转移性癌通常发生于老年人，并且转移性癌多为化生性成骨，不具有恶性特征。

3. 进一步检查

（1）血、尿、便常规，ALP，协助判断病情并鉴别。

（2）CT、MRI有助于了解肿瘤大小、浸润范围及其与邻近重要血管、神经的位置关系。

（3）放射性核素扫描，可显示原发灶，早期发现转移灶。

（4）穿刺活检，行病理学明确病变。

4. 治疗方案：术前、术后大剂量化疗为主的综合治疗，争取保肢。

轻松应试

【A 型题】

1. 23 岁，女性，右小腿上端内侧发现肿物 4 年，无明显疼痛，X 线显示，右胫骨上端内侧骨性突起，基底较宽，边界清，骨结构无明显破坏。可能诊断为
   A. 骨肉瘤
   B. 慢性骨髓炎
   C. 骨巨细胞瘤
   D. 骨软骨瘤
   E. 胫骨先天畸形

2. 26 岁，男性，右膝内侧逐渐隆起伴隐痛半年。X 线示：右胫骨干骺端有一破坏区，边缘呈膨胀性改变，中央有肥皂泡样阴影。诊断首先考虑
   A. 骨软骨瘤
   B. 骨巨细胞瘤
   C. 骨肉瘤
   D. 骨转移瘤
   E. 骨囊肿

3. 50 岁，女性，骶尾部痛半年，排尿不畅 1 个月。体格检查：骶骨偏右侧向背部略有隆起，无压痛，右下腹扪及巨大肿块，表面光整，质地偏硬，固定不能推动。X 线片示巨大肿块来自骶骨，呈膨胀性，溶骨性改变，无骨膜反应。CT 示：骶骨右侧自骶 2 起均受累，病变超过中线，其诊断首先考虑
   A. 骨巨细胞瘤
   B. 脊索瘤
   C. 骨转移瘤
   D. 骨髓炎
   E. 骨肉瘤

4. 骨肉瘤可采取的治疗方法为
   A. 放射治疗
   B. 化学治疗
   C. 手术治疗
   D. 放射治疗＋手术治疗
   E. 化学治疗＋手术治疗

5. 在骨肿瘤的实验室检查中，下列哪项是**错误**的
   A. 广泛溶骨性的转移或骨破坏，血清钙常升高
   B. 成骨性骨肿瘤，血清碱性磷酸酶升高
   C. 前列腺癌播散，血清酸性磷酸酶升高
   D. 浆细胞骨髓瘤，总蛋白浓度升高
   E. 血清碱性磷酸酶正常，可排除恶性肿瘤

选择题参考答案

【A 型题】

1. D   2. A   3. B   4. E   5. E

（米 川）

【A 型题】

1. 面颊部开放性损伤（利刃切割），受伤 12 小时来就诊，局部处理宜
   A. 作感染伤口处理，换药，不清创
   B. 清创后不予缝合
   C. 清创后延期缝合
   D. 清创后一期缝合
   E. 间断缝合，不清创

2. 正常人血浆的 pH 值的范围是
   A. 7.15～7.25
   B. 7.25～7.35
   C. 7.35～7.45
   D. 7.45～7.55
   E. 7.55～7.65

3. 严重损伤后需及时处理的代谢变化是
   A. 代谢性碱中毒
   B. 呼吸性碱中毒
   C. 早期混合型碱中毒
   D. 代谢性酸中毒
   E. 混合型酸中毒

4. 幽门梗阻伴持续性呕吐可造成
   A. 低氯高钾碱中毒
   B. 低钾性酸中毒
   C. 低氯低钾酸中毒
   D. 低氯高钠碱中毒
   E. 低氯低钾碱中毒

5. 挤压伤综合征主要是指伤后出现
   A. 呼吸困难
   B. 休克
   C. 昏迷
   D. 肾衰竭
   E. 心力衰竭

6. 深Ⅱ度烧伤局部损伤的深度达
   A. 表皮浅层，部分生发层健在
   B. 表皮层、生发层健在
   C. 表皮深层，有皮肤附件残留
   D. 脂肪层
   E. 脂肪下层

7. 乳腺癌局部皮肤呈现"橘皮样"改变表明
   A. 癌肿压迫
   B. 并发炎症
   C. 癌肿侵及 Cooper 韧带
   D. 局部粘连
   E. 癌细胞侵入并阻塞浅表淋巴管

8. 女性，65 岁，右乳肿物直径 2.5cm，腋窝淋巴结无转移，绝经已 20 年，癌组织检测 PR（－）、ER（＋），治疗方案应选择
   A. 改良根治术加他莫昔芬治疗
   B. 术前放射治疗后行乳腺单纯切除，术后化疗
   C. 肿块切除加放射治疗
   D. 乳腺单纯切除术
   E. 扩大根治术加术后化疗

9. 胃癌最多见的发生部位是
   A. 贲门部
   B. 胃小湾
   C. 胃大弯
   D. 胃窦部
   E. 幽门部

10. 腹股沟疝检查时，压迫内环的部位应在
    A. 肿块隆起最明显处
    B. 耻骨结节外侧
    C. 腹股沟韧带中点上方 2cm
    D. 精索的内前方
    E. 髂前上棘与耻骨结节连线的中点

11. 女性，36 岁，车撞伤后 4 小时，上腹疼痛，查体：血压 110/70mmHg，脉搏 105 次/分，左肋见皮擦伤，左上腹压痛明显，全腹轻度肌紧张，肠鸣音减弱，应首先进行下列哪项检查
    A. 腹部 X 线
    B. 腹部 B 超
    C. 腹部 CT

D. 腹腔穿刺

E. 血管造影

12. 男性病人，40 岁，右上腹阵发性绞痛，发热 38℃，一般情况尚好，行腹部 B 超检查发现胆囊结石、胆囊炎，胆总管扩张，内有结石，治疗最宜采取

    A. 胆囊造口术

    B. 胆囊切除术

    C. 胆囊、胆总管切开取石

    D. 非手术治疗

    E. 胆囊切除、胆总管探查、T 管引流

13. 男性，35 岁，驾车时上腹部被方向盘撞击，觉右上腹及背部疼痛，呕吐物为血性，X 线检查示腹膜后积气，应考虑诊断为

    A. 肝破裂

    B. 胆囊破裂

    C. 十二指肠损伤

    D. 右半结肠损伤

    E. 右肾挫伤

14. 男性，52 岁，上腹部疼痛反复发作 5 年，近 7 天出现腹胀、呕吐，行 X 线钡餐检查提示十二指肠溃疡，1 天后复查腹部平片示胃内仍有钡剂存留。病人一般情况较好。该病人最适宜的治疗方法为

    A. 内科标准三联治疗

    B. 胃大部切除术，Billroth Ⅰ式

    C. 胃大部切除术，Billroth Ⅱ式

    D. 胃空肠吻合术

    E. 高选择性迷走神经切断术

15. 男性，40 岁，因胆总管结石行胆囊切除、胆总管切开取石、T 管引流术后 2 周，经 T 管造影示胆总管下端圆形充盈缺损，余无异常，合理的进一步处理是

    A. 拔除 T 管引流

    B. 拔除 T 管引流，行胆道镜取石

    C. 继续 T 管引流，6～8 周后复查、取石

    D. 经内镜 Oddi 括约肌切开取石

    E. 再次手术行胆总管空肠 Roux-en-Y 吻合术

16. 患者 56 岁，因黏液血便两月余发现距肛门 4cm 处 3cm×3cm 大小菜花型肿瘤，活检报告为腺癌，应选择哪种手术方式

    A. Dixon 手术

    B. Miles 手术

    C. Hartmann 手术

    D. 经肛门肿瘤切除

    E. 乙状结肠造瘘术

17. 男性，60 岁，既往有肝炎病史，因呕血一天来诊，检查见其贫血貌，血红蛋白 80g/L，血小板 $50×10^9$/L，白细胞 $3.0×10^9$/L，下列哪项为其主要临床表现

    A. 疼痛、黄疸、乏力

    B. 腹痛、无力、贫血

    C. 肝大、腹水、消瘦

    D. 脾大、贫血、黑便

    E. 脾大、肝大、发热

18. 男性，32 岁，右上腹隐痛不适半年余，无畏寒、发热、黄疸，血 AFP 200ng/ml。B 超显示肝右叶 1.5cm 占位病变（见附图），最适宜的治疗方法是

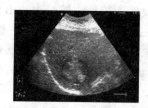

    A. 放射治疗

    B. 导管化疗

    C. 手术切除

    D. 免疫治疗

    E. 中医中药

19. 男性，42 岁，突然呕血、黑便，量约 1500ml，伴神志模糊。急诊入院后查体：嗜睡，皮肤巩膜黄染，脉搏 130 次/分，血压 80/60mmHg，腹胀，移动性浊音（＋），急诊胃镜发现食管胃底下端静脉破裂伴活动性出血，应首选何种治疗

    A. 急诊行断流手术

    B. 急诊行分流手术

    C. 静脉滴注垂体后叶素

    D. 去甲肾上腺素加入冰盐水口服

    E. 三腔二囊管压迫止血

20. 关于胃十二指肠溃疡急性穿孔，以下哪项

是正确的

A. 约 90％病人有溃疡病病史

B. 约 80％X 线检查可见膈下游离气体

C. 约 75％病人可发现肝浊音界缩小或消失

D. 部分单纯穿孔缝合术后的病人需再次手术

E. 以上都对

21. 腹部闭合性损伤造成的胃、空肠、回肠穿孔，修补顺序是

A. 回肠、空肠、胃

B. 空肠、胃、回肠

C. 回肠、胃、空肠

D. 胃、空肠、回肠

E. 空肠、回肠、胃

22. 关于腹膜后血肿的临床特点，下列说法**错误**的是

A. 腹膜后血肿是腹部及盆腔损伤所致，以骨盆骨折最为多见

B. 腹膜后为疏松结缔组织，出血后血液可在腹膜后间隙广泛蔓延并形成血肿

C. 因血肿压迫腹膜后神经及腹腔内胃肠蠕动功能受抑制，可出现明显腹胀

D. 肾、胰腺、十二指肠及肠系膜损伤，均可发生腹膜后出血

E. 单纯腹膜后血肿，继发感染者多见

23. 男性，40 岁，右上腹痛，发热 3 天，体温 38.5～39.5℃，入院前突然呕血，量约 600ml，巩膜有轻度黄染，肝区有明显叩击痛，半月前曾行钡餐造影，食管、胃、十二指肠无阳性发现，病因最大可能是

A. 十二指肠溃疡出血

B. 出血性胃炎

C. 胆道出血

D. 小肠肿瘤

E. 门静脉高压症

24. 男性，46 岁，间断胃痛十余年，近半年症状加重疼痛呈持续性，患者能进半流质食物。查体上腹部偏右可及 5cm×6cm 肿块，尚能推动，移动性浊音阳性，直肠指诊在直肠前壁可触及数个米粒大小质硬结节。下列哪种治疗是合理的

A. 胃、空肠吻合术

B. 姑息性胃癌切除术

C. 根治性胃大部切除术

D. 根治性全胃切除术

E. 不宜手术治疗

25. 检查患者的深静脉是否通畅应选择

A. Trendelenburg 试验 I

B. Trendelenburg 试验 II

C. Buerger 试验

D. Pratt 试验

E. Perthes 试验

26. Buerger 病最早出现的典型的临床表现为

A. 患肢肿胀

B. 间歇性跛行

C. 患肢持续性静息痛

D. 游走性静脉炎

E. 皮肤干燥、脱屑

27. Which of the following statements regarding direct inguinal hernias is true?

A. They are the most common inguinal hernias in women

B. They protrude medially to the inferior epigastric vessels

C. They should be opened and ligated at the internal ring

D. They commonly protrude into the scrotal sac in men

E. They incarcerate more commonly than indirect hernias

28. With regard to primary gastric lymphoma, which of the following statements is true?

A. Gastrointestinal bleeding is the most common symptom

B. Endoscopic biopsy can establish the diagnosis in nearly all cases

C. Primary therapy is surgical resection

D. Primary therapy is radiation

E. The long-term survival rate is equivalent to that of adenocarcinoma

29. A 23-year-old woman undergoes total thyroidectomy for carcinoma of the thyroid gland. On the second postoperative day,

she begins to complain of tingling sensation in her hands. She appears quite anxious and later complains of muscle cramps. Initial therapy should consist of

   A. 10 ml of 10% magnesium sulfate intravenously

   B. Oral vitamin

   C. 100 pg of oral Synthroid

   D. Continuous infusion of calcium gluconate

   E. Oral calcium gluconate

30. Which of the following nonresective therapies for an hepatocellular carcinoma has been most effective?

   A. Systemic chemotherapy

   B. Hepatic arterial chemotherapy

   C. Radiation therapy

   D. Chemoembolization

   E. Immunotherapy

31. Five days after an uneventful cholecystectomy, an asymptomatic middle-aged women is found to have a serum sodium level of 120 mEq/L. Proper management would be

   A. Administration of hypertonic saline solution

   B. Restriction of free water

   C. Plasma ultrafiltration

   D. Hemodialysis

   E. Aggressive diuresis with furosemide

32. 腰麻的穿刺部位

   A. 成人应在 $L_{2\sim3}$ 以下，小儿应在 $L_{3\sim4}$ 以下

   B. 成人小儿均应在 $L_{2\sim3}$ 以下

   C. 腰部任何间隙皆可适用

   D. 按手术部位需要，可选择任何间隙

   E. 只能选择 $L_{4\sim5}$ 或 $L_{3\sim5}$，以免刺伤脊髓

33. Before anesthesia, the adult patients planning for elective operation should have

   A. Fasting for 8 hours and no drinking for 4 hours

   B. Fasting for 8 hours and free drinking

   C. Fasting for 12 hours and no drinking for 4 hours

   D. Fasting for 12 hours and free drinking

   E. Fasting for 24 hours and no drinking for 12 hours

(34～35 题共用题干)

男性，32 岁，司机，2 年来常感上腹痛，寒冷、情绪波动时加重，进食后稍能缓解。3 小时前进食并饮酒后，突然上腹刀割样剧痛，随即波及全腹。查体：侧卧屈膝位，全腹压痛、反跳痛、肌紧张，以上腹和右下腹为著；叩诊肝浊音界不满意，移动性浊音可疑，肠鸣音弱。血常规：Hb 120g/L，WBC 13×10^9/L。立位腹部 X 线平片见下：

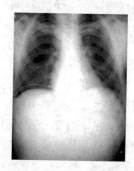

34. 本病例弥漫性腹膜炎的病因为

   A. 绞窄性肠梗阻

   B. 坏死性胰腺炎

   C. 肠伤寒穿孔

   D. 溃疡病穿孔

   E. 坏疽性阑尾炎穿孔

35. 开腹探查时最可能发现病变的部位是

   A. 回肠末端

   B. 十二指肠球前壁

   C. 十二指肠球后壁

   D. 胰腺体尾部

   E. 阑尾根部

(36～39 题共用题干)

男性，33 岁，9 小时前进食后上腹部阵发性隐痛，伴恶心、呕吐，约 3 小时前腹痛转移至右下腹部，伴发热、腹胀，排便有里急后重感。检查：T 39℃，P 98 次/分，下腹部有压痛、反跳痛及肌紧张，尤以右下腹为重。移动性浊音阴性，肠鸣音减弱。腹腔穿刺抽出脓性

液体。血白细胞 $16.0 \times 10^9/L$，中性粒细胞 90%。腹部 X 线透视可见中腹部有 2 个小气液平面。

36. 本病例初步诊断为
    A. 急性胃肠炎
    B. 胃十二指肠溃疡穿孔
    C. 伤寒肠穿孔
    D. 急性阑尾炎
    E. 急性肠梗阻

37. 最恰当的手术治疗方案是
    A. 梗阻肠段切除术
    B. 胃、十二指肠溃疡穿孔修补术
    C. 开腹探查阑尾切除术
    D. 开腹探查穿孔小肠切除术
    E. 开腹探查粘连肠管松解术

38. 病人拒绝开腹手术，可采用的方法是
    A. 禁食、胃肠减压、应用解痉药
    B. 平卧位，勤翻身，服用中成药
    C. 平卧位，勤翻身，服用抗生素
    D. 半卧位，右下腹穿刺置管引流
    E. 半卧位，应用抗生素控制感染

39. 病人曾寒战、高热 40℃，WBC 达 $21 \times 10^9/L$，治疗 7 天后病情稳定，体温正常，腹痛减轻，局限于右下腹，可及一鸡蛋大包块。B 超提示：回盲部囊实性肿物，约 $5cm \times 6cm \times 8cm$，内有液性暗区。应采取的措施是
    A. 继续非手术治疗，3 个月后择期行阑尾切除术
    B. 转内科继续非手术治疗肠伤寒
    C. 转内科继续非手术治疗溃疡病
    D. 急诊开腹引流脓肿
    E. 开腹行肿物切除术

（40～43 题共用题干）

男性，44 岁，上腹部不适 2 个月，偶有隐痛，伴轻度恶心。2 周前发现巩膜发黄、尿色加深，如浓茶样。1 周前全身皮肤黄染伴瘙痒，大便如白陶土样。查体：T 36.8℃，P 80 次/分，神清合作，皮肤巩膜黄染。腹平坦，上腹轻度压痛，无肌紧张或反跳痛，未扪及包块，肝脾肋下未及，Murphy 征（一）。Hb

119g/L，WBC $4.86 \times 10^9/L$；尿胆红素（＋），尿胆原（一）；总胆红素 $216\mu mol/L$，直接胆红素 $172\mu mol/L$，CA199 362U/ml。

40. 根据临床表现应先做哪一项影像学检查：
    A. 腹部 B 超
    B. 腹部 CT 和 MRI
    C. ERCP（内镜逆行胰胆管造影）
    D. MRCP（磁共振胰胆管造影）
    E. 上消化道造影检查

41. B 超提示：肝内外胆管扩张，肝外胆管最大内径 1.7cm，管壁增厚；胆囊增大，内有漂浮物；胰头区似有占位病变，直径约 2cm，边界欠清。CT 片如图所示。初步诊断为

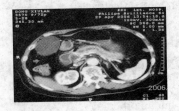

    A. 黄疸性肝炎
    B. 肝癌（原发性或转移性）
    C. 梗阻性黄疸：肝门部胆管癌
    D. 梗阻性黄疸：胆总管癌
    E. 梗阻性黄疸：胰头癌

42. 最合适的治疗方案
    A. 动脉灌注化疗为主的介入治疗
    B. 胰头十二指肠切除术为主的治疗
    C. 应用 γ 刀切除肿瘤配合化疗
    D. 生物学免疫治疗为主的综合治疗
    E. 清热利胆为主的中草药治疗

43. 病人拒绝开腹手术，为减轻黄疸，可采用的方法是
    A. B 超引导下胆囊穿刺置管引流
    B. 经十二指肠镜行 Oddi 括约肌切开
    C. PTBD（经皮经肝胆管引流）置放胆管内支架
    D. 肠系膜上动脉插管灌注化疗缩小肿瘤
    E. 清热利胆为主的中草药治疗

44. 化脓性膝关节炎的早期诊断中最有价值的方法是
    A. 关节肿胀及压痛

B. 浮髌试验阳性

C. X 线摄片

D. 关节穿刺

E. 白细胞总数及中性粒细胞增高

45. 类风湿性关节炎最终引起关节强直的原因是

A. 皮肤瘢痕挛缩

B. 软骨坏死

C. 肌肉痉挛或挛缩

D. 关节面上形成纤维性粘连

E. 骨溶解后吸收

46. 脊柱结核典型的 X 线表现为

A. 一般只影响单个椎体，椎体骨质疏松、破坏或压缩

B. 患病椎体之间的椎间隙变窄，骨质融合

C. 脊柱呈竹节样，骨质疏松，且多伴有骶髂关节炎性病变

D. 先有关节边缘不规则破坏及关节间隙变窄，随后死骨形成，椎旁有肿块阴影

E. 常影响多个椎体，椎体压缩，但不影响关节面

47. 男，75 岁，在一次车祸中摔伤右髋而右股骨颈骨折，骨折线位于头下，pauwels 角约 70°，远端轻度上移，最适宜的治疗是

A. 卧床休息 2 个月，可穿丁字鞋防旋转

B. 皮牵引 2~3 个月，鼓励股四头肌锻炼

C. 经皮穿针，原位固定，可提前下床活动

D. 人工股骨头置换术

E. 切开复位，三翼钉固定

48. 22 岁女性，右腕关节背侧肿物 2 个月，肿物小手指头大小，硬有弹性，无压痛，最常见的是下列哪种疾病

A. 腱鞘炎

B. Kienbock 病

C. 腱鞘囊肿

D. 关节结核

E. 脂肪瘤

49. Which is stable fracture?

A. Extremity transverse fracture

B. Oblique fracture

C. Spiral fracture

D. Insert fracture

E. Comminute fracture

50. 腰椎间盘突出病人走路时觉下腰及右足外侧串痛，经查右 Laseque 试验 45° 外踝及足外侧皮肤刺痛觉减退，右跟腱反射消失，试问最有可能是哪一间隙间盘突出

A. $L_{2~3}$

B. $L_{3~4}$

C. $L_{4~5}$

D. $L_5 ~ S_1$

E. $S_{1~2}$

51. Which is not correct about the location of nerve injury in cervical spondylosis?

A. Atrophy of deltoid——C_5

B. Weakness of muscle power in triceps brachii muscle——C_6

C. Numbness in middle finger——C_7

D. Sense abnormal in ulna side of hand——C_8

E. Hypersensitive in inner area of upper arm——T_1

52. 早期滑膜结核与类风湿关节炎鉴别的可靠依据是

A. 单一关节肿痛

B. 红细胞沉降率高于正常

C. X 线片示关节间隙变窄

D. 滑膜组织病理切片

E. 结核菌素试验

53. 慢性骨髓炎手术摘除死骨的指征是

A. 慢性骨髓炎急性发作

B. 慢性骨髓炎死骨完全分离，包壳已充分生成

C. 开放性骨折感染后，只要有死骨就应摘除

D. 死骨未完全分离，有死腔和窦道者

E. 窦道口周围皮肤癌变

54. 骨肉瘤最好发的部位是

A. 肩关节附近

B. 肘关节附近

C. 髋关节附近

D. 膝关节附近

E. 踝关节附近

55. 一患者，从 3 楼跌下臀部着地，两下肢完全不能活动，双侧腹股沟平面以下感觉丧失，小便不能自解，最可能的诊断是

　　A. 骨盆骨折

　　B. 第 5 腰椎骨折

　　C. 颈椎骨折

　　D. 第 6 胸椎骨折

　　E. 第 10 胸椎骨折

56. 男性，40 岁，股骨干中段短斜形骨折复位后，下列哪项仍未达到功能复位标准

　　A. 无旋转移位

　　B. 无分离移位

　　C. 短缩移位约 1.8cm

　　D. 有轻度的向前成角畸形

　　E. 骨折端对位约 2/3

57. 颈椎病的治疗下列哪一项是**错误**的

　　A. 神经根型颈椎病多数用非手术疗法

　　B. 脊髓型颈椎病可考虑前路手术治疗

　　C. 脊髓型颈椎病牵引和推拿治疗有效

　　D. 椎动脉颈椎病可围领制动治疗

　　E. 对反复发作的神经根型颈椎病非手术疗法无效时，可手术治疗

58. 关于膝关节骨关节病，下列哪项是**错误**的

　　A. 原发性膝关节骨关节病常双侧累及

　　B. 髋臼发育不良可并发骨关节病

　　C. 骨关节病疼痛发作时冷敷治疗有效

　　D. 退变关节软骨可脱落进入关节腔形成游离体

　　E. 严重髋、膝骨关节病可行人工关节置换术

59. 下列哪项体征**不是**半月板损伤引起的

　　A. 股四头肌萎缩

　　B. 抽屉试验阳性

　　C. 关节隙有固定压痛

　　D. 膝关节过伸试验阳性

　　E. McMurray 试验阳性

60. 腰 5 骶 1 间盘突出的体征，**不包括**

　　A. 不同程度的腰活动受限

　　B. 直腿抬高试验（＋）

　　C. 趾及足跖屈肌力减弱

D. 外踝附近及足外侧皮肤痛，触觉改变

E. 膝反射减弱或消失

61. 关于先天性肌性斜颈的叙述，**错误的**是

　　A. 系一侧胸锁乳突肌纤维性挛缩所致

　　B. 枕部偏向健侧，下颌转向患侧

　　C. 面部两侧不对称

　　D. 眼睛不在同一水平线上

　　E. 1 岁以上患儿即适应手术治疗

（62～63 题共用题干）

　　男性，30 岁，胫腓骨双骨折，复位后给予长腿石膏固定治疗，3 周后石膏型于膝下有折断，未给予处理，现已 4 个月，局部仍有压痛及纵向叩击痛，X 线片示骨折线仍明显，骨痂少，骨折端轻度脱钙。

62. 此时应诊断为

　　A. 骨折不愈合

　　B. 骨折延迟愈合

　　C. 骨缺血坏死

　　D. 急性骨萎缩

　　E. 继发低毒力感染

63. 目前应采取的治疗是

　　A. 补充钙剂

　　B. 给两周抗生素

　　C. 更换长腿石膏管型

　　D. 小夹板外固定，下地行走

　　E. 手术治疗，切开植骨固定

（64～65 题共用题干）

　　男性，30 岁，3 天前搬重物扭伤腰，腰痛，次日疼痛经右臀右下肢后外侧放射至足部，大小便功能正常。检查腰侧弯，活动受限，直腿抬高 50°（＋）。

64. 最可能的诊断是

　　A. 腰扭伤

　　B. 腰椎横突撕脱骨折

　　C. 腰椎间盘突出症

　　D. 梨状肌综合征

　　E. 第 3 腰椎横突综合征

65. 目前的治疗**不正确**的是

　　A. 卧床休息

　　B. 牵引理疗

　　C. 按摩推拿

D. 皮质激素硬膜外注射

E. 手术治疗

66. 男性，45 岁，1 小时前被汽车撞伤。体检：脸色苍白，P 110 次/分，BP 90/70mmHg。右下腹压痛，肌紧张，右髂部肿胀、压痛，骨盆间接压痛（＋），尿道外口血迹，肛旁有 5cm 长撕裂伤，深达括约肌。此时首先应做的处理是

A. 摄片，了解骨盆情况

B. 导尿，了解尿道有无损伤

C. 输液，建立静脉通道

D. 清创，争取一期缝合

E. 腹部穿刺，协助诊断

67. 下列哪些成分的尿石症患者可以依靠碱化尿液进行预防

A. 草酸钙、磷酸钙

B. 草酸钙、尿酸

C. 磷酸镁铵、尿酸

D. 尿酸、胱氨酸

E. 胱氨酸、草酸钙

68. 区分下尿路机械性梗阻和动力性梗阻的最好方法是

A. 尿道造影

B. 尿流率

C. 泌尿系 B 超

D. 同位素肾图

E. 尿动力学检查

69. 能够确诊前列腺癌的检查是

A. MRI

B. PSA

C. 直肠指诊

D. B 超引导下前列腺穿刺活检

E. 全身骨扫描

70. 关于泌尿系结核下列哪一项是**错误**的

A. 尿频、尿急、尿痛是肾结核的常见症状

B. 泌尿系结核发生的尿频都是由于膀胱挛缩造成膀胱容量减小引起的

C. 血尿也是肾结核的常见症状

D. 泌尿系结核发生的血尿多数是终末血尿

E. 泌尿系结核患者可发生脓尿

71. 早期出现全程肉眼血尿的泌尿生殖系肿瘤是

A. 肾癌

B. 前列腺癌

C. 尿路上皮肿瘤

D. 睾丸肿瘤

E. 肾母细胞瘤

72. 导致肾盂积水最常见的原因是

A. 炎症

B. 肿瘤

C. 结核

D. 结石

E. 先天性肾盂输尿管连接部狭窄

73. 女性 48 岁，B 超提示膀胱左后壁肿物约 3.5cm×3cm，肿物后方膀胱壁有浸润。膀胱左后壁有直径 3.5cm 深红色菜花样肿瘤。该病人最合适的治疗方法是

A. 经尿道膀胱肿瘤电切术

B. 膀胱部分切除术

C. 膀胱全切尿流改道术

D. 膀胱灌注化疗

E. 经尿道膀胱镜电灼

74. 有关血尿正确的是

A. 1000ml 尿中含有 1ml 血称为血尿

B. 出现血尿，首先要考虑泌尿系肿瘤

C. 血尿程度与病变的严重程度相关

D. 离心尿镜检每高倍视野≥3 个红细胞称为镜下血尿

E. 尿隐血阳性称为血尿

75. 睾丸肿瘤的第一站淋巴结转移在

A. 同侧腹股沟淋巴结

B. 同侧肾蒂周围淋巴结

C. 同侧髂外淋巴结

D. 同侧髂内淋巴结

E. 同侧髂总淋巴结

（76～77 题共用题干）

男性，65 岁，因尿频、排尿困难 6 年，不能排尿 1 天来诊。查体发现耻骨上区可触及膀胱，直肠指诊前列腺增大，质地韧，表面光滑，无硬结，中央沟消失。血 PSA 2.2ng/ml。

76. 可能的诊断是

A. 前列腺癌

B. 良性前列腺增生症

C. 前列腺肉瘤

D. 前列腺炎

E. 会阴部转移癌

77. 针对病人现状，首先应采取何种治疗措施

    A. 前列腺癌根治术

    B. TURP

    C. 药物治疗

    D. 留置尿管或行耻骨上膀胱造瘘术

    E. 双侧睾丸切除

78. Which of the following statements regarding benign prostatic hyperplasia（BPH）is ture？

    A. The fibrostromal proliferation of BPH is mainly in the outer portion of the gland

    B. Assuming a voided volume greater than 100ml，a peak urine flow rate of 30ml/s or less is good evidence of outlet obstruction

    C. Suprapubic prostatectomy for BPH involves enucleation of the entire prostate and eliminates the risk of future prostate cancer

    D. Indications for surgery include acute urinary retention and recurrent urinary tract infections（UTIs）

    E. BPH is a risk factor for the development of prostatic cancer

79. Initial management of a patient who has a flaccid neurogenic bladder may include which of the following measures?

    A. Surgical bladder augmentation

    B. Self-catheterization

    C. Supravesical urinary diversion

    D. Limiting fluid intake to less than 300ml/day

    E. Transurethral resection of the bladder neck

80. 法洛（Fallot）四联症典型的 X 线胸片表现为，除了

    A. 右心室扩大，心腰凹陷

    B. 肺血增多，肺门血管增粗，透视下可见肺门舞蹈征

    C. 上纵隔由于扩大的主动脉弓可增宽

D. 有可能见到右位主动脉弓和左上腔静脉

E. 心影呈"靴形"

81. 缩窄性心包炎确诊后的治疗是

    A. 少量多次输血

    B. 抗结核治疗

    C. 强心、利尿

    D. 争取早日手术

    E. 放胸腔积液、放腹水

82. 在单纯性动脉导管未闭的病例中，关于动脉导管的病理解剖哪项是**错误**的

    A. 位于降主动脉峡部与左肺动脉根部之间

    B. 上缘与降主动脉呈钝角交接

    C. 主动脉端开口往往大于肺动脉端开口

    D. 一般长度 5～10mm，直径 5mm 至 1～2cm

    E. 主要形态为管形、窗形和漏斗形

83. The most important therapy ordered for a postoperative CABG patient who has received an radial arterial graft as an alternative conduit is the use of

    A. beta-blockers to prevent tachycardia

    B. calcium channel-blockers to prevent artery spasm

    C. anticoagulants to prevent thrombus formation

    D. phenylephrine to maintain MAP > 75

    E. antibiotic drug to prevent infection

84. "连枷胸"常见于

    A. 开放性气胸

    B. 张力性气胸

    C. 进行性血胸

    D. 双侧多根肋骨骨折

    E. 多根多处肋骨骨折

85. 张力性气胸最有力的诊断依据是

    A. 广泛性皮下气肿

    B. 胸穿时有高压气体排出胸腔

    C. 反常呼吸运动

    D. 气管移位

    E. 呼吸困难有发绀

86. 急诊一名胸部损伤病人，神志尚清楚，具体受伤情况不清，平卧于车上，全身多处

血迹，呼吸较为急促。下述处理中正确的是

A. 应立即请其他科室会诊

B. 反复询问受伤过程

C. 检查血气了解是否需要呼吸机辅助通气

D. 立即行胸片检查

E. 立即行必要的体格检查

87. 食管癌的早期临床症状是

A. 进食后呛咳

B. 胸背部疼痛

C. 进行性吞咽困难

D. 消瘦乏力

E. 进食时胸骨后刺痛或食物停滞感

88. 肺癌常见的远处转移部位**不包括**

A. 纵隔淋巴结

B. 肝

C. 肾上腺

D. 骨

E. 脑

89. 患者男性，47 岁，主因"咳嗽、咳痰、痰中带血 1 个月，加重伴发热 1 周"就诊。行胸部 X 片、CT 检查提示右侧肺门肿物，右肺上叶肺不张。为明确病变性质应进行何种检查

A. 全身 PET 扫描

B. 纤维支气管镜检查

C. 颈部 B 超

D. 全身骨扫描

E. 血肿瘤标志物

【B 型题】

(90～91 题共用备选答案)

A. 革兰阴性菌败血症

B. 革兰阳性菌败血症

C. 脓血症

D. 真菌性败血症

E. 毒血症

90. 男性，40 岁，右臂红肿热痛 1 周，发热 38.9℃，曾用抗生素治疗，红肿局限。2 天来寒战、高热 40.5℃，白细胞计数 20.4×10^9/L，中性 0.9（90%）。最可能的诊断为

91. 女性，50 岁，10 天前作胆道手术，近 3 天来时有突然寒战，发热 38～39℃，有时体温接近正常，白细胞计数 8.5×10^9/L，中性 0.7（70%）。最可能的诊断为

(92～93 题共用备选答案)

A. 胆囊切除术

B. 胆囊造口术

C. PTCD（经皮经肝胆管引流术）

D. 胆总管切开减压、T 管引流

E. ENAD（经内镜鼻胆管引流术）

92. 慢性胆囊炎急性发作、胆囊结石，经术前准备后应采用的术式为

93. 急性梗阻性化脓性胆管炎，经术前准备后应采用的术式为

(94～96 题共用备选答案)

A. Murphy 征

B. Zollinger-Ellison 综合征

C. Whipple 三联征

D. Charcot 三联征

E. 进行性黄疸，胆囊肿大

94. 壶腹癌可出现

95. 胃泌素瘤可出现

96. 胰岛细胞瘤可出现

(97～98 题共用备选答案)

A. 骨瘤

B. 骨肉瘤

C. 骨巨细胞瘤

D. 转移性骨肿瘤

E. 内生软骨瘤

97. 好发于扁骨的骨肿瘤是

98. 好发于长骨干骺端的肿瘤是

(99～100 题共用备选答案)

A. 肾癌

B. 肾盂癌

C. 肾胚胎瘤

D. 多囊肾

E. 肾盂积水

99. 腹部包块出现最早，生长迅速的是

100. 血尿出现最早的见于

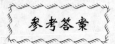
参考答案

1～5	DCDED	6～10	CEAEC	11～15	DECCC	16～20	BDCEE
21～25	AECEE	26～30	BBCDA	31～35	BACDB	36～40	DCEAA
41～45	EBCDD	46～50	DDCDD	51～55	BDBDE	56～60	CCCBE
61～65	BBCCE	66～70	BDEDB	71～75	CDBDB	76～80	BDDBB
81～85	DBBEB	86～90	EEABB	91～95	AADEB	96～100	CABCB

综合考题 B 卷

【A 型题】

1. 破伤风发病时最先受影响的肌群是
   A. 表情肌群
   B. 颈背肌群
   C. 咀嚼肌
   D. 腹直肌
   E. 四肢肌

2. 脓性指头炎切开引流的指征是
   A. 有波动感
   B. 搏动性跳痛
   C. 明显红肿
   D. 手指功能障碍
   E. 高热

3. 乳腺癌病例出现乳头扁平、回缩、凹陷改变的原因是
   A. 癌肿压迫
   B. 并发炎症局部粘连
   C. 临近肿瘤侵入乳管使其短缩
   D. 癌肿侵及 Cooper 韧带使其短缩
   E. 癌细胞侵入并阻塞浅表淋巴管

4. 心力衰竭最好控制多久再进行择期手术
   A. 1～2 周
   B. 3～4 周
   C. 6～8 周
   D. 3～6 个月
   E. 6 个月以上

5. 甲亢行甲状腺大部切除术后发生危象的主要原因是
   A. 术后出血
   B. 手术感染
   C. 术中补液不当，水、电解质平衡失调
   D. 术前准备不充分
   E. 精神紧张

6. 外科应用抗菌药物时，正确的原则是
   A. 抗菌药物的剂量一般按年龄计算
   B. 应用抗菌药物后可以减免一些外科的无菌操作
   C. 所有的外科感染一律应用抗菌药物
   D. 外科感染后应首选广谱抗生素并联合用药
   E. 手术的预防性用药可在麻醉开始时静脉滴入，术后 24 小时内停药

7. 低钾血症时下列哪项症状**不出现**
   A. 肌肉软弱无力
   B. 腹胀
   C. 神志淡漠
   D. 心动过缓
   E. 肠鸣音减弱或消失

8. 腹股沟直疝临床表现中**错误**的是
   A. 多见于老年人
   B. 由直疝三角突出，可进入阴囊
   C. 精索在疝囊前外方
   D. 回纳疝块后压迫内环疝块仍可突出
   E. 发生嵌顿的机会较少

9. 下列哪项**不是**全胃肠外营养的适应证
   A. 高位肠瘘
   B. 短肠综合征
   C. 胆囊切除术后
   D. 出血坏死性胰腺炎
   E. 严重感染

10. 背部一肿块 3cm×2cm，质软，分叶状，边界不太清楚，与皮肤有粘连，活动度小，无压痛，皮肤无红肿，最可能是
    A. 皮脂腺囊肿
    B. 皮肤癌
    C. 脂肪瘤
    D. 纤维瘤
    E. 神经纤维瘤

11. 甲沟炎与脓性指头炎的主要区别是
    A. 指头炎的首选治疗是药物
    B. 甲沟炎涉及指甲，指头炎始于掌面皮下
    C. 指头炎有发展为脓肿的趋向
    D. 指头炎可扩散至滑膜间隙

E. 甲沟炎可发展为侵入性脓毒症

12. 全麻诱导时病人如果发生舌下坠此时最好的处理方法是
    A. 吸氧
    B. 加压给氧
    C. 辅助呼吸
    D. 托起下颌
    E. 机械呼吸

13. Which one of the following is the correct site of spinal puncture
    A. Below L2~3 for adults，below L3~4 for children
    B. Below L2~3 for both adults and children
    C. Any interspace at lumber vertebral column
    D. Any interspace according to the position of operation
    E. Only the interspace of L3~4 or L4~5 to avoid inadvertent injury of the spinal cord

14. 外伤性肝脾破裂、内出血、休克患者在受伤前半小时曾吃粥和馒头，需全麻下手术，除及时补充血容量外，针对"饱胃"宜
    A. 置胃管抽吸，抽空胃内容
    B. 考虑作清醒气管内插管
    C. 立即做气管切开
    D. 用药物的物理性刺激使病人呕出胃内容物
    E. 等待至胃排空再予麻醉

15. 女性，42岁，因原发甲状腺功能亢进，在气管插管全麻下手术，术后16小时烦躁不安，唇发绀，不能说话，呼吸困难，P 130次/分，BP 160/100mmHg，检查切口无肿胀，引流管内有少许血性液引出，最可能的手术并发症是
    A. 切口内出血压迫气管
    B. 喉头水肿
    C. 双侧喉上神经损伤
    D. 双侧喉返神经损伤
    E. 甲状腺危象

16. 诊断乳腺癌可靠的辅助检查是
    A. 同位素检查
    B. 钼靶 X 摄片
    C. 红外线扫描
    D. 乳腺超声显像
    E. 细针穿刺细胞学检查

17. 临床上最容易引起嵌顿的腹外疝是
    A. 切口疝
    B. 股疝
    C. 腹股沟斜疝
    D. 腹股沟直疝
    E. 滑动性疝

18. 男性，70岁，右鼠蹊部可复性包块2年，30小时前咳嗽后右下腹剧烈疼痛，伴恶心，右侧阴囊亦肿胀疼痛。查体：腹胀明显，全腹轻压痛，右侧腹股沟区呈梨形隆起，不能回纳。术中发现嵌顿的肠管已坏死，应采取的治疗是
    A. 坏死肠段切除肠吻合术
    B. 坏死肠段切除肠吻合加疝囊高位结扎术
    C. 坏死肠段切除肠吻合加 Bassini 修补术
    D. 坏死肠段切除肠吻合加疝成型术
    E. 坏死肠段切除、吻合口上段肠造口术

19. 男性，40岁，27小时前进食后腹部阵发性绞痛，逐渐加重，停止排便排气。2年前曾行阑尾切除术。查体：P 102次/分，BP 110/70mmHg。腹稍膨隆，下腹偏左固定位置可触及长约10cm的肠袢，轻度压痛，移动性浊音（±），肠鸣音极弱。该病例的初步诊断为
    A. 机械性肠梗阻
    B. 麻痹性肠梗阻
    C. 痉挛性肠梗阻
    D. 绞窄性肠梗阻
    E. 单纯性肠梗阻

20. 壶腹癌的临床表现中较早出现的是
    A. 黄疸
    B. 上腹痛及脊背痛
    C. 寒战、发热
    D. 恶心、呕吐
    E. 贫血

21. 关于门静脉高压症，下列叙述哪项**不正确**

A. 门静脉压力越高，呕血发生率越高

B. 门静脉高压是产生腹水的主要原因

C. 脾内纤维增生和脾髓细胞再生是脾肿大的主要原因

D. 脾功能亢进表现为红、白细胞和血小板减少

E. 曲张的食管胃底静脉出血不易自止

22. 男性，42岁，突然呕血、黑便，量约1500ml，伴神志模糊。查体：嗜睡，皮肤巩膜黄染，P 130 次/分，BP 80/60mmHg，腹胀，移动性浊音（＋），急诊胃镜发现食管胃底下端静脉破裂伴活动性出血，应首选何种治疗

A. 急诊行断流手术

B. 急诊行分流手术

C. 静脉滴注垂体后叶素

D. 去甲肾上腺素加入冰盐水口服

E. 三腔二囊管压迫止血

23. 下肢静脉曲张病人行 Perthes 试验，显示曲张静脉充盈怒张明显减轻，说明

A. 大隐静脉瓣膜通畅

B. 大隐静脉瓣膜阻塞

C. 大隐静脉瓣膜功能良好

D. 交通支静脉瓣膜阻塞

E. 深静脉通畅

24. 男性，16岁，腹痛1天，初期位于剑下，后转至脐周，最后固定于右下腹。P 37℃，腹软，右下腹局限压痛，无包块，WBC $8.8×10^9$/L。初步诊断为

A. 急性化脓性阑尾炎

B. 急性单纯性阑尾炎

C. 急性坏疽性阑尾炎

D. 阑尾周围脓肿

E. 溃疡病穿孔

25. 女性，62岁，右上腹绞痛伴恶心、呕吐20小时。查体：巩膜及皮肤黄染，T40℃，BP100/60mmHg，P120 次/分，剑突下压痛，腹肌紧张，WBC20×10^9/L。最关键的治疗是

A. 输液、输血维持有效血容量

B. 静脉输入大量广谱抗菌素

C. 纠正代谢性酸中毒

D. 急诊行胆囊切除术

E. 胆道减压引流解除梗阻

26. 急性弥漫性腹膜炎的临床表现中，下列哪项是**错误**的

A. 持续性剧烈全腹痛

B. 腹式呼吸减弱

C. 腹壁水肿充血，肠鸣音亢进

D. 高热、大汗、口干、脉速、呼吸浅快

E. X线检查可见大、小肠普遍胀气

27. 男性，30岁，肛门周围胀痛伴发热3天，排便时疼痛加重，检查：肛门周围皮肤发红、压痛明显，最可能的诊断是

A. 肛周皮下脓肿

B. 直肠后间隙脓肿

C. 骨盆直肠间隙脓肿

D. 直肠黏膜下脓肿

E. 肛管括约肌间隙脓肿

28. 男性，55岁，近两个月来上腹部胀痛不适，伴食欲不振，体重减轻。两周前尿色变深，继而巩膜、皮肤黄染。体检：肝肋下4cm，边缘钝，右上腹可及 6cm×4cm 大小梨形肿块。血胆红素升高，大便隐血（＋＋）。B超提示肝内外胆管扩张。最可能的诊断是

A. 肝门胆管癌

B. 胆囊癌

C. 胃癌

D. 壶腹癌

E. 胰头癌

29. 男性，53岁，突发上腹部持续性剧痛12小时，向左肩部放射，伴恶心、呕吐。发作前曾喝白酒1斤。最有助于拟诊的检查项目是

A. 血常规

B. 腹部 X 片

C. 尿淀粉酶测定

D. 血淀粉酶测定

E. 腹部 B 超

30. 髂股静脉血栓形成后可发生的严重致命并发症为

A. 下肢静脉曲张

B. 肺栓塞

C. 下腔静脉阻塞

D. 下肢坏疽

E. 下肢溃疡感染致全身感染中毒

31. 男性，60 岁，乏力，消瘦伴大便习惯改变半年，肝区隐痛 3 个月，B 超示肝右叶多发实性占位病变，应首先做哪项检查

A. 上消化道钡餐

B. 胃镜

C. 纤维结肠镜

D. 肝脏核素扫描

E. 肝动脉造影

32. 男性，35 岁，转移性右下腹痛 1 天，以急性阑尾炎收入院，患者拒绝手术治疗。2 天后突然寒战、高热，巩膜轻度黄染，右上腹明显压痛，肝肋缘下 3cm，WBC 16×10^9/L。最可能的诊断是

A. 急性胆囊炎

B. 急性化脓性胆管炎

C. 急性传染性肝炎

D. 细菌性肝脓肿

E. 盆腔脓肿

33. 男性，30 岁，晚餐后突发上腹剧痛，迅速蔓延至下腹部。近 5 年来经常在饥饿时腹痛伴反酸。查体：上腹及右下腹有明显压痛、肌紧张。开腹探查时最可能发现病变的部位是

A. 十二指肠球后壁

B. 十二指肠球前壁

C. 胃小弯前壁

D. 胆囊底部

E. 阑尾根部

34. 男性，51 岁，因左半结肠癌伴不完全性肠梗阻手术治疗，术中见结肠环行狭窄，周围淋巴结肿大，肝左外叶可触及 2.0cm 的孤立结节，活检病理证实为转移灶。此时适宜的手术方式为

A. 左半结肠切除

B. 左半结肠切除＋肝动脉插管

C. 左半结肠切除＋左肝外叶切除

D. 横结肠造瘘术

E. 立即关腹

35. A 32-year-old woman complains of a bloody discharge from the nipple. Physical examination reveals a small, painful, movable nodule directly beneath the areola. The nipple itself is normal. The most likely diagnosis is

A. fibrocystic disease

B. fibroadenoma

C. intraductal papilloma

D. Paget's disease

E. cystosarcoma phylloides

36. A patient with a history of familial polyposis undergoes a diagnostic polypectomy. Which of the following types of polyps is most likely to be found?

A. Villous adenoma

B. Hyperplastic polyp

C. Adenomatous polyp

D. Retention polyp

E. Pseudopolyp

37. Of the common complication of thyroidectomy, the one that may be avoided through prophylaxis is

A. Injury to the recurrent laryngeal nerve

B. Injury to the superior laryngeal nerve

C. Symptomatic hypocalcemia

D. Thyroid storm

E. Postoperative hemorrhage and wound hematoma

38. Which of the following is the most important prognostic determinant of survival after treatment for colorectal cancer?

A. Tumor size

B. Transmural extention

C. Lymph node involvement

D. Histologic differentiation

E. DNA content

（39～40 题共用题干）

女性，28 岁，2 天前脐周阵发性绞痛，伴腹胀、恶心，未吐，发病后曾排少量粪便 1 次，未排气。5 年前曾因化脓性阑尾炎行阑尾切除术。检查：T37.5℃，P60 次/分，BP120/84mmHg，

一般情况尚好，腹部中度膨隆，柔软，轻度压痛，无反跳痛，未扪及肿块。移动性浊音阴性，肠鸣音亢进。WBC $10.8 \times 10^9/L$，Hb110g/L。腹部 X 线平片见附图。

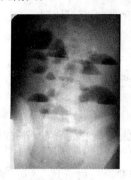

39. 本病例应诊断为
    A. 绞窄性肠梗阻
    B. 血运性肠梗阻
    C. 麻痹性肠梗阻
    D. 单纯性机械性肠梗阻（高位小肠）
    E. 单纯性机械性肠梗阻（低位小肠）

40. 导致梗阻的病因最可能是
    A. 肠粘连
    B. 肠套叠
    C. 蛔虫团块堵塞
    D. 肿瘤或粪块堵塞
    E. 肠系膜血管栓塞

（41~44 题共用题干）

女性，68 岁，2 个月前开始大便次数增多、呈暗红色稀糊状，伴轻度左侧腹痛和里急后重。感觉全身乏力，食欲减退，无恶心、呕吐，无发热。查体：P 85 次/分，BP 120/80mmHg，睑结膜苍白。腹软，肝脾未触及，左下腹稍饱满，有轻度压痛，无反跳痛，未触及包块，肠鸣音正常。

41. 接诊后即时应做的相关检查是
    A. 直肠指诊
    B. 钡剂灌肠结肠造影
    C. 纤维结肠镜检查
    D. 腹部 X 线平片
    E. 腹部 B 超加针吸活检

42. 肛诊：距肛 8cm 内直肠黏膜正常，未发现明显病变。实验室检查：Hb 110g/L，WBC

$6.9 \times 10^9/L$，大便隐血（＋）；AFP ＜ 25.0ng/ml，CEA 13ng/ml，CA199 32.1ng/ml。钡剂灌肠造影如图片所示。初步诊断最可能的疾病是

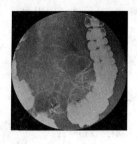

A. 慢性细菌性痢疾
B. 肠阿米巴病
C. 非特异性炎性肠病
D. 肠结核
E. 大肠（结直肠）癌

43. 结肠镜检查发现距肛门 15cm 处肠壁有一直径 2.5cm 隆起肿物，中心有溃疡，活检病理报告为中分化腺癌。治疗原则是
    A. 经结肠镜切除，术后化疗
    B. 骶后径路局部切除术，术后化疗
    C. 经腹根治切除、结肠直肠吻合术，术后化疗
    D. 腹会阴联合根治术（Miles 手术），术后化疗
    E. 经腹直肠癌切除术（Dixon 手术），术后化疗

44. 对本例术后随访监测有参考意义的肿瘤标志物是
    A. AFP
    B. CEA
    C. CA19-9
    D. CA242
    E. TPA

（45~48 题共用题干）

女性，53 岁，10 余年前无明显诱因出现右上腹部绞痛，向右肩背部放射，尚可忍受，不伴恶心呕吐，无寒战高热，禁食休息后缓解。此后间歇发作，自服颠茄类解痉药可缓解，厌食油腻。7 天前再次出现右上腹部疼痛，较前加重，持续不缓解。查体：T 37.0℃，

P 80 次/分，BP 150/90mmHg，皮肤巩膜无黄染，腹部平坦，右上腹轻度压痛，无反跳痛及肌紧张，Murphy 征（＋），移动性浊音（－）肠鸣音正常。WBC 10.7×10⁹/L，中性粒细胞 80.1％，TBIL25μmol/L，DBIL4.5μmol/L。

45. 据现有资料初步诊断为
    A. 慢性胰腺炎急性发作（胰管结石？）
    B. 慢性胆囊炎急性发作（胆囊结石？）
    C. 心绞痛
    D. 胃十二指肠溃疡
    E. 梗阻性化脓性胆管炎

46. 为尽快明确诊断，首选的影像学检查是
    A. 立位腹部 X 线平片
    B. 腹部 CT
    C. 腹部 B 超
    D. ERCP（内镜逆行胰胆管造影）
    E. MRCP（磁共振胰胆管造影）

47. 治疗后病情缓解，腹部超声检查如图所示。进一步治疗应采取

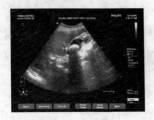

    A. 择期行胆囊造瘘术
    B. 择期行保胆取石术
    C. 体外冲击波碎石治疗
    D. 择期行胆囊切除术
    E. 服用利胆排石的中药治疗

48. 病人经碎石治疗后 1 个月，进油腻饮食后突然出现腹痛、寒战高热、黄疸。超声提示肝外胆管增粗，胆总管下端有强回声光团。此时应采取的措施是
    A. 急诊行胆囊造瘘术
    B. 急诊行保胆取石术
    C. 急诊行胆囊切除术
    D. 急诊行腹腔镜胆总管取石术
    E. 急诊行胆总管切开减压、T 管引流术

49. 骨折后，因血运不良影响骨折愈合的是
    A. 股骨颈骨折头下型

B. 股骨转子间骨折
C. 肱骨外科颈骨折
D. 桡骨远端骨折
E. 骨盆骨折

50. 嵌插骨折的主要诊断依据是
    A. 局部疼痛和肿胀
    B. 畸形
    C. 异常活动
    D. 骨擦音和骨擦感
    E. 局部压痛和纵向叩击痛

51. 腰椎间盘突出症患者，出现排尿障碍和鞍区麻木是因为
    A. 疼痛刺激反射所致
    B. 腰 5 神经根受压
    C. 骶 1 神经根受压
    D. 马尾神经受压
    E. 脊髓受压

52. 男孩，10 岁，向前跌倒右手着地，出现右肘痛，活动障碍，检查示右肘肿、肘后三角关系改变，最可能的诊断是
    A. 肱骨髁上骨折
    B. 肘部软组织扭伤
    C. 尺骨上 1/3 骨折合并桡骨头脱位
    D. 肘关节脱位
    E. 桡骨头半脱位

53. 膝关节单纯滑膜结核的局部治疗首选
    A. 骨膜切除术
    B. 病灶清除，关节加压融合术
    C. 人工关节置换术
    D. 关节腔内抗结核药物注入，每周 1～2 次，3 个月一疗程
    E. 关节内泼尼松龙注入，每周 1 次，辅以理疗

54. 女，50 岁，右胫骨下 1/3 开放性骨折，伤后 4 小时，彻底清创行钢板内固定，术后伤口一期愈合。术后半年照片，对位准，骨折线清晰可见，骨痂稀少，延迟愈合的主要原因是
    A. 年龄较大
    B. 内固定物选择不当
    C. 功能锻炼不够
    D. 血供不足

E. 因开放性损伤

55. 血源性骨髓炎病理特点是
    A. 死骨及死腔形成
    B. 以骨质增生为主
    C. 以骨质破坏，坏死为主
    D. 骨质破坏、坏死与反应性骨质增生同时存在
    E. 以水肿、细胞湿润和炎症渗出为主

56. 恶性骨肿瘤的 X 线表现主要为
    A. 边缘不清楚，骨质破坏，骨膜反应明显
    B. 边缘清楚，骨质破坏，骨膜反应明显
    C. 边缘不清楚，骨质破坏，无骨膜反应明显
    D. 边缘不清楚，骨质增生，无骨膜反应明显
    E. 边缘清楚，骨质增生，无骨膜反应明显

57. 颈椎间盘病变，下列哪一项**不正确**
    A. 最常见的部位是颈 4～颈 6
    B. 侧位突出较中央突出多见
    C. 颈后伸时疼痛加剧
    D. 妨碍血供是脊髓损害的可能原因
    E. 臂丛神经牵拉试验可能阳性

58. 关于骨巨细胞瘤，下列哪项是**错误**的
    A. 多见于年轻成人
    B. 病灶在骨端，局部有骨破坏
    C. 骨端膨胀，骨皮质破坏，侵入软组织
    D. 常用手术方法是局部刮除，不易复发
    E. 如有恶变应截肢

59. 男，中学生 17 岁，右膝部上方在一次轻微外伤后肿痛，2 个月来不缓解，夜间痛尤甚，不伴发热，查局部肿，皮下静脉清晰可见。X 线片示：股骨下端偏侧皮质破坏，有日光放射骨膜反应，你认为以下哪种疾病可能性最大
    A. 局部血肿机化
    B. 局部血肿继发感染
    C. 成骨肉瘤
    D. 骨结核
    E. 偏侧骨皮质骨折

60. 肱骨干骨折后出现垂腕垂指畸形，应考虑

哪种可能
    A. 臂丛神经损伤
    B. 肌皮神经损伤
    C. 正中神经损伤
    D. 尺神经损伤
    E. 桡神经损伤

61. 对大腿下段开放性骨折并活动出血的病例，现场急救时首先要做的处理是
    A. 开放静脉，输血、输液
    B. 注射止血药物
    C. 应用止血带
    D. 固定患肢
    E. 摄片了解骨折情况

62. 中央型腰椎间盘突出症出现马尾神经受压症状，治疗方法是
    A. 卧床休息
    B. 手术治疗
    C. 推拿按摩
    D. 骨盆牵引
    E. 腰背肌锻炼

63. 男，50 岁，右股骨中段斜形骨折，经骨牵引治疗骨折复位不满意，不能端端对合，牵引下闭合手法整复骨断端不能接触，3 个月后仍无愈合迹象，下列哪一项是该病例影响愈合的关键因素
    A. 年龄偏大
    B. 牵引固定不稳
    C. 骨折周围软组织损伤
    D. 骨折断端间软组织嵌入
    E. 未服用促进骨愈合的有效药物

64. 男性，38 岁，腰背酸痛 2 年，1 个月前发现左髂窝无痛性肿块，渐增大，B 超提示巨大液性肿块；X 线片显示胸 12 及腰 1 椎体破坏，椎间隙狭窄，诊断为腰椎结核伴髂窝脓肿。下列哪项治疗方案最合适
    A. 正规抗结核药物治疗，石膏背心固定
    B. 正规抗结核药物治疗，髂窝脓肿切开引流
    C. 立即行病灶清除术，椎体间植骨融合，术后正规抗结核治疗
    D. 正规抗结核至少 2 周后行病灶清除术，椎体间植骨融合，术后继续抗结核

治疗

E. 脓肿穿刺吸脓后注入抗结核药物

65. 男性，30 岁，车祸伤及右小腿已 1 小时，胫骨骨折端外露，出血不多。此时急救处理应是

A. 肌注哌替啶

B. 肌注止血药物

C. 气囊止血带止血

D. 包扎伤口，给予简单的外固定

E. 复位骨折，包扎伤口，给予简单外固定

66. 女性，60 岁，双膝痛，行走困难多年，检查双膝内翻，关节变形，屈伸活动度仅 50°。X 线片示关节面不平整，关节间隙窄内侧已消失，边缘增生，软骨下骨硬化囊性变。其治疗首选

A. 关节腔内透明质酸钠注射

B. 关节腔内皮质激素类药物注射

C. 关节清理术

D. 关节融合术

E. 人工关节置换术

67. 桡骨头半脱位的诊断依据，**不包括**

A. 年龄

B. 受伤过程

C. 症状

D. 体征

E. X 线片所见

（68～69 题共用题干）

男性，30 岁，3 天前搬重物扭伤腰，腰痛，次日疼痛经右臀右下肢后外侧放射至足部，大小便功能正常。检查腰侧弯，活动受限，直腿抬高 50°（＋）。

68. 最可能的诊断是

A. 腰扭伤

B. 腰椎横突撕脱骨折

C. 腰间盘突出症

D. 梨状肌综合征

E. 第 3 腰椎横突综合征

69. 目前的治疗**不正确**的是

A. 卧床休息

B. 牵引理疗

C. 按摩推拿

D. 皮质激素硬膜外注射

E. 手术治疗

70. Which is stable fracture?

A. Extremity transverse fracture

B. Oblique fracture

C. Spiral fracture

D. Insert fracture

E. Comminute fracture

71. Which kind of lumbar disc herniation can be represented disappear sense of perineum area, sphincter of bladder and anus function disorder?

A. Herniation of outside nerve root

B. Herniation of inside nerve root

C. Herniation of anterior nerve root

D. Post-middle herniation

E. Hiding disc herniation

72. 泌尿系结核最常见的症状是

A. 肉眼血尿

B. 慢性膀胱刺激症状

C. 低热、盗汗、乏力

D. 尿潴留

E. 食欲不振、体重下降

73. 下列哪种泌尿生殖系统肿瘤采用放射治疗效果较好

A. 肾癌

B. 睾丸精原细胞瘤

C. 输尿管肿瘤

D. 膀胱癌

E. 肾盂癌

74. 男性，63 岁，间断肉眼血尿 3 个月余。静脉肾盂造影显示肾上盏拉长并向内侧移位。B 超提示左肾上极 3cm 低回声实性占位。对该患者最适宜的治疗方式为

A. 左肾根治性切除术

B. 左肾＋左输尿管全长切除术

C. 左肾部分切除术

D. 左肾肿瘤剜除术

E. 左肾切除＋放化疗

75. 女性 27 岁，乘车时被挤压于车门间，顿感下腹痛，并扩展至全腹，急诊嘱查尿，

患者有尿意，但只排出数滴血性尿液。该病例最可能的诊断是

A. 尿道损伤

B. 膀胱破裂

C. 肾损伤

D. 肝破例

E. 子宫或附件损伤

76. 男性，22岁，外伤导致骨盆骨折，伤后1小时有尿意，但不能排尿。查体：下腹部腹肌紧张，并有压痛，叩诊耻骨上浊音界半球形，突向上方，尿道口有少量血液流出。最可能的诊断是

A. 膀胱腹膜外型破裂

B. 膀胱腹膜内型破裂

C. 尿道膜部损伤

D. 尿道球部损伤

E. 输尿管损伤

77. 62岁男性，间断全程肉眼血尿1个月，B超提示膀胱后壁直径1.5cm肿物，有蒂，未侵犯膀胱肌层。静脉尿路造影双侧上尿路未见明显异常。膀胱镜肿瘤活检报告乳头状移行细胞癌Ⅱ级。最适合的治疗方法是

A. 经尿道膀胱肿瘤电切术

B. 膀胱部分切除术

C. 膀胱全切＋尿流改道术

D. 放射治疗

E. 膀胱灌注药物治疗

78. 前列腺增生患者尿潴留，尿液从尿道口溢出，称为

A. 压力性尿失禁

B. 充溢性尿失禁

C. 真性尿失禁

D. 急迫性尿失禁

E. 麻痹性尿失禁

79. 女36岁，高血压2年，周期性麻木1年，夜尿次数增多。BP 180/110mmHg，血钾2.85mmol/L，CT示右肾上腺直径1.8cm结节。患者的病变应在

A. 肾上腺皮质网状带

B. 肾上腺皮质束状带

C. 肾上腺皮质球状带

D. 肾上腺髓质

E. 交感神经带

80. 35岁，男性患者，突发性右腰部及右下腹绞痛，尿常规发现RBC 8～15个/HP，余（一）。该病人最可能的诊断是

A. 右肾结石

B. 右输尿管结石

C. 急性阑尾炎

D. 胆囊炎

E. 尿道结石

81. 下列关于肾癌的描述，哪项是**错误**的

A. 肾癌患者可以出现间歇或持续性低热

B. 肾癌患者可以发生低血钙

C. 肾癌患者可以出现腰痛

D. 肾癌患者可以伴有高血压

E. 肾癌患者可以出现红细胞计数增多

82. Seminoma is accurately described by which of the following statements?

A. It is the most common type of testicular cancer

B. Metastases to liver and bone are frequent

C. It does not respond to radiation

D. The 5-year survival rate approaches 50%

E. Common presentation is that of a painful lump that transilluminates

83. A 36-year-old man presents to the emergency room with renal colic. A radiograph reveals a 1.5cm stone in the kidney. Which of the following statements regarding this disorder is correct?

A. Conservative treatment including hydration and analgesics will not result in a satisfactory outcome

B. Serial kidney, ureter, bladder (KUB) radiographs should be used to follow this patient

C. The urinalysis will nearly always reveal microhematuria

D. When the acute event is correctly treated, this disease seldom recurs

E. Elevated BUN and creatinine are expected

84. 慢性缩窄性心包炎的病因最多见的是
    A. 链球菌感染
    B. 结核分枝杆菌感染
    C. 风湿性全心炎
    D. 心包或心脏创伤
    E. 特发性心包炎

85. 目前冠状动脉搭桥（旁路移植）手术中移植血管的选择首先考虑
    A. 大隐静脉
    B. 小隐静脉
    C. 胸廓内动脉
    D. 桡动脉
    E. 胃网膜右动脉

86. If a patient with a documented myocardial infarction suddenly develops a loud systolic murmur, the *most likely* cause is which of the following
    A. pulmonary embolism
    B. congestive heart failure
    C. ruptured papillary muscle
    D. increased systemic vascular resistance
    E. ventricular aneurysm

87. 胸部损伤迅速导致病人死亡最主要的原因是
    A. 剧烈的疼痛
    B. 合并张力性气胸
    C. 进行性出血
    D. 严重的电解质紊乱
    E. 损伤情况复杂导致无法救治

88. 胸部外伤病人，神志尚清楚，心率130次/分，BP 85/40mmHg，颈静脉明显充盈，前胸壁有大面积皮下淤血，心音听诊不清。下述处理正确的是
    A. 患者可能有大量血胸，应进行诊断性胸腔穿刺
    B. 应立即行胸腔闭式引流
    C. 诊断不明确应全面检查
    D. 抗休克治疗，同时行诊断性心包穿刺
    E. 抗休克治疗，呼吸支持

89. 女，25岁，一天前右胸撞伤，因疼痛不能深呼吸。体检发现右腋前线第5肋压痛，为明确有无肋骨骨折，在病史或体检方面最需补充

    A. 受伤后有无呕吐
    B. 是否咳血痰
    C. 受伤时意识是否清楚
    D. 局部有无血肿
    E. 挤压前后胸是否引起局部疼痛

90. 男性，47岁，咳嗽、咳痰、痰中带血1个月，加重伴发热1周。胸部X线片、CT提示右侧肺门肿物，右肺上叶肺不张。为明确病变性质应进行何种检查
    A. 全身PET扫描
    B. 纤维支气管镜检查
    C. 颈部B超
    D. 全身骨扫描
    E. 血肿瘤标志物

【B型题】

（91～93题共用备选答案）
    A. 初始血尿
    B. 全程无痛肉眼血尿
    C. 终末血尿
    D. 尿道滴血
    E. 镜下血尿

91. 泌尿系统肿瘤多表现为

92. 泌尿系统结石多表现为

93. 血尿是肾结核的重要症状，常为

（94～95题共用备选答案）
    A. 血栓性外痔
    B. 混合痔
    C. 肛周脓肿
    D. 肛裂
    E. 肛瘘
    下列临床表现最可能是上述哪种疾病

94. 肛门处突然出现的疼痛性小肿块

95. 大便（手纸上）带血，排便时、便后肛门剧烈疼痛

（96～97题共用备选答案）
    A. 腰椎椎管狭窄症
    B. 腕管综合征
    C. 肘管综合征
    D. 旋后肌综合征
    E. 梨状肌综合征

下列临床表现最可能是上述哪种病症

96. 临床表现拇指外展伸直障碍，2～5 指掌指关节不能伸直，虎口皮肤感觉正常的是

97. 出现下肢神经源性间歇跛行的是

（98～100 题共用备选答案）

A. 根治性手术治疗

B. 全身化疗

C. 局部放疗

D. 手术加放疗

E. 手术加化疗

98. 患者中年男性，因"咳嗽、咯血"就诊，胸片见左肺门肿物，纤支镜活检提示小细胞肺癌。应首先考虑的治疗是

99. 患者肺癌手术后 5 年，出现腰痛，骨扫描提示腰 1～2 椎体放射性浓聚灶。为缓解症状可考虑

100. 患者中年女性，体检发现右肺上叶小肿物 1 年余，近期胸部 CT 随诊发现肿物明显增大，肺门纵隔淋巴结未见肿大，全身检查未见转移。应考虑

参考答案

1～5	CBCBD	6～10	EDBCC	11～15	BDABD	16～20	EBBDA
21～25	AEEBE	26～30	CADDB	31～35	CDBCC	36～40	CDCEA
41～45	AECBB	46～50	CDEAE	51～55	DDDDD	56～60	ACDCE
61～65	CBDDD	66～70	EECED	71～75	DBBAB	76～80	CABCB
81～85	BAABC	86～90	CCDEB	91～95	BECAD	96～100	DABCA